# 医学发展与展望

YIXUE FAZHAN YU ZHANWANG

主　编　张广东

副主编　冷　冰　张正尧　申运动　张　林

编　委　冷　冰　李　弘　李彦勋　将　文

　　　　申运动　张广东　张　林　张正尧

　　　　朱冬梅

U0390534

郑州大学出版社

郑州

**图书在版编目(CIP)数据**

医学发展与展望/张广东主编. —郑州:郑州大学出版社,2019.5
ISBN 978-7-5645-5943-4

Ⅰ.①医…　Ⅱ.①张…　Ⅲ.①医学–技术发展–研究–中国
Ⅳ.①R-12

中国版本图书馆 CIP 数据核字（2018）第 284991 号

郑州大学出版社出版发行
郑州市大学路 40 号
出版人:张功员
全国新华书店经销
郑州市诚丰印刷有限公司印制
开本:787 mm×1 092 mm　1/16
印张:17.5
字数:417 千字
版次:2019 年 5 月第 1 版

邮政编码:450052
发行电话:0371-66966070

印次:2019 年 5 月第 1 次印刷

书号:ISBN 978-7-5645-5943-4
定价:68.00 元

本书如有印装质量问题,请向本社调换

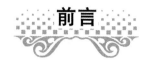

# 前言

健康中国已经上升为国家战略，人类现在比先前任何时候更注重健康，而医学每一次进步都促进了人类健康。

本书从探讨人、疾病、健康之间的历史互动入手，对医学的起源、发展、现状进行了详细描述，对医学与健康的未来进行了展望。

人类的发展历史也是一个与疾病斗争的历史，战争、瘟疫与自然灾害是历代人口减少的主要因素，每一次瘟疫的发生往往会造成大批人口的死亡，但幸存的人们也会从瘟疫中吸取教训，总结经验："他们为什么得病死亡，而我们还活着？"这些浅显的对比会让他们慢慢找到应对法门，从而悟出生存之道、健康之道。

"为什么生病的是我而不是他人？"这种疑问在我们生病时总是苦缠不休，在对疾病没有深入科学研究之前，往往教人相信疾病是冲着患者而发作的，是报应，或者有道德意义。疾病往往会被解读成上帝的惩罚——这个过时观念在艾滋病问世初期(20世纪80年代初)再度浮现。医学科学已经证明，这些疾病就是人类行为与生活习惯造成的，不良的行为往往会带来疾病，健康的生活方式也会为我们带来健康。

医学发展到今天，内科、外科、妇产科、儿科等学科门类齐全，影像、检验、免疫、分子生物学等诊断方法精细准确，药物、介入、移植、克隆等治疗方法多样，以往严重威胁人类健康的疾病得到有效治疗。但是，随着社会经济的发展，工业化、城镇化和人口老龄化进程加快，人们生活方式、职业安全、环境污染、食品药品安全等因素叠加，高血压、糖尿病、心脑血管疾病、肿瘤等疾病的发病率越来越高。这就提醒我们在注重医学发展，诊断与治疗水平提高的同时，应该更加关注疾病的预防，将卫生与健康工作的重点从"以治病为中心"转变到"以健康为中心"的正确道路上来，坚持预防为主，倡导全社会参与，建立"合理膳食、适量运动、戒烟限酒、心理平衡"的健康生活方式，真正使人不生病、少生病、晚生病。

从原始的砭石疗法到现代针灸，从原始草药到抗生素，从古老"换头术"到人工心脏，从扁鹊、希波克拉底到互联网医生，从原始卫生保健到人人享有健康，从神话、巫术、宗教到科学，本书均深入浅出地进行了介绍，人类医学与健康发展的相互作用得以脉络清晰地展示，内容注重科学又不失趣味，是一本不可多得的科普读物。本书通过对医学发展史的科普，让我们更好地了解医学，掌握医学，从而利用它们为我们带来健康，更把我们带向了一个未知的医学世界,向我们展现了互联网技术、分子生物学、基因技术、人工智能等新兴技术给医学发展带来的新转变,给人类健康带来的美好愿景。相信在不远的将来,人人都会拥有自己的家庭医生,通过互联网就能够得到自己的健康数据,享受人工智能给我们提供的舒适的健康服务,健康会永远陪伴我们。

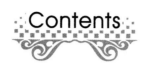

Contents

# 第一章 医学的起源

## 第一节 人类早期医学

### 一、远古医学

#### （一）医学起源与神话传说

有关人类的起源，从来不缺乏传说，医学也是如此，医学的起源我们也从神话传说说起。

1. 盘古开天地

传说最初天地混沌未开，像一个鸡蛋，盘古就生在其中，在里面一直睡了十万八千年。有一天，盘古忽然醒了。他见周围一片漆黑，就抡起大斧头，朝眼前的黑暗猛劈过去。只听一声巨响，混沌一片的东西渐渐分开了，一股清新的气体散发开来，飘飘扬扬升到高处，变成天；另外一些浑浊的东西缓缓下沉，变成大地。从此，混沌不分的宇宙变成天和地两部分，不再是漆黑一片。盘古并没有被胜利冲昏头脑，为了防止天和地重新合并，他就用手撑着青天，双脚踏着大地，让自己的身体每天长高一丈，随着他的身体增长，天每天增高一丈，地每天加厚一丈。盘古想用自己的身体创造出一个充满生机的世界，于是他微笑着倒了下去，把自己的身体奉献给大地。在他倒下去的刹那间，他的左眼飞上天空变成了太阳，给大地带来光明和希望，他的右眼飞上天空变成了月亮，两眼中的液体撒向天空，变成夜里的万点繁星。他的汗珠变成了地面的湖泊，他的血液变成了奔腾的江河，他的毛发变成了草原和森林。他呼出的气体变成了清风和云雾，发出的声音变成了雷鸣。

2. 女娲造人

在开天辟地之初，世界上还没有人类，后来出现了一个神通广大的女神，叫作女娲。据说，她一天当中能够变化七十次。有一天，大神女娲行走在这片莽莽榛榛的原野上，看看周围的景象，感到非常孤独。她觉得在这天地之间，应该添一点什么东西进去，于是女娲根据自己的形象，用黄土捏出了个泥娃娃，她引来天地的灵气混合在这坯黄土之上，这泥人立刻就活了过来，并且拥有了与女娲同样的说话与思考的能力，女娲终于找到可以远离孤独的方法，心中十分兴奋，于是她捏出了一个又一个的泥人，她的朋友变得越来越多，并且她发现她的泥人朋友们非常聪明，虽然力气小了些，但通过他们的努力，竟能把大地的环境变得美好起来，这让她下定决心，一定要让人类遍布神州大地！她不停地捏呀捏呀，一直捏到手酸的捏不动了，可是人的数量还是太少了。她这时想出了一个办法，她扯来一根长长的野藤，用她的神通把野藤伸入泥潭中，然后用力一抽一甩，无数的泥点被甩了起来，而这些泥点一落地，立刻变成了呱呱乱叫的小人，通过这个方法，女娲很快便造出了神州大地上的芸芸众生。人的身体虽然小，但据说因为是神创造的，相貌和举动也有些像神，和飞的鸟、爬的兽都不同。这样，看起来似乎有一种管理宇宙的非凡的气概。

大地上虽然有了人类，女娲的工作却并没有终止。她又考虑着：人是要死亡的，死亡了一批再创造一批吗？这未免太麻烦了。怎样才能使人们继续生存下去呢？这可是一个难题。

后来她终于想出了一个办法，就是把那些小人儿分为女人和男人，让女人和男人配合起来，叫人们自己去创造后代。这样，人类就世世代代绵延下来，并且一天比一天增加了。

西方有关上帝造人的传说与中国同出一辙，《圣经创世纪》中记载，起初，神创造天地，又用5天创造了花鸟鱼虫和宇宙万物，第6天按照自己的形象创造了人。

人类起源之后，面临的主要问题就是生老病死，于是医学也随之诞生。有关医学的诞生，同样有很多美丽的传说。

3. 伏羲制九针

伏羲是中华传说中的上古人物，与轩辕、神农并称为三皇，为三皇之首。伏羲在医学上的重要贡献即是尝百草制九针，从此始有针刺疗法。"伏羲制九针"则是针灸的起源。伏羲潜心修研八卦，他以阴阳鱼图规法自然，演示了天地万物间的种种变化，创造了人生的哲学体系，并取名为八卦玄学易理。此前为砭石疗法，起源于新石器时代，故有砭、针、灸、药、导引五大医术之说。从石器的砭，到金属的针，显然是质的飞跃。此后，针刺疗法又与药灸珠联璧合，发展成针灸法则，沿用至今。

4. 神农尝百草

三皇中的第二位人物神农氏，对医学也做出了更大的贡献。相传上古时候，五谷和杂草长在一起，药物和百花开在一起，哪些粮食可以吃，哪些草药可以治病，谁也分不清。黎民百姓靠打猎过日子，天上的飞禽越打越少，地下的走兽越打越稀，人们就只好饿肚子。谁要生疮害病，便无医无药。

怎么解决这些问题呢？传说有一位炎帝，教大家耕田、种庄稼，种出粮食后让大家食用。他还带领大伙制作各种农具，大兴水利，教大伙识别五谷，种植百果，使人类能够世世代代地生存下去。因此，人们称炎帝为神农。

神农教会人们耕田种粮食后，看到人们因为经常乱吃东西而得病，甚至丧命；在疾病面前，人类一点办法都没有，只能等死，神农心里很是焦急，他决心要亲自尝遍所有的植物。这样，就可以知道什么是可以吃的，什么是不能吃的；什么是有害的，什么是能够治病的。下了决心后，神农就做了两只大口袋，一只挂在身子的左边，一只挂在身子的右边。他每尝一样东西，觉得可以吃的，就放在左边的口袋里，将来给人吃；觉得能治病的，就放在右边的口袋里,将来当药用。

有一天,神农一出门,就见前面一片矮绿树丛中长着许多可爱的小嫩叶,神农采了一片,刚含进嘴里,就滑到肚子里去了。那片小嫩叶也在神农的肚子里漂来漂去,把他的内脏都擦洗得清清爽爽。神农觉得舒服极了,于是他把它放进左边的口袋里,并给它取名"查",也就是我们现在用来泡茶的茶叶。

第二天,神农又发现了许多淡红色的小花,它们的形状像一只只飞舞的蝴蝶。神农采了一朵花放进嘴里,只觉得甜津津的,浓香四溢,神农给花取名为"甘草",把它放进了右边的口袋。就这样,神农每天不停地走啊走,他的足迹遍布了江河山川。他尝遍了各种花草,也认识了许多药物,用它们救了无数人的性命。

有一次,一个病人得了急病,他需要的药草很难找。神农找了很久,终于发现它长在一座陡峭的岩壁上,这岩壁又高又陡又光滑,根本没有落脚的地方,连猿猴都难以攀登。人们见了连连摇头,叹息这药草生长的地方实在太高太险,人想上去,比登天还难。神农救人心切,他动手搭起了一个木头过架,顺着这个架子慢慢地攀缘上去,终于爬到了岩顶,采到了草药,救了这个病人。相传神农搭架子采草药的地方,人们称它为神农架。

神农背着满满两口袋的药草,仍在不停地采摘、品尝。有时偶尔尝到毒草,他就赶快拿出第一次采到的"查",吞下肚去,毒就解掉了。可是有一次,神农不幸尝到了"断肠草"。这种毒草实在太厉害了,神农还来不及吞"查"解毒,毒性就发作了,神农临死前还紧紧地抱着他的两口袋药草。人们隆重地安葬了神农,尊他为农耕和医药之祖。

5. 黄帝的传说

贵为三皇之一的黄帝,与医学相关的传说更多,更出名。传说中黄帝姓姬,一姓公孙,号轩辕氏、有熊氏,少典之子。所处时代为原始社会末期,为部落或部落联盟的领袖。传说他的发明创造很多,如:养蚕、舟车、兵器、引箭、文字、衣服、音律、算术等,我国古文献也多有黄帝创造发明医药之记载。《帝王世纪》说:"黄帝使岐伯尝味草木,典医疗疾,今经方、本草之书咸出焉",《通鉴外记》亦说:"(黄)帝以人之生也,负阴而抱阳,食味而被色,寒暑荡之于外,喜怒攻之于内,夭昏凶札,君民代有,乃上穷下际,察五色,立五运,洞性命,纪阴阳,咨于岐伯而作《内经》,夏命俞跗、岐伯、雷公察明堂,究息脉;巫彭、桐君处方饵,而人得以尽年"。上述医学著作之所以冠以"黄帝"之名,反映了人们对其尊崇和仰慕之心情。

6. 蛇杖的传说

西方医学的起源,也有很多相关的神话传说,在古希腊神话中阿斯克勒皮俄斯是太阳神阿波罗和塞萨利公主科洛尼斯(Coronis)之子。但是科洛尼斯怀孕时,又爱上了凡人伊斯库斯(Ischys)。愤怒的赫利乌斯派遣姐姐月亮神阿尔忒弥斯杀死了她。在火化时,阿波罗从尸体中救出尚未出生的阿斯克勒庇俄斯,并交给了贤明的半人马喀戎(Chiron)。喀戎将阿斯克勒庇俄斯抚养成人,教他学习医术和狩猎。他的女儿许癸厄亚、伊阿索(Iaso)、阿克索(Aceso/Akso)、阿格赖亚(Aglaea)、帕那刻亚则是主管清洁、医疗和医药的女神。

阿斯克勒庇俄斯的医术越来越精,并从智慧女神雅典娜(Athena)那里得到了一小瓶蛇发女妖戈耳工(Gorgon)不可思议的血液:从左边的血管取,这就是一种致命的毒药;但是如果从右边的血管取,这血液就可令人起死回生。大神宙斯(Zeus)对此事十分震怒,因为这威胁到了只有神才拥有的"不朽",于是用雷劈死了阿斯克勒庇俄斯。被激怒的阿波罗为了报复,杀死了为宙斯锻造雷矢的独目三巨人库克罗珀斯(Cyclopes)。宙斯大怒,将阿波罗罚往特洛伊为凡人修筑城墙,却也将阿斯克勒庇俄斯升上天空,化为蛇夫座(Ophiuchus),人们也将阿斯克勒庇俄斯奉为医神。

一天,阿斯克勒庇俄斯正在潜心思索一个病例时,一条毒蛇爬来,盘绕在他的手杖上,阿斯克勒皮俄斯大吃一惊,当即把这条毒蛇杀死了,谁知这时又出现了一条毒蛇,口衔药草,伏在死蛇身边,用药草敷在死蛇身上,结果死蛇复活了。阿斯克勒皮俄斯看到这一情景,立即省悟到:蛇是有毒的,可以致人于死地,但蛇又有神秘的疗伤能力,可以拯救人,怪不得人们一直就认为蛇是智慧的化身。从此以后,阿斯克勒皮俄斯去各地行医时,不但要带着手杖,而且在手杖上总是放条盘绕着的蛇。此说一经传开,从事医业的人纷纷效仿,于是"蛇杖"就成了西方医业的标志。

### (二)人类起源与医学诞生

1. 人类的起源

让我们抛开那些古老的神话传说,从进化论的角度看看人类和医学的起源。

在20亿年前,地球上萌生简单的生物,在7 000万年前演化出高等的哺乳动物,在3 000万年前出现了古猿,在300年前诞生了人类的祖先——猿人。

从近几十年发掘出来的化石资料分析,人类的演化不是直线上升的,而是呈现枝杈繁多的灌木丛样结构,原始人与进步的人类出现同时存在的现象。古人类学家认为生活在距今500万年前的南方古猿才是人类的直系祖先。古猿从树居生活下到地面,随后出现四肢分工到直立行走。在很长一段时间内,古猿是使用天然物质进行觅食和防卫的,这期间经历了千万年时间,才逐渐进步到人工制造工具的时代。长期以来,人们认为劳动是促进古猿变成人的决定因素。当代学者认为,从古猿变成人,有自然环境因素,也有自然选择、遗传变异等生物学因素,还有社会群体劳动等社会因素,是众多内外因素综合作用的结果。人类演化过程中经历了南方古猿、能人、直立人、早期智人(古人)和晚期智人(新人)几个阶段。

南方古猿是处于从猿到人的过渡阶段的猿人,是一群社会化动物,他们能用手从事各种活动,使用自然物进行劳动,脑容量在450毫升以下,已具有初步意识,萌发了初步的"自觉的能动性"。能人生活在200万年前,脑容量已达到700~800毫升,可能已有简单的语言能力和思维能力,他们已经开始使用和制造工具。人与动物的区别是人能制造工具,人类开始制作的石器工具是一些稍经敲打而成的简陋石器。旧石器时代的石器大体可分为尖状器、砍砸器和刮削器三类。新石器时代以磨制石器及陶器的发明、应用为标志。磨光石器的形状多种多样,石器更加规整、光滑、锋利。当人类进入定居的农业和畜牧时代时,出现了社会分工。距今五六千年前,中国已经进入父系氏族社会。到原始社会末期,生产力发展到一个新阶段,人类的劳动所获有了剩余,私有制便应运而生,氏族成员之间的财富分配出现不平等的现象,引起社会矛盾的激化,最终导致原始公社的解体,人类进入阶级社会。这些文明因素使得人类进入原始社会晚期,并逐渐萌生了具

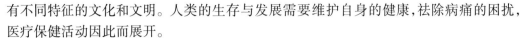

有不同特征的文化和文明。人类的生存与发展需要维护自身的健康,祛除病痛的困扰,医疗保健活动因此而展开。

2.原始的医药卫生保健

自从有了人类,就有了卫生保健活动,人类为了生存下来,就采取了一些保护自己的措施,人类医学也随之诞生。

一是工具的利用。石器不但是生产劳动的工具,也是最早的医疗器械和外科手术工具。我国古代文献就有"以石刺病"的记载。先民们用早期的砭石来热熨、按摩、切割痈肿、放血以及叩击体表。考古发现,从旧石器时代到新石器时代,在欧洲、非洲、南美洲、北美洲和南太平洋区域的许多岛屿均发现史前时期的钻孔颅骨,有的甚至出现多到 5 个单独的颅骨切开孔,从而推测有的患者在钻孔后继续生存下来。1995 年我国考古工作者在山东省傅家村大汶口文化遗址发掘了一个颅骨。经碳元素年代分析,证实该颅骨已存在 5 000 年之久。在颅骨顶端偏右处有一个较为规则的网洞,大小为 31 毫米×25 毫米,周边有十分明显的骨组织生长愈合的痕迹。考古学家推测,在 5 000 年前中国人已实施钻颅术,手术所用的工具是燧石片或金属刀片。此外,在青海省民和县的阳山墓地发现了 4 000 年前颅骨穿孔标本。考古工作者在河南、黑龙江等地均发现了 4 000 年前带有规则网洞的头骨。从这些带有网孔的颅骨边缘有新生骨组织的痕迹来看,这些患者在实施钻颅术后仍存活过一段时间。现代实验表明,用一件适当加工的石器,可以在 5~6 分钟内在颅骨钻出一个洞来。古人实施颅骨钻孔是试图祛除进入大脑作祟的恶魔,而达到治疗疾病的目的。

二是火的使用。早在 170 万年前的"元谋人"遗址中,即发现有少量的炭屑,而且还伴有 40 余种动物化石,其中有些颜色发黑的骨头,经专家鉴定,可能为烧骨。因而不排除当时人工用火的可能性。在"蓝田人"遗址中,也发现了粉末状的黑色物质,经化验确定为炭屑。在距今 50 万年前的"北京人"洞穴中,发现有大量用火的痕迹。洞穴内木炭、灰烬、烧石、烧骨集中堆积,层叠很厚,其中最厚处达 6 米,显然不是野火留下的痕迹。这说明"北京人"不仅在使用天然火,而且已能有意识地对火进行控制。原始人可能是从原始森林着火或火山爆发中发现了火,并将它引进山洞,再一代一代将火种保留下来。

此后,在制作石器的过程中,经过无数次摩擦敲击的启示,原始人终于发明了人工取火的方法,时间大约在"山顶洞人"之前。我国古代文献上关于燧人氏"钻木取火"的传说,正是这一历史事实的反映。

火的使用,特别是人工取火的发明,对人类的文明进步具有巨大的推动作用。它是人类第一次掌握支配一种自然力来改善自己的生存条件。火的使用,可以让人们取暖御寒,改善生活居处环境,以减少风寒引起的外感疾病和阴冷潮湿导致的风湿病。火可以用来照明,驱赶野兽以减少伤害,从而加强了人的自卫能力。尤其是自从开始人工用火后,人类茹毛饮血的生食习惯得到了改变,由生食到熟食,缩短了人体消化食物的过程。同时,熟食可对食物起到一定程度的消毒、杀菌、杀虫作用,减少了消化道疾病和寄生虫病的发生。此外,熟食还扩大了人类的食物范围,使一些肉类及生食难以下咽的鱼、鳖、蚌蛤之类成为可口的食物。特别是肉类食物所含的优质蛋白,使脑髓在发育过程中获得必需的丰富营养,从而更为完善。火的使用,还为原始的治疗方法,如热熨法、灸治法的产生提供了技术前提。总之,火的使用在人类卫生保健史上具有极其重要的意义。

三是酒的发明。酒在医药中占有十分重要的意义。究竟谁发明了酒? 一说仪狄,一说杜康。事实上,酒的发明非常早,在原始社会时期,自人类刚刚学会农业生产时起,我们的祖先就已经从谷物和剩余熟饭的自行发酵中认识了"酒"。正如晋人江统在《酒诰》里载:"酒之所兴,肇自上皇……有饭不尽,委余空桑,郁积成味,久蓄气芳,本出于此,不由奇方。"

陶器的发明与广泛应用为酒的酿造提供了重要条件,但人工酿酒发明于何时,至今仍众说纷纭。现有的文献与考古资料表明,我国很可能最早在夏朝就已具有了酿酒技术。《战国策》中说:"昔者帝女令仪狄作酒而美,进之于禹"。《淮南子》谓:"清酿之美,始于耒耜"。而《说文解字》中"少康造酒"的传说是流传最广、影响最大的。少康即杜康,是夏朝第六代的王。20 世纪 60 年代,在河南偃师二里头夏文化遗址中,发现有陶质的鬶、盉、爵、觚等酒器,进一步证明了夏朝已有人工酿酒。

到了商代,随着农业生产的发展,用谷物酿酒更为普遍,藁城县台西村商代中期遗址中发现了一座比较完整的酿酒作坊,其酵母在地下埋藏 3 000 年后,出土时还有发酵作用。在商代甲骨文中有"鬯其酒"的记载。汉代班固在《白虎通义》中解释说:"鬯者,以百草之香,郁金合而酿之成为鬯"。即是由郁金香与黑黍合酿成的一种气味芳香的药酒。1978 年 12 月,考古工作者在河南信阳罗山蟒张乡天湖商代墓地,发现了我国现存最早的古酒,它装在一件青铜卣内,密封良好,并有果香气味,说明这是一种浓郁型香酒,与甲骨文所记载的"鬯"酒非常吻合。

酒的发明,是中国古代的一大成就,而发现并利用酒来治疗疾病,则是医学的重大进步,酒可称为人类制造的第一种人工药物,故有"酒为百药之长"的说法。再从古汉字"醫"的结构,也可以看出古代医和酒(古代"酉"与"酒"通用)的关系。如汉代许慎《说文解字》说:"醫,治病工也……从酉。"

古代的酒,是由黍或稻酿制成的一种含有低度酒精的饮料,人们在长期饮酒过程中,逐渐认识到少量服用可以通经活血,令人精神兴奋;多量服用就会麻醉神经,令人昏睡不醒,因而酒被先民们当作最早的兴奋剂和麻醉剂来使用。酒有通血脉、养脾气、厚肠胃、润皮肤、去寒气、制药剂、消毒杀菌的功效,在《黄帝内经》中有详细记载。书中指出,古人作"汤液醪醴",其医疗作用是"邪气时至服之万全",所以有"疾在肠胃,酒醴之所及"之说。《素问·玉版论要篇》曰:"其色见浅者,汤液主治,十日已;其见深者,必齐之主治,二十一日已;见其大深者,醪酒主治,百日已。"由此可见,早在先秦时代,酒类就已在防病治病中占有非常重要的地位,在中医科技发展上起到了重要的推动作用。

## 二、其他文明的早期医学

### (一)古埃及医学

大家对于古埃及的第一印象就是金字塔和木乃伊,而木乃伊正体现了古埃及医学的极高成就。和其他科学一样,古埃及医学的起源也富有神话色彩。就一般平民百姓而言,治病大半靠符咒不靠医药。在他们看来,生病是撞到了鬼,送走了鬼,病就会好。就感冒而言,感冒有感冒鬼。送感冒鬼,要用下列的话:"走,走,走! 感冒鬼,你来让他(病人)骨病、头痛、七窍不舒服。走,赶快离开,滚到地上。臭鬼、臭鬼、臭鬼,赶快滚!"埃及虽流行送鬼治病,但也产生了不少伟大的医生及医学家。埃及医学很早分了不同专业,有专攻产科的,有专攻胃科的,有专攻眼科的。古代埃及医学精深,早已国际知名。在波斯王居鲁士(Cyrus,公元前555—公元前529年)的御医中,就有一位埃及医生。除专科医生外,埃及还有全科医生,全科医生的顾主,多半是平民。这些医生,除能治各种疑难病症外,还会化妆、染发、修饰皮肤手足及灭绝蚤虱等。现在流传下来的著作中,最有名的一种叫埃德温·史密斯(Edwin Smith)纸草文的卷本,此卷本因由史密斯发现而得名。此一长达15英尺的卷本,约为公元前1 600年之物。就其内容观之,我们称之为历史上最早的科学著作亦不为过。史密斯卷本曾载临床手术48种——从颅骨碎裂至脊椎骨挫伤。每种手术,均按很严谨的步骤进行:①初步诊断;②详细查验;③症状讨论;④再诊断;⑤判定病情;⑥治疗。最令人惊异之点在于,卷本作者曾以极肯定的语气说:"控制下肢之器官,不在下肢而在脑部。"此等观点,即使在18世纪的医学家看来,仍非常新颖。

埃及人所患之病,为数不少。根据木乃伊及卷本研究,可知他们所患之病有脊髓结核、动脉硬化、胆结石、天花、小儿麻痹、贫血、畸形性脊椎炎及软骨发育不全等,没有发现梅毒及癌症。不过,有些从木乃伊身上找不到的疾病如脓漏及龋齿,在后来的埃及人身上却极为普遍。这也许是文化发展之所赐吧。人类小脚趾骨之萎缩,一般多归咎于穿鞋,但古埃及人不分贵贱老幼一律赤足,而这种现象亦屡见不鲜。

为了对付这么多的疾病,医生有着不少药性大全之类的东西。埃伯斯(Ebers)卷本所开药方,多达700余种。从治蛇咬到治产后热,应有尽有。卡浑(Kahun)水草卷本(公元前1850年)所开药方中,有一种极现代化的东西,那就是避孕药。

在第十一王朝皇后陵寝内,人们发现了一个药柜。柜中藏有药钵、药匙及许多丸药与草药。古埃及之处方,大半介于药物与符咒之间。一般而言,多数是两者并用。埃及人之药物极为奇异,最著名的有蜥蜴血、天鹅耳、天鹅齿、龟脑、孕妇乳、童女便、人粪、猴粪、狮粪、猫粪、虱粪、古书烧灰调油、腐肉、腐油等。埃及人相信,以动物油摩擦,可治秃头。诸如此类偏方,曾由埃及传至希腊,由希腊传至罗马,由罗马传至欧美各国。今天我们所吃的药物,不少即是尼罗河谷居民发明的。

埃及人认为,人体健康之增进,必须做到:第一,注重公共卫生;第二,男性割除包皮;第三,不断清理肠胃。西库努斯(DSiculus)告诉我们:为了预防疾病,他们(埃及人)乃以灌肠、断食、呕吐等方法增进健康。这些方法,有的三四天行一次,有的每天行一次。他们的理论是,吃进身体之食物,除一小部分可以滋养身体外,大半是废物,这些废物如不消除,久之足以使人生病。

### (二)古印度医学

古代印度作为文明古国,它的医学起源是很早的,有据可考的就可以追溯到公元前2000年的吠陀时代。梵语"吠陀"(Veda)就是知识的意思,是当时人的诗集,其中就有关于药用植物的记载。文中还描述了一些疾病,很像现在的结核和麻风。

在古印度,医生最早是僧侣们兼职的,那时正处于神医学的医学时期,人们认为只有僧侣与神最接近,所以只有他们有资格为众生解除病痛。后来,随着医学的发展,渐渐地出现了一批专门从医的人,他们的工作经验和实际操作技术都比僧侣们要强。久而久之,医生就独立出来了,但医生的地位也就从最高层婆罗门级降到了吠舍级,仅强于奴隶。

尽管古印度医学发展缓慢而曲折,但人们在长期实践中还是逐渐形成了自己的一整套完整理论。在《阿输吠陀》中就有关于健康与疾病的三体液学说。这三体液是气、胆及痰,又称三大。古印度人认为三者必须均衡才能保持人体的健康,一旦紊乱,人就会患各种疾病。后来,人们又加入了 7 种成分,即血、肉、骨、精、脂、骨髓和乳糜(消化的食物),认为这 7 种成分均来源于食物。还有人并入了排泄物:尿、粪、汗、黏液、发爪和皮屑。这样就形成了一个较为完整的理论体系:一切疾病皆来源于体液、身体成分和排泄物的紊乱。

古印度的医生们根据以上理论来分析和使用各种药剂。他们认为各种药剂都有独特的维尔耶、毗婆迦、拘那之性(物理性质、化学成分和生理活动),三者共同作用,调节机体的紊乱。古印度医学理论代代相传,不断发展、延续了近 4 000 年,直到后来外族不断入侵,才使得古印度医学融入了世界医学之中。

古印度医学还包含瑜伽,距今有 5 000 多年的历史文化,人们称为"世界的瑰宝"。瑜伽发源于度北部的喜马拉雅山麓地带。古印度瑜伽修行者在大自然中修炼身心时,无意中发现各种动物与植物天生具有治疗、放松、睡眠或保持清醒的方法,患病时能不经任何治疗而自然痊愈。于是古印度瑜伽修行者根据动物的姿势观察、模仿并亲自体验,创立出一系列有益身心的锻炼系统,也就是体位法。这些姿势历经了 5 000 多年的锤炼,瑜伽教给人们的治愈法,让世世代代的人从中获益。

瑜伽(英文"Yoga",印地语)这个词,是从印度梵语"yug"或"yuj"而来,其含意为"一致""结合"或"和谐"。瑜伽源于古印度,是古印度六大哲学派别中的一系,探寻"梵我合一"的道理与方法。而现代人所称的瑜伽则主要是一系列的修身养性方法。瑜伽是一个通过提升意识,帮助人类充分发挥潜能的体系。瑜伽姿势运用古老而易于掌握的技巧,改善人们生理、心理、情感和精神方面的能力,是一种达到身体、心灵与精神和谐统一的运动方式,包括调身的体位法、调息的呼吸法、调心的冥想法等,以达至身心的合一。

关于瑜伽的记载最早出现在《吠陀经》的印度经文中,帕坦伽利在《瑜伽经》中阐明了使身体健康、精神充实的修炼课程,这门课程被其系统化和规范化,构成当代瑜伽修炼的基础。帕坦伽利提出的哲学原理被公认为是通往瑜伽精神境界的里程碑。

一般认为帕坦伽利约诞生于公元前 200—公元前 500 年的印度拉尔(Ra'r'h)地区。传说中,帕坦伽利的母亲哥妮卡(Gonika')是个饱学的瑜伽行者,她一直希望将所学传给一位贤能之士但未能如愿。哥妮卡心里想说她的生命所剩无几,她就向太阳神祈求,希望可以赐给她一位所寻觅的贤者。她双手捧水闭眼向太阳神祷告,正当她要献水给太阳神时,她睁眼看到手中有一条小蛇,小蛇瞬间化成人形,向她说:"我想做你的孩子。"哥妮卡答应了,并为他取名 Patanjali。Pat 的意思是掉落,anjali 的意思是双手合十,因为帕坦伽利就像由天掉落至她手中的人,所以就取名为 Patanjali。传说中帕坦伽利是蛇神

Adisesa 为了撰写大法和献身神圣之舞,在主湿婆(Shiva)的祝福下转世人间成为瑜伽之祖。

后古典时期,由《瑜伽经》以后,为后古典瑜伽。主要包括了"瑜伽奥义书",密教和诃陀瑜伽。"瑜伽奥义书"有二十一部,在这些"奥义书"中,纯粹认知,推理甚至冥想都不是达到解脱的唯一方法,它们都有必要通过苦行的修炼技术所导致的生理转化和精神体会,才能达到梵我合一的境地。因此,产生出了节食、禁欲,体位法,七轮等,加上咒语、手印身印尚师之结合,是后古典时期瑜伽的精华。

19 世纪的克须那摩却那是现代瑜伽之父。其后的爱恩加和第斯克佳是圣王瑜伽的领导者。另外印度锡克族的拙火瑜伽和湿婆阿兰达瑜伽也是两个重要的瑜伽派别,一个练气一个练心。

瑜伽发展到了今天,已经成为世界广泛传播的一项身心锻炼修习法。从印度传至欧美、亚太、非洲等等,因为它对心理的减压以及对生理的保健等作用明显而备受推崇。同时不断演变出了各种样式的瑜伽分支,比如热瑜伽、哈他瑜伽、高温瑜伽、养生瑜伽等等,以及一些瑜伽管理科学。

# 第二节　巫术与医学

## 一、医源于巫

在医学的起源中,巫术总是伴随其中,在洪荒混沌的原始时代,原始人生了病,给生命带来了威胁。而我们的祖先对于疾病等自然现象找不到合理的解释,只好归结为某种超自然的神秘力量。当时人们信仰巫术,信仰神。巫术信仰是人类最早的信仰,于是人们自然求助于巫师,乞求用巫术来治病。

巫术和巫师在当时不只是极受人尊重,甚至是受人崇拜和敬仰。巫师本身也并不是像今人认为的那样在"骗人",当时巫师的心愿和职责是沟通天神和人类,是保存和传播知识。巫师有较多的历史、文化知识,甚至最先掌握文字记事,是各种文化活动的核心人物,是当时的"知识分子"。他们根本不可能也不需要利用后世才有的所谓"科学技术"来维护自己崇高的社会地位,他们本身就好比是当时的"科学家"——因为他们掌握了当时的先进技术和知识。

无论是东方还是西方,在人类最早期都存在着一种由神秘的灵性力量、灵性因素致病和支配死亡的观念,如"玛那"。这样的例子从民族学、人类学、考古学资料中可以举出很多很多。

列维·布留尔在《原始思维》中广泛引用了这些资料,李师郑编译的《世界医学史话》也介绍了很多这方面的实例。如在澳大利亚北昆士兰,在欧洲殖民主义者最初到那儿的几年中,他们发现当地的原始人有一种观念,那就是所有的病痛都是某些巫医掌握着的石英石的作用造成的。"这个石英石赋予了它的所有者以超自然的力量。巫医的魂迫使这个石英石进入牺牲者的身体里,只有由另一个巫师用吮吸的办法把它吸出来,才能治好病,因此,巫医被认为是能够在远距离引起人得病并且可说是能够注定使他死亡的人。"(《原始思维》)

在埃及,流传着"贺鲁斯之眼"的传奇故事。贺鲁斯的眼睛被罪恶之神塞司伤害,丧失视力,后被天神多斯治愈,贺鲁斯也成了保健之神。至今在医生开的处方前面还装饰着"R"符号,这个符号即是 5 000 年以前的贺鲁斯的"魔眼"。希腊史学家希罗多德(Herodotos,约公元前484—公元前425 年)曾记载过埃及的巫医制度,当时埃及人治病是巫术和医术的奇妙结合。

在古希腊、古印度、古巴比伦,都可以看到医学萌发于巫术、医术与巫术密切关联的文献记载。

再看我们中国。作为我国民族智慧结晶的汉字,保存着中华古老思维的原型。看一看汉字的"医",就可理解巫术与医学之间的关系。

除了文字证明外,在古籍文献中也有不少巫医的记载。

《山海经·大荒西经》说:"大荒之中有灵山,巫咸、巫即、巫盼、巫彭、巫姑、巫真、巫礼、巫抵、巫谢、巫罗十巫从此升降,百药爱在。"郭璞注说:"群巫上下此山采之也。"群巫采药当然是为了治病,同时也有显示神迹的巫术作用。《山海经·海内西经》又说:"开明东,有巫彭、巫抵、巫阳、巫厦、巫丸、巫相,皆操不死之药以距之。"郭璞注说:"皆神医也。"《世本》曰:"巫彭作医。"《说文解字》曰:"古者巫彭初作医。"

《史记·扁鹊传》记载扁鹊治疗虢太子"尸厥"病,其中提到的上古名医俞跗,即是一位巫医,他治疗不用汤液药物、针石等,而是通过巫术的"移精变形"的方法,直接触动脑髓,疏理膏肓筋膜,洗涤内脏浊气,从而达到驱魔、健身、治病的效果。

《说苑》记载上古名医苗父,以苇管为席,用稻草扎作狗的形状,然后由巫祝念咒语,采用巫术中的厌殃法,病人即平复如故。

中医经典《黄帝内经》记载有"祝由"一词,《素问·移精变气》说:"余闻古之治病,惟其移精变气,可祝由而已。今世治病,毒药治其内,针石治其外。""祝由"两字,我认为即是"咒"的合音字,"移精变气"是通过巫术中的念咒语方法达到的神效。

我国早就有"医源于巫"的提法,随着 19 世纪人类学的兴起,国外医学界有相当多的人都坚持这一命题。这一命题包括三个方面的内容:一是医学起源于巫术,二是最早的医生是巫师,三是最早的医治手段是巫术。从考古材料、文献材料以及民族学、文化人类学材料上都可以找到这三方面的证据。

## 二、傩舞

在我国的江西、安徽、贵州、广西、山东、河南、陕西、湖北、福建、云南、广东等地,广泛流传着一种具有驱鬼逐疫、祭祀功能的民间舞,一般在大年初一到正月十六期间表演。现存傩舞主要分布在各地,分别有"跳傩""鬼舞""玩喜"等地方性称谓。

傩舞源流久远,殷墟甲骨文卜辞中已有傩祭的记载。周代称傩舞为"国傩""大傩",乡间也叫"乡人傩"。《论语·乡党》记载,当时孔夫子看见傩舞表演队伍到来时,曾穿着礼服站在台阶上毕恭毕敬地迎接(乡人傩,朝服而阼立于阶)。由此典故引申而来,清代以后的许多文人,多把年节出会中的各种民间歌舞表演,也泛称为"乡人傩",并为一些地方和寺庙碑文中引用。傩祭风习,自秦汉至唐宋一直沿袭下来,并不断发展,至明、清两代,傩舞虽古意犹存,但已经发展成为娱乐性的风俗活动,并向戏曲发展,成为一些地区的"傩堂戏""地戏"。至今,江西、湖南、湖北、广西等地农村,仍保存着比较古老的傩舞形式,并增添了一些新的内容。例如:江西的婺源、南丰、乐安等县的"傩舞",有表现盘古开天辟地的"开山神"、传说中的"和合二仙""刘海戏金蟾"戏剧片段的"孟姜女""白蛇传"以及反映劳动生活的"绩麻舞"等。傩舞的表演形式与面具的制作,对许多少数民族的舞蹈产生影响,如藏族的"羌姆",壮、瑶、毛南、仫佬等民族的"师公舞",就是吸收了傩舞的许多文化因素和表演手法,而发展成为本民族特有的舞蹈形式。

关于傩舞,学者解说甚多,中国傩戏学研究会会长曲六乙和江西傩戏学家钱先生合著的第一部《中国傩文化通论》中说:"傩是多元宗教文化、民俗文化、艺术文化的融合体,是一个在时空上跨时代、跨社会、跨民族、跨国界的庞杂而神秘的文化复合体。在漫长的历史长河里,它是传统文化中的一个宠儿。"傩的起源与原始狩猎、图腾崇拜、巫术意识有关。周代傩纳入国家礼制。先秦文献记载,傩礼是希望调理四时阴阳,以求寒暑相宜、风调雨顺、五谷丰登、人畜平安、国富民生。汉唐时宫廷大傩仪式隆重,并传入越南、朝鲜半岛和日本。北宋末期宫廷傩礼采用新制,傩向娱乐化方向发展。元蒙因信仰不同,傩礼受到排斥。明代恢复过宫傩,清代宫廷不再举行。但《论语·乡党》中记载的"乡人傩"一直在民间延续,并与宗教、文艺、民俗等结合,衍变为多种形态的傩舞、傩戏,至今仍在我国广大农村流行。

祈求人丁繁衍是傩祭仪式的重要目的。唐代李倬《秦中岁时记》:"岁除日进傩,皆作鬼神状,内二老儿,其名作傩公、傩母。"这两个傩神是南丰傩的生殖崇拜神,跳傩必跳《傩公傩婆》。有的结婚人家,还要在新房中加跳一次,以求生子。道具傩崽手握红蛋,下塑阳具,平时作为喜神供在神坛上。作为生殖崇拜神的还有灌口二郎。上甘村"解傩"要跳《二郎发弓》求子仪式舞。类似的节目,宜黄神冈有《高源送子》,乐安流坑有《书生董永与七仙女》。萍乡留存的婚姻神月老和助产神金花、银花面具,明显也与求嗣有关。

保护孩子是傩礼的重点。万载跳傩时大菩萨"团将",观者抱儿携女躲进其凉伞下,以求傩神保护。宁都中村九月傩舞"禳神",村民把重阳节与小孩满月、老人做寿都放在这一天过,希望孩子寿高重九。南丰跳傩不仅有祝贺生子的"喜事傩"节目,而且有还愿、拜契、打关等为小孩避邪免灾的傩俗。石邮村傩庙"搜傩"时,男孩子都可登上神坛和傩神太子挤在一起观看,乡民说:"太子保护小孩看傩,不怕神神鬼鬼。"

"傩是上古时期原始宗教的产物,是人类最早发挥本体精神力量,使用巫术手段向极端恶劣的自然环境索取起码的生活条件,拓展生存空间,进行两种互为关联的生产活动——物质的生产和人口的繁殖,从而展示人类早期生命的价值。"(《中国傩文化通论》)傩的生命张扬,主要体现在傩祭仪式中借助神灵的威力,驱除自然灾害(如旱、涝、火、虫等)和人体灾害(如瘟疫、疾病等)。

### 三、巫蛊之术

巫蛊是古代巫师玩弄陷害他人的旁门左道,巫是巫术,巫术自有一套基本程序,其中包括手势、步法、咒语、符箓、法器、仪式 等内容。蛊是蛊毒,一般用有毒的昆虫类或甲虫炮制而成。巫蛊之术有时用于治病驱邪,有时也用于害人。

在我国古代,用巫术诅咒杀人是一种非常严重的犯罪。这个迷信恶作剧,在汉武帝时曾引发一场轰动朝野的大案,史称"巫蛊之祸"。

当时,有一个著名的"大侠"叫朱世安,被朝廷通缉。丞相公孙贺的儿子公孙敬声横行不法,擅自挪用北军(京城禁卫军)的经费,被逮捕下狱。公孙贺为了救自己的儿子,向汉武帝提出抓捕朱世安来赎公孙敬声的罪,汉武帝竟然同意了。朱世安被捕后,笑着对公孙贺说:"丞相祸及宗矣!"果然,他在狱中上书举报公孙敬声和汉武帝的女儿阳石公主通奸,并在皇宫驰道埋偶人,诅咒汉武帝。结果,公孙贺父子被逮捕下狱,死于狱中,全家遭灭族。

真正引发"巫蛊之祸"的,有一个关键人物,即江充。他本是市井无赖,因举报赵太子刘丹而得到汉武帝赏识,被任命为"绣衣使者",负责京师治安。江充在任上敢于执法、不畏权贵,得罪了不少权贵,包括太子刘据。江充知道,一旦汉武帝去世,太子即位,自己肯定没有好下场,于是便策划起"巫蛊"的阴谋。

汉武帝后宫佳丽不少,有的已经失宠,有的希望获得恩宠,都幻想用"巫蛊"的办法来迷惑汉武帝,于是相继邀请女巫入宫。被发现后,又相互举报,不少大臣也因此受到牵连,后宫及大臣有数百人被杀。此事之后,汉武帝总感觉心神不宁。于是,汉武帝任命江充为使者,专门负责处理"巫蛊"。在江充的整治下,京城及周边郡、国因"巫蛊"而被杀者达数万人。他还把皇宫翻了个底朝天,连皇帝的御座都拆了,然后又查到皇后和太子的宫室,挖地三尺,寻找作为"巫蛊"的小偶人。

但是,江充等人折腾下来,并没有找到所谓的小偶人。于是,他便拿出事先准备好的小偶人,趁乱埋在皇后和太子宫里,然后再挖出来,充当证据交给汉武帝。太子在情急之下,先下手杀死江充,后向汉武帝报告实情。没想到,有人竟向汉武帝诬告太子起兵造反。一开始,汉武帝不太相信,派使者传唤太子,但使者害怕没敢去,反而回报武帝说:"太子反已成,欲斩臣,臣逃归。"汉武帝勃然大怒,命丞相刘屈氂带兵去"平叛",太子也纠集数万人对抗。双方打了几天,死了数万人,最后太子战败,亡命出逃。皇后卫子夫也自杀身亡,太子的两个儿子也被杀。

此次"巫蛊之祸"牵连了许多人,被杀者不计其数。太子起兵时,曾要求北军的统帅任安发兵相助。任安接了太子的命令,却按兵不动。事后,汉武帝认为任安"坐观成败",有不忠之心,论罪将他腰斩。情急之下,任安向司马迁求助,但直到他临刑前,司马迁才写了一封回信,这就是流传后世的《报任安书》。

在后来彻底追查此事的过程中,汉武帝发现许多"巫蛊"行为都查无实据,甚至是子虚乌有的。这时,他才意识到自己因一念之差,听信江充的谎言,害死了自己的皇后、太子和两个孙子。盛怒之下,皇帝下令将江充一家灭族,并把参与追杀太子并逼迫太子自杀的人也处死、灭族。此外,他又派人在太子自尽的地方修建一座宫殿,名为"思子宫",又造一座高台,名为"归来望思之台",借此寄托他对太子和两个孙子的思念。

由于太子已死,设立新太子之事又成焦点。没想到,此时又有人告发,说丞相刘屈氂的夫人用"巫蛊"诅咒汉武帝,并与大将军李广利等人共祷祠,欲令昌邑王刘髆(海昏侯刘贺之父)为帝。结果,刘屈氂被腰斩于东市,其妻则是枭首华阳街,李广利家人也被逮捕。当时,李广利正带兵同匈奴作战,得知消息后还幻想将功赎罪,仓促之下出击,结果兵败,不得不向匈奴投降,他的一家终被灭族。

## 四、少数民族巫术

我国少数民族流传下来很多宗教仪式和巫术,大多与驱邪、招魂、避疫相关。最具代表性的就是湘西三大巫术。

### (一)湘西巫术之谜

湘西三大巫术均为千古之谜:放蛊、赶尸、落花洞女。放蛊是湘西那儿女子对付男人特有的。传说湘西那儿,男人杀人,女人放蛊,以前赶路人走到湘西那儿,不与陌生人讲话,不喝陌生人的水,原因就是害怕被人暗算,据传蛊可以放指甲里,神不知鬼不觉被弹入水里,被不小心喝下,轻则生病重则伤命,没有放蛊人的解药不能痊愈,而且也只有放蛊人才有解药。蛊是虫中之虫毒中之毒,就是将蚂蚁、蜈蚣、毒虫等放入蛊中盖上,让毒虫自相残杀自生自灭,一年后打开盖子,剩下的唯一的那个就是蛊,放蛊的人只有女子。相传湘西男人有三个上等职业,一是当兵,二是做赶尸匠,三是放排,当兵的只是少数人,做赶尸匠的要有三个条件:个头高大魁梧、勇敢有胆量、长得越丑越好,鬼见了害怕发愁的那种最好,所以能做赶尸匠的也是少数人,剩下的青年男子大多选择放排。男人外出远离家乡,受外面的花花世界影响诱惑,不回去怎么办,女人的绝活就是在男人身上放蛊,根据外出时间长短决定蛊毒发作的时间,到时间不回去蛊毒就会发作,只有放蛊的人才有解药,所以放蛊是湘西那儿的女子对付男人特有的手段。

赶尸也是湘西那儿特有的未解之谜。相传湘西男子被征当兵,离乡背井客死他乡,死后要落叶归根,将尸体运回家乡,湘西多为崇山峻岭、交通不便,要将尸体运回去谈何容易,于是就出现了做法术的赶尸匠,带着尸体回家乡安葬。传说那时湘西那儿出现了一些白天旅社,专供死人休息的旅社。赶尸要在夜间行走,各家各户到了晚上要关门闭户,将狗拴好,不能惊扰死人。赶尸匠做完法术手拿铜锣边走边敲,尸体跟在后面蹦跳,山区遇到高的坎坡,赶尸匠要背尸体过去,所以要求赶尸匠个头高大魁梧有力气。因为是夜间带着尸体行走,所以赶尸匠要勇敢有胆量。尸体怎么会自己走呢?这成了千古之谜。有几个版本试图解释,一是将尸体的头手脚剁下放在背篓利用晚上背回去,再用稻草人将身体填充成死人模样,家人因失去亲人悲痛万分以及入土为安观念也就不会细看;二是利用大的磁铁分别放在尸体与赶尸匠身上,尸体走在中间,赶尸匠有两名一前一后,利用磁铁异极相吸的原理将尸体站起来跟着走;三是贩毒分子利用晚间赶尸掩人耳目做贩毒生意。

"落花洞女"则是部落中有一些未婚的女子,能将树叶哭下来;到山洞不吃不喝,几天不死,回来后也不饮不吃,几天后就死去。部落人们认为她去和树神、井神结婚了,因而这些女孩生前没有结婚,但人死后,别人去办丧礼,而落花洞女的家人给她们不但不办丧礼,还要办婚事,以示婚礼之喜。

### (二)萨满文化

萨满教是在原始信仰基础上发展起来的一种民间信仰活动。流传于中国东北到西北边疆地区操阿尔泰语系满-通古斯语族、蒙古语族、突厥语族的许多民族中,鄂伦春族、鄂温克族、赫哲族和达斡尔族到 20 世纪 50 年代初尚保存该教的信仰。对这些民族的生产、生活和社会习俗等各个领域产生过重大影响。因为通古斯语称巫师为萨满,故得此称谓。萨满曾被认为有控制天气、预言、解梦、占星以及旅行到天堂或萨满教常赋予火、山川、树木、日月星辰、雷电、云雾、冰雪、风雨、彩虹和某些动物以人格化的想象和神秘化的灵性,视为主宰自然和人间的神灵。特别是由祖先亡灵所形成的鬼神观念以及人间的各种疾病与死亡造成的恐惧,是萨满教神灵观念的核心。认为各种神灵同人类一样有意志、愿望和情欲,更有善恶之分,不能违拗、触犯。各类神灵具有不同的属性和功能,各主其事,各行一方,地位大体平等,极少统属,绝大多数尚无等级差别,也没有主宰一切的上帝。但在进入封建社会的蒙古、满和达斡尔等族的萨满教中,出现了天神(腾格里)的观念,渐次升至高于诸神的位置。

萨满文化比较有名的为跳神。跳神一般在三种情况下进行:其一,为人治病;其二,教新萨满;其三,举行祭神仪式。

萨满为人治病的跳神仪式是这样的:傍晚,在患者居住的"仙仁柱"中,人们围坐在周围,在跳神前点燃一种木本植物,发出香气,净化污浊空气,以便神灵能够到来。

届时,萨满身穿神衣,头戴神帽,左手持鼓,右手拿槌,盘腿坐在西北角的"塔了兰"的专门位置上,病人坐在东南位置上。萨满在请神前,双眼半睁半闭,打几个哈欠后,开始击鼓,然后起身,边击鼓,边跳跃,边吟唱,音调极其深沉。萨满唱一句,"扎列"(二神)和参加跳神仪式的人们伴随着合唱。鼓声渐紧萨满下巴哆嗦,牙齿咬得格格作响,双目紧闭,周身摇晃,表现出神灵附体时的痛苦情状。这时有人拿出一团烧红的火炭,放在萨满脚前,为神引路。萨满鼓声突停,混身大抖,这是神已附体的表现。这时附体的是祖先神,借萨满之口询问:"你们请我来有什么事?""扎列"及病人亲属代答:"因某人患病,惊动祖先来给看病。"这时萨满再击鼓吟唱,通过逐一恭请诸神,探寻病人冲犯哪位神。萨满提到一位神的名字,病人不由地颤抖起来,则认为是此神在作祟;有时作祟之神借萨满之口,自认是他所为,要求供祭某种牺牲,患者家属赶紧应允,答应病好后就还愿。有的萨满看病人的病情严重,就让病人裸体躺在床上,向其身喷开水,叫"阿尔沁达兰"。如果认为危重病人的灵魂被恶神掠去,萨满要借助祖先神的力量,于想象中远征沙场,与恶鬼搏斗,把患者的灵魂夺回来,病人方能得救。萨满跳神时间长短不一,视病人症状轻重,短则半小时,长则 1~2 个晚上。有的萨满斗不过凶神恶煞,嘱咐另请其他萨满来跳神。

### (三)壮族巫术与医学

历史上,壮族医学和壮族巫术、巫师、巫医之间的关系也是十分密切的。最初的壮族医学就起源于壮族巫术,而最早的壮族巫医则产生于壮族巫师之中,并由巫医发展为民间医生。直到后来,随着科学文化的发展,壮族医学才从巫术中独立出来,成为一门专门的学科,造福于人类。

在远古时代,岭南地区自然环境恶劣,瘴气弥漫,毒蛇猛兽横行,加上卫生条件极差,生活艰苦,时常导致疾病发生,从而给人类的生存带来极大的威胁。故史籍上记载说:"自岭以南二十余郡,大率土地下湿,皆多瘴疠,人尤夭折。"于是,壮族先民在经受各种疾病的痛苦折磨之后,不得不开始思索人生病的原因,寻找治疗疾病的方法。但在当时的情况下,生产力发展水平极端低下,科学文化极不发达,人们的思维能力也很低,还不能正确地认识客观世界和主观世界,不仅对人自身的各种疾病、生理活动和身体构造难以理解;而且对日月星辰的运转、风雨雷电的变化、春夏秋冬的更换等自然现象也感到十分不可思议,认为大自然的一切都是由一种无形的巨大力量在有意识地支配着,这种力量超越于人类社会之上,是一切自然现象的主宰者,从而产生"万物有灵"和"灵魂不灭"的有神论观念,并在此基础之上形成原始宗教的自然崇拜、祖先崇拜和图腾崇拜。特别是在原始社会时期,原始宗教曾长期地影响和支配人们的思想和行为。受原始宗教的影响和支配,人们不能科学地解释人类的生理现象和自然现象,只好把它归于鬼神的作祟,认为鬼神的作祟是人生病的根本原因。所以,在当时的情况下,人们要治疗疾病,摆脱病魔的折磨,只能祈神驱鬼。史籍上亦记载说:"粤人淫祀而尚鬼,病不服药,日事祈祷。""信鬼神重淫祀,疾病不服药饵。"唐人张鷟《朝野佥载》也说:"岭南风俗……病不服药,唯祀鬼神。每岁收获毕,则跳鬼酬赛。"

以巫为医,在中国古代是一件很普遍的事。在上古时代,"无科学思想的人民,全以为疾病是独立的事情,可以随便附加或脱离人的身体,像一件衣服一样,致病的原因,有的以疾病为其人格的物,能自动的攻击人,所以一切的疾病,都向神祈祷,常常以为生病是由于犯了迷信的禁条;有的则以为是由于神灵精怪或鬼魂的附体,或术士施法。由于这种信仰,所以医巫师就是原始的医士,原始医士的工作,是要先发现病源,然后设法对付;如作祟的是上神便恳求他,鬼魂则调停他,妖怪则驱逐他,妖巫则惩罚他,不查问病徵,而靠自觉的发现,是医巫师手段的表示。"古代的医,本写作毉。《管子·权修篇》说:"上持龟筮,好用巫毉。"古人认为,毉从巫,这说明古代的巫与医是有十分密切关系的。《山海经·海内西经》说:"开明东有巫彭、巫抵、巫阳、巫履、巫凡、巫相巫。"郭璞注:"皆神医也。"《吕氏春秋·勿躬》说:"巫彭作医,巫箴作筮。"《世本》说:"巫咸为帝尧之医。"这些人既是巫师,又是医生;既为人驱鬼禳神,又为人看病治疗。古代医又可作醫,《说文解字》说:"醫,治病工地,从殹,从酉。殹,恶姿也。"

壮族巫医为人看病治疗,不仅是一种单纯的巫术活动,它还包含了一定的医疗内容,其看病治疗的过程主要包含了请神占卜、祭神驱鬼、药物治疗三个内容。

一是请神占卜。壮族巫医在为人治病时,首先要请神问鬼或占卜,查找病因,看是何鬼作祟,或是冲撞何神,然后才能决定治疗方法和手段。过去,桂西一带缺医少药,家有病人,常求巫觋以吊秤砣或摆剪刀测病因。巫觋手执一根筷条,两手握筷条两端,在筷条中间悬挂一秤砣。然后口念咒语,作"巫法"使秤砣左右摆动,根据其摆动程度的快慢,向前向后、向左向右等,推测为何鬼作祟。摆剪刀的做法与吊秤砣大致相同。广西武鸣、马山等地壮族,逢需进行治病、查鬼、赶鬼、查魂、招魂、洗村、送伤亡鬼等活动时,便请巫婆或师公占竹卜或蚌壳卜,以测神鬼之意。占卜前,巫婆或师公先念咒喃神,再掷两块竹箸于地,看其仰复以定凶吉。蚌壳卜以两片蚌壳为占卜工具,将其合拢,拿着举到离地约80厘米的半空中,诉其所卜事项后,松手放开蚌壳,让其落地,以其仰复测凶吉。一般是均复为阴,均仰为阳,一仰一复为胜。广西玉林一带,家有人生病,取其身上所穿的一件衣裳和几支香、一碗米,去找巫婆。巫婆烧香焚纸请神,将病人的衣裳铺在一个大簸箕上,喃神喷几口"佛水",抓一把大米撒在病人的衣服上,然后根据米的分布形状,测是什么鬼作祟。刘锡蕃《岭表纪蛮》也说,20世纪30年代,广西壮族民间常以米卜为人测祸福。当家中有人生病不愈时,便请巫师到家为病人占卜问神。先由巫师问病人年庚及患病时日,接着焚香烧纸钱,念咒语,请神降临。然后取数粒大米投入水盆中,如米粒成团而不散,则为神灵未到,须再依前法请神;如米粒散成" :: ",则为丧神,因其形如棺木,预兆病人将死;如成" ∵ "形,前门作法则为家神所为,后门作法则为外鬼作祟而病;如成" ∴ "形,前门作法则为外鬼作祟,后门作法则为家神所为;如成" ◆ "形,则是家神与外鬼勾结作祟害人。其余形状,均不可解释,或为祖坟不安,或为灶社不宁,按卜而祭祀,便可祛病消灾。二是祭神驱鬼。古代壮族认为,鬼神作祟是人生病的原因。所以,请神占卜找出是何鬼何神作祟后,便要祭神驱鬼。但由于疾病不同,作祟的鬼神也不一样,所以,必须采取不同的巫术祭神驱鬼,以求早日病愈。清道光《修仁县志》卷一说,修仁(今荔浦、金秀)壮族,"俗信鬼,病不服药,延巫鸣钟铙,跳跃歌舞,结蹯焚楮,酒醨椎牛。"清光绪《归顺直隶州志》卷二说:"妇女……多信巫觋,遇有疾病,辄令祷禳,酣歌于室,此风牢不可破。"民国《隆安县志》卷三说,隆安"俗有男巫、女巫、师公三教,民间往往信之。有病辄恃为祈祷,以翼消除灾害,不惟消耗金钱,实于风俗人心大有妨害。"这种祭神驱鬼治病的巫术,直到20世纪50年代仍流行。

二是祭神驱鬼。过去,壮族如家中常有人生病,占卜认为有鬼进家,便请巫师到家祈神驱鬼,然后画符贴于门上,以驱邪气。如遇村寨生病人多,或牛马鸡猪发生瘟疫,占卜认为是鬼作祟,便于二月社日祭社神和山神后,请巫公或道士驱鬼出寨。用一根稻草绳将两根毛竹的顶端连接,中间系一把木刀,将毛竹分别插于寨口的路两旁。巫公或道公穿师公服或道袍,执刀开路,众人敲锣打鼓抬一小轿,轮流到各家驱鬼。各家在门前摆方桌,烧香,摆腊肉和一碗米祭神。巫公进屋后念咒语,舞刀,众人敲锣击鼓,撒沙和稻谷,驱鬼出门。然后关大门,将符签贴于门上,以防鬼再进家。待各家各户都驱鬼出门,清扫完毕后,才抬轿出村。在寨口的毛竹上挂符签,防鬼入村。各家各户则将门前祭品煮熟,再杀一只鸡和一条狗,用狗肉祭野鬼,取鸡骨占卜,全村父老便于河边或野地聚餐。人们认为,这样做后便可驱邪治病。如小孩面黄肌瘦,食欲不振,认为是被鬼神惊吓失魂,便请巫婆祭神招魂。广西桂林一带,家中有人久病不愈,认为是失魂于远方,亦请巫婆招魂。在主家门口摆一张方桌,桌上放一碗大米,点香插于米中,摆三五杯酒供神。从桌上拉一块白布入屋内,作为接魂之"桥"。巫婆面朝门外,烧纸钱后摇纸扇赶"阴圩",将病人的灵魂找回来。如家中常有人生病,或做事不顺,或六畜不旺,认为家中有鬼作祟,便请老巫公扫屋驱鬼。广西德保一带,如村中流行传染病,有人因病而死,经巫婆、师公占卜,认为是"野鬼集体闹事",便照巫婆、师公的吩咐,各家青壮年人赶制一把木刀,于"人盛鬼衰"之日,人人涂花脸,持木刀,在师公的率领下,一齐出动,一边发出"赶鬼"的吆喝声,一边舞木刀"砍鬼",从村头到村尾,挨家逐户地搜索,将"鬼"赶到村外深潭、深洞淹死,方能制止瘟疫流行。广西武鸣、马山等地的部分壮族认为,人若不幸被禁魂而生病,无论怎么寻医吃药,总不济事,唯一可行的办法是请巫婆掘魂解禁,把失落的灵魂找回来附身才行。巫婆先坐神台查魂,看病人的灵魂失落在什么地方。然后用纸剪成3个纸棺,将一条虾放于纸棺中,点火焚化为灰,意为让虾代替病人去死。接着让病人坐在神台下方,巫婆站在病人的背后,左手捧神台上祭过神的清水碗,右手执柚树枝,蘸水洒于病者身上及簸箕里的病人的旧衣服上,再让病人喝三口碗中的清水,以示驱邪。最后再向鬼神叩首祈求,请将病人被禁的灵魂解禁,将簸箕里的衣服给病人穿上,灵魂便可附体,病也随之好了。

三是药物治疗。"在一个相信巫术的社会里,巫师所采取的治疗手段也并非只是单一的精神疗法,几乎每一个巫师的手中都掌握着某些特定的草药知识,并以此来维持他们从事巫医的活动。而且,病人通常也会在巫医的指导下秘密地服用一段时间的草药,直到病愈。"这些巫医"虽然也知道许多药草,但他们却认为药草的采摘,应当在一定的时期,并行一定的仪式,药性方可有效,在古代的时候,总不免有神话的色彩。"壮族巫医为人治病,在用咒语、符箓、舞蹈、献祭等巫术活动祭神驱鬼的同时,也用一些中草药汤剂、按摩、热敷、放血、艾灸、刮痧、拔火罐等方法辅佐,为病人治疗。清嘉庆《广西通志》卷八八记载:"养利(今大新县),俗尚卜,病不投药饵,用火灸及觋师祈祷。"刘锡蕃《岭表纪蛮》也说:"蛮人以草药医治跌打损伤及痈疽疮毒外科一切杂症,每有奇效,然亦以迷信出之。予尝见一患痈者,延僮老治疾。其人至,病家以雄鸡、毫银、水、米诸事陈于堂。术者先取银,纳袋中,脱草履于地,取水念咒,喷患处,操刀割之,脓血迸流,而病者毫无痛苦,脓尽,敷以药,即愈。"这种巫术,在桂西北一带叫"画水碗",逢人有跌打肿痛、骨折、鱼刺卡喉时,巫医便用碗装清水,烧香喃神,然后对水碗画符,或画符于一张黄纸,烧纸符取灰于水碗中,给患者喝,再给些药给患者带回去敷,或用手摸患者的喉部,便为治疗。部分巫医在为病人治感冒发烧时,除喃神驱鬼外,还用柚树叶烧水给病人坐盆沐浴,以蒸气逼其发汗。当小孩感冒或受惊高热不退时,除祭神驱鬼招魂外,还将成个的鸡蛋连壳煮熟,用蛋白包银器为病人擦额、手、脚的动脉穴位,让小孩退烧"还魂"。纵观壮族巫医为人治病的全过程,我们可以看到:巫和医是密切联系的。壮族巫医在为人治病时,既以咒语、符箓、舞蹈、献祭等巫术活动祭神驱鬼,也用一些中草药和按摩、热敷、放血、艾灸、刮痧、拔火罐等方法加以辅助治疗,巫、医结合,巫、药结合,巫中有医,医中有巫,从而使巫医能在壮族民间长期流传。

# 第三节 宗教与医学

医学的起源漫长而曲折。早期的人类在保护自己、消除病痛的本能促使下去寻求医学的知识体系。但我们知道,在人类社会早期,由于人类认识自然、改造自然的能力较低,原始宗教几乎是人类认识知识的源头,其中包括了人类早期的哲学、天文、地理、数学、医学等方面的知识,因而从这个意义上来看,医学在宗教的体系内,与之经历了一段共生的历史。

唯心主义天命论或宿命论的宗教,在与医学的共生阶段,对医学发展起到积极的推动作用。但两者终究不是同道中人。自然科学包括医学从宗教中分离出来之后,宗教的反科学本质已不再可能为医学的发展提供动力。在同科学的斗争中,宗教组织特别是基督教成了医学发展的绊脚石。特别是中世纪,基督教统一欧洲,为了维护教义的神圣与正确性,某段时期,医学彻底沦为神学的婢女:神职人员宣扬通过祈祷、喝圣水等方式治病,干预了正常医疗活动的进行;教会推崇的盖伦学说成了医学的权威,其中的错误观点严重阻碍了人们对医学的正确认识,使医学发展停滞不前;宗教还禁止解剖人体,解剖学之父维萨里甚至遭到宗教裁判所的惩罚与迫害而客死异乡;宗教信徒对医学人士也进行迫害,最早提出肺循环的塞尔维特被宗教徒活活烧死,致使血液循环的发现推迟了75年。

但医学作为科学的一部分,自身的发展依然在人类不断追求真理和探索知识的努力下取得进步。希波克拉底学派则将“四元素论”发展成为“四体液病理学说”;盖伦把3种灵魂的说法与人体的解剖学、生理学知识创造性地结合起来,提出了自然灵气、生命灵气、动物灵气的理论。其关于血液循环的理论虽没有正确论述循环运动,但在原理上与现代医学基本接近。在16世纪,人体解剖学的建立使医学作为一门古老学说有了新的发展。这种学说透露出人类对自身认识上的观察实验方法,是近现代医学的开端。并对达尔文的生物进化论间接起到支持的作用。此后,经验主义和提倡观察实验的归纳法在医学发展领域成为主要方法论,推进生理学、病理解剖学、预防医学、细胞病理学等现代医学的基础学科的发展。最终建立在解剖学、生物学及科学技术基础上的医学科学理论体系,突破宗教的桎梏获得了突飞猛进的发展,形成现代医学(《西医学》)。

这个过程,是医学与宗教冲突斗争的过程。宗教在这个过程中,主要是出于维护其教义的目的,禁锢这些科学思想的传播和发展。但同时,又不可否认的是,宗教的传播对医学的推广存在积极的作用。

本节主要介绍道教、佛教与医学之间的关系,伊斯兰教与基督教将在第二章中详细讲解。

## 一、道教与医学

### (一)道教的产生

道教是中国本土宗教,以“道”为最高信仰。发源于古代本土中国春秋战国的方仙家,是一个崇拜诸多神明的多神教原生的宗教形式,主要宗旨是追求长生不死、得道成仙、济世救人。道教在创始、发展过程中奉行的是一条医传教、借医弘道的立宗创教模式。

道教产生之初的东汉末年是中国历史上的大动荡时期,战乱频仍,加之时疫频发,导致民不聊生、遍地白骨。因而能济世救人的医术无疑是道教吸引信徒的有效手段,只是,由于医疗水平和时代的局限性,加之道教吸收早期巫术、方仙道的一些内容,因而创教之初的道教多以符水、祝祷、首谢罪过为"疗病"手段。不论是张道陵传授的五斗米道、张角的太平道,还是李家道、帛家道,都不约而同地运用符水、禁咒疗法等。但早期也包含了一些方剂、针灸、服食、守一等医学养生方面的内容。

### (二)魏晋时期的道教医学

到魏晋南北朝时期,葛洪、陶弘景对道教的改造,不但使得道教逐渐走向贵族化,更促进了道教医学的发展。

首先,葛洪极力批评祝咒、祈祷等行为,医药学逐渐成为道教医学的主要内容。葛洪极力批判不精药石,唯务祝祷的妖道、巫祝:"延年益寿为务,退不消灾治病为业,专肆欺诱百姓,获取财利。"与之相反,他本人推崇以"药石"为治病的主要方法。虽然咒禁之术仍大量存在于道教人物的著作和实际生活之中,但医药学成为道教医学的主体已经不可忽视。

其次,建立了道教神仙理论。从此,追求长生久视、羽化登仙成为道教徒的终极目标。而为了达到长生不老的目的,最基础的一步就是要巧病延年。陶弘景在《真诰》中说道:"夫学生之道,当先治病,不使体有虚邪及血少脑减,津液秽滞也。不先治病,虽服食行悉,无益于身。"而只有掌握一定的医药知识与技能才能柱病,所谓"修仙道须通医道"。息一思想也被道教徒所接受,后世精通医道的道士辈出,对医学发展做出了很大的贡献。

再次,在宗教伦理上,发展了《太平经》救世说,赠医施药为大功德。葛洪提出"为道者救人危,使免祸,护人疾病,令不枉死,为上功也。欲求仙者,要当以忠孝、和顺、仁信为本。若德行不修,而但务方术,皆不得长生也。"道士应"济世救人"为"上功",若不修德行,单有方术,也是不能长生久视的。这就在道德方面作了约束,后世道士在行医过程中不以获取利益为目的,本着济世救人的原则,救护病人。

这一时期精通医术的道士不乏其人。《古今图书集成·医术名流传》统计的道医有封君达、董奉、负局先生、葛仙公、郑邵、蔡漠、殷仲堪、葛洪、许逊、徐熙、许秋夫、羊欣、刘渭子、徐祸伯、顾欢、徐春、张远游等。未载入其中的还有葛洪之妻鲍姑。鲍姑擅于艾灸,《太平广记》卷四"崔炜"条中就揭示唐贞元时期南海一带仍然流传着鲍姑以灸治病的故事。另外,陶弘景精通本草、养生之学,著有《本草经集注》《效验方》《养生延命录》《肘后百一方》等书。

### (三)隋唐时期的道教医学

到了隋唐时期,道教医学也出现了一些新变化。

第一,道教医学与中医药学的联系日益紧密。唐代道教医学在本草、经脉、藏象、方论等方面出现不少专著。很多道士"援医入道",通过医理与道法的结合提高道教医学的可信度和实用度。咒禁疗法逐渐成为主流医药疗法之外的辅助手段。

第二,医学分类更为全面。道教在产生之初,主要运用禁咒符水疗法替人疗病,较少地包含针灸、药物、守一等医学养生法。魏晋南北朝时期,道教医学领域主要集中在医药、本草、养生、针灸、制药学等方面。例如葛洪精通医药,其妻则长于针灸,陶弘景精明本草、养生学,刘宋时期的道医雷敩编著我国医学史上第一部制药专书《雷公炮炙论》。

而唐代,道教医学更为发展,在食疗学、脉学、妇幼儿等科都取得了丰硕的成果。食疗学方面出现了专论专书。药食同源的思想自古有之,但"食疗"一词最早出现却是在孙思邈《千金要方·食治》篇中,他讲到:"食疗不愈,然后命药"。该卷是对食疗学的集中论述,此外,卷12中附有"食治方",卷27《养性》篇中有"服食法",卷24中有"解食毒"篇,都涉及食疗法。《千金翼方》中亦有"养性服饵""养老食疗"等专论。孙思邈的弟子孟洗在《千金要方·食治》的基础上编著食疗专书《补养方》,后经道教医家张鼎增补为《食疗本草》。唐代另一本食疗专书是昝殷《食医心监》,该书已经亡佚,现仅存从《医方类聚》中辑出的一卷,而昝殷本人是唐代的官医,关于其生平记载不详,是否有道教信仰也难以考证。在妇幼科方面,不得不提的依然是医学与道教双修的孙思邈,《千金要方》开篇就是妇人方和少小婴孺方。从求子到养胎、生产,以及一些妇科疾病、新生儿的疾病,无所不包。

第三,道教养生方法影响广泛。道教养生术主要分为内外两种,前者包括导引、行气、存思、守一、房中、内丹炼养之术,后者主要指服食金丹、药巧、酒浆等。隋唐三大著名医书,除了孙思邈为道门中人,所著《千金要方》含有大量道教医学、养生方面的内容外,另外两部巢元方《诸病源候论》和王焘《外台秘要》也都吸收了道教养生内容。诸如存思存神、除三尸虫法、叩齿,都是带有明显的道教色彩的。

唐代奉道教为国教,道士的地位远在僧尼之上。在这种既重医又重道的氛围下,以医术和道术并称的高道自然更为皇家所赏识。高宗就曾召孙思邈为功臣看治箭伤。《千金翼方·杂病下》记载此事:"贞观中有功臣远征,被流矢中其背腮上,矢入四寸,举天下名手出之不得,遂留在肉中,不妨行坐,而常有肢出不止,永徽元年秋,令余诊看,余为处之。"功臣在贞观时中箭,而孙思邈为其治病时已经是永徽年间,期间那么多名医都无法拔出箭头。而孙思邈在这种情况下被召见,可见高宗对其医术的信任程度。高宗还曾拜其为谏议大夫,但未被孙思邈接受。医术高超者还会被召入宫廷为皇帝疗病。《太平广记》卷四"紫花梨"条记载了唐武宗患屯、热之疾,被青城山邢道士以丹药和紫花梨汁水治愈的故事。武宗对他进行了厚赏,并加"广济先生"之号。事实上,宫廷内也吸收以道术医术著称之人入宫供职。玄宗曾颁布过《考试博学多才道术医药举人诏》:"博学多才道术医药举人等……道术医药举取艺业优长,试练有效者。"

皇室对道教与医学的尊崇必然影响到社会各个阶层,其中最直接的是影响到士大夫阶层。故而,"唐代士人多,药囊亲道士"。

魏晋南北朝时期流行的是外炼成仙模式,葛洪认为金丹才是修道成仙的不二法门,希望借助金丹火药不会腐败的特性来保持肉身不灭。他在《抱朴子内篇》中肯定金丹的地位:"余考览养性之书,鸠集久视之方,曾所披涉篇卷,以千计矣,莫不皆以还丹、金液为大要者篇。然则此二事,盖仙道之极也。服此而不仙,则古来无仙矣。"这一修仙模式促使社会上服食之风大起,而过量服用金丹和矿物类药引起士大夫阶层的身体患病甚至死亡。服食的副作用如此明显,到唐代受到了各个阶层的批判。加之,来自佛教的竞争压力,道教徒们开始反省,出现了一批重视内修、强调心性的道教学者,如王玄览、成玄英、吴巧等。在他们的推动下,道教的修仙模式转变为以内修为主。内修最基本的要了解人体的经脉脏腑,这就需要具备明堂、脉象之学;其次,需要加强身体素质,这就需要导引、吐纳来实现;然后,需要祛除身体疾病,这就需要医药知识。由外炼到内修的转变促使道教医学与传统中医学的联系更加紧密。

### (四)历史上著名的道医

历史上著名的道医有很多,我们简要介绍几个。

1. 葛洪

葛洪(284—364 年)为东晋道教学者、著名炼丹家、医药学家。字稚川,自号抱朴子,汉族,晋丹阳郡句容(今江苏句容县)人。三国方士葛玄之侄孙,世称小仙翁。他曾受封为关内侯,后隐居罗浮山炼丹。著有《肘后方》等。

葛洪继承并改造了早期道教的神仙理论,在《抱朴子内篇》中,他不仅全面总结了晋以前的神仙理论,并系统地总结了晋以前的神仙方术,包括守一、行气、导引和房中术等;同时又将神仙方术与儒家的纲常名教相结合,强调"欲求仙者,要当以忠孝和顺仁信为本。若德行不修,而但务方术,皆不得长生也"。并把这种纲常名教与道教的戒律融为一体,要求信徒严格遵守。他说:"览诸道戒,无不云欲求长生者,必欲积善立功,慈心于物,恕己及人,仁逮昆虫,乐人之吉,愍人之苦,赒人之急,救人之穷,手不伤生,口不劝祸,见人之得如己之得,见人之失如己之失,不自贵,不自誉,不嫉妒胜己,不佞谄阴贼,如此乃为有德,受福于天,所作必成,求仙可冀也。"主张神仙养生为内,儒术应世为外。

他在《抱朴子外篇》中,专论人间得失,世事臧否。主张治乱世应用重刑,提倡严刑峻法。匡时佐世,对儒、墨、名、法诸家兼收并蓄,尊君为天。不满于魏、晋清谈,主张文章、德行并重,立言当有助于教化。葛洪在坚信炼制和服食金丹可得长生成仙的思想指导下,长期从事炼丹实验,在其炼丹实践中,积累了丰富的经验,认识了物质的某些特征及其化学反应。

他在《抱朴子内篇》中的"金丹"和"黄白"篇中,系统地总结了晋以前的炼丹成就,具体地介绍了一些炼丹方法,记载了大量的古代丹经和丹法,勾画了中国古代炼丹的历史梗概,也为我们提供了原始实验化学的珍贵资料,对隋唐炼丹术的发展具有重大影响,成为炼丹史上一位承前启后的著名炼丹家。

葛洪精晓医学和药物学,主张道士兼修医术。"古之初为道者,莫不兼修医术,以救近祸焉",认为修道者如不兼习医术,一旦"病痛及己",便"无以攻疗",不仅不能长生成仙,甚至连自己的性命也难保住。

他的医学著作《肘后备急方》,书名的意思是可以常常备在肘后(带在身边)的应急书,是应当随身常备的实用书籍。书中收集了大量救急用的方子,这都是他在行医、游历的过程中收集和筛选出来的,他特地挑选了一些比较容易弄到的药物,即使必须花钱买也很便宜,改变了以前的救急药方不易懂、药物难找、价钱昂贵的弊病。他尤其强调灸法的使用,用浅显易懂的语言,清晰明确地注明了各种灸的使用方法,只要弄清灸的分寸,不懂得针灸的人也能使用。

葛洪很注意研究急病。他所指的急病,大部分是我们现在所说的急性传染病,古时候人们管它叫"天刑",认为是天降的灾祸,是鬼神作怪。葛洪在书中说:急病不是鬼神引起的,而是中了外界的疠气。我们都知道,急性传染病是微生物(包括原虫、细菌、立克次体和病毒等)引起的。这些微生物起码要放大几百倍才能见到,1 600多年前还没有发明显微镜,当然不知道有细菌这些东西。葛洪能够排除迷信,指出急病是外界的物质因素引起的,这种见解已经很了不起了。

葛洪在《肘后备急方》里面记述了一种叫"尸注"的病,说这种病会互相传染,并且千变万化。染上这种病的人闹不清自己到底哪儿不舒服,只觉得怕冷发烧,浑身疲乏,精神恍惚,身体一天天消瘦,时间长了还会丧命。葛洪描述的这种病,就是现在我们所说的结核病。结核菌能使人身上的许多器官致病。肺结核、骨关节结核、脑膜结核、肠和腹膜结核等等,都是结核菌引起的。葛洪是我国最早观察和记载结核病的科学家。

葛洪的《肘后备急方》中还记载了一种叫犬咬人引起的病。犬就是疯狗。人被疯狗咬了,非常痛苦,病人受不得一点刺激,只要听见一点声音,就会抽搐痉挛,甚至听到倒水的响声也会抽风,所以有人把疯狗病又叫作"恐水病"。在古时候,对这种病没有什么办法治疗。葛洪想到古代有以毒攻毒的办法。例如我国最古的医学著作《黄帝内经》里就说,治病要用"毒"药,没有"毒"性治不了病。葛洪想,疯狗咬人,一定是狗嘴里有毒物,从伤口侵入人体,使人中了毒。能不能用疯狗身上的毒物来治这种病呢? 他把疯狗捕来杀死,取出脑子,敷在狂犬病人的伤口上。果然有的人没有再发病,有人虽然发了病,也比较轻些。(发病轻应该是古人知识不足造成的误解,狂犬病一旦发作,死亡率为100%,不管轻重都无差异。)

葛洪用的方法是有科学道理的,含有免疫的思想萌芽。大家知道,种牛痘可以预防天花,注射脑炎疫苗可以预防脑炎,注射破伤风细菌的毒素可以治疗破伤风。这些方法都是近代免疫学的研究成果。"免疫"就是免于得传染病。细菌和病毒等侵入我们的身体,我们的身体本来有排斥和消灭它们的能力,所以不一定就发病,只有在身体的抵抗力差的时候,细菌和病毒等才能使人发病。免疫的方法就是设法提高人体的抗病能力,使人免于发病。注射预防针,就是一种免疫的方法(现代免疫学的内容越来越丰富,注射预防针只是其中的一个方面)。葛洪对狂犬病能采取预防措施,可以称得上是免疫学的先驱。欧洲的免疫学是从法国的巴斯德开始的。他用人工的方法使兔子得疯狗病,把病兔的脑髓取出来制成针剂,用来预防和治疗疯狗病,原理与葛洪的基本上相似。巴斯德的工作方法当然比较科学,但是比葛洪晚了1 000多年。

在世界医学历史上,葛洪还第一次记载了两种传染病,一种是天花,一种叫恙虫病。葛洪在《肘后备急方》里写道:有一年发生了一种奇怪的流行病,病人浑身起一个个的疱疮,起初是些小红点,不久就变成白色的脓疱,很容易碰破。如果不好好治疗,疱疮一边长一边溃烂,人还要发高热,十个有九个治不好,就算侥幸治好了,皮肤上也会留下一个个的小瘢。小瘢初起发黑,一年以后才变得和皮肤一样颜色。葛洪描写的这种奇怪的流行病,正是后来所说的天花。西方的医学家认为最早记载天花的是阿拉伯的医生雷撒斯,其实葛洪生活的时代,比雷撒斯要早500多年。

葛洪把恙虫病叫作"沙虱毒"。现在已经弄清楚,沙虱毒的病原体是一种比细菌还小的微生物,叫"立克次体"。有一种小虫叫沙虱,蜇人吸血的时候就把这种病原体注入人的身体内,使人得病发热。沙虱生长在南方,据调查,我国只有广东、福建一带有恙虫病流行,其他地方极为罕见。葛洪是通过艰苦的实践,才得到关于这种病的知识的。原来他酷爱炼丹,在广东的罗浮山里住了很久。这一带的深山草地里就有沙虱。沙虱比小米粒还小,不仔细观察根本发现不了。葛洪不但发现了沙虱,还知道它是传染病的媒介。他的记载比美国医生帕姆在 1878 年的记载,要早 1 500 多年。

据载,葛洪还撰有《肘后救卒方》和《玉函方》。"余所撰百卷,名曰《玉函方》,皆分别病名,以类相续,不相杂错,其《救卒》三卷,皆单行径易,约而易验,篱陌之间,顾眄皆药,众急之病,无不毕备,家有此方,可不用医。"葛洪在《抱朴子内篇·仙药》中对许多药用植物的形态特征、生长习性、主要产地、入药部分及治病作用等,均作了详细的记载和说明,对我国后世医药学的发展产生了很大的影响。

举凡名医,必有一段艰难的求学历程,以其超人的毅力去探索和学习。葛洪的一生可谓精彩,而且颇具传奇色彩,他的聪慧睿智帮助他开拓了医学上的新领域,在临床急症医学方面做出了突出的贡献。

葛洪一生著作宏富,自谓有《内篇》二十卷,《外篇》五十卷,《碑颂诗赋》百卷,《军书檄移章表笺记》三十卷,《神仙传》十卷、《隐逸传》十卷;又抄五经七史百家之言、兵事方技短杂奇要三百一十卷。另有《金匮药方》百卷,《肘后备急方》四卷,惟多亡佚。《正统道藏》和《万历续道藏》共收其著作十三种。

葛洪还是一个化学家,在炼丹方面造诣颇深。葛洪为什么喜欢炼丹呢? 在封建社会,贵族官僚为了永远享受骄奢淫逸的生活,妄想长生不老。有些人就想炼制出"仙丹",来满足他们的奢欲,于是形成了一种炼丹术。炼丹的人把一些矿物放在密封的鼎里,用火来烧炼。矿物在高温高压下就会发生化学变化,产生出新的物质来。长生不老的仙丹是剥削阶级的幻想,当然是炼不出来的。但是在炼丹的过程中,人们发现了一些物质变化的规律,这就成了现代化学的先声。

当时,葛洪炼制出来的药物有密陀僧(氧化铅)、三仙丹(氧化汞)等,这些都是外用药物的原料。

葛洪在炼制水银的过程中,发现了化学反应的可逆性,他指出,对丹砂(硫化汞)加热,可以炼出水银,而水银和硫磺化合,又能变成丹砂。他还指出,用四氧化三铅可以炼得铅,铅也能炼成四氧化三铅。在葛洪的著作中,还记载了雌黄(三硫化二砷)和雄黄(五硫化二砷)加热后升华,直接成为结晶的现象。

此外,葛洪还提出了不少治疗疾病的简单药物和方剂,其中有些已被证实是特效药。如松节油治疗关节炎,铜青(碳酸铜)治疗皮肤病,雄黄、艾叶可以消毒,密陀僧可以防腐等等。这些记载,对治疗关节炎有一定效果。雄黄中所含的砷有较强的杀菌作用。艾叶中含有挥发性的芳香油,毒虫很怕它,所以我国民间在五月节前后烧燃艾叶驱虫。铜青能抑制细菌的生长繁殖,所以能治皮肤病。密陀僧有消毒杀菌作用,所以用来做防腐剂。科学与宗教之间时常并非严格对立。作为一个道士,葛洪早在 1 500 多年前就发现了这些药物的效用,在医学上做出了很大贡献。

2. 孙思邈

在中国道教史上,以医学著称于世的道士,还有孙思邈,并被后世尊奉为"药王"。道教宫观里有"药王殿",而遍及民间的有"药王庙"。孙思邈首先是位医学家,因医理通达、医技高明，而被朝廷敕为命官；其次是具神秘色彩的"真人"，他医德高尚，重视养生，济世活人，活了一百多岁，被后世称为"神仙"；最后，他是一位真正的道士，无私无欲，只讲奉献，不讲索取，不慕荣利。

孙思邈，京兆华原（今陕西耀县）人，生于西魏文帝元宝炬大统七年（公元541年）一个贫穷农民的家庭，父母以耕织为业，养家糊口。

孙思邈自幼遭受风冷，缺吃少穿，身瘦力弱，经常生病，为寻医看病，几乎花光了家里的收入和田产。

孙思邈七岁入学就读，由于聪明过人，每日能诵读千余字，很受老师的器重。十七八岁时，学问积累了不少，爱读《老子》《庄子》及百家之说，也很喜欢佛教经典。有一次，洛州（洛阳）总管独孤信路过华原，无意中遇到了这个爱学幼年，十分惊奇地说："这是一个圣童呵！"但深感受其见识高超而家境贫寒，将来不会被重用。

后周宣帝（公元579年）时，朝廷多故，社会动乱，孙思邈隐居秦岭太白山中。当时，大将军杨坚辅政，下诏征孙思邈为国子博士。孙思邈托疾不就任。他曾对人说："过此五十年，当有圣人出现，我才出来帮助他，来济世活人。"

孙思邈在太白山继续研究道教经典，探索服食养生术；同时，博览众家医书，研究古人医疗方剂。他认为道在身内而不在身外，一个人只要潜心静性、炼气养形，虽无师傅指点，也可达到养炼目的。所以，孙思邈拒绝世俗往来，倾心于道的修炼，并不断总结前人养炼的宝贵经验，而最终功满道成，成了一名恪守道规、无师自通的道士。

孙思邈不断总结仙道经验。他认为修道之士飞升成仙，必须修德积善，积善愈多，仙阶就愈高。他选择了"济世活人"的医疗保健，还制定了"救疾济危""无欲无求"的标准，广积善德，务欲成仙。医离不开药，他为了解中草药的特性，深入太白山、终南山、峨眉山的老林中，寻求药农，多方采集，分类总结。后来，他所著的医书中八百多种草药，就是这个时期积累的。

孙思邈十分重视民间的医疗经验，不断积累走访，及时记录下来，他所收集的单方、验方、名人名方多达六千五百多个，在他的《千金要方》《千金翼方》著作中，都有具体明晰的记载，可见其功夫之深。

孙思邈在隋末唐初已成为著名的民间道医。

唐太宗贞观十年（公元636年），太宗下诏延请孙思邈。孙思邈已料到这是五十年前自己说过出现的"圣人"，于是，便应诏来到长安。太宗一见年近百岁的孙思邈，却面色红润，容颜甚少，十分叹息说："故知有道者诚可尊重，羡门、广成（均古仙人）岂虚言哉！"并拟授予官爵，孙思邈坚决辞谢。当时，宰相魏征受命撰写前代史书，有关史料，恐不准确，便多次请教孙思邈，孙思邈"口以相传，有如目睹"。

唐高宗永徽三年（公元652年），孙思邈根据多年来的行医经验，并会通古今，撰成了《备急千金要方》，共三十九卷，三百二十三门，方、论共五千三百首。其内容包括诊疗、针灸、导引、按摩等，相当全面。提出了"人命至重"的道家医疗观点。书中记载了具体治疗脚气病的方法，比欧洲人早1000多年。他把妇、儿科目放在卷首，以示重视；孙思邈看到复方，一方可治多病或多方可治一病的方法。

永徽四年（公元653年），全国瘟病流行，一时难以控制。一些僧人、道士借机以"秘丸""神丸"欺骗患者,大发横财。这年四月,朝廷下令全国禁止僧、道游医为民治病,违者予以治罪。孙思邈得知这个消息后,遂隐居耀县城东的五台山。在五台山中,他除了炼养气功还精心炼丹制药,以备将来为民治病。

孙思邈和葛洪、陶弘景的观点一样,吸取儒、佛精华,充实道教,主张三教合融。为此,他写了《丹经》《摄生真录》《福禄论》《五兆算经》和《明堂经图》,还为《老子》《庄子》作了注,为道教的理论建树,做出了贡献。

显庆二年(公元657年),唐高宗诏令检校中书令许敬宗等人会同名医撰写《唐新本草》。第二年,孙思邈被召至长安,住在鄀阳公主旧宅。在编写《新本草》过程中,他不仅对陶弘景《本草》《名医别录》作了订正,并增补了百多种自己曾实践有效的药草。显庆四年(公元659年)四月,图文并茂的一部《唐新本草》撰写完成,这是世界上首部国家药典,共五十五卷,八百四十四种药物。由于孙思邈参编有功,唐高宗李治亲自召见,并授予谏议大夫职,孙思邈固辞不受,表示愿到殿中省尚药局工作。于是,高宗亲授他承务郎。这承务郎属从八品寄禄文散官,享受国家待遇。尚药局无具体任务,仅是指导御医诊病和用药。孙思邈在此任上,因时间充裕,精研医学和道教典籍。

孙思邈因有高尚的医德、精湛的学识,曾多次随高宗出游,并结识了不少当朝名士,书法家宋令文、医药学家孟诜皆拜师问道。太医谢季卿,针灸学名医甄权、甄言兄弟和药性学家韦慈藏等,经常到孙思邈居处研讨学问和医技。

孙思邈在特殊的情况下,还为朝廷命官看病治病。大理寺卿赵某患风湿性膝关节炎,入朝无法跪地,经孙思邈针灸治疗,月余天气,病患全除。还有"初唐四杰"之一的卢照邻,怀才不遇,身患绝症,不能赴任,卧病长安,后经孙思邈医治,痊愈了。卢照邻便拜孙思邈为师,并从师学习医术推步、导引天文、养生等。卢照邻后来成为唐代很著名的"仙宗十友"之一。

唐高宗显庆六年(公元661年),高宗让权,武则天"称制"。孙思邈曾离京隐居嵩山修道。有一年,大旱不雨,武则天下诏选道德高尚的僧人祈雨,但无效;无奈,只好召孙思邈入宫于内殿设坛行祈,当夜大雨。孙思邈说:"我修心五十年,不为天知,伊、洛二龙告诉我,若不是做有利于国家和人民的事,怎么能升仙?"后来,其撰写了《千金方》行传于世。

高宗咸亨四年(公元673年),高宗患病,蒙高宗看重,诏孙思邈入宫。上元元年(公元674年),孙思邈打算订补《千金要方》,借口患疾,请允还山。高宗感其忠诚侍御十六年,特赐良马和原鄀阳公主封邑,后来,孙思邈回到华原五台山。于开耀元年(公元681年),撰成三十卷《千金翼方》。这年冬天,孙思邈无疾而终,享年一百四十一岁。

孙思邈遗嘱,令弟子对其薄葬,不藏明器,不奠牲牢。停尸月余,颜貌如生,色润不改。入殓就棺时,发现衣裳空空,人们感到很奇怪,都认为是尸解成仙了。

孙思邈传世著作达七十七种,加上一些节本总八十六种。其中最著名的《千金要方》《千金翼方》被后世奉为医学圣典。

宋徽宗封孙思邈为"妙应真人",明世宗定他为"先臣",清顺治奉他为"神医"。此后,"药王孙思邈"家喻户晓人人皆知。

## 二、佛教与医学

### （一）佛教的起源

佛教起源于古印度（今尼泊尔），分布于东亚、东南亚和南亚。公元前 6 世纪至公元前 5 世纪，其创始人为悉达多·乔达摩。释迦牟尼是教徒对他的尊称，是现在尼泊尔境内迦毗罗卫国的太子，他 29 岁时，深感印度婆罗门教种姓制度的不合理，下层社会深受生、老、病、死之苦，遂离家出走，35 岁时得道，创立佛教，获得贫苦人的支持。当时的印度社会，上层种姓残酷压迫和剥削下层种姓社会，社会矛盾十分复杂而尖锐，这就给佛教的产生和发展提供了条件。释迦牟尼为反对婆罗门教的种姓神创说，提出"众生平等"。

佛教分大乘佛教、小乘佛教和藏传佛教三个教派。

"乘"的含义是指道路的意思。大乘与小乘的区别不仅在教义理论方面，也反映在宗教实践方面。如对佛祖的看法上，小乘是把释迦牟尼当成教主，大乘则把他当作法力无边的神，在修持方法和结果上，小乘主张求得修持者个人的解脱，大乘则认为应当修持成佛"普度众生"，从哲学宇宙观看，小乘主张"我空法有"，大乘则认为"法我皆空"。

大乘佛教在公元前 1 世纪时传到中亚，并由此传到中国，再传到朝鲜和日本，因此大乘佛教又被称为北传佛教。小乘佛教的传播路线是向南通过海路，流行于今天的斯里兰卡、缅甸、泰国、柬埔寨、老挝等国家，也称南传佛教。

大约是公元 1 世纪的东汉明帝时期，佛教经西域传入我国，以后，佛教逐渐与我国儒家的封建宗法思想合流，在我国广泛传播。隋唐以后，便产生了天台宗、华严宗、禅宗、净土宗等许多流派。佛教供奉的最高偶像是释迦牟尼。相传他是释迦部落的王子，在深山中静坐六年，最后"悟道""成佛"，创立了佛教。"释迦牟尼"意为释迦族的隐修者。释迦牟尼又称如来。《金刚般若经》中说："如来者无所从来，亦无所去，故名如来。"

### （二）佛教与医学

佛教产生之初就与医学有密不可分的关系，医学也是佛教文化的一个重要组成部分，是佛祖释迦牟尼及其四众弟子们在修行成佛的价值取向下，与人类疾病长期斗争的经验总结。也就是说，它是在佛教的立场、观点、方法的指导下，融摄了印度的传统医学而成的一门具有独特理论体系和医疗方法的宗教医学。它为我们留下了许多宝贵的临床经验、诊疗方法和单验秘方等医药遗产，是促进现代医学的心理治疗、临床诊疗、战场救护、处方用药和养生保健等迅速发展的重要资料，是人类与疾病斗争的丰硕成果，具有不可估量的学术价值和实用价值。

"诸法因缘生，诸法因缘灭"，在缘起缘灭的世间，生老病死是不可避免的现象。众生的病苦，除了来自身体器官的疾病之外，还包括心理的疾病，也就是贪嗔痴等无明。佛陀为了医治众生身心的病痛，以一生的时光演说三藏十二部经典，指出一帖帖疗治身心的药方。因此，经典里比喻"佛为医师，法为药方，僧为看护，众生如病人"，依于此义，则佛教可以说是广义的医学，佛法是治疗人生疾苦的良方，佛陀是世间第一良医。

在佛教历史上有多数僧众通达医方,甚至出现不少名声远播的医僧,例如佛图澄、竺法调、单道开、竺法旷、诃罗揭、法喜、隋代那连提耶舍,唐泽州羊头山道舜、唐益州福成寺道积、丹阳沙门智严、绛州沙门僧彻等,更为麻风病人吸吮脓血、救助治疗、洗濯衣物等,慈心感人。

在佛教经典中,也有不少论及医药的专书,其中由印度传入中国的有十二种,由中国僧侣所撰述的约十五种。在三藏十二部经典之中,佛教医学的文献浩瀚如海,如《增一阿含经》记载,佛陀为诸比丘说风、痰、冷三大患,并提出医治之方;在《医喻经》中,佛陀指出医生应具备的条件,以及看护病人应注意的事项与病人应奉行之法等;在《佛医经》中,佛陀说,人得病有十种因缘;《摩诃止观》指出造成疾病的六种原因;《大智度论》记载,疾病的产生是由外在或内在的因缘所造成的;南传的《清净道论》也提到引起疾病的八种原因。

佛陀不仅是善疗众生身体疾病的大医王,更是善于对治众生各种心理病症的心理医师。例如佛陀敷设三学、六度、四无量心、五停心观等八万四千法门,无非是为了对治众生贪嗔痴等八万四千种烦恼疾病。

一般疾病的产生,往往与人的心理、生理、行为,以及周遭社会的生活环境有关。尤其在这个新时代,许多人好吃美食,吃出病来;有的人游手好闲,闲出病来;有的人资讯太多,多出病来;有的人工作压力太大,急出病来;有的人心性怯弱、意志消沉,闷出病来;有的人则因为是非太多,气出病来。总之,不外心不能静、气不能和、度不能宏、口不能守、嗔不能制、苦不能耐、贫不能安、死不能忘、恨不能释、矜不能持、惊恐不能免、争竞不能遏、辩论不能息、忧思不能解、妄想不能除等,于是造成身心的病患。佛教对此也有各种疗治之道,例如节制饮食、礼佛拜忏、持咒念佛、禅定修行、行香礼拜、数息止观、乐观进取、心宽自在、放下安然等。

世间的医学对于疾病的治疗,大多强调饮食、物理、化学、心理、环境、气候、医药等疗法,在有限的范围内,依病治疗。佛教的医学则不但含括世间的医理,更重视内心贪嗔痴三毒的根除。所谓心病还须心药医,唯有调和生理与心理的健康,才能真正迈向健康之道。

与现代医学不同,佛教医学从其一贯的缘起唯心的角度出发,对心身关系的认识采取了就自然科学看来非常独特的思路,形成了自己独具的一整套理论。其中包括最早的五蕴缘起学说、十二因缘理论以及后来密宗提倡的三层心身理论等。

佛教医学这种心身互为缘起、一体不二的思想,在晚期密乘佛教中得到进一步的丰富和发展,更为深入而细致化了。具体表现为密乘无上瑜伽的三层心身思想。

三层身心说从身心相互缘起、相互依待出发,把人的身心,从粗至细分为三个层次。

第一层粗身粗色。粗身指四大集成的血肉之躯,肉眼可见,异熟所生,为粗;粗心,指眼、耳、鼻、舌、身五识,或加第六意识,或再加第七末那识。

第二层细身细心。细,谓其隐微难见,须在禅观中内省而察知。细身,指内在的微细生理机制,由气、脉、明点三大要素组成;细心,指与生俱来的本能性心理活动,下意识及潜意识的心理活动。

第三层最细身心,为最极微细的身心本原。最细心,指未经无明烦恼遮蔽污染的"本来心""心光明",实即阿摩罗识;最细身,又名最细风、本来气,是一种最极微细、不可言说的略当于某种能或场一类的实体。

三层身心,皆互相依待。粗心依粗身六根而生,以细身中的五大气为其所乘,或说即是五大(地、水、火、风、空)的功能。所谓气为识马,心识骑手,乘气而行。细身为细心所依,无明、烦恼,在细身气脉点中必有其物质基础,表现为脉道不通、气有壅滞、明点不明。众生的生命活动,由"无明业气"所推动。最细身心则一体不二,"智慧气""离戏明点"为实证真实的智慧发生的物质基础。

从心身时间缘起角度,佛教医学总结出一种独特的疾病,业障病,又称因果病。业,泛指人等一切众生有意识的造作。从根本上,佛教医学认为人类一切疾病皆是业障病,如《四部医典》中云:"诸病总因归纳只一条,只因不解无明为蒙昧。"谓由心的无明而造作出诸多业缘,感得各种心身疾病。但此处则专指一种由前世的恶业而感得的疾病。《灌顶经》卷12云:"其世间人萎黄之病,困笃著床,求生不得,求死不得,考楚万端,此病人者,或其前世造作恶业罪过所招殃咎所引故也。"按照传统佛教医学观点,此种疾病非药石所能治愈,唯须忏悔业障,广行放生写经,布施众生等善举,以其功德消业除病。

佛典中分析了很多业障病病例,佛陀本人即从宿世业障的角度解释自己患背痛、头痛、骨节烦痛的原因。抛开业障病的宗教教化内容,从唯识哲学、华严哲学及现代全息论角度看,业障病或因果病的提法颇有意义。

心身缘起的时间流程同样遵循"此生故彼生,此灭故彼灭"的因果法则。按照唯识学理论,心身造作的各种行业皆在阿赖业识中作为无形的种子潜藏下来,不会失灭,只待因缘聚会时发动现行,产生果报,然后又成为新的种子,如此因果循环反复不已。每一种子的由因感果,按照华严理论,皆是此前时空中一切因素共同作用之结果,虽然各种因素作用不同,但总不违"一法缘起一切法,一切法缘成一法""一即一切,一切即一"的道理,因此,从当前的心身疾病现象,即可发现过去乃至久远以来的影响因素,然后寻找对治措施。这一思路与宇宙全息论基本一致,只不过将其运用在人的疾病观察上而已。

在宇宙全息论影响下,生物全息医学已经诞生,但尚限于及生物体自身局部对整体的全息反映。而按照华严理论,宇宙全息的反映是时空统一反映。一方面,一尘中可容纳大千世界;另一方面,"一念无体,即赅大劫,大劫无体,即赅一念。"佛教因果业障病概念,更多的是从时间全息的角度探讨病因。所谓果依众缘,报通三世,多劫以前的心身造业在因缘会合后,可在现有心身上表现为疾病。

对因果业障病的治疗,佛教医学依于万法唯心的观点,更多地强调忏悔、行善积德等改造心灵的治疗措施,所谓"罪从心起将心忏,心若灭时罪亦亡"。业既由心造,因果病当然可由心转。以新造作的善业,对治过去所造之恶业,使恶业之果带来的疾病痛苦在新的善业之因影响下发生改变,这可谓抓住了治疗的根本。但另一方面,华严理论"一即一切,一切即一"的观念揭示出,在佛教医学中时空本来同一,心物本来不二,所有时间因素都可通过空间方式表现出来,因此,只要人们充分发挥潜力,通过物理、化学、生物等物质手段,同样可以达到根除业障病的效果。近现代以来新的检测、治疗手段的发明,已使许多过去被视为物质手段无能为力的属于佛教医学业障病范畴的疾病(如先天性疾病等),都得到了根治。而且,随着现代医学的发展,尤其是生物基因工程的日新月异,人们以物质性手段治愈业障病的能力必会越来越强。从这种意义上说,佛教医学的业障病概念虽为现代医学所缺乏,但佛教医学并不如通常人们所认为的那样,在此问题上与现代西医学截然对立,反而可在治疗方法上应用现代医学的手段,形成一种借鉴吸收的关系。

总的说来,佛教医学对心身关系的认识,更多的是在其特有的缘起心枢的哲学观指导下,通过禅定思维观察而建立。这与现代医学缺乏完整的哲学思路,又主要依赖仪器设备观测而建立的心身关系理论相比,自有其独到之处。二者的互相结合,必会对人类认识和改造自身带来更大的促进。

## （三）僧医

僧医是中国传统文化的产物。古印度佛教传入中国后,僧人在传教过程中,援佛入医,以医宏教,把印度医学与中国传统医学相结合,形成了中国的佛医学,产生了一批僧人医家,形成了独特的僧人群体。这在佛法东来的过程中起到了积极的作用。

僧医有广狭两义。从广义上讲,每个僧尼及信奉佛教者都是养生保健医生,他们通过佛法修持来解决思想、行为、心理和生理的各种问题。从狭义来看,僧医指的是既精通佛法,又精通医学,或既精通医学,又信仰佛教的一批两栖人物。

僧医的构成,一部分是古印度和西域古王国来汉地传教的僧人。如安清是安西王国正后之太子,对"七曜五行医方异术,无不综达。""于道邃,敦煌人……学业高明,内外该览,善方药,美书札。"求那跋陀罗"中天竺人,以大乘学故,世号摩诃衍,本婆罗门种,幼学五明诸论,天文书算,医方咒术,靡不该博。"孙思邈《千金要方》卷七《风毒脚气》载:"考诸经方,往往有脚弱之论,而古人少有此疾。自永嘉南度,衣缨士人,多有遭者。岭表江东,有支法存、仰道人等留意经方,偏善斯术。晋朝士望,多获全济,莫不由此二公。又宋齐之间,有释门深师,师道人,述法存等诸医家旧方,此三十卷……""佛图澄者,西域人也,时有痼疾,世莫能治者,澄为医疗,应时瘳损。"这些人来汉地传教,普医治病。西域僧侣由于佛教体系的原因,多通医术,借医弘教,有利于佛法在中国的传播。

另外,我国也有兼通医学的僧人。如竺潜,晋朝人,人称深公,师事仰道人,以医术名于当时。尤擅于治疗脚气,著《深公方》《集验方》《脚气论》。昙鸾,北朝人,穷究佛典,通内外经籍。为佛经作注解,注过半时,便感气疾,权停笔求医。访求陶弘景学习医学,所以能"调心练气,对病识缘,名满魏都,用为方轨"。为此专著《调气论》。

我国古代还有些名医受佛教思想影响,把佛教的理论引入医学。如药王孙思邈,兼通儒道佛,把佛教的四大学说和禁咒治病载入《千金要方》中。尤其是在《大医精诚》篇中用佛教慈悲思想来训诫医家,培养医家医德,深为感人。张杲的《医说》中专列"医功报应"一节,用佛教的善恶报应来劝说医家行善为本。陈实功在《外科正宗》中提出医家五戒,即仿效佛教五戒。

从上可知,这些既精通佛法又精通医术的僧医,在促进佛教与中国固有文化融合过程中功不可没。他们借医弘教,不仅促进佛法的传播,还对中国的传统医学的发展产生了积极的影响。

与佛教在历史上的盛衰周期相似,佛医学在唐代的影响也趋于最盛,特别是其眼科、外科技术更是驰名,但在此之前,实际上已经出现了不少在医史上有影响的僧医。

　　早期来华的僧医,其医学知识基本从印度传来,尚带有浓重的异域色彩,在当时的记载中,对其医术的具体诊疗过程、手段等语焉不详,反而对其咒语等方术的运用大加描述。比如晋怀帝时来华的佛图澄大师,曾为后赵明帝石勒的义子石斌疗疾,当时石斌已暴病"身亡",于是石勒借历史上先秦时期神医扁鹊曾救活已"暴卒"的虢国太子之事,询问佛图澄:"虢国太子暴亡,扁鹊能让他活过来,现在您能效仿吗?"当此之时,佛图澄口诵咒语,手执杨枝,将水洒在石斌身上。结果患者须臾能起,不久便平复如初。这样的记载当然有夸大的成分在内,佛图澄究竟采用何种医药、如何治病已不可知,但以杨枝洒水、咒语等符号性的仪式均在信徒心中留下了极为深刻的印象。

　　在当时的文献中类似的记载颇多,如来华僧人佛陀耶舍用药水加咒为患有足疾的弟子洗濯,结果足疾痊愈,最终能疾行如常。又如刘宋初年来华的印度僧人求那跋摩亦善医,博通"医方咒术"等。这些"咒术"究竟是心理疗法,还是疗疾的障眼法已不可知,但在当时的确产生了非常好的效果,治病疗疾之余,自然也达到了以医弘教的目的。

　　除了这些精通医术的外来僧人之外,魏晋南北朝时期,汉地佛教信徒也逐渐增多,其中不少都以医术高超而闻名。他们周游四方弘法之余,也为人疗疾,同时勤于著述,留下了很多宝贵的医疗经验,其中最出名的有于法开、支法存与深师等人。

　　于法开是晋代医家,据说其"祖述耆婆,妙通医法"。耆婆为佛陀时代的印度名医,医名极盛,亦是虔诚的佛教徒,后世不少佛医文献皆冠以其名,于法开既然祖述耆婆,言下之意,自是其精通印度医学。于法开曾夜宿某户人家,正值该户有妇女在分娩,不幸遇到难产。众人均束手无策,情急之下,只能杀羊祭祀,祈祷上天。于法开听闻后,遂来诊治,他一方面命人做羊肉羹,让妇人喝下去,另一方面,用针刺的方法施治,结果"羊膜裹儿而出",胎儿顺利生产。从这则记录来看,于法开采用食疗来配合针刺救治难产的方法,已经不止是佛教医学,而是将印度医法和中国医法针灸结合起来了。值得一提的是,后世所说的"羊膜"一词即源出此处。

　　晋代的医僧支法存先辈系胡人,后迁居于广州,支法存生于广州,成年后主要在岭南一代行医,他以善于治疗脚气病而知名。脚气病并非一般人理解的"香港脚",而是指一种营养素缺乏病。自永嘉南渡后,大量北方士人来到南方后,不习水土,许多人突然集体患上此病,因其主要症状表现为脚部软弱无力、疼痛,故当时称为"脚弱"。此病在当时流布颇广,绵延数百年之久,但由于不了解病因,故此苦无良方,许多人深受其殃,严重者甚而毙命。支法存长期居于岭南,深谙水土,故对此病颇有心得,经其救活者不计其数,与另一医家仰道人一起皆以治脚弱病而著称。后来,孙思邈曾评价,南渡士人得以存续,多赖此二位医家之力。

　　此后,宋齐之际,又出现了一位著名的医僧深师。他也以治疗脚弱病著称,并撰录诸家医方编为《僧深药方》,又称《僧深方》《深师集方》《深师方》等,在医学史上产生了重要影响,其内容被后世的《千金要方》《外台秘要》及日本的《医心方》等大型方书广为采纳。因此,《僧深药方》原书虽已不存,但从各类医书中仍可略窥其貌。从辑佚的文献来看,《僧深药方》内容颇为丰富,不但涉及了伤寒、天行、温病等外感疾病,还论及风毒脚气、痢疾、中风、胸痹等杂病治方,极具文献价值,其中特别是对于脚气病的验方收录较多,达百余首,为脚气病的治疗提供了极可贵的医疗经验。

# 第四节 古代医学理论体系

自战国历秦汉至三国(公元前475—公元前265年),是中国封建制度建立、巩固和发展的时期。战国时诸侯争霸,社会动荡不安。秦始皇统一六国后,建立起中国历史上第一个中央集权的封建国家,但严刑峻法、苛政暴敛,使其仅历二世便被各地的起义所瓦解。刘邦建立西汉,刘秀中兴建立东汉,两汉承秦制,统一的中央集权专制制度维持了近400年。东汉和帝以后,外戚、宦官专权,政治日趋腐败,导致魏、蜀、吴三国鼎立。中华文化的人文主题和以直觉体悟、整体把握为特征的思维方式在这一时期形成并确立,同时也对医学理论的形成产生了深刻的影响。

战国时期,官学崩溃,"私学"兴起,最负盛名者为齐国稷下学宫,当时诸国王侯揽才、权臣蓄士,文人学士凭借自身的学识及辩才,"朝为布衣,夕为卿相",学术思想界出现诸子蜂起、百家争鸣的局面。西汉学者刘歆作《七略》,其中《诸子略》将先秦和汉初诸子学派分为十家,即儒、道、阴阳、法、名、墨、纵横、杂、农、小说家。十家中小说家属于艺文,除去不算,称为九流。诸子百家可概括为阴阳、儒、墨、名、法、道六家,其关于阴阳、五行、气、精、神等哲学概念的认识,对中医理论构建影响巨大。如老子哲学中"道"的辩证法思想,儒家《易传》将阴阳抽象为哲学观念,阴阳家邹衍将阴阳的消长和五行生克相配合,其"同类相应"的自然法则,《管子》对精气学说的论述,法家《韩非子》对血气的认识,杂家《吕氏春秋》对精气及气郁发病、阴阳类分疾病等的认识都对中医学理论有重要影响。《周易》为《内经》理论的建构提供了思维模型和思维方式。不仅是哲学思想,就连先秦的韵文体裁和文字内容,都可以在《内经》中找到痕迹,足见先秦文化对中医学的多方面渗透。

汉初崇尚黄老,无为而治,文景时代,黄老之学达于极盛。安定的社会环境为《内经》的成书及医学理论体系的形成提供了条件。《内经》与黄老学说有诸多联系,《淮南子》以道家为宗,综合诸子,涉及医理较多。《老子》《庄子》的清静养神在中医养生学中具有重要地位。汉武帝独尊儒术,自此确立儒学在官学和朝廷政治中的地位,经学日趋昌盛。董仲舒宣扬"天人感应",所著《春秋繁露》中有关天人相应、人体结构的内容与《内经》对人体的认识非常接近,其所举各季不同发病证候,在《内经》中也有体现。儒家的道德伦理及"中庸"思想对《内经》亦有多方面渗透。《内经》心主神明的观点源自孟子、管子、荀子之说。张仲景《伤寒杂病论》中也有儒家的"孝""仁""天人相应"及尊经思想。成书于东汉的《神农本草经》,"上药"的不老延年,多达150余种"令人轻身不老"药物的功效,以及多种金石药中有关炼丹术的内容等,皆有道家色彩。

先秦及汉代文化给中医学以深刻的影响,尤其是哲学观念、思想方法等。中医学正是在中国传统文化背景基础上发展起来的,同时它又进一步丰富和发展了早期哲学的内涵和认识论,特别是有关"阴阳五行""气",儒家的"仁""孝",以及道家养生学等方面的内容。

古代西方医学最初产生于古希腊。古希腊在地理上包括巴尔干半岛南部、爱琴海群岛、小亚细亚西岸古代奴隶制城邦。早在公元前 4 000 年,希腊半岛上已有了史前文化。公元前 20 世纪至公元前 12 世纪,为古希腊青铜时代,史称爱琴海文明或迈锡尼文明。公元前 11 世纪至公元前 9 世纪,为铁器时代,史称荷马时代或"英雄时代"。公元前 8 世纪至公元前 6 世纪,史称殖民时期,雅典与斯巴达成为希腊两大霸主。公元前 5 至公元前 4 世纪前期,古希腊城邦由盛而衰,史称古典时代。公元前 4 世纪晚期至公元前 2 世纪中期为马其顿统治时期,其间希腊化的时间一直延续至公元 1 世纪。

至公元前 5 世纪,古希腊人在汲取美索不达米亚、埃及、印度等文化中的医学知识的基础上,形成了在自然哲学指导下,以经验观察和思辨推理为基础的古典医学体系。在亚历山大时期,解剖学和生理学的研究积累了大量对人体的观察资料,并奠定了日后西医以解剖结构研究为起点,探讨结构与功能关系的医学的基础。罗马帝国时期,名医辈出、学派蜂起,解剖学、生理学、药物学及临床医学取得了诸多成就。著名医学家盖伦集西方古代医学之大成,其医学理论影响西方医学长达 1 000 余年。

先秦时期活跃的思想文化,为医学理论的总结和提高提供了条件。西汉时期,医药书籍受到重视,汉武帝时侍医李柱国曾专门校勘医书。《汉书·艺文志》载有"凡方技三十六家,八百六十八卷",可见内容之丰富。从所载书目看,当时的"方技"知识门类包括医经、经方、房中、神仙四大类,四者共性是都属于所谓"生生之具,王官之一守也",既有基础理论,也有临证医学及方药,还包括追求长生不老的"神仙方术",研究性技巧的"房中术"。20 世纪 60 年代以后,在陆续发掘的秦汉墓葬中,出土了一批简牍帛书,填补了长期以来早期医学史的某些空白,为研究这一时期的医学发展状况提供了十分珍贵的资料。

# 一、中医四大经典

## (一)黄帝内经

《黄帝内经》是中国最早的医学典籍,分《灵枢》《素问》两部分,是一本综合性的医书,在黄老道家理论上建立了中医学上的"阴阳五行学说""脉象学说""藏象学说""经络学说""病因学说""病机学说""病症""诊法""论治"及"养生学""运气学"等学说,从整体观上来论述医学,呈现了自然、生物、心理、社会"整体医学模式",其基本素材来源于中国古人对生命现象的长期观察、大量的临床实践以及简单的解剖学知识。

《黄帝内经》奠定了人体生理、病理、诊断以及治疗的认识基础,是中国影响极大的一部医学著作,被称为医之始祖。

《黄帝内经》接受了中国古代唯物的气一元论的哲学思想,将人看作整个物质世界的一部分,宇宙万物皆是由其原初物质"气"形成的。在"人与天地相参""与日月相应"的观念指导下,将人与自然紧密地联系在一起。构建了中医学基本理论体系,为后世中医学的发展奠定了基础。

一是认为"气"是宇宙万物的本原。老子在《道德经》云:"有物混成,先天地生。寂兮寥兮,独立而不改,周行而不殆,可以为天下母。"认为构成世界的原初物质是形而上者的"道"。宋钘、尹文将这种原初物质称为"气"。《黄帝内经》受这些学说的影响,也认为"气"是宇宙万物的本原,"太虚寥廓,肇基化元,万物资始,五运终天"。在天地未形成之先便有了气,充满太虚而运行不止,然后才生成宇宙万物。这其实是揭示天体演化及生物发生等自然法则。在宇宙形成之先,就是太虚。太虚之中充满着本元之气,这些气便是天地万物化生的开始。由于气的运动,从此便有了星河、七曜,有了阴阳寒暑,有了万物。阴阳五行的运动,总统着大地的运动变化和万物的发生与发展。

二是认为人与自然息息相关,是相参相应的,自然界的运动变化无时无刻不对人体发生影响。《素问·宝命全形论》说:"人以天地之气生,四时之法成。"是说人和宇宙万物一样,是禀受天地之气而生、按照四时的法则而生长。人生天地之间,必须依赖天地阴阳二气的运动和滋养才能生存。

人体的内环境必须与自然界这个外环境相协调、相一致,这就要求人对自然要有很强的适应性。《灵枢·五癃津液别》说:"天暑衣厚则腠理开,故汗出……天寒则腠理闭,气湿不行,水下留于膀胱,则为溺与气。"这显然是水液代谢方面对外环境的适应。人的脉象表现为春弦、夏洪、秋毛、冬石,同样是由于人体气血对春夏秋冬不同气候变化所做出的适应性反应,以此达到与外环境的协调统一。如果人们违背了春生、夏长、秋收、冬藏的养生之道,就有可能产生病变。就是一日之内、日夜之间,人体也会随天阳之气的盛衰而相应变化。如果违反了客观规律,也会受到损害。人与自然这种相参相应的关系在《黄帝内经》中是随处可见的。无论是生理还是病理,无论是养生预防还是诊断与治疗,都离不开这种理论的指导。

三是认为人是阴阳对立的统一体。这在生命开始时已经决定了。具有生命力的父母之精相媾,也就是阴阳二气相媾,形成了生命体。生命体形成之后,阴阳二气存在于其中,互为存在的条件。相互联系、相互滋生、相互转化,又相互斗争。从人体的组织结构上看,《黄帝内经》把人体看成各个层次的阴阳对立统一体,还把每一脏、每一腑再分出阴阳,从而使每一层次,无论整体与局部、组织结构与生理功能都形成阴阳的对立统一。

四是认为人体是肝心脾肺肾五大系统的协调统一体。《黄帝内经》所说的五脏,实际上是指以肝心脾肺肾为核心的五大系统。以心为例:心居胸中,为阳中之太阳,通于夏气,主神明,主血脉,心合小肠,生血、荣色,其华在面,藏脉、舍神、开窍于舌、在志为喜。在谈心的生理、病理时,至少要从以上诸方面系统地加以考虑才不至于失之片面。因此可以认为每一脏都是一大系统,五大系统通过经络气血联系在一起,构成一个统一体。这五大系统又按五行生克制化规律相互协调、滋生和抑制,在相对稳态的情况下,各系统按其固有的规律从事各种生命活动。

五是形成医学家所特有的天人合一的思想体系。《黄帝内经》否定超自然、超物质的神的存在,认识到生命现象来源于生命体自身的矛盾运动。认为阴阳二气是万物的胎始。对整个生物界,则认为天地万物和人都是天地阴阳二气交合的产物。阴阳二气是永恒运动的,其基本方式就是升降出入。《黄帝内经》把精看成构成生命体的基本物质,也是生命的原动力。在《灵枢·经脉》还描绘了胚胎生命的发展过程:"人始生,先成精,精成而脑髓生。骨为干,脉为营,筋为刚,肉为墙,皮肤坚而毛发长。"这种对生命物质属性和胚胎发育的认识是基本正确的。

《黄帝内经》对于形体与精神的辩证统一关系做出了说明,指出精神统一于形体,精神是由形体产生出来的生命运动。在先秦诸子中对神以及形神关系的认识,没有哪一家比《黄帝内经》的认识更清楚、更接近科学。关于形神必须统一、必须相得的论述颇多,如《灵枢·天年》和《素问·上古天真论》。如果形神不统一、不相得,人就得死,如《素问·汤液醪醴》和《素问·逆调论》。《黄帝内经》这种形神统一观点对中国古代哲学有非常大的贡献。《黄帝内经》以五行为框架,以人体为主要研究对象,形成医学家所特有的天人合一的思想体系。

## (二)难经

《难经》原名《黄帝八十一难经》,又称《八十一难》,是中医现存较早的经典著作。关于《难经》的作者与成书年代历来有不同的看法,一般认为其成书不晚于东汉,内容可能与扁鹊有一定关系。《难经》之"难"字,有"问难"或"疑难"之义。

全书共八十一难,采用问答方式,探讨和论述了中医的一些理论问题,内容包括脉诊、经络、脏腑、阴阳、病因、病机、营卫、腧穴、针刺、病证等方面。其中,一至二十二难论脉,二十三至二十九难论经络,三十至四十七难论脏腑,四十八至六十一难论病,六十二至六十八难论腧穴,六十九至八十一难论针法。书中首创独取寸口、寸关尺及浮中沉三部九候的切脉方法,脉证相参的辩证观,为中医脉学的发展做出了杰出贡献。在藏象学说方面,《难经》突出肾的重要性,建立了"肾(命门)-元气-三焦"为轴心的整体生命观。其创立的命门学说,成为中医理论体系的重要组成部分。在经络学说方面,简明而系统地阐述了任脉、督脉、冲脉、带脉、阳维、阴维、阳跷、阴跷八条奇经的功能特点、循行路线、病变证候及其与十二正经的功能联系等,并总称之为"奇经八脉"。这一名称在现存古籍中是《难经》最先提出的。《难经》关于奇经的论述以及八会穴等理论的提出,充实了经络学说的内容;以五行生克规律为指导的整体防治观,用于说明经脉与腧穴的五行属性和生克关系,解释疾病的发生和传变规律,并用于针刺的补泻;以天人相应的内外统一整体观,论述疾病与季节关系、脉象的四时变化、针刺因时制宜。这些内容对后世医学理论的发展有深远的影响。

《难经》被认为是可以羽翼《灵枢》《素问》的中医经典著作,其寸口诊法,对奇经八脉、三焦和命门的论述均为后世所继承。

## (三)神农本草经

《神农本草经》,简称《本草经》或《本经》,是我国现存最早的药物学专书。载于梁代阮孝绪的《七录》。《隋书·经籍志》也提到《神农本草经》有五卷、四卷本。但两书均未交代《神农本草经》的作者与成书年代,关于这个问题一直有争议。梁陶弘景《本学经集注》指"旧说神农本经,余以为信然……今之所存,有此四卷,是其本经,所出郡县乃后汉时制,疑仲景、元化等记。"北齐颜之推提出此书系神农氏所作,只是经过后人的增删整理,掺杂了新内容,才乱了本书的原貌。晋皇甫谧则认为是岐伯或伊尹所撰。上述说法均因文献证据不足,而尚待考证。该书的成书年代有战陶说、秦汉说、东汉说。从《本草经》的具体内容分析,所记采药时月都是以寅月为岁首。秦和汉初实行的是颛顼历,当时是以亥月为岁首的,直至汉武帝太初元年改历以后才改成以寅月为岁首。正如陶弘景所指的那样:"本草时月,皆在建寅岁首,则从汉太初后所记也。"另外,晋人嵇康、皇甫谧等皆引用或提到过此书的内容,说明本书在西晋以前就有流传。书中又多重视养生、服石、炼丹,还有神仙不死之类的说教,与东汉时期的社会风气颇相吻合。综合有关资料,我们认为,《神农本草经》并非出自一时一人,大约是秦汉以来许多医药学家不断搜集药物学资料,而至东汉时期才最后整理成书的,名冠以神农,一是因为古代有"神农尝百草"发现药物的传说,二是受当时尊冉之风的影响。

正如《淮南子·修务训》所说:"世俗之人,多尊古而贱今,故为道者,必托之神农、黄帝而后人能说。"

《神农本草经》的原著已于唐代初年失传,现今流传的本子是后人从《证类本草》及《本草纲目》等书中辑录出来的。流行版本较多,其中以孙星衍、孙冯翼叔侄合辑本较完善。

《神农本草经》共三卷,也有四卷本("序例"单列一卷),内容十分丰富,反映了我国东汉以前药物学的经验与成就。

一是首创药物的三品分类法。《神农本草经》收载药物 365 种,其中植物药 252 种,动物药 67 种,矿物药 46 种。之所以收药 365 种,是为"法三百六十五度,一度应一日,以成一岁"(孙星衍辑本《神农本草经·卷三》)。

《神农本草经》将药物按性能、功效的不同,分为上、中、下三品:"上药一百二十种为君,主养命以应天,无毒,多服久服不伤人,欲轻身益气不老延年者,本上经。中药一百二十种为臣,主养性以应人,无毒有毒,斟酌其宜,欲遏病补虚羸者,本中经。下药一百二十五种为佐使,主治病以应地,多毒,不可久服,欲除寒热邪气破积聚愈疾者,本下经"(森立之辑《神农本草经·序录》)。这是中国药物学最早、最原始的药物分类方法,对指导临床应用有一定的意义。

二是论述了药物的功效和主治。《神农本草经》较为详尽地记载了药物的功效,特别是有关植物药的记载。如:人参"主补在脏,安精神,定魂魄,止惊悸,除邪气,明目,开心,益智,久服轻身延年";菊花"主风,头眩肿痛,目欲脱,泪出,皮肤死肌,恶风湿痹,久服利血气"。其中对许多药物的认识,千百年来在长期临床实践中得到反复的检验,一直沿用至今,如人参补益、麻黄定喘、黄连止痢、黄芩清热等。并且,该书所载主治病证有 170 多种,涉及内、外、妇、五官(眼、鼻、喉、耳、齿)等各科,如《序录》载:"夫大病之主,有中风、伤寒、寒热、温疟、中恶、霍乱、大腹水肿、肠澼下利、大小便不通……"足见其记载主治病证之广泛。

三是概括地记述了中药学的基本理论。论述了方剂君、臣、佐、使的组方原则。《序录》写道:"药有君、臣、佐、使,以相宜摄合和,宜用一君二臣三佐五使,又可一君二臣九佐使也。"这就告诉我们,任何一个方剂,并非药物随意堆砌,而有一定的组方规律。方中既有君药、臣药,还有协助君药、臣药起作用或在整个方中起调和、控制或引导作用的佐使药。虽然书中所提君、臣、佐、使各药的味数未免会有些机械,但作为总的组方原则,却一直为后世医家所遵循。

此外,还提出了药物七情和合的理论。所谓"七情和合",指的是药物的七种配伍惰况。《序录》指出："药有阴阳配合,子母兄弟,根茎花实,草石骨肉;有单行者,有相须者,有相使者,有相畏者,有相恶者,有相反者,有相杀者,凡此七情,合和时之,则相须相使也。若有毒宜制,可用相畏相杀者,不尔,勿合用也。"可见,并不是所有药物都可以配合使用。有的药物合用后,能相互加强作用,如相须、相使;有的药物配用后一种能抑制另一种的毒性,如相畏、相杀;而有些药物合用后,会产生剧烈的毒副作用,则不应同用,如相反、相恶。《神农本草经·诸药制使》对近 200 种药物的配伍宜忌予以说明。如丹砂恶磁石、畏咸水等。

《神农本草经》阐述了药物的性味及采集加工炮制方法。《序录》写道:"药有酸、咸、甘、苦、辛五味,又有寒、热、温、凉四气,及有毒无毒,阴干暴干,采造时月,生熟,土地所出,真伪陈新,并各有法。"这就是说,医者既要了解药物四气五味及有毒无毒等情况,还要熟悉每种药物的采集时间、成熟程度;收藏药物时,要注意宜阴干或宜晒干,同时要善于鉴别药物的新陈及质量优劣。另外,关于药物制剂,书中指出:"药有宜丸者,宜散者,宜水煮者,宜膏煎者,亦有一物兼宜者,亦有不可入汤酒者,并随药性,不得违越。"

《神农本草经》还记载了临床用药原则和服药方法。在临床用药的指导思想上,《神农本草经》主张:"欲治病,先察其源,先候病机,五藏未虚,六府未竭,血脉未乱,精神未散,食药必活。若病已成,可得半愈。病势已过,命将难全。"并指出药物并非万能,贵在可治之时尽早防治。有关临床用药原则,《序录》指出:"疗寒以热药,热以寒药,饮食不消以吐下药,鬼注蛊毒以毒药,痈肿疮瘤以疮药,风湿以风湿药,各随其所宜。"在用药方法上,《序录》提出:"病在四肢血脉者,宜空腹而在旦;病在骨髓者,宜饱满而在夜。"这些原则和方法,多为后世医药所借鉴。

总之,《神农本草经》是集东汉以前药物学大成之作,它系统地总结了秦汉以来医家和民间用药经验,不仅为我国古代药物学奠定了基础,对后世药物学的发展也有着重要影响。魏晋以后历代诸家本草学都是在该书已有成就的基础上发展起来的。书中所载药物大多临床有效,其所述药物学理论、药物功效主治及用药原则方法,至今仍有相当一部分内容是值得继承和发扬的。但是,限于当时的历史条件和科学水平,书中也不可避免地存在一些错误。由于东汉时期谶纬神学盛行,因此,书中也掺杂了一些神仙道教思想的内容。例如:"水银……久服神仙不死""紫苏……久服轻身不老,延年神仙""泽泻……久服耳目聪明,不饥,延年轻身,面生光,能行水上"等。这些在一定程度上反映了历史的局限性。

### (四)伤寒杂病论

《伤寒杂病论》是中国传统医学著作之一,作者是张仲景,至今是中国中医院校开设的主要基础课程之一。2003 年非典期间,该书和张仲景再次成为人们关注的焦点。《伤寒杂病论》系统地分析了伤寒的原因、症状、发展阶段和处理方法,创造性地确立了对伤寒病"六经分类"的辨证施治原则,奠定了理、法、方、药的理论基础。

公元 3 世纪初,张仲景博览群书,广采众方,凝聚毕生心血,写就《伤寒杂病论》一书。中医所说的伤寒实际上是一切外感病的总称,它包括瘟疫这种传染病。该书成书在公元 200—公元 210 年前后。在纸张尚未大量使用,印刷术还没有发明的年代,这本书很可能写在竹简上。

张仲景(150—219年)是东汉末年著名医学家,中国传统中医学的集大成者和代表人物,东汉南阳(今河南南阳)人。219年,张仲景去世。失去了作者的庇护,《伤寒杂病论》开始了它在人世间的旅行。当时,书籍的传播只能靠一份份手抄,流传开来十分艰难。不久,原书亡失。

时光到了晋朝,《伤寒杂病论》命运中的第一个关键人物出现了。这位名叫王叔和的太医令在偶然的机会中见到了这本书。书已是断简残章,王叔和读着这本断断续续的奇书,兴奋难耐。利用太医令的身份,他全力搜集《伤寒杂病论》的各种抄本,最终找全了关于伤寒的部分,并加以整理,命名为《伤寒论》。《伤寒论》著论22篇,记述了397条治法,载方113首,总计5万余字,但《伤寒杂病论》中杂病部分没了踪迹。王叔和的功劳,用清代名医徐大椿的话说,就是"苟无叔和,焉有此书"。

王叔和与张仲景的渊源颇深,不但为他整理了医书,还为我们留下了最早的关于张仲景的文字记载。王叔和在《脉经·序》里说:"夫医药为用,性命所系。和鹊之妙,犹或加思;仲景明审,亦候形证,一毫有疑,则考校以求验。"

之后,该书逐渐在民间流传,并受到医家推崇。南北朝名医陶弘景曾说:"惟张仲景一部,最为众方之祖。"可以想象,这部奠基性、高峰性的著作让人认识了它的著作者,并把著作者推向医圣的崇高地位。

张仲景去世800年后的宋代,是《伤寒杂病论》焕发青春的一个朝代。宋仁宗时,一个名叫王洙的翰林学士在翰林院的书库里发现了一本"蠹简",被虫蛀了的竹简,书名《金匮玉函要略方论》。这本书一部分内容与《伤寒论》相似,另一部分是论述杂病的。后来,名医林亿、孙奇等人奉朝廷之命校订《伤寒论》时,将之与《金匮玉函要略方论》对照,知为张仲景所著,乃更名为《金匮要略》刊行于世。《金匮要略》共计25篇,载方262首。至此,《伤寒杂病论》命运中的几个关键人物全部出场了。

《伤寒论》和《金匮要略》在宋代都得到了校订和发行,我们今天看到的就是宋代校订本。除重复的药方外,两本书共载药方269个,使用药物214味,基本概括了临床各科的常用方剂。

《伤寒杂病论》是集秦汉以来医药理论之大成,并广泛应用于医疗实践的专书,是我国医学史上影响最大的古典医著之一,也是我国第一部临床治疗学方面的巨著。

《伤寒杂病论》的贡献,首先在于发展并确立了中医辨证论治的基本法则。张仲景把疾病发生、发展过程中所出现的各种症状,根据病邪入侵经络、脏腑的深浅程度,患者体质的强弱,正气的盛衰,以及病势的进退缓急和有无宿疾(其他旧病)等情况,加以综合分析,寻找发病的规律,以便确定不同情况下的治疗原则。他创造性地把外感热性病的所有症状,归纳为六个证候群(即六个层次)和八个辨证纲领,以六经(太阳、少阳、阳明、太阴、少阴、厥阴)来分析归纳疾病在发展过程中的演变和转归,以八纲(阴阳、表里、寒热、虚实)来辨别疾病的属性、病位、邪正消长和病态表现。由于确立了分析病情、认识证候及临床治疗的法度,因此辨证论治不仅为诊疗一切外感热病提出了纲领性的法则,同时也给中医临床各科找出了诊疗的规律,成为指导后世医家临床实践的基本准绳。

《伤寒杂病论》的体例是以六经统病证,周详而实用。除介绍各经病证的典型特点外,还叙及一些非典型的症情。例如发热、恶寒、头项强痛、脉浮,属表证,为太阳病。但同是太阳病,又分有汗无汗、脉缓脉急之别。其中有汗、脉浮缓者,属太阳病中风的桂枝汤证;无汗、脉浮紧者,属太阳病伤寒的麻黄汤证;无汗、脉紧而增烦躁者,又属大青龙汤证。这样精细的辨证及选方用药法则,使医家可执简驭繁,应付各类复杂的证候都能稳操胜券。除了辨证论治的原则性之外,张仲景还提出了辨证的灵活性,以应付一些较为特殊的情况。如"舍脉从证"和"舍证从脉"的诊断方法。即辨证必须有望、闻、问、切四诊合参的前提,如果出现脉、证不符的情况,就应该根据病情实际,认真分析,摒除假象或次要矛盾,以抓住证情本质,或舍脉从证,或舍证从脉。阳证见阴脉、表证见沉脉和证实脉虚,其实质都是证有余而脉不足,即当舍证从脉而救里;而阴证见阳脉,提示病邪有向表趋势;里证见浮脉,多提示表证未尽解;证虚脉实,则宜舍脉从证。脉、证取舍的要点是从"虚"字着眼,即证实脉虚从脉,证虚脉实从证。这无疑为医者理清临床上乱麻一般的复杂症情,提供了可供遵循的纲要性条例。

对于治则和方药,《伤寒杂病论》的贡献也十分突出。书中提出的治则以整体观念为指导,调整阴阳,扶正驱邪,还有汗、吐、下、和、温、清、消、补诸法。并在此基础上创立了一系列卓有成效的方剂,这些方剂均有严密而精妙的配伍,例如桂枝与芍药配伍,若用量相同(各三两),即为桂枝汤;若加桂枝三两,则可治奔豚气上冲;若倍芍药,即成治疗腹中急痛的小建中汤。若桂枝汤加附子、葛根、人参、大黄、茯苓等则可衍化出几十个方剂。其变化之妙,疗效之佳,令人叹服。尤其是该书对于后世方剂学的发展,诸如药物配伍及加减变化的原则等都有着深远影响,而且一直为后世医家所遵循。其中许多著名方剂在现代卫生保健中仍然发挥着巨大作用,例如:治疗乙型脑炎的白虎汤,治疗肺炎的麻黄杏仁石膏甘草汤,治疗急、慢性阑尾炎的大黄牡丹皮汤,治疗胆道蛔虫的乌梅丸,治疗痢疾的白头翁汤,治疗急性黄疸型肝炎的茵陈蒿汤,治疗心律失常的炙甘草汤,治疗冠心病心绞痛的瓜蒌薤白白酒汤等,都是临床中常用的良方。另在剂型上此书也勇于创新,其种类之多,已大大超过了汉代以前的各种方书。剂有汤剂、丸剂、散剂、膏剂、酒剂、洗剂、浴剂、熏剂、滴耳剂、灌鼻剂、吹鼻剂、灌肠剂、阴道栓剂、肛门栓剂等。此外,对各种剂型的制法记载甚详,对汤剂的煎法、服法也交代颇细。所以后世称张仲景的《伤寒杂病论》为"方书之祖",称该书所列方剂为"经方"。

《伤寒杂病论》对针刺、灸烙、温熨、药摩、吹耳等治疗方法也有许多阐述。另对许多急救方法也有收集,如对自缢、食物中毒等的救治就颇有特色。其中对自缢的解救,很近似现代的人工呼吸法。这些都是祖国医学中的宝贵资料。

《伤寒杂病论》奠定了张仲景在中医史上的重要地位,并且随着时间的推移,这部专著的科学价值越来越显露出来,成为后世从医者人人必读的重要医籍,张仲景也因对医学的杰出贡献被后人称为"医圣"。清代医家张志聪说过:"不明四书者不可以为儒,不明本论(《伤寒论》)者不可以为医。"后该书流传海外,亦颇受国外医学界推崇,成为研读的重要典籍。据不完全统计,由晋代至今,整理、注释、研究《伤寒杂病论》的中外学者计逾千家。邻国日本自康平年间(相当于我国宋朝)以来,研究《伤寒论》的学者也有近二百家。此外,朝鲜、越南、印尼、新加坡、蒙古等国的医学发展也都不同程度地受到其影响及推动。目前,《伤寒论》和《金匮要略》仍是我国中医院校开设的主要基础课程之一。

《伤寒杂病论》首次记载了人工呼吸、药物灌肠和胆道蛔虫治疗方法。《伤寒杂病论》成书近 2 000 年的时间里,一直拥有很强的生命力,它被公认为中医学方书的鼻祖,并被学术界誉为讲究辨证论治而又自成一家的最有影响的临床经典著作。书中所列药方,大都配伍精当,有不少已经现代科学证实,后世医家按法施用,每能取得很好疗效。历史上曾有四五百位学者对其理论方药进行探索,留下了近千种专著、专论,从而形成了中医学术史上甚为辉煌独特的伤寒学派。据统计,研究《伤寒杂病论》而出版的书就有 2 000多种。

《伤寒杂病论》不仅成为我国历代医家必读之书,而且还广泛流传到海外,如日本、朝鲜、越南、蒙古等国。特别在日本,历史上曾有专宗张仲景的古方派,直到今天,日本中医界还喜欢用张仲景方。日本一些著名中药制药工厂如小太郎、内田、盛剂堂等制药公司出品的中成药(浸出剂)中,伤寒方一般也占 60% 以上(其中有些很明显是伤寒方的演化方)。

## 二、西方古典医学的形成

### (一)史诗中的医药

《荷马史诗》是古希腊文学中最早的一部史诗,产生于公元前 11—公元前 9 世纪,包括《伊利亚特》和《奥德赛》两部分,主要记载了古希腊各部落大迁徙和相互之间征战的故事。

其在医药方面记述了瘟疫、战伤、眼病、妊娠病及精神催眠法、止痛止血等医疗防病的经验,反映出古希腊人已有较丰富的医药知识。荷马的诗歌中记述了 140 种创伤,有体表创伤,也有深部创伤,还提到摘除体内异物。关于止血法,提到应用压迫法或敷以树根粉末,或使用绷带止血。

《荷马史诗》还提到魔术医疗,只是把魔术医疗列于医学的次要地位。诗歌中还记述用符咒辅助治疗。从《伊利亚特》中可知已有职业医生,并把医生视为大众的公仆。

疫病曾多次地伴随战争,给希腊人造成惨重的损失。雅典人修昔底德(公元前 460—公元前 400 年)所著的《伯罗奔尼撒战争史》中记载了战争初期雅典的疫病流行情况。为保证民族体质的强健,斯巴达人采用过奇特的育儿方法:初生婴儿是否养育不是由家庭而是由部落的长老们审查而定;妇女对于初生婴儿不用水,而是用酒洗浴,以此作为对婴儿体质的试验。斯巴达城邦还规定青年人结婚的年龄,以选择有利于生育的时间与情况,以期养育出美丽健壮的孩子。

古希腊人崇奉多神,太阳神阿波罗被认为是医疗技术的创造者。他的姐姐阿提米斯被尊为妇女和儿童的保护者。传说阿波罗和阿提米斯把医术传给凯隆,后者又把医术传给了阿波罗的儿子阿斯克雷庇亚。后来阿斯克雷庇亚成为希腊最受崇敬的医神。他的一个女儿名叫海金亚(Hygieia),名字的本意含有"卫生"的意思,海金亚被称为卫生女神。阿斯克雷庇亚的另一女儿名叫巴拿西(Panacea),专门协助患者恢复健康。她被认为是最早护理患者的妇女。

古希腊的医学神庙数以百计,多建在风景秀美的地方。民间医疗的习俗也多与医神阿斯克雷庇亚有关,以神庙为主要的医疗活动场所。其治疗的方法有斋戒、矿泉浴、按摩、涂膏、放血或使用泻剂、吐剂等。除神庙医学外,也有民间医学。民间的医生组织被称为"阿斯克雷庇亚医族",医学的传授多为父传子、子传孙,也有师带徒形式。

### (二)古希腊哲学与医学

古希腊的自然哲学很发达。泰勒斯(Thales,约公元前639—公元前544年)创建了最古老的爱奥尼亚学派,被尊为哲学的鼻祖,他认为万物皆由水所生,并终结于水。阿那克西曼德(Anaximander,约公元前610—公元前545年)把气作为万物之源,进而推演为水、土、火、气四元素说,并由宇宙元素分裂为对立统一的二元,如干与湿、热与冷等。赫拉克里特(Heraclitus,约公元前556—公元前480年)认为世界的本原是火,由火而产生气、水、土。毕达哥拉斯(Pythagoras,约公元前582—公元前500年)认为"数"是一切存在的根源,万物是和谐的数。他还提出生命由土、气、火、水组成,四元素又分别与干、冷、热、湿四物质配合成身体的四种体液,即血液、黏液、黄胆、黑胆。四体液的配合决定着人的健康与否。受毕达哥拉斯学派的影响,恩培多克勒(Empedocles,约公元前483—公元前423年)的哲学思想也遵循四元素说,主张原子论,并用原子论来解释生命现象。德谟克利特(Democritus,约公元前460—公元前360年)也认为物质由极小的永远运动着的微粒子所构成,原子活动决定人的健康与疾病。

古希腊的这些哲学思想逐渐被引用到医学领域。阿尔克迈翁(Alcmaeon,约公元前6—公元前5世纪)注重用哲学思想指导医学。他受毕达哥拉斯影响,认为生物是由成双的元素构成的,元素在人体中成双地结合在一起,例如湿与干、冷与热、苦与甜,在冷、热、干、湿之间必须保持平衡。健康是一种和谐状态,疾病是和谐破坏的表现,各种不正常的营养、气质等都可打乱元素之间的关系而造成疾病。

公元前6世纪末,在古希腊出现了具有代表性的四大医学流派。

1. 克罗呑医学学派(Crotone school)　该学派最早产生于南意大利的克罗呑,阿尔克迈翁是代表人物。阿尔克迈翁学说的基本原则包括:动物的生命是一种运动,并从属于血液的运动,血流即或不是永远一致,也是持续运动的;感觉和思想从属于看不见的、不能发现的脑的动作。因为运动是生命的重要因素,所以扰乱了生命的正常和谐的运动,便引起了疾病。

2. 西西里医学学派(Sicilia school)　此学派产生于南意大利和西西里岛,受恩培多克勒哲学的影响较大。该学派认为四种基本元素构成人体,四种元素和谐人体就健康,混乱或不和谐就会产生疾病。西西里学派主张"灵气"(pneuma)说,认为"灵气"弥漫在人体之中,是生命的基础。该学派还注重解剖动物,在治疗上重视饮食调养。

3. 尼多斯医学学派(Knidos school)　该学派产生于希腊本土东面的小亚细亚沿岸。由于地理上的原因,受美索不达米亚和埃及文化的影响较大。这个学派的医生注重观察和疾病分类,同时对疾病症状描述精细、诊断准确。该学派的名医克提西阿斯(约公元前5—公元前4世纪)是一位具有丰富妇产科知识的大师。该学派的存在为古希腊医学吸收古代东方文明成果发挥了重要作用。

4.科斯医学学派(Cos school)　该学派代表人物是生在科斯岛上的希波克拉底(Hipporates,约公元前460—公元前370年),故又称希波克拉底学派。该学派在古希腊各个医学学派中最有影响,这主要是因为它拥有代表古希腊医学最高成就的名医希波克拉底的缘故。

### (三)盖伦及其医学成就

希波克拉底是西方"医学之父",在其死后一千多年,欧洲人不敢改动他的理论。

后来的医家把希波克拉底给彻底庸俗化,以至于除了放血基本就不知道还能干什么了。但那是在欧洲进入黑暗时期之后。在那之前,曾经有一个人不仅继承了希波克拉底的理论,还做了不少实质性的扩展。这个人就是盖伦。

盖伦比希波克拉底晚生五百多年,是公元129年出生的。那时希腊已经成为罗马行省。

盖伦的父亲是个建筑师。时逢罗马鼎盛时期,建筑业的经济效益不比今天的房地产业差。所以盖伦的父亲广交豪门更兼金币充盈。这让盖伦14岁起就能跟当时国家级的大师们学习各种学科的知识。他父亲本来想让盖伦当政治家,后来据说他父亲梦中得到古希腊医神阿斯科勒比俄斯亲切指点,说你儿子应当学医,于是他改变主意让儿子学医。唯幸如此,盖伦成了一代医圣。

盖伦16岁学医,到过很多个城市,包括远在埃及的亚历山大城,在各个名校学习。28岁时,盖伦回到家乡,打算在家乡的角斗士学校当外科医生。角斗士竞技在罗马时代非常火爆。主办这个学校的是最高祭司,能到他手下谋个职位可不容易。盖伦请祭司和当时罗马名医亲临现场观摩他的求职表演。表演内容是把一只猴子的肚子切开,把胃取出来。然后请围观的医生们把这胃给缝回去。围观的医生们都惊呆了,因为没人会这个。盖伦知道他们不会,于是自己回来把那胃给缝回去,还把肚子的刀口给缝上。大祭司看那猴子居然还能活蹦乱跳,认定盖伦功力不俗,于是就给了他那个职位。

当然,盖伦能成为一代大师,说明他不是只会这种类似杂耍的噱头。他是有真本事的。就说他在这个学校做外科医生这份工作,他的前任在任期间,角斗士因伤不治而死的有六十人。他任上只有五人。

但我们还是要记住盖伦是两千年前的人物,以那时的研究条件,他肯定还是有很多错误知识。比如他在希波克拉底四大体液学说基础上,增加了冷、热、干、湿四种属性。这跟我们古代产生的那些中医理论差不多,"听起来有道理",但是无法证实。他还把希波克拉底的四大体液跟个性挂上钩,说体液不平衡会有性格变化,就是说血液过多的人会是多血质,黑胆汁过多的人是抑郁质,黄胆汁过多的人叫胆汁质,黏液过多的人自然就叫黏液质了。这些都是根据主观感觉总结出来的概念,后来技术发展了,我们就知道这些含糊缥缈的冷热干湿说法不是科学表述,四大体液的概念也跟气血藏象一样,都因为太偏离真实状况而不再有临床指导意义。

这些是历史的局限。不过盖伦能在后来一千五百年里被奉为(近乎)神明,说明他确实很多后人多年不能超越的发现。而他能有这些发现,是因为他十分注重脚踏实地地观察研究。

当年希波克拉底虽然通过毕生努力把神学从医学里清除出去，但是因为那时科研总体来说不发达，而且古希腊禁止解剖，所以不管希波克拉底怎么努力，古希腊的医学界还是有很多虚浮的东西，比如说医学研究里的理念派。

当时医学研究分两大学派：理念派（rationalist）和实践派（empiricist）。理念派主要是从哲理上思考疾病起源，得出的理论跟中医和其他传统医学的理论很相似，比如那些地气或是风邪之类的概念。这种研究方法用深邃的冥想来感悟病理学，但不看重客观证据。产生的理论比较有文学色彩，也比较容易让一般老百姓听懂。所以这一学派的理论虽然大多无法证明，但是在老百姓里面还是很受欢迎。

实践派则强调"实地考察，证据说话"。比如埃及人说人体有经络（metu），古希腊的实践派就说那你得把经络从身体里找出来给我看。结果没人能找出来，所以古希腊医学里就没有经络的概念。

希波克拉底在世的时候，也是个不折不扣的实践派，特别强调要靠系统缜密的观察来了解疾病，而不是靠浪漫的联想。可能是他太超前了，能理解他的做法的人本来就不多，肯真正像他那样耗费时间精力系统观察病情的人更少。所以他去世之后，古希腊的医生们又回到了重冥想轻检验的理念派。接下来的五百年里，希波克拉底的教导基本被淡忘。直到盖伦出现。

盖伦资质不凡，知道希波克拉底是对的，因此盖伦坚决走实践派的道路，就是主张凡事求实，不要坐在家里冥想，不要弄什么看不见摸不着的玄学，只有能观察到因果关系的现象才采纳为学问。所以盖伦抓住一切机会仔细观察，从中领悟医学原理。

他最想研究的是解剖。这个思路非常正确。到现在医学生的第一课仍然是解剖。道理可谓一目了然：不知道结构你怎么明白机制？比如你要想修汽车，你得先了解汽车的机械结构才可能下手。天下万物都离不开这两个元素：结构和功能。要想明白功能，就必须知道结构。

但是盖伦生活在古罗马时代。古罗马跟古希腊一样，禁止解剖人体，尸体也不行。所以他大部分解剖知识都是从动物解剖上学到的。偶尔能看看人体解剖结构，是利用他在角斗士学校做外科医生的机会。角斗士玩的都是真刀真枪，一场下来至少有一方身上有几个大豁口。他就可以利用角斗士受伤之后做手术的机会来观察一下那个地方的解剖结构。

当然，这种机会只能看到比较表浅的解剖部位——要是伤口是开膛破肚或是脑袋开裂的，大概这人也不需要治疗了。所以盖伦的主要解剖对象还是动物。虽然因为解剖对象是动物于是有不少讹误，但因为他极度较真的观察琢磨，他的很多解剖学发现，在当时来说是独步江湖，即便是古埃及的医生们也无人能望其项背。

当时的希腊医生是很膜拜埃及医学的，毕竟人家的文明要早三千年出现。而且古埃及不禁止解剖人体，说起来是有很优越的研究条件。可是呢，古埃及人却一直没有建立准确的解剖知识，被古希腊医生们仰慕的只是一些基于经验的草药。而盖伦在禁止人体解剖的恶劣条件下发现的东西，其他的文明体系是在一千多年之后仍然不知道的。比如他发现血管有两种，就是动脉和静脉。他证明心脏不是精神的中心，大脑才是。他发现运动神经和感觉神经的不同。他描述了脑神经(虽然他对脑神经的详细分类还有误差)。他意识到脊髓是大脑的延伸,发现切断脊髓会导致截瘫,而且,在不同的高度切断脊髓,导致的是不同程度的截瘫,而如果只切断一侧的脊神经,就只会导致偏瘫而不是截瘫。

现在的医学生,进医学院学习人体解剖学的时候,面对的是已经研究出来的知识,只去理解记忆就好。可是就这样,医学生们在学习神经系统解剖的时候,仍然会感觉自己压力倍增。而盖伦居然在两千年前,在没有精密仪器,没有前人知识做借鉴,而且是在不能解剖人体的条件下做出这些发现,足见盖伦的观察力。

不过,您如果没学过解剖,上面这些介绍可能不能让您有特别深的感受。那么咱说一个具体故事,看看他是如何观察事物找结论的。

他有一次给一头活猪做解剖,目的是研究脖子上的血管,要看清楚血管周围的那些肌肉、脂肪、筋膜、韧带什么的用刀给剥离开来。因为解剖的时候猪还是活的(这样才能观察到血液流动的情况),这么"活生生"地做剥离,那猪自然是狂叫不已。然后盖伦一刀切到一个部位,那猪忽然不叫了。可是猪并不是死了或是晕过去了:它仍然能挣扎,眼睛都还是滴溜溜地乱转,显然意识是清晰的,就是不知道怎么的忽然就哑巴了。

盖伦觉得这里面大有文章,于是仔细在刚才下刀子的地方找,果然找到一根笔芯粗细的神经。顺着这根神经的两头找根源,很快就找到了源头。这根神经的上端是从第十根脑神经(不过当时盖伦以为这是第六根脑神经)里岔出来的一个分支。而它的下端很古怪,它先是一直往下走,走到胸腔里,然后从一根大动脉的下面绕了个弯,然后再回头向上走,最后回到脖子,连接到喉头的肌肉上。

盖伦看到这根神经的终点就明白了。原来这根神经是管喉咙发音的。一旦切断它,这猪自然就不能叫唤了。因为这根神经有这个绕大弯的怪习惯,所以盖伦给它起了个名字叫喉返神经,就是说这神经是先去到胸腔然后再返回喉部的。

当时的希腊,对于心智的中心在哪里,仍然意见不统一。希波克拉底认为大脑是身体的总指挥,而亚里士多德认为心脏才是。亚里士多德在古希腊的地位相当于马克思在共产主义世界的地位,所以当时很多人还是宁愿相信亚里士多德的说法。

盖伦精于解剖,所以有更好的判断视角。他一直认为希波克拉底是对的,大脑才是控制人体活动的指挥中心,只是以前没有解剖学或是生理学的观察结果能证明这一点。而他现在看到的这个现象,就可以证明大脑发出的神经才是控制人体活动的中心。

当然,严格地说,这只是证明了周围神经对躯体活动的控制能力,而心智这种高级大脑功能,单纯观察控制喉部肌肉的一根神经,还不能说是充分的证明。但是对于古希腊人来说,这个观察结果的意义比我们想象的要大。原因之一是对语言能力的原始了解吧。当时的人们认为语言能力就是智力,所以,如果一根神经切断之后,一个动物顿时"失去语言能力",那么这就足够说明神经是跟心智相关的。

盖伦的研究意识是很严谨的。他知道单个案例不能做出可靠结论。为了确切无误,他又解剖别的动物,看看是不是别的动物也有这根神经,也是这个功能。他解剖了狗、羊、熊、牛、猴,甚至狮子。为了看看极端案例,他还解剖了脖子细长的鸬鹚。

解剖结果:这些动物都有喉返神经,都是先进入胸腔然后返回喉部,而且都是一切断这根神经,这动物就失音。

他于是宣布自己找到了客观证据,证明大脑才是心智的中心。

对于当时的希腊,"脑控论"和"心控论"的争论,意义相当于地心说和日心说的争论。所以这事得到了元老院的重视,盖伦的赞助人,一个长老议员,安排了一个公开课,邀请雅典当时的知名政要和各界学者来观摩。从那以后,在古罗马文明圈里,基本上就不再有人对大脑是心智中心这个观点有疑问了。

盖伦不仅仅是做外科医生和研究解剖,他还给当时的三任罗马皇帝做御医。他在任期间经历过两次大瘟疫,这期间也用药物治疗过病人。也就是说他也做内科的活,也会用药。不过,让他傲立一千五百年的,主要是他的解剖研究所得。

盖伦在解剖学方面的光辉耀眼到这个地步:一千五百年之后,欧洲已经允许解剖人体,医学院也在解剖室里让学生直接面对尸体讲解解剖课了。但是大学教授在对学生讲解的时候,面对着只有两叶的人类肝,他们仍然坚持说肝有五叶。你们如果只看到两叶,那是因为这个尸体有变异,不是个标准的尸体。

其实盖伦当年说肝有五叶,是因为他不能解剖人体,所以就解剖了狗。狗的肝是有五叶的。因为动物的其他器官跟人类大多很相似,于是他就推测人类肝也是有五叶的,而且把这个结论写进了他的解剖著作里。但是他"忘了"说明这个观察结果是在解剖狗的时候得到的。于是就这么以讹传讹地被后人当作金科玉律信奉了一千多年。

可以肯定欧洲后来允许解剖人体之后,头几代的解剖教授们肯定有个艰难的调和过程。他们在人体里看到的是两叶的肝,可是古代圣贤说了肝是有五叶的。圣贤是不可能有错的。那一定是我们眼光不够锐利。于是他们就努力扭曲自己的眼光,试图在人类的肝上找到那第三、第四和第五叶。而且居然真有人"找到"过!当时有一些解剖学家的笔记里说,"人类肝的叶数很不稳定,有时候是四叶,有时候是三叶,也有的时候只有两叶"。

其实也就是因为那时候人们还太依赖古人的智慧,所以就只好这么扭曲自己来维护古代圣贤的正确性。

现在来看,盖伦的解剖学有很多历史局限。但他当时做出的诸多发现,还是远远超越了他的时代。而且,跟看待希波克拉底一样,盖伦的伟大之处,不仅在于他的这些研究发现,更在于他的那种治学态度,就是说,做学问必须是以严谨的观察为基础,以客观研究结果为证据。正是这种严谨客观的治学方法,才让他有傲视天下一千五百年的那些发现。

# 第五节  代表人物

## 一、希波克拉底

希波克拉底(公元前460—公元前370年)为古希腊伯里克利时代的医师,被西方尊为"医学之父",西方医学奠基人。提出"体液学说",他的医学观点对以后西方医学的发展有巨大影响。《希波克拉底誓言》是希波克拉底警诫人类的古希腊职业道德的圣典,他向医学界发出的行业道德倡议书,是从医人员入学第一课要学的重要内容,也是全社会所有职业人员言行自律的要求。

希波克拉底出生于小亚细亚科斯岛的一个医生世家,父亲赫拉克莱提斯(Herakleides)是医神阿斯克雷庇亚斯(Aesclapius)的后代,母亲费娜雷蒂(Phainarete)是显贵家族的女儿。在古希腊,医生的职业是父子相传的,所以希波克拉底从小就跟随父亲学医。数年后,独立行医已不成问题,父亲治病的260多种药方,他已经能运用自如。父母去世后,他一面游历,一面行医,为了丰富医学知识,获取众家之长,希波克拉底拜请许多当地的名医为师,在接触的许多病人中,他结识了许多著名的哲学家,这些哲学家的独到见解对希波克拉底深有启发,为他提出四体液论提供了哲学帮助。

那时,古希腊医学受到宗教迷信的禁锢。巫师们只会用念咒文、施魔法、祈祷的办法为人治病。这自然是不会有什么疗效的,还被骗去大量钱财。

希波克拉底作为古希腊名医,他的贡献还体现在对橄榄油的推广上。希腊是橄榄之源,有着得天独厚的种植橄榄优势,世界上排名前十的橄榄均来自希腊,但是对橄榄的利用特别是医学功效却来自希波克拉底。公元前4世纪,希波克拉底游医的时候无意间发现橄榄油被伤者用来涂抹伤口,这一行为引起了希波克拉底的极大好奇心:橄榄油是否具有特殊的治疗功效?自此,希波克拉底便开始了对橄榄油医学用途的漫长研究。在研究过程中,希波克拉底逐渐总结了可以通过橄榄油治疗的60多种不同的疾病,包括皮肤创伤和烧伤、耳部感染等许多问题,希波克拉底也成了第一位系统阐述橄榄油对人体健康益处的学者。在其影响下,橄榄油不再只被用于宗教领域,而是逐渐成为人们烹饪、医疗、美容等方面不可或缺的用品。

在他的题为《箴言》的论文集中,辑录了许多关于医学和人生方面的至理名言,如"人生矩促,技艺长存""机遇诚难得,试验有风险,决断更可贵""暴食伤身""无故困倦是疾病的前兆""简陋而可口的饮食比精美但不可口的饮食更有益""寄希望于自然"等,这些经验之谈脍炙人口,至今仍给人以启示。

古代西方医生在开业时都要宣读一份有关医务道德的誓词:"我要遵守誓约,矢志不渝。对传授我医术的老师,我要像父母一样敬重。对我的儿子、老师的儿子以及我的门徒,我要悉心传授医学知识。我要竭尽全力,采取我认为有利于病人的医疗措施,不能给病人带来痛苦与危害。我不把毒药给任何人,也决不授意别人使用它。我要清清白白地行医和生活。无论进入谁家,只是为了治病,不为所欲为,不接受贿赂,不勾引异性。对看到或听到不应外传的私生活,我决不泄露。"这个医道规范的制定者就是希波克拉底。20世纪中叶,世界医协大会又据此制定了国际医务人员道德规范。

索拉努斯称希波克拉底自其父及祖父处习学医术,并拜德谟克利特及高尔加斯为师,学习其他学科,很有可能于科斯岛上的阿克波里斯神殿(亦译为医神神殿)里接受培训,并得到来自色雷斯的医师希洛地卡斯的教诲。在希波克拉底时代,关于他的记述很少(或可说流传至今的不多),只有柏拉图之对话录《普罗塔哥拉》里有一句述及:"科斯岛之希波克拉底,艾斯库累普派之人也。"总而言之,终其一生,他皆在教授及钻研医学,并周游四方,足迹最远可达色萨利、色雷斯及马尔马拉海。至于其死亡之事,众说纷纭,有说其死于拉里萨,有说其卒于家乡;有说其享年83,有说其享年90,更有说其享寿逾百,现无从查证。

希波克拉底把疾病看作是发展着的现象,医师所应医治的不仅是疾病而且是病人,从而改变了当时医学中以巫术和宗教为根据的观念。他主张在治疗上注意病人的个性特征、环境因素和生活方式对患病的影响。希波克拉底重视卫生饮食疗法,但也不忽视药物治疗,尤其注意对症治疗和预防疾病的发生。他对骨骼、关节、肌肉等都很有研究。

为了抵制"疾病是神赐予"的谬说,希波克拉底努力探究人的肌体特征和疾病的成因。经过长期研究,他终于提出了体液(humours)学说。

希波克拉底认为,人的肌体是由血液(blood)、黏液(phlegm)、黄胆汁(yellow bile)和黑胆汁(black bile)这四种体液组成的。这四种体液在人体内的混和比例是不同的,从而使人具有不同的气质类型:多血质、黏液质、胆汁质和抑郁质。疾病正是由四种液体的不平衡引起的,而体液的失调又是外界因素影响的结果。他对人的气质的成因的解释虽然并不正确,但是提出的气质类型的划分以及它的名称,却一直沿用。

那么,有哪些外界因素会影响到体液失调呢? 希波克拉底专门写了一本题为《论风、水和地方》的医学著作,来论证自然环境对人体健康的影响。他指出,医生进入一个城市的时候,首先要注意到这城市的方向、土壤、气候、风向、水源、水质、饮食习惯、生活方式等等,因为这些都会对人体健康产生影响。

有一次,一个病人下腹部绞痛,小便不畅,来找希波克拉底治疗。希波克拉底诊断后,对病人家属说,病人出现这种症状,是由于饮用不洁的水的缘故。这种不洁的水在尿道中逐渐凝结起来,不断地增大变硬,引起剧烈的疼痛,同时堵塞尿道,导致小便不畅,因此要饮用清洁的水。希波克拉底所说的病,就是尿道结石。他对这种病成因的解释,与近代科学的解释非常相似。

公元前430年,雅典发生了可怕的瘟疫。许许多多的人突然发热、呕吐、抽筋,身上长脓疮,不久又引起溃烂、腹泻。瘟疫蔓延得非常迅速,城里到处是尸体,连享有盛名的雅典将军伯里克利也被传染,不久死去。

当时,希波克拉底正在马其顿王国担任御医,听到这个消息后,立即辞去御医职务,冒着生命危险,赶到雅典进行救护。到雅典后,他一面调查瘟疫的情况,探求致病的原因,一面治病,并寻找防疫的方法。不久他发现,城里家家户户均有染上瘟疫的病人,唯有铁匠家一个也未被传染。由此联想到,铁匠打铁,整天和火打交道,也许火可以防疫,便在全城各处点起火来。

希波克拉底还写了一篇题为《预后》的医学论文。他指出,医生不但要对症下药,而且要根据对病因的解释,预告疾病发展的趋势、可能产生的后果或康复的情况。"预后"这个医学上的概念,正是希波克拉底第一次提出来的,直到现在还在使用。

长期的医疗实践和理论研究,使希波克拉底积累了丰富的医学经验。他发现,人在40~60岁最容易发生中风;发生黄疸的时候,如果肝变硬,那么预后是不良的;人死亡前,指甲发黑,手脚发冷,嘴唇发青,耳冷且紧缩,眼睛模糊。其中对垂危病人面容的具体描述,被后人称为"希波克拉底面容"。

希波克拉底对遗传学观点也有深入研究,他认为:一是遗传有物质基础,而且是以看不见的颗粒形式("种子")传递的;二是泛生论,即认为身体的每个部位都提供了遗传颗粒,遗传物质来自于整个肉体;三是后天获得性能够遗传。这个观念虽然常常与18—19世纪的法国博物学家拉马克联系在一起,其实是一个很古老的观念。在这些观念中,颗粒性遗传是正确的,而泛生论和后天获得性遗传则是错的。后两者其实是不可分的,如果相信后天获得性能够遗传(从前的人或多或少都相信),那么只能用泛生论来解释。

以下是两则有关希波克拉底的轶事。

一天,希波克拉底在市场上见到一个人突然神志丧失,全身抽动,面色青紫,嘴里还吐出泡沫。周围的人都惊慌失措地喊道:"这人中了邪啦! 快去请巫师来!"

正好有个僧侣经过这里,有人马上拖他来治病。僧侣看了看病人,板起面孔说:"啊,这人得了神病,要请神来宽恕他。快把他抬到神庙里去!"

"慢着!"希波克拉底抢上一步喊道。"这人患的根本不是什么神病,而是癫痫! 把他抬到神庙去,是治不好病的!"

那僧侣向希波克拉底瞪了一眼,高傲地说:"什么癫痫不癫痫的,这人的病是山神引起的,只有祈祷山神才有用。你懂什么? 小心别惹怒了山神,让你也患上神病!"

希波克拉底毫不示弱地说:"这癫痫一点也不比其他疾病神秘,而是同其他疾病一样,具有相同的性质和相似的起因。只有魔法、江湖术士和骗子之流,才把它说成是什么神病!"

"你竟敢当着这么多人的面咒骂山神! 好,你说这病不是山神引起的,那是什么引起的?"

"是脑引起的!"希波克拉底斩钉截铁地回答说。"我相信这是脑子出了问题,才变成这个模样。"

现代医学认为,癫痫是一种突然发作的暂时性大脑功能紊乱的病症。希波克拉底指出的病因是正确的,他提出的这个病名,也一直沿用到今天。但是,他的科学解释在当时不可能被人们理解和接受。在僧侣的催促下,那病人还是被抬到神庙里去了,结果当然没有给予有效的治疗。

又有一天,希波克拉底碰到一个巫医在给骨折病人治病。那病人右腿被车轮辗断,受伤部位鲜血淋淋,已经痛得昏死过去。但巫医还硬叫病人家属扶着,让病人用左腿跪在神像面前,他自己则喃喃自语,不知说些什么。

希波克拉底实在看不下去,走上前去说道:"靠念咒语能治好病吗? 这简直是在糟蹋病人,太荒唐了!"

那巫医听了,转过身来道:"念咒语是为了驱邪,邪退了,病也就痊愈了。"

"你没有看到病人已经昏死过去了吗?"

"看来你会治病。那么我要请教,这病究竟应该怎么治?"

"非常简单,清洗创口,然后进行牵引,使断骨复位!"

希波克拉底对骨折病人提出的这种治疗方法,是合乎科学道理的。后来人们为了纪念这位医学之父,就把用于牵引和其他矫形操作的臼床称为"希波克拉底臼床"。

## 二、扁鹊

扁鹊(公元前407—公元前310年),姬姓,秦氏,名缓,字越人,又号卢医,春秋战国时期名医。春秋战国时期渤海郡郑(今河北沧州市任丘市)人。由于他的医术高超,被认为是神医,所以当时的人们借用了上古神话的黄帝时神医"扁鹊"的名号来称呼他。少时学医于长桑君,尽传其医术禁方,擅长各科。在赵为妇科,在周为五官科,在秦为儿科,名闻天下。扁鹊奠定了中医学的切脉诊断方法,开启了中医学的先河。

扁鹊在青年时曾替贵族管理客馆,结拜了名医长桑君,得其真传,尽传其医术禁方,擅长各科,开始行医生涯。有丰富的医疗实践经验,反对巫术治病。他天资聪颖,善于汲取前代、民间经验,逐步掌握了多种治疗方法,后来医术达到了炉火纯青的地步,随之巡诊列国,遍游各地行医,通过望色、听声,即能知病之所在。并带领弟子到各地行医,因其医术高明,被当时广大老百姓尊称为神医,并且借用上古神话中黄帝的神医"扁鹊"的名号来称呼他。

公元前361年之后,扁鹊到了赵国的都城邯郸,当地人民很重视妇女,所以他便做带下医(妇科医生)。因此,他的威望就更高了。

后来他又取道汤阴(今河南汤阴县)之伏道社,渡黄河经长清(今山东长清县),于公元前357年到了齐国的都城临淄(今山东临淄县)。齐桓侯(又叫蔡桓公)田午派人招待他,桓侯接见时,他望着桓侯的颜色,便说:"君有疾在腠理,不治将深。"桓侯答道:"寡人无疾。"他离开后,桓侯就对左右的人说:"医之好利,欲以不疾为功。"过了五天,他见到桓侯又说:"君有疾在血脉,不治恐深。"桓侯仍答道:"寡人无疾。"他辞出后,桓侯感到很不高兴。过了几天,再看见桓侯时,他又郑重地说:"君有疾在肠胃间,不治将深。"桓侯很不愉快,没有理睬。又过了几天,扁鹊复见桓侯。看见桓侯的脸色,吃惊地溜走了。桓侯便派人追问原因,他说:"疾之居腠理,汤熨之所及;在血脉,针石之所及,在肠胃,酒醪之所及;其在骨髓,虽司命无奈之何。今在骨髓,臣是以无请。"不久桓侯病发,派人去请他治疗,可是他已取道魏国,跑到秦国去了。桓侯终因病深,医治无效而死去。

扁鹊离开临淄后,于公元前354年到了魏国的都城大梁(今河南开封市)。在大梁时,他曾见过魏国的国王魏惠王。公元前350年,他们一行到达秦国的都城咸阳,以后又回大梁。

在公元前355年前后的一段时间里,他和弟子子阳、子豹等人,都逗留在那里行医。大约于公元前317年,他们又取道周都洛阳(今河南洛阳),听说当地的人民很敬重老人,因此,曾为"耳目痹医"(五官科、疯科医生)。后来他们又向咸阳而去。

公元前310年,扁鹊再度来到咸阳,因咸阳的人民很爱小儿,所以他就做了"小儿医"。扁鹊及其弟子不辞艰辛,行程四千余里,周游列国,济世救人;他们"随俗为变",成为医、药、技非常全面的"全科医生"。

秦武王与武士们举行举鼎比赛,不觉伤了腰部、疼痛难忍,吃了太医李醯(音西)的药,也不见好转,并且更加严重。有人将神医扁鹊已来到秦国的事告诉了武王,武王传令扁鹊入宫。扁鹊看了武王的神态,按了按他的脉搏,用力在他的腰间推拿了几下,又让武王自己活动几下,武王立刻感觉好了许多。接着又给武王服了一剂汤药,其病状就完全消失。武王大喜,想封扁鹊为太医令。李醯知道后,担心扁鹊日后超过他,便在武王面前极力阻挠,称扁鹊不过是"草莽游医",武王半信半疑,但没有打消重用扁鹊的念头。

李醯决定除掉扁鹊这个心腹之患,派了两个刺客,想刺杀扁鹊,却被扁鹊的弟子发觉,暂时躲过一劫。扁鹊只得离开秦国,他们沿着骊山北面的小路走,李醯派杀手扮成猎户的样子,半路上劫杀了扁鹊。

扁鹊在诊视疾病中,已经应用了中医全面的诊断技术,即后来中医总结的四诊法:望诊、闻诊、问诊和切诊。当时扁鹊称它们为望色、听声、写影和切脉。他精于望色,通过望色判断病证及其病程演变和预后。扁鹊精于内、外、妇、儿、五官等科,应用砭刺、针灸、按摩、汤液、热熨等法治疗疾病,被尊为医祖。

扁鹊的切脉诊断法也很突出,具有较高水平。《史记》称赞扁鹊是最早应用脉诊于临床的医生。先秦时期,中医的脉诊是三部九候诊法,即在诊病时,须按切全身包括头颈部、上肢、下肢及躯体的脉。扁鹊是我国历史上最早应用脉诊来判断疾病的医生,并且提出了相应的脉诊理论。

扁鹊十分重视疾病的预防。从齐桓侯(蔡桓公)这个案例来看,他之所以多次劝说及早治疗,就寓有防病于未然的思想。他认为对疾病需要预先采取措施,把疾病消灭在萌芽里,这样可以达到事半功倍的效果。他曾颇有感触地指出:客观存在的疾病种类很多,但医生却苦于治疗疾病的方法太少。

在治疗方面,扁鹊能熟练运用综合治疗的方法。综合疗法为扁鹊行医时的主要治疗措施。先秦时期,在临证中,医学尚未明确分科。尽管《周礼》中已有兽医、食医、疾医和疡医之分,但这仅仅是在宫廷中的设置。兽医、食医、疡医分别管理牲畜疾病、宫廷饮食调配和以刀剪割切的外科等事项。除此以外的其他病证,都属疾医的范畴。扁鹊是一位能兼治各科疾病的多面手,扁鹊还能根据当地的需要,随俗为变地开展医疗活动。

相传扁鹊的轶事典故很多,我们简要介绍两个。

第一个是扁鹊换心。

鲁公扈、赵齐婴二人有轻病,就一起请扁鹊治病。扁鹊对公扈说:"你的志气强身体却很弱,有计谋却并不果断。齐婴你的志气弱身体却很好,没有谋虑却过于执著。如果把你们的心脏互换,就能平衡,病也就好了。"扁鹊让二人喝了药酒,他们昏死了很多天,剖开他们前胸找到了心脏,将它们互换放置好,然后给他们吃了神药,于是二人过了一会便醒了,就像刚开始一样的健康,后来二人就向扁鹊告辞回家了。

第二个是起死回生。

一次扁鹊到了虢国,听说虢国太子暴亡不足半日,还没有装殓。于是他赶到宫门告诉中庶子,称自己能够让太子复活。中庶子认为他所说是无稽之谈,人死哪有复生的道理。扁鹊长叹说:"如果不相信我的话,可试着诊视太子,应该能够听到他耳鸣,看见他的鼻子肿了,并且大腿及至阴部还有温热之感。"中庶子闻言赶快入宫禀报,虢君大惊,亲自出来迎接扁鹊。

扁鹊说:"太子所得的病,就是所谓的'尸厥'。人接受天地之间的阴阳二气,阳主上主表,阴主下主里,阴阳和合,身体健康;现在太子阴阳二气失调,内外不通,上下不通,导致太子气脉纷乱,面色全无,失去知觉,形静如死,其实并没有死。"

扁鹊命弟子协助用针砭进行急救,刺太子三阳五会诸穴,不久太子果然醒了过来。扁鹊又将方剂加减,使太子坐了起来,又用汤剂调理阴阳。二十多天后,太子的病就痊愈了。

这件事传出后,人们都说扁鹊有起死回生的绝技。

扁鹊奠定了祖国传统医学诊断法的基础。难怪司马迁称赞他说:"扁鹊言医,为方者宗。守数精明,后世修(循)序,弗能易也。"他用一生的时间,认真总结前人和民间经验,结合自己的医疗实践,在诊断、病理、治法上对祖国医学作出了卓越的贡献。扁鹊的医学经验,在我国医学史上占有承前启后的重要地位,对我国医学发展有较大影响。因此,医学界历来把扁鹊尊为我国古代医学的祖师,是"古代医学的奠基者。"范文澜在《中国通史简编》中称他是"总结经验的第一人"。

# 三、华佗

华佗(145—208 年),字元化,沛国谯(今安徽省亳州市)人,三国著名医学家。少时曾在外游学,钻研医术而不求仕途,行医足迹遍及安徽、山东、河南、江苏等地。华佗一生行医各地,声誉颇著,在医学上有多方面的成就。他精通内、外、妇、儿、针灸各科,对外科尤为擅长。后因不服曹操征召被杀,所著医书已佚。今亳州市有"华佗庵"等遗迹。

华佗在多年的医疗实践中,非常善于区分不同病情和脏腑病位,对症施治。一日,有军吏二人,俱身热头痛,症状相同,但华佗的处方却大不一样,一用发汗药,一用泻下药,二人颇感奇怪,但服药后均告痊愈。原来华佗诊视后,已知一为表证,用发汗法可解;一为里热证,非泻下难以为治。

有督邮顿某,就医后自觉病已痊愈,但华佗经切脉却告诫说:"君疾虽愈,但元气未复,当静养以待完全康复,切忌房事,不然,将有性命之虑。"其时,顿妻闻知夫病已经痊愈,便从百里外赶来看望。当夜,顿某未能慎戒房事,三日后果病发身亡。另一患者徐某,因病卧床,华佗前往探视,徐说:"自昨天请医针刺胃管后,便咳嗽不止,心烦而不得安卧。"华佗诊察后,说:"误矣,针刺未及胃管,误中肝脏,若日后饮食渐少,五日后恐不测。"后果如所言而亡。

华佗曾经替广陵太守陈登治病,当时陈登面色赤红、心情烦躁。华佗先请他准备了十几个脸盆,然后为他诊治,结果陈登吐出了很多红头的虫子。华佗为他开了药,说陈登是吃鱼得的这个病,告诉他这个病三年后还会复发,到时候再向他要这种药,这个病就可以根治了,并且临走时告诉了地址。三年后,陈登果然旧病复发,并派人依照地址寻找华佗,可药童告诉他们说华佗上山采药还没回来,也不知道他什么时候能回来,结果陈登就这样去世了。

在周泰受重伤时,华佗医好他,所以后来有人向曹操推荐华佗时就说:"江东医周泰者乎?"

黄疸病流传较广时,华佗花了三年时间对茵陈蒿的药效作了反复试验,决定用春三月的茵陈蒿嫩叶施治,救治了许多病人。民间因此而流传一首歌谣:"三月茵陈四月蒿,传于后世切记牢,三月茵陈能治病,五月六月当柴烧。"华佗还以温汤热敷治蝎子螫痛;用青苔炼膏治马蜂螫后的肿痛;用蒜苗大醋治虫病;用紫苏治食鱼蟹中毒;用白前治咳嗽;用黄精补虚劳。如此等等,既简便易行,又收效神速。

华佗以医术为业,心中常感懊悔(中国封建社会中医生属于"方技",被视为"贱业")。后来曹操亲自处理国事,得病(头风)沉重,让华佗专门为他治疗。华佗说:"这病在短期之内很难治好,即便是长期治疗也只能延长寿命。"华佗因为离开家太久想回去,于是说收到一封家书,暂时回去一趟,到家之后,就说妻子病了,多次请求延长假期而不返。之后曹操三番五次写信让华佗回来,又下诏令郡县征发遣送,华佗自持有才能,厌恶为人役使以求食,仍然不上路。曹操很生气,便派人去查看;如果他妻子真的病了,便赐小豆四千升,放宽假期期限;如果欺骗,就逮捕押送。结果华佗撒谎,于是用传车把华佗递解交付许昌监狱,经审讯验实,华佗供认服罪(汉律:①欺君之罪;②不从征罪)。荀彧向曹操求情说:"华佗的医术确实高明,关系着人的生命,应该包涵宽容他。"曹操说:"不用担忧,天下就没有这种无能鼠辈吗?"终于把华佗在狱中拷打致死。华佗临死前,拿出一卷医书给狱吏,说:"这书可以用来救活人。"狱吏害怕触犯法律不敢接受,华佗只好忍痛,讨取火来把书烧掉了。

另外一个说法是:《三国演义》中曹操让曾经为周泰疗伤的名医华佗来给他治疗多年的头痛,但华佗认为曹操的病因需要劈开头颅,加以麻沸散麻醉,动大手术,多疑的曹操认为华佗想趁机杀害他,便以刺杀的罪行将华佗关押拷打致死。

华佗经过数十年的医疗实践,熟练地掌握了养生、方药、针灸和手术等治疗手段,精通内、外、妇、儿各科,临证施治,诊断精确,方法简捷,疗效神速,被誉为"神医"。对此,《三国志》《后汉书》中都有一段内容相仿的评述,说他善于养生("晓养性之术,时人以为年且百岁而貌有壮容"),用药精当("又精方药,其疗疾,合汤不过数种,心解分剂,不复称量,煮熟便饮,语其节度,舍去辄愈"),针灸简捷("若当针,亦不过一、两处,下针言,'当引某许,若至,语人',病者言'已到','应便拔针,病亦行差'"),手术神奇("刳剖腹背,抽割积聚""断肠湔洗")。所留医案,《三国志》中有 16 则,《华佗别传》中 5 则,其他文献中 5 则,共 26 则,在先秦和两汉医家中是较多的。从其治疗范围看,内科病有热性病、内脏病、精神病、肥胖病、寄生虫病,属于外、儿、妇科的疾病有外伤、肠痈、肿瘤、骨折、针误、忌乳、死胎、小儿泻痢等等。他发明了麻沸散,开创了世界麻醉药物的先例。欧美全身麻醉外科手术的记录始于 18 世纪初,比华佗晚 1 600 余年。《世界药学史》指出阿拉伯人使用麻药可能是由中国传去,因为"中国名医华佗最精此术"。《隋书·经籍志》记有"华佗枕中灸刺经"一卷,已佚。《医心方》所引《华佗针灸经》可能是该书的佚文,《太平圣惠方》引有"华佗明堂"之文。从现存佚文看,《华佗针灸经》所载腧穴名称及定位均与《黄帝明堂经》有较大不同。

华佗首创用全身麻醉法施行外科手术,被后世尊之为"外科鼻祖"。他不但精通方药,而且在针术和灸法上的造诣也十分令人钦佩。华佗到处走访了许多医生,收集了一些有麻醉作用的药物,经过多次不同配方的炮制,终于把麻醉药试制成功,他又把麻醉药和热酒配制,使患者服下、失去知觉,再剖开腹腔、割除溃疡,洗涤腐秽,用桑皮线缝合,涂上神膏,四五日除痛,一月间康复。因此,华佗给它起了个名字——麻沸。

据日本外科学家华冈青州的考证,麻沸散的组成是曼陀罗花1斤,生草乌、香白芷、当归、川芎各4钱,天南星1钱,共6味药组成。

如果需要灸疗,也不过一两个穴位,病痛也就应手消除。如果病患集结郁积在体内,扎针吃药的疗效都不能奏效,应须剖开割除的,就饮服他配制的"麻沸散",一会儿病人就如醉死一样,毫无知觉,于是就开刀切除患处,取出结积物。病患如果在肠中,就割除肠子病变部分,洗净伤口和易感染部分,然后缝好腹部刀口,用药膏敷上,四五天后,病就好了,不再疼痛。开刀时,病人自己并不感到疼痛,一个月之内,伤口便愈合复原了。

利用某些具有麻醉性能的药品作为麻醉剂,在华佗之前就有人使用。不过,他们或者用于战争,或者用于暗杀,或者用于执弄,真正用于动手术治病的却没有。华佗总结了这方面的经验,又观察了人醉酒时的沉睡状态,发明了酒服麻沸散的麻醉术,正式用于医学,从而大大提高了外科手术的技术和疗效,并扩大了手术治疗的范围。

华佗也是中国古代医疗体育的创始人之一。他不仅善于治病,还特别提倡养生之道。他曾对弟子吴普说:"人体欲得劳动,但不当使极耳,动摇则俗气得消,血脉流通,病不得生,户枢不朽也。"华佗继承和发展了前人"圣人不治已病,治未病"的预防理论,为年老体弱者编排了一套模仿猿、鹿、熊、虎等五种禽兽姿态的健身操——"五禽戏"。

华佗生活的时代,是在东汉末年三国初期。那时,军阀混战,水旱成灾,疫病流行,人民处于水深火热之中。当时一位著名诗人王粲在其《七哀诗》里,写了这样两句:"出门无所见,白骨蔽平原。"目睹这种情况,华佗非常痛恨作恶多端的封建豪强,十分同情受压迫受剥削的劳动人民。为此,他不愿做官,宁愿捏着金箍铃,到处奔跑,为人民解脱疾苦。

华佗看病不受症状表象所惑,他用药精简,深谙身心交互为用。华佗并不滥用药物。华佗重视预防保健,"治人于未病",观察自然生态,教人调息生命和谐。但对于病入膏肓的患者,则不加针药,坦然相告。华佗不求名利,不慕富贵,使他得以集中精力于医药的研究上。《后汉书·华佗传》说他"兼通数经,晓养性之术",尤其"精于方药"。人们称他为"神医"。他曾把自己丰富的医疗经验整理成一部医学著作,名曰《青囊经》,可惜没能流传下来。但不能说,他的医学经验因此就完全湮没了。因为他许多有作为的学生,如以针灸出名的樊阿,著有《吴普本草》的吴普,著有《本草经》的李当之,把他的经验部分地继承了下来。至于现存的华佗《中藏经》,那是宋人的作品,用他的名字出版的。但其中也可能包括一部分当时尚残存的华佗著作的内容。

华佗能批判地继承前人的学术成果,在总结前人经验的基础上,创立新的学说。中国的医学到了春秋时代已经有辉煌的成就,而扁鹊对于生理病理的阐发可谓集其大成。华佗的学问有可能从扁鹊的学说发展而来。同时,华佗对同时代的张仲景学说也有深入的研究。他读到张仲景著的《伤寒论》第十卷时,高兴地说:"此真活人书也",可见张仲景学说对华佗的影响很大。华佗循着前人开辟的途径,脚踏实地开创新的天地。例如当时他就发现体外按压心脏法和口对口人工呼吸法。

华佗是中国医学史上为数不多的杰出外科医生之一,他善用麻醉、针、灸等方法,并擅长开胸破腹的外科手术。外科手术的方法并非建立在"尊儒"的文化基础上的中医学的主流治法,在儒家的"身体发肤,受之父母"的主张之下,外科手术在中医学当中并没有大规模地发展起来。有些医史学家考证出,华佗所用的治疗方法在印度医学中有所记载,他使用的麻沸散中主要药物"蔓陀罗花"也是印度所产,因此他们提出华佗一生游历于中原各地,他很有可能是来自印度的天竺医生。这种说法有一定的参考价值。

华佗的医书虽然被全部焚毁,但他的学术思想却并未完全消亡,尤其是华佗在中药研究方面。其弟子吴普则是著名的药学家,《吴普本草》的很多内容都可以在后世医书中看到。

华佗行医过程中的"神迹"很多。

一是心理疗法。华佗善于应用心理疗法治病,有一郡守得了重病,华佗去看他。郡守让华佗为他诊治,华佗对郡守的儿子说:"你父亲的病和一般的病不同,有瘀血在他的腹中,应激怒他让他把瘀血吐出来,这样就能治好他的病,不然就没命了。你能把你父亲平时所做过的错事都告诉我吗? 我传信斥责他。"郡守的儿子说:"如果能治好父亲的病,有什么不能说的?"于是,他把父亲长期以来所做不合常理的事情,全都告诉了华佗。华佗写了一封痛斥郡守的信留下,郡守看信后,大怒,派捕吏捉拿华佗,没捉到,郡守盛怒之下,吐出一升多黑血,他的病就好了。

二是狗腿治疮。有一位极漂亮的姑娘,已经过了结婚的年龄,可是仍没有嫁人,因为长期以来她的右膝长了个疮,不断往外流浓水。华佗看过后,她父亲问女儿的病情,华佗说:"派人骑马,牵着一条栗色的狗跑三十里。回来后,趁狗身子正热时截下狗的右脚,挂在疮口上。"不一会儿,有一条红色的小蛇从疮口中出来,进到狗的脚中,那姑娘的病就好了。(出自《独异志》)

三是枪头化酒。后汉末年时,有人腹中长一结块,白天黑夜疼痛无比。临死时,他对儿子说:"我死以后,可以剖腹把那东西拿出来,看看到底是什么。"他儿子不忍心违抗父命,于是剖腹,取出一个铜枪头,约有三分之一升左右。华佗听说后,就前去了解。华佗看完,从小箱子里取出药放在枪头上,枪头立刻化成了酒。(出自《志怪》)

四是漆叶青黏散。华佗一生有弟子多人,其中彭城的樊阿、广陵的吴普和西安的李当之,皆闻名于世。吴普著有《吴普本草》,李当之著有《李当之药录》,樊阿喜针灸,这三个弟子后来均成为有名望的医家。

为了将医学经验留传于后世,华佗晚年精心于医书的撰写,计有《青囊经》《枕中灸刺经》等多部著作,可惜失传。吴普遵照华佗的医术治病,许多人被治好救活了。华佗对吴普说:"人的身体应该得到运动,只是不应当过度罢了。运动后水谷之气才能消化,血脉环流通畅,病就不会发生,比如转动着的门轴不会腐朽就是这样。因此以前修仙养道的人常做'气功'之类的锻炼,他们模仿熊攀挂树枝和鸱鹰转颈顾盼,舒腰展体,活动关节,用来求得延年益寿"。樊阿精通针疗法。所有的医生都说背部和胸部内脏之间不可以乱扎针,即使下针也不能超过四分深,而樊阿针刺背部穴位深到一二寸,在胸部的巨阙穴扎进去五六寸,而病常常都被治好。樊阿向华佗讨教可以服用而且对人体有好处的药方,华佗便拿"漆叶青黏散"教给他。药方用漆叶的碎屑一升,青黏碎屑十四两,按这个比例配制,说是长期服用此药能打掉三种寄生虫,对五脏有利,使身体轻便,使人的头发不会变白。樊阿遵照他的话去做,活到一百多岁。

五是刮骨疗伤。在罗贯中的《三国演义》中,有一段华佗为关羽刮骨疗毒的描写,讲的是关羽在襄阳之战时右臂为魏军毒箭所中。后来,伤口渐渐肿大,十分疼痛,不能动弹。华佗为关羽剖臂刮骨,去除骨上剧毒,而关羽神色不变,尚在与人下棋。这个故事原本是颂扬关羽之神勇、有毅力、能忍耐,也同时说明了神医华佗的医技高明。博得人们的称赞和敬佩。他是我们外科医学的鼻祖。这是《三国演义》和湖北《襄阳府志》上记载、在民间广为流传的一个根据事实虚构的故事。关羽虽然有刮骨疗伤,但是华佗早已在几年前去世。

六是曹操头风病。华佗由于治学得法,医术迅速提高,名震远近。正当华佗热心在民间奉献自己的精湛医术时,崛起于中原动乱中的曹操,闻而相召。原来曹操早年得了一种头风病,中年以后,日益严重。每发,心乱目眩,头痛难忍。诸医施治,疗效甚微。华佗应召前来诊视后,在曹操胸椎部的鬲俞穴进针,片刻便脑清目明,疼痛立止。曹操十分高兴。但华佗却如实相告:"您的病,乃脑部瘤疾,近期难于根除,须长期攻治,逐步缓解,以求延长寿命。"曹操听后,以为华佗故弄玄虚,因而心中不悦,只是未形于色。他不仅留华佗于府中,还允许他为百姓治病。

# 第二章　医学的发展

## 第一节　瘟疫与医学

瘟疫夺去了我们这个星球上数以十亿计的生命,践踏着人类创造的财富,摧残了曾经辉煌的古罗马文明、玛雅文明、印加文明。大大小小的瘟疫影响了整个人类的变迁、民族的兴衰、战争的胜败、社会的荣枯、文化的起落、宗教的盛灭,乃至政体的变革、产业的转型和科技的进展。瘟疫不是历史变迁的动力,但它确实改变了历史。人类历史也是与瘟疫抗争的历史,在抗争中医学不断发展。

### 一、雅典大瘟疫

在古希腊众多城邦中,雅典就像一颗璀璨的明珠,其在建筑、艺术、诗歌、戏剧、哲学和史学方面取得了巨大的成就,古代西方最卓越的思想家、艺术家、历史家、科学家……比如大哲学家苏格拉底、柏拉图、德谟克利特,百科全书式的学者亚里士多德,历史学家希罗多德、修昔底德,悲剧之父埃斯库罗斯,喜剧之父亚里斯多芬等等。但是,一场大瘟疫和一场霸权争夺战(著名的"伯罗奔尼撒战争"),就将这颗明珠葬送了。

#### (一)瘟疫暴发

公元前430—公元前427年,雅典发生大瘟疫,近1/2人口死亡,整个雅典几乎被摧毁。雅典瘟疫是一场毁灭性的传染病,袭击了整座古希腊罗马城。

希腊历史学家修昔底德对这场毁灭雅典的瘟疫进行了这样的描述。当瘟疫降临时,很多身体完全健康的人突然开始头部发热,眼睛变红,发炎;口内从喉中和舌头上出血,呼吸不自然,不舒服。其次的症状就是打喷嚏,嗓子变哑。不久之后,病人胸部发痛,接着就咳嗽;以后就是肚子痛,呕吐出医生都没有定名的各种胆汁,大部分时间是干呕,产生强烈的抽筋。到了这个阶段,有时抽筋停止了,有时还继续很久。抚摸病人时,可以感觉他们的体表温度不高,也没有出现苍白色;皮肤略带红色和土色,发现小脓包和烂疮。但是身体内部却发高热,所以就是穿着最薄的亚麻布,病者也不能忍耐。修昔底德写到:"他们大部分人喜欢跳进冷水中,有许多没人照料的病人实际上也是这样做了,他们跳进大水桶中,以消除他们不可抑制的干渴;因为他们无论喝多少水总是一样的,于是他们长期患着失眠症,不能安静下来。"他们多半因为内部高热而死亡。即使病人能够度过这个危险期,他们的肠胃也会产生强烈的溃烂和不可控制的大泻,最终多半也会死亡。

瘟疫暴发后,立即给雅典带来了空前的灾难和巨大的恐慌。因为一旦感染上瘟疫,任何人工技术都没有什么效果。面对瘟疫,医生们也束手无策,因为他们也不知道正确的治疗方法。更致命的是,由于传染性非常剧烈,医生们的死亡也是最多的,因为他们和病人接触频繁。有些人因无人照料而死亡,有些人尽管得到细心照料,但还是死去了。人们未能找到一种特效药,因为一种药物对一个患者是有益的,对另一个患者却是有害的。那些身体强壮的人不见得比身体弱的人更能抵抗这种疾病,所有病人都同样地死亡,就是那些在饮食上特别注意提防的人也一样。由于相互看护而染上瘟疫的人,像羊群一样地死去,这种情景是最可怕的,因此而造成的死亡数量也最多。最严重的是,无法救治这一严酷现实,不但摧毁了人们的意志,同时也瓦解了社会关系。为了使自己免受感染,人们纷纷背弃了人情世故,人们普遍害怕去探视病人,结果不少病人因无人照看而很快死去。事实上,由于无人照料,许多人全家都死光了。

更悲哀的是,"由于瘟疫的缘故,雅典开始有了空前违法乱纪的情况。人们看见幸运变更得这样迅速,这样突然,有些富有的人突然死亡,有些过去一文莫名的人现在继承了他们的财富,因此他们现在公开地冒险放纵的行为,这种行为在过去他们常常是隐蔽起来的。因此,他们决定迅速地花费掉他们的金钱,以追求快乐,因为金钱和生命都同样是短暂的,至于所谓荣誉,没有人表示自己愿意遵守它的规则。"恐慌面前,人们开始选择放纵的生活,没有什么比现时的享乐更能使他们逃避现实的恐惧。于是,雅典城因为人们的绝望而土崩瓦解。

当瘟疫发展到高峰时,雅典死亡的人数是如此之多,以至于人们已没有足够的时间和精力来掩埋死者了。"城里各个区都设立了焚烧点,尤其是那些挤满了难民的地方,甚至连那些神圣的区域也不例外。人们把死尸扔进焚烧炉里,有时因为尸体压着尸体,很多都没有焚烧完全。为了给焚烧点提供足够的木材,甚至专门组成一些小队。有的焚烧炉彻夜不息,阴森可怖的浓烟和臭不可闻的气味遮住了城市的上空,熏黑了建筑上洁白的大理石。"

毫无疑问,这场两千多年前的瘟疫对雅典所造成的灾难是致命的。后世历史学家估计,当时雅典总人口的三分之一都在瘟疫中丧生了。更令雅典人悲痛的是,他们尊敬的执政官,雅典"黄金时代"的缔造者伯利克里也染病而死,直接影响到当时的伯罗奔尼撒战争。公元前404年,雅典战败向斯巴达投降,从此古希腊陨落了,再也没有出现过雅典这样的辉煌。

### (二)用大火来扑灭瘟疫

对于摧毁雅典的这场瘟疫,人们一直在进行各种推测。有说是斑疹伤寒、麻疹、天花的,有说是猩红热甚至是埃博拉病毒的。前不久,希腊科学家正式宣布,瘟疫的元凶是伤寒,但也有许多研究者提出异议。那么造成雅典瘟疫的元凶到底是什么?或许就像美国芝加哥大学历史学教授所说的:"雅典瘟疫这种病没法在现代医学中被确认,假使修昔底德的话可信,那是一种新疾病,而且它的消失也和它的出现一样神秘。"直到今天,没有人知道这场发生在两千四百多年以前的瘟疫从何而来,但可以确定的是,疾病几乎摧毁了整个雅典。疾病像恶魔一样席卷整个城市,任何口服、外敷的药物都无济于事,最后,医生也被感染而生病。希腊北边马其顿王国的一位御医冒着生命危险前往雅典救治,他发现全城每天和火打交道的铁匠没有染上瘟疫,他因此设想或许火可以防疫。于是在全城到处燃起火堆来扑灭瘟疫。

希波克拉底用大火挽救了雅典,虽然雅典城从此失去了往日的辉煌,"雅典的世纪"风光不再,但是雅典人还是一代一代地活了下来。

## 二、罗马帝国的衰落

在古代西方世界,曾经出现过一个空前绝后的超级大国——罗马帝国。在长达几百年的时间里,这个发端于意大利半岛的国家,通过无数次对外征服战争,终于建立起一个横跨欧、亚、非三大洲的庞大帝国。在罗马帝国兴盛时期,无论是在政治、经济还是文化方面,都取得了巨大的成就。在当时的世界,只有东方的大汉王朝才能与罗马帝国相媲美。然而到公元 2 世纪后期,这个曾辉煌一时的帝国突然衰落下来了。到 3 世纪以后,随着一系列危机的产生,罗马帝国无可挽救地开始走向了灭亡。长期以来,关于罗马帝国衰亡的原因,历史学家们一直感到十分困惑。尽管其中的因素是多方面的,但许多研究者惊奇地发现,公元 2 世纪晚期及 3 世纪中期所发生的一系列大瘟疫,竟在很大程度上决定了罗马帝国的命运。历史上记录较详细的有 3 次,尤其是后两次规模巨大、影响深远。

第一次见于塔西佗《编年史》的记载。公元 65 年,"在罗马城里,各个阶级都有大批的人死于致命的瘟疫。房屋里堆满了尸体,街道上到处都是殡仪的行列。任何性别、任何年龄都不能保证不成为受传染的对象,奴隶和自由人同样都立刻倒毙。骑士和元老也死了不少。"由于并没有记录下这次瘟疫的具体症状和发病原因,我们也无法得知它究竟是什么疾病。

第二次发生于罗马帝国东部安东尼时期,即皇帝马克乌斯·奥取略统治期间(161—180 年),史书称之为"安东尼瘟疫"。一般认为,它是由罗马军队镇压叙利亚叛乱后带回来的,于 164 年在帝国东部边境的军队中流行。在其后两年中,这一疫病局限在东方,给派去镇压叙利亚的叛乱的一支军队造成了极大的伤亡。但到了公元 166 年,就传到罗马,随后波及其他许多地区,死亡人数如此之多,以至于从罗马城和其他城市中不断运出一车车尸体。威尔·本科在《大革命》中这样表述:"公元 167 年以后的大瘟疫接连不断……疟疾被认为是瘟疫的先头部队,在地中海地区绝不是一个地区性的问题。"据盖伦医生(129—216 年)在《人体各部位的机能》为我们留下的有关并发症的宝贵记载:瘟疫起初的症状是高热,嘴和喉咙发炎,口渴异常并且腹泻,到第九天出皮疹,有些是干燥的,有些是化了脓。他推测很多病人在出皮疹前就死了。有些学者据此认为这是天花最早流行的记录,病源来自蒙古,这也是迫使匈奴人西迁的主要原因之一。有的史书称它为"安东尼时期黑死病",现在也有些人怀疑这种疾病就是疟疾,或斑症伤寒,还有人认为是腺鼠疫,但是至今尚无定论。

第三次大瘟疫暴发于公元 250 年。它发生于皇帝第西优斯(249—251 年)和皇帝盖勒乌斯(251—253 年)时期,因迦太基的基督教主教西普里安(200—258 年)的记载而被称为"西普里安瘟疫"。这场瘟疫迅速蔓延,影响到已知西方世界的各个地区,不仅人与人之间的接触会传染,而且病人穿过的衣服和用过的东西也是重要的传染源。史书记载,这次瘟疫在传播上有季节上的变化,秋季开始暴发,延续整个冬天和春天,而到夏季来临时渐渐退去。它的症状是剧烈腹泻、呕吐、喉咙肿痛、溃烂、高热(热得烫手),手脚溃烂或生了坏疽。据此,有学者认为它是斑疹伤寒,是从埃塞俄比亚、埃及和罗马在北非的海外殖民地传播而来。不过,也有人推测可能是因为麦角中毒病或者是皮疹。同样,我们日前对这次瘟疫的认识仍存在很大的不确定性。这场瘟疫猖獗了 15 年,在高峰期罗马城每天死亡多达 5 000 人,有些人甚至认为整个人类都有可能再也无法生存下去。它与当时罗马帝国的政治、经济、军事等的衰退共同构成了"三世纪危机"。这场瘟疫对罗马帝国的巨大影响不亚于"安东尼瘟疫"。

除了以上介绍的三次大瘟疫外,罗马帝国时期还发生了不少次规模较小的瘟疫,都或轻或重地打击了西罗马帝国。

周期性暴发的瘟疫对罗马帝国的影响是全方位的,无论是对其人口、经济、军事、政治,还是对宗教等诸多方面都产生了不可低估的影响。

第一,瘟疫导致罗马帝国人口大量减少和人的体质的下降。瘟疫最为直接的后果就是造成人口的大量减少。据估计,西罗马帝国的人口大概从帝国早期的 7 000 万减少到帝国后期的 5 000 万,瘟疫显然是造成人口减少的重要原因之一。另一方面,瘟疫大大影响了罗马人的体质,致使人口出生率降低。

第二,瘟疫导致了罗马经济的衰退。频繁暴发的瘟疫导致了整个帝国不断出现饥荒和通货膨胀,粮食和商品生产大量减少,土地大面积抛荒,导致罗马经济生活的极度混乱,甚至到了崩溃的边缘。城市经济也陷于瘫痪状态。

第三,瘟疫严重削弱了罗马的军事实力。对于罗马帝国这样的国家,军队的作用不言自明。频繁发生的瘟疫造成的人口大量减少直接导致其兵源供给不足,大大削弱了罗马帝国的整体军事力量,并进一步影响罗马战略的重大变化。帝国不再向东扩张,对由日耳曼人马考曼尼发动的侵略的征讨推迟了 4 年,这是罗马帝国军队第一次没有立即发动战役驱逐蛮族的侵犯。"西普里安大瘟疫"使罗马帝国军团不得不在 275 年从特兰西瓦尼旺和黑森撤退到多瑙河和莱茵河,使帝国处于东部和西部外族的包围之中,陷入了"四面楚歌"的境况。

第四,瘟疫还造成了罗马帝国政局的动荡和混乱。由于军队的混乱、统治集团内部篡权夺位以及随之而来的内战,整个帝国几乎处于瘫痪和瓦解状态。

第五,瘟疫导致道德信仰陷入全面危机,助催了基督教的兴起和壮大,也进而改变了罗马帝国乃至以后西方的医学史。面对瘟疫带来的突如其来的巨大灾难,罗马人只得转而祈灵于宗教。对那些极度恐慌的受害者来说,基督教给予了他们在任何其他宗教信条中都找不到的希望。313 年,君士坦丁大帝以皇帝的名义允许基督教合法存任。4 世纪末,狄奥多西颁布法律将基督教定为帝国的官方宗教,在政治上完全得势。在帝国 4 世纪以后,除了叛教者朱里安以外,所有的皇帝都是基督教徒,可见其在帝国的地位之高。瘟疫极大地改变了人们的宗教信仰,促进了基督教的壮大,同时也使西欧的医学长期被控制在基督教会的手中,护理病人正式成为基督教徒的七种义务之一,这种状况一直持续到 14 世纪。

　　总之,周期性的瘟疫全面、持久而沉重地打击了西罗马帝国,以致有人说:"小小的病菌把不可一世的罗马帝国折磨得气喘嘘嘘,不堪一击。"当然,瘟疫并不是帝国衰亡的唯一或者主要原因,但毋庸置疑,瘟疫确是西罗马帝国走向灭亡的重要原因之一,并在一定程度上改变了欧洲乃至人类的历史。

## 三、黑死病

　　黑死病是人类历史上最严重的瘟疫,致病菌是鼠疫杆菌,死亡率极高,目前为止死亡总数高达 2 亿人。历史上鼠疫有三次大流行,首次大流行发生于 6 世纪,起源于埃及的西奈半岛,波及欧洲所有国家,死亡近二千五百万人。但由于缺乏详细资料,一般不能确认这是鼠疫造成的。

　　第二次发生于 14 世纪,仅欧洲就死亡二千五百万人,即历史上著名的黑死病,英国近 1/3 的人口死于鼠疫。到 1665 年,这场鼠疫肆虐了整个欧洲,几近疯狂。仅伦敦地区,就死亡六七万人。1665 年 6 月至 8 月仅仅 3 个月内,伦敦的人口就减少了十分之一。到 1665 年 8 月,每周死亡达 2 000 人,9 月竟达 8 000 人。鼠疫由伦敦向外蔓延,英国王室逃出伦敦,市内的富人也携家带口匆匆出逃,剑桥居民纷纷用马车装载着行李,疏散到了乡间。伦敦城有 1 万余所房屋被遗弃,有的用松木板把门窗钉死,有病人的住房都用红粉笔打上十字标记。当时还是大学生的牛顿,还因此从英国剑桥大学辍学一阵子。

　　最初黑死病从中亚地区向西扩散,并在 1346 年出现在黑海地区。它同时向西南方向传播到地中海,然后就在北太平洋沿岸流行,并传至波罗的海。约在 1348 年,黑死病在西班牙流行,到了 1349 年,就已经传到英国和爱尔兰,1351 年到瑞典。1353 年到波罗的海地区的国家和俄罗斯,连莫斯科大公和东正教的教主都相继死去。黑死病的魔爪伸向了各个社会阶层,没有人能逃避死亡的现实。

　　1348 年,一场鼠疫大流行,改变了欧洲的历史进程,也改变了人类的卫生保健史。

　　这次鼠疫最早由一位名叫薄伽丘的意大利佛罗伦萨人记录下来:最初症状是腹股沟或腋下的淋巴有肿块,然后皮肤会出现青黑色的斑块,因此当时被称为黑死病。染病后,几乎所有的患者都会在 3 天内死去。

　　疫病皆有传染源,黑死病的源头是老鼠及其携带的跳蚤。当时传说,最早感染黑死病的是蒙古人。蒙古人是游牧民族,逐水草而居,草原上的老鼠把瘟疫传染给了他们。蒙古人居于中国北方,从成吉思汗起向西扩张,横扫中亚和欧洲。

　　鼠疫曾于 1331 年开始肆虐中国。时值中国居民武力反抗元朝统治的顶点,元朝遂于 1368 年灭亡于明朝。其实在元朝之前,鼠疫曾多次传入中国,所以虽然中国也曾发生过地区性鼠疫传染,但中国人也逐渐有了对鼠疫的免疫力,死亡率相对较低。而欧洲人则在此之前几百年内从未接触过鼠疫,一旦暴发,自然死亡惊人!

　　1345 年,占领中亚、西亚的蒙古人进攻黑海之滨一个叫加法的城邦,加法向东罗马帝国称臣。面对骁勇善战的蒙古人,加法人坚壁清野,闭城不战。蒙古人围城一年,久攻不下,而瘟疫在蒙古大军中蔓延。蒙古人知道这种瘟疫会传染,于是用抛石机将染病身亡的士兵的尸体抛入城内,这可谓全世界最早的细菌战。加法人不了解这种瘟疫,对抛进来的尸体置之不理,甚至莫名其妙。尸体腐烂后,恐怖的瘟疫便随之暴发。现在看来,是腐烂的尸体释放出病菌,污染了空气,毒化了水源,导致了瘟疫。

加法人大批死亡,全城恐怖,打开城门,纷纷仓皇逃窜。而城外的蒙古大军也没有高兴多久。入城几天后,他们同样放弃加法仓皇逃走,因为鼠疫也没有放过他们,蒙古人也大量死于黑死病。

劫后余生的加法人乘船逃往他们的宗主国——东罗马帝国。然而,加法城暴发瘟疫的消息已经传遍欧洲,所有的港口都拒绝他们登陆。意大利威尼斯让他们的船只在海上隔离 40 天后才准许上岸,意在阻止瘟疫传入。

只是让所有人都没想到的是,船上携带细菌的老鼠会游泳,它们早已泅渡到岸上,可怕的黑死病因此开始在整个欧洲蔓延。

当时欧洲城市的卫生极差,大街上四溢着脏水和粪便,到处都是垃圾和杂物,这正是老鼠的天堂。任何一个欧洲城市,都有大量的老鼠存在。

疯狂的欧洲人,把瘟疫的暴发迁怒于人,首当其冲的就是犹太人。在德国的梅因兹,有 1.2 万犹太人被当作瘟疫的传播者被活活烧死,斯特拉堡则有 1.6 万犹太人被杀。只有少数头脑清醒的人意识到可能是动物传播疾病,于是他们把仇恨的目光集中到猫、狗等家畜身上,他们杀死所有的家畜,大街上满是猫狗腐败的死尸,腐臭的气味让人窒息。没有人会怜悯这些弱小的生灵,因为它们被当作瘟疫的传播者。

当时,欧洲教会不知道老鼠是传染源,认为猫是幽灵和邪恶的化身,鼓动人们捕杀猫。猫几乎濒临灭绝。加上瘟疫暴发后,人们认为猫有可能是传播瘟疫的载体,更是大肆捕杀。没有了天敌的老鼠肆意繁殖,加剧了黑死病的流行。那时欧洲的医学也非常落后,不论得了什么病,都是千篇一律地实行放血疗法,放血不奏效,又使用通便剂、催吐剂,仍不奏效,就用火烧灼淋巴肿块。

这都是西方医学鼻祖、古希腊医学家希波克拉底传下来的方法,不过也超越了希波克拉底,新疗法是把干蛤蟆放在皮肤上,或者用尿洗澡。这些疗法自然也无效。于是人们只好相信上帝,把瘟疫归结为人类自身的罪孽惹得上帝愤怒。要赎罪,一些人手执带着铁尖的鞭子彼此鞭打,一边被打一边哼唱着"我有罪"。

这场黑死病使欧洲人死亡约 2 500 万,占当时欧洲人口的三分之一,所造成的恐怖只有 20 世纪的两次世界大战才可比拟。


## 四、瘟疫与卫生防检疫

传染病对人类生活和文明进程的影响常被史学家所忽视,但中世纪肆虐欧洲大陆的流行病及其影响是不容忽视的。瘟疫不仅夺去了数千万人的生命,而且也引发了宗教信仰、政治、经济和医药卫生的危机。

**（一）传染病的流行**

1. 麻风

欧洲大陆最早开始的流行病是流行于西欧诸国的麻风,时间在6—7世纪,到13世纪达到顶峰。当时人们对付麻风的方法就是建立隔离院,将患者收容起来,禁止其随意外出,仅在法国就有2 000余所麻风病院。到1225年,整个欧洲大约有近2万所这样的机构。麻风患者因其形象丑陋和恐怖而遭到社会遗弃。然而,14世纪麻风悄然绝迹,就像突然而至的梅毒一样,至今依然令科学家们感到困惑。

2. 梅毒

梅毒在原始人的骸骨上已留下印记。1493年梅毒肆虐欧洲大陆,首先在巴塞罗那传播,随即引起恐慌。鉴于梅毒传播方式的特殊性,各国便以假想名来称呼它,以保全自己国家的名誉。意大利人说这是法国病,法国人认为是那不勒斯病,荷兰人说是西班牙疮,西班牙人抱怨是波兰疮,于是疾病也由一国传到另一国,很快就在欧洲蔓延开来。当时一个更为普遍而又可推脱罪名的说法是,哥伦布和他的同伴们将梅毒从新大陆带回了欧洲。哥伦布在征服新大陆的同时,将欧洲的各种传染病带给那些未开化、未受传染病侵染的土著居民,直接破坏了美洲大陆的自然和生态环境,导致该地区人口急骤下降,梅毒便是新大陆对欧洲征服者的报复。

3. 圣·安托尼之火病

所谓的"圣·安托尼之火病",就是麦角中毒。生长在沼泽地的黑麦在多雨的夏季腐烂,人食用腐烂的黑麦制成的面包后会造成中毒,出现非常严重的红色皮疹。该病先是流行于法国和荷兰,以后扩大到欧洲诸国。在第一次基督教东扩时期,这种疾病死亡率极高,这种恐惧影响了长期航海的水手达数百年。

4. 黑死病

黑死病即鼠疫,是由鼠疫耶尔森菌引起的自然疫源性疾病。这次鼠疫始于1346年,截至1352年消退,它让中古时代的欧洲和中东的人口在极短时间内从一亿减少到八千万。这场被后世称作"黑死病""大灭绝"或"大瘟疫"的浩劫给从公元前5 000年开始的地球人口长期增长的进程横切了一刀,其造成的人口损失需要150年才能恢复。这场灾难几乎毁灭了欧洲1/5的人口,使11世纪开始繁荣起来的欧洲城市化为荒凉之地。文艺复兴时期的著名作家乔万尼·薄伽丘目睹了当时的情形,将其记录在他的名著《十日谈》中:"鼻血是死亡的前兆;男人和女人先是在大腿内侧和腋下生出无名的肿块,有的像苹果和鸡蛋一样大……肿块从这两处蔓延到全身;然后出现黑色斑点,尤其是手臂和大腿上,密密麻麻;几乎所有出现症状的人三日内必死,侥幸活着的人聚集到安全的房子里,把自己关起来,小心翼翼地苟活。"《十日谈》不仅是文艺复兴时期的文学代表作,也是历史学家和医史学家了解14世纪发生在欧洲的那场灾难性瘟疫的经典之作,它详细、准确地描述了横扫欧洲许多地区的鼠疫,留下了真实的历史纪录。

5. 其他流行病

被人们喻为"死神"的鼠疫不仅使社会经济生活陷入动荡不安的局面,而且在人们的生理和心理上留下了严重的后遗症,随之出现精神性疾病的流行,并出现坏血病、舞蹈病、英格兰出汗病的大流行。14世纪在比利时、荷兰等地出现舞蹈病的流行,一群人同在一起不间断地集体跳舞,直跳到人浑身出血而死。1597年,在西班牙的马德里还出现过一种据说是"非传染性"的疾病,患者的腹股沟、喉部和腋下肿大,患者发热后,要么立即死亡,要么等五六天慢慢恢复健康。14世纪初,欧洲进入各种灾难骚扰时期,频繁发生的饥荒使居民疲弱不堪,更容易受到各种流行病的侵袭。接连不断的战争一方面造成政治混乱,另一方面加速传染病的流行。瘟疫在欧洲还引发了鞭笞者运动、灭巫运动和迫害犹太人运动。鼠疫让欧洲人坚信,《旧约》中所预言的末日审判即将到来,赎罪情结推动了鞭笞者运动。成百万的欧洲人卷入自我鞭挞和自我戕害的浩大行列,成群结队的半裸男女互相鞭笞着,在乡镇附近走来走去。人们还认为,女巫们勾结魔鬼对牲畜施法是瘟疫产生的原因,这种谣言引发了漫长的虐杀"女巫"运动,大批"问题女人"在经历酷刑之后被烧死。当时还有一种说法,疾病是由于水源中毒引起的,并认为是麻风患者和犹太人所为,于是愤怒的群众常常会失去控制,审判并烧死犹太人。整个社会陷入自虐和他虐、被杀和他杀的集体癔症。

当鼠疫无法遏制地在欧洲大陆横行时,中世纪的帷幕就此落下了。无论是主教、贵族、商人还是穷人都无法逃脱这种瘟疫的屠戮。鼠疫直接导致了欧洲发生某些结构性的变化,大量的神父染病死亡,动摇了"瘟疫是上帝对罪人的惩罚"这一基本信念。在医学领域,人们开始放弃信仰疗法,试图用世俗的方法解决威胁人类生命的问题,研究抵制瘟疫的措施。政府颁布了卫生法令和法规,严格规定城市生活的卫生准则,有效遏止了疾病的传播。人类在被疾病和灾难肆虐的废墟上开始重建文明。

### (二)卫生检疫制度的建立

19世纪以前,传染是指通过接触而传播疾病。疫病被认为是上帝迁怒于人间的罪人所给予的惩罚,或是从星象学上予以解释,如黑死病是1345年3月24日土星、木星和火星会合的产物。以四体液学说为基础的西方传统医学没有有效的措施来对付传染病。当时,博学的医生为了使弥漫鼠疫的空气清洁,劝民众使用强烈的臭味来"以毒攻毒",让患者空着肚子在厕所中吸几个小时的臭气。主要的治疗方法是以芦荟丸畅通大便,用放血来减少血液,以焚火来消毒空气,以番泻叶和一些馥香之物疏通心胸,以杏仁丸剂不定期安神和气,以酸物来抵御腐败,用吸血器吸、刺割或烧灼对付脓肿,或者将脓肿破开,以治溃疡的方式治疗,并用无花果与洋葱混入酵母菌涂抹伤口。

1374年威尼斯首先颁布对所有来往客商,无论是已受传染的或有感染嫌疑的一律不准进城。1377年,在亚得里亚海东岸的拉古萨共和国颁布了对海员的管理规则,将距离城市和海港相当远的地方指定为登陆之所,所有被疑为鼠疫传染者需要在空气新鲜、阳光充足的环境里停留30天才准入境,这种办法被称为"Trentina"。后来担心30天不够,根据圣经和炼金术家的记载,40天为一个哲学月,会出现奇迹,于是又延长到40天,称为四旬斋(quarantenaria),这也就是我们现代通用的名词"海港检疫"(quarantine)的来历。1383年,马赛特设了海港检疫站。

从11世纪开始,欧洲教会专设隔离院收容麻风患者和鼠疫患者。患者被安顿在城外指定的地方,实行隔离。这一收容隔离机构逐步演化为疗养和治疗场所,是医院的雏形。欧洲各国政府在对付这场灾难时起了重要作用。自鼠疫发生后,许多地方的市政当局规定:所有有传染嫌疑的房屋要通风和熏蒸,室内家具必须在日光下暴晒消毒,有传染可能的衣服与被单等要全部焚烧。

由政府立法和管理的公共卫生开始大规模、有组织地向民众普及预防医学和公共卫生知识,改善城市规划,倡导良好的生活方式,流行病预防的思想开始深入人心。

# 第二节 医学模式的转变

医学模式,是对医学科学乃至整个医疗卫生工作具有全局意义的问题。当今出现的社会-心理-生物医学模式,是医学经历了几千年的历史,人类不断探索,科学日益发展的结果。

## 一、神灵主义医学模式

神灵主义医学模式是远古时代的医学模式。远古时代,人们认为世间的一切由超自然的神灵主宰,疾病乃是神灵的惩罚或者是妖魔鬼怪附身,故把患病称为"得"病,对待疾病则依赖巫术驱凶祛邪,而死亡是"归天",是灵魂与躯体分离,被神灵召唤去了。这种把人类的健康与疾病、生与死都归之于无所不在的神灵的人类早期的健康与疾病观,即神灵主义医学模式。

## 二、自然哲学医学模式

随着生产力的发展和人类对自然认识能力的不断提高,人类开始以自然哲学理论解释健康与疾病。如我国医学以《内经》为标志,形成了完整的理论体系,体现以"天人相应"思想为特色,以"阴阳五行"病理学说为理论的整体医学观,将健康和疾病与外界环境以及心理活动联系起来进行观察和思考。在希腊,以医学之父希波克拉底的研究开始为标志,将鬼神巫术从医学领域驱逐出去,提出了类同现代医学模式中的某些要素,如他创立的"四体液学说",认为体液构成的整体比例关系决定人的性格、气质、体质和疾病。

## 三、机械论医学模式

15 世纪的文艺复兴运动,带来了社会变革。瓦特发明了蒸汽机,使机械生产代替了手工生产,掀起了产业革命的浪潮。顿时,机器似乎成了无所不在、无所不能的神。那时起主导和进步作用的哲学思想也与机器分不开,这便是机械唯物主义。在"机械文化"的影响下,盛行着以机械运动解释一切生命活动的观点,如把人体看成是由许多零件组成的复杂机器,心脏是水泵,血管是水管,四肢活动是杠杆,饮食是给机器补充燃料,大脑是这架"机器"的操纵盘,等等。法国著名的科学家笛卡儿为此还专门著书立说,出版了《运动是机器》一书。其后不久,一名不甘示弱的法国医生拉马特利抛出了一本《人是机器》的书,其中心思想是:人是一架自己发动自己的机器,体温推动它,食物支持它,疾病是因机器某部分失灵,需要修补完善。这种以机械论的观点和方法来观察与解决健康与疾病问题的状况,在当时是一种普遍倾向,这就是机械论医学模式。

## 四、生物医学模式

从 18 世纪下叶到 19 世纪,自然科学领域涌现出一系列重大发现。显微镜的发明,创立了细胞学说;进化论和能量守恒定律的发现,动摇了形而上学、机械唯物论的自然观;工业化、都市化导致的传染病问题日益突出,推动了细菌学的发展,人们不仅发现了细菌的存在,而且通过培养基认识了一些使人致病的细菌;与此同时,一些医学基础学科,如生理学、病理学、寄生虫学、药理学、免疫学等都在蓬勃发展。生物学的长足进步,促使人们开始运用生物-医学的观点认识生命、健康与疾病。关于健康与疾病的认识,人们认为健康是宿主(人体)、环境与病因三者之间动态平衡,这种平衡被破坏便发生疾病。这种以维持生态平衡的医学观所形成的医学模式,即生物-医学模式。

## 五、生物-心理-社会医学模式

随着现代社会的发展,医学科学有了更大的进步,一些由生物因子(细菌、病毒、寄生虫)所致的疾病已被控制,而另一类疾病,如心脑血管疾病、肿瘤、精神病等,已成为人类健康的主要危害。同时,人们还惊讶地发现,曾经为人类健康作出过重大贡献的生物医学模式,在这些疾病面前显得束手无策。因为这类疾病的发生原因主要不是生物学因素,而是社会因素或(和)心理因素。于是,出现了综合生理、心理和社会因素对人类健康与疾病影响的医学观,这就是生物-心理-社会医学模式。

# 第三节　西医学的变迁与革命

## 一、欧洲古典医学的衰落

历史上,一般将公元476年罗马帝国的崩溃作为欧洲古典时代结束与中世纪开始的分界线。罗马帝国的灭亡经历了一个长期而缓慢的过程。自公元 2 世纪起,罗马便处于长时期内外交困的混乱状态。一方面,北方游牧民族日耳曼人、斯拉夫人、匈奴人对罗马进行持续不断的骚扰,乃至大规模入侵,削弱了罗马帝国的势力;另一方面,帝国内部的王权之争不断引发国家的政治、经济和军事危机,也加速了帝国的衰退。

在古典文明向中世纪过渡的进程中,有一种力量的变化是不容忽视的,这就是基督教在欧洲的兴起、传播和普及,它影响到了欧洲的信仰和文化。罗马帝国对基督教由最初的迫害,到最后接受,并立其为国教,欧洲多民族原先的多元化信仰逐步被基督和上帝所取代。罗马帝国灭亡后,教会成为希腊、罗马文明的继承人,掌控欧洲的信仰、文化和社会。

## (一)疫病与古典欧洲文化的衰退

随着罗马帝国逐步走向衰落,希腊、罗马医学的核心价值和精神——以科学态度和自然哲学的方法对自然、人、生命和疾病的探索,也开始出现转变。这种转变源自政治、经济、宗教信仰等诸多因素的影响,也源自罗马帝国时期对医学知识的保守态度和教条主义。在罗马帝国晚期,人们宁要信仰而放弃辩论,愿意接受教条而不愿接受批评,愿意接受伟大先贤的口谕而不接受其原则。盖伦的著作、思想和方法被他的后继者以僵化的方式接受并继承,这意味着古典医学文化的核心精神在继承过程中逐渐丧失,衰落也就开始了。

疾病与瘟疫对人类文明演进的影响往往被历史学家所忽视。罗马帝国最后失败的根本原因是其国力的整体衰落,其中一个致命因素就是多次暴发的传染病。疾病往往伴随着地震、火山爆发等自然灾害袭击人类,天灾人祸一同袭来,毁灭自然,也毁灭城市。

尽管历史学家对历次流行病都有较为详细的记载,但对于疾病特征的描述并不准确。盖伦曾提到希腊文中的"loimos"是表示死亡率高、会同时感染许多人的严重疾病。史料记载,从公元初到公元6世纪,有多次大的瘟疫流行:公元79年维苏威火山爆发之后出现了瘟疫,因病而死的人数达每日万人;公元125年蝗虫灾害后出现了一场大规模疫病流行;公元164—180年的安东尼努斯出现了流行病,历史记录显示,罗马每日有数千人死亡;公元251年发生天花流行等。罗马帝国时期,因疾病而带来的死亡威胁几乎没有中断过,瘟疫对罗马和罗马人所产生的破坏力足以摧毁这个强盛一时的帝国。瘟疫成为罗马帝国衰落的主要因素之一。

## (二)基督教医学与拜占庭医学

在医学领域,一方面,随着罗马帝国的崩溃,掌握古代医学学术传统的行医者人数下降,医学的发展受到影响;另一方面,持续不断的战争、疾病、饥饿、灾荒对社会和生命所造成的灾难势必导致人们心理上的恐慌,于是纵容了迷信风气的滋长。一次又一次的瘟疫流行为人们在心理上接受神秘主义准备了外在条件,神秘主义和魔术医学在欧洲再次抬头。此时,信心和信仰疗法对于无助的人和无能为力的人而言是最后一帖良方。

1. 信仰疗法

当古典传统文化在罗马走向式微的同时,基督教于313年被定为罗马国教。宗教的救赎观、基督教对未来的信心和人道主义关爱显示了其优势,并捕获了人们的信任,使人们重新燃起希望之火。基督教认为,医师治疗患者,无异于干涉神的意志,疾病与自然灾害一样,是神的造访,是神意欲惩罚人间罪恶或是激励他们的精神,因此,不必询问病因,询问疾病是有罪的,而任何治疗都是针对精神的,而不是肉体的,因而信仰疗法、使用护身符和驱魔仪式都得到了官方的认可。教会在教堂和修道院中设立病榻,患者满怀希望地睡在修道院内,期待奇迹发生。无论贫富、罪人或圣人,不分阶层与人种,在基督教修道院里任何人都能获得救助。

基督教的这一观念对医学产生了重要的影响。在兄弟般的友情、平等与慈爱的鼓励下，信徒以最大的牺牲去救赎患者以减轻他人的疼痛。中世纪，在欧洲医学中人们信奉信仰疗法，当他们在接受严格考验时必须承受最凶恶与残暴的苦痛。为了担当信徒，有的人忍受截断肢体的折磨，有的人刺戳自己的眼睛。当他们成为信仰疗法的医师时，他们曾经受过苦难的部分就成为其最擅长治疗的部分。当时普遍使用的方法有祈祷、行按手礼、涂圣油等，还有就是朝圣。

在这种宗教观念的影响下，人们不再害怕也不再憎恨疾病，无论肉体多么病态和腐朽，它只是灵魂的外壳，而在神的面前，灵魂是纯洁的。如果说，教堂和修道院在中世纪成为人们灵魂和心灵的依托，是疾病和罪恶救赎的场所，是人类前生和来世的过渡场，那么，修道院医学在中世纪便成为连接古典和通向文化复兴的关键点。蛰居在修道院内的僧侣是当时最有权力和最有可能掌握知识与文化的知识阶层，僧侣垄断了知识和教育，他们可以进入图书馆，能够读书和写作。他们通用的是拉丁语。

2. 经院哲学

中世纪是经院哲学（又称士林哲学或繁琐哲学）蓬勃发展的时代。经院哲学和经院医学涉及的是学术研究和学术继承问题。经院哲学产生于11—14世纪，是欧洲基督教教会学院的一种哲学思想。它运用理性形式，通过抽象、繁琐的思辨方法论证基督教信仰，为宗教神学服务。中世纪早期的思想家只对基督教的《圣经》及信条等加以阐述，或是对文献、经典中的一些段落进行注释。到了11世纪，神学命题逐渐以辩证法的形式被提出。经院哲学家利用这种方法阐述各自的观点，展开了长期的争论，最后形成了唯名论与实在论两大派别。但这些哲学家最后不但使信仰变得越来越教条，而且使信仰变得更抽象、空洞，与实际生活格格不入。

在信仰疗法风行时，人们拒绝医学治疗，拒绝希波克拉底和盖伦的思想。至11世纪，随着经院哲学成为欧洲哲学和思想文化的主导，以研究注释希腊、罗马医学为主体的经院医学也在欧洲形成。医学学者大量评论或注释古典作品，盖伦的门徒对他著述的注释远远超过了他的原著。但是，他们并没有遵循盖伦的思想，而是以抽象、繁琐的辩证方法去解释医学经典，试图在医学和宗教经典中间寻求契合点。盖伦的"目的论"在10世纪以后与亚里士多德的"目的论"以及教会的观点不谋而合，因而被奉为医学经典，不容任何批评，人们只能是从中寻求启示。这样的环境不利于繁荣科学和医学。

3. 中世纪的拜占庭医学

然而，中世纪的欧洲没有完全与希腊和罗马的文化隔断，东罗马帝国（以后称为拜占庭帝国）保留了古代的文化。公元6世纪，查士丁尼皇帝曾想恢复罗马帝国昔日的风光，他试图通过宗教建立起社会、种族和地理上的统一，达到"一个国家，一个宗教"。在学术上，拜占庭帝国遵从希腊文化，保留并继承了柏拉图、亚里士多德、希波克拉底、欧几里得的思想，而成为欧洲文化的中心。教会的学术贡献是保留并翻译了用古希腊语、古叙利亚语和阿拉伯语撰写的古代文献，为继承和发展希腊、罗马医学创造了条件。

朱理安皇帝的御医奥利巴锡阿斯是这个时期的重要医学家之一。他出生于帕加蒙，是盖伦的同乡。遵照朱理安皇帝的要求，他编撰有《教堂医学》，这是一部完全遵循盖伦思想的医学巨著,试图将古代著作编集在一本书内,保留了古典的医学和科学思想。此外,他还编写过类似医学实用手册的小书。

出生于 6 世纪的艾修斯也是一位很有影响力的医学家,他的《四卷集》(因为书稿分为四部分,每部分又分为四集而得名)详细地描述了甲状腺肿、狂犬病、白喉的流行和一些外科手术,对眼、耳、鼻、喉和牙齿的疾病也做了细致的记载。

中世纪最出色的外科医生是爱琴海的保罗。《论医学》是他众多著作中唯一保留下来的一部,其中最有价值的是外科学内容。尽管当时解剖知识不足,但外科学技术还是有相当成就的。保罗做过的外科手术包括癌切除、截石术、骨折整复、睾丸摘除术、静脉曲张治疗等,这对研究早期外科学发展无疑是有益的。

拜占庭医学的另一贡献是药物学和药房。迪奥斯科里德斯的《药典》记录了近 900 种有价值的动物药、植物药和矿物药。当然,拜占庭帝国在药物学和药房方面的成就主要得益于阿拉伯医学的影响。这是中世纪医学文化的另一场图景:在保存和继承希腊、罗马医学的同时,开始了东西方医学文化的传播与交融。

## 二、阿拉伯医学的兴起

阿拉伯医学也称为伊斯兰医学,其兴起与辉煌的时期,大约对应于欧洲历史上的中世纪。许多欧洲学者认为,阿拉伯医学的意义在于为黑暗时期的欧洲保存了古希腊、罗马的文献。不过近来的研究已经表明,在医学、哲学和自然科学方面,阿拉伯人不仅仅是古代文明的传播者,他们在探究经验科学知识的活动中也做出了许多重要的贡献。

由于当时穆斯林征服了拜占庭帝国以及波斯、埃及、北非和西班牙,阿拉伯语成为伊斯兰世界的主要语言,因此,阿拉伯医学文献的作者不仅仅是阿拉伯人,也有波斯人、犹太人和基督徒。虽然在 13 世纪蒙古人攻占巴格达之后,阿拉伯医学进入了衰退期,但时至今日,伊斯兰医学与中医和印度医学一样依然作为一种具有生命活力的传统治疗体系为人们所研究与使用。

### (一)伊斯兰文化和希腊化时代

阿拉伯帝国时期的科技文化非常发达,学者们从古代东西方文明中吸取了丰富的营养,发展了阿拉伯的科学文化事业,创造了辉煌的阿拉伯-伊斯兰文化,尤其是天文、数学、化学、农业、建筑和医药等科学技术的成果代表了当时世界最高的水平。阿拉伯帝国是一个政教合一的政权,哈里发既是全国政治上的最高统治者,又是伊斯兰国教的最高领袖。阿拉伯语通行全国,所有著作都是用阿拉伯语写的,绝大多数作者都是伊斯兰教徒,因此,这一时期的文化带有显著的阿拉伯和伊斯兰的特色。

阿拉伯-伊斯兰文化最初以巴格达为中心,以后学术西渐,形成开罗和科尔多瓦两个中心。巴格达、开罗、科尔多瓦被认为是阿拉伯-伊斯兰文化的三大源泉。阿拉伯-伊斯兰学者的创造性成果对欧洲文化产生过深远的影响,阿拉伯-伊斯兰文化在世界思想史、文化史和科学史上占有极为重要的地位。

对于阿拉伯在医学、文化方面是否有原创性一直是学术界颇有争议的论题,但对阿拉伯-伊斯兰文化在传承希腊、罗马文化方面的贡献却是有一致而公正的评价,因此,在讨论和讲述阿伯拉医学文化时,重点不是其在自然哲学领域是否有原创性,而是在关注希腊、罗马的文化遗产是如何保存和向亚洲的东渐,又如何被吸收进阿拉伯文化的。

从时间上看,这一文化传播是十分缓慢,而且相当持久的。意大利著名医史学家卡斯蒂廖尼将阿拉伯医学分为三个时期:预备期(750—900 年),主要来自阿拉伯本民族文化和希腊医学两方面的影响;第二个时期(8—11 世纪),是阿拉伯医学的黄金时代;第三个时期(12—17 世纪),是阿拉伯医学衰退期,它完成了自己的历史使命,将融入东方文化和精神的希腊、罗马古典医学文化西传回欧洲,从此欧洲在找回希腊和罗马文化的基础上开始了文艺复兴,再次成为文化的中心。

1. 智慧馆

保存与传播希腊文化也是阿拉伯世界希腊化的过程,将希腊文和古叙利亚文著作译为阿拉伯文的活动在巴格达建立了智慧馆(the House of Wisdom)后达到顶峰。820 年在巴格达创办了集图书馆、科学院和翻译局为一体的学术机构——智慧馆。哈里发亲自修书给拜占庭皇帝,要求同意派人去拜占庭帝国搜集科学书籍,遂把大量有关哲学、医学和数学的珍宝放在智慧馆里。

2. 胡恩那·伊本·伊萨克

智慧馆中最出色的翻译家为胡恩那·伊本·伊萨克(808—873 年)。他是阿拉伯人,又是景教徒,曾跟随著名医生伊本·马萨沃学医,担任过哈里发的宫廷医师。他精通希腊文,翻译了大量的医学著作,尤其是希波克拉底和盖伦的著作。他翻译了 15 部希波克拉底的著作,将约 90 部盖伦著作从希腊文译为古叙利亚语,40 部译为阿拉伯文。此外,他还译有柏拉图的包括《蒂迈欧篇》在内的三部著作,并翻译了亚里士多德的《形而上学》《论灵魂》《论生与朽》及《物理学》的一部分。

到公元 1000 年,几乎全部的希腊医学、自然哲学及数学科学著作都被译成阿拉伯文。在翻译整理希腊、罗马著作的过程中,阿拉伯人掌握了西方自然科学的传统,兼收并蓄了希腊科学的思想和方法论,并对西方科学的传统框架进行了修正、拓展、阐释和应用。阿拉伯的学者遵循古代希腊思想家关于医学需要哲学指导的教诲,重视对亚里士多德、盖伦和希波克拉底的思想和著作的重新修订和编撰。另外,阿拉伯文化中的实用性趋向使他们在吸取西方文化时,偏重实用科学。医学是一门实用价值极强的学科,它成为阿拉伯世界的首选科目。

## (二)阿拉伯医学的黄金时代

阿拉伯医学的黄金时代在 850—1050 年。随着横跨西亚、北非大帝国的建立,阿拉伯帝国迅速成为当时世界上最强盛的国家,成为世界文化交流的中心。阿拉伯科学文化的黄金时代其实就是东西方文化融会贯通的时代。当时游学之风盛行于阿拉伯学者中,他们奔赴各地办校,从事教育,传播知识,同时充分地利用被征服地区的固有文化资源,博采各地所长,开展学术文化的交流。阿拉伯人所征服的印度北部、波斯,以及曾长期受希腊和罗马统治的叙利亚、埃及和北非,都曾是世界文化的发祥地,这些国家或地区拥有丰富的科学文化遗产。阿拉伯人从印度文化中吸收了文学、哲学、数学和天文学方面的营养,从波斯文化中吸收了文学和艺术方面的知识,从古希腊文化中吸收了自然科学、艺术、建筑学,特别是哲学方面的智慧。值得一提的是阿拉伯与中国所进行的文化交流。在彼此交流的过程中,中国的医药学、绘画艺术对阿拉伯文化产生过较大影响,尤其是中国造纸术的传入对阿拉伯文化的发展产生了不可估量的促进作用。

黄金时代的特征是科学文化繁荣昌盛,当时阿拉伯文化中心有巴格达、开罗、科尔多瓦。在这些阿拉伯城市,大型医院、医学院纷纷成立。科尔多瓦城中有成千的浴池,街道上铺上石砖,路旁有路灯,有亚历山大以来的最大图书馆。这更是一个名医辈出的时代。

1. 阿拉伯名医

(1)雷泽斯(865—925 年,也译为拉齐),波斯人,是这个时期最知名的学者之一。他是希波克拉底学派的忠实信徒,曾在巴格达学校学医,后在巴格达成为一位名医和名教师,为巴格达大医院院长。他因辨别出天花与麻疹而留名青史。他还是一位出色的化学家和哲学家。雷泽斯一生共计在医学、哲学、宗教、数学及天文方面著有 200 余部著作。其中有三部著作最为重要:以实用医学和治疗为主的百科全书式的《医学集成》,论述医学重要问题的《献与阿尔曼苏的医书》及《说疫》。雷泽斯的著作在几个世纪中一直被认为是权威,而为许多国家的医师学习。

(2)阿维森纳(980—1037 年),阿拉伯文译为伊本·西纳,是中世纪阿拉伯最有影响力的科学家、哲学家、诗人、音乐家,是阿拉伯医学黄金时代最著名的医生,欧洲人尊之为"医者之父"。阿维森纳是税务官之子,10 岁时就能背诵全部《古兰经》,被世人喻为神童。成年后在花拉子模(现为乌兹别克的一个州)和伊朗工作。他的著作达 200 多种,其中有《哲学、科学大全》,这是一部高水平的百科全书。阿维森纳的思想掺和着基督教哲学家和神学家圣奥古斯汀(354—430 年)的思想。在医学领域,阿维森纳有两部代表作:《论治疗》和《医典》。12 世纪,阿维森纳的《论治疗》部分被译成拉丁文。在医学领域,阿维森纳享有的荣誉地位堪与希波克拉底和盖伦匹敌。在东方,阿维森纳在医学、哲学和神学方面的主导性影响持续了很长的时期,其思想至今在伊斯兰思想界颇有影响。他集毕生的经验和知识完成的著作《医典》成为当时东西方权威经典的医学著作。阿维森纳不仅促进了阿拉伯医学的发展,对于欧洲医学也有显著的影响。

(3)艾布·卡西姆·宰赫拉维(936—1013 年),阿拉伯外科医生,著有《医学宝鉴》。该书总结了当时的外科知识,配有 200 多种外科器械的插图。《医学宝鉴》对欧洲外科学的发展影响很大,它构成了欧洲外科学的基础之一。

(4)阿里·麦久西(994 年卒),以《医学全书》而著名。该书有许多新的贡献,如关于毛细血管系统的基本概念,论证分娩时胎儿不是自动从母体出来,而是子宫肌肉收缩将胎儿推出等。

(5)伊本·贝塔尔(生卒年月不详),以《药物学集成》和《医方汇编》著称,新介绍的药用植物就达 200 多种,作者提出了许多药物学新知识。

2. 医学名著

(1)《医学集成》《说疫》和《献与阿尔曼苏的医书》 作者为波斯人雷泽斯。《医学集成》是一部庞大的编纂品,包括 10 世纪初伊斯兰文化中的所有医学知识。这部著作总结了希腊、波斯和印度的医学知识,并增添了许多新的医学成就,内容十分丰富,可以说是一部医学百科全书。1279 年，西西里岛的犹太教医生法赖吉·本·萨林把这部著作译成了拉丁文，以后曾多次出版。《说疫》又译为《天花与麻疹》，是一部根据个人经验和临床观察写成的著作，从中我们得知雷泽斯已辨别出了两种传染病：天花与麻疹。《献与阿尔曼苏的医书》是一部关于医学重要问题的论文集，共 10 篇，内容涉及解剖学、生理学、皮肤病、热病、毒物、诊断、治疗、摄生等方面，其中第 7 篇"论一般外科学"和第 9 篇"论各种疾病治疗"最有价值，此书在中世纪大学经常被引用和评论。

（2）《医典》 是阿维森纳医药学成就的集中体现，它是医学史上最著名的独一无二的系统的医药学百科全书。《医典》直接继承了古希腊的医学遗产，在相当大的程度上，尝试着将希波克拉底和盖伦的医学论著综合整理，其中还包括亚里士多德的生理学著作，同时也吸收了中国、印度、波斯等国的医药学成就，汇集了欧、亚两洲许多民族的医学成果，体现了当时世界医学和药物学的先进水平。《医典》问世后即被世界医学界奉为医学经典。在 12—18 世纪，欧洲很多大学都采用《医典》作为医学教科书。著名医学教育家奥斯勒（1849—1919 年）对《医典》的评价是："被当作医学《圣经》的时间比其他任何著作都要长。"《医典》也是现代医学产生的重要基础之一。

《医典》的基本思想建立在希波克拉底的体液学说上。全书分为五卷：生理、病理、卫生（一、二卷）、诊断方法（三、四卷）和药物学（五卷）。该书详尽论述了疾病的起因、症状、诊断及环境对于疾病的影响等问题。

书中记述了外伤的治疗、气管切开术、膀胱截石术，提出了用乙醇处理伤口，说明了结核病的传染性，对鼠疫、麻疹、天花、血吸虫、胸膜炎等病也有不同程度的认识，叙述了排泄物检查的意义和实验过程。书中还有脉学的记载，把诊脉区分到 48 种之多，其中 35 种与中国脉学相同。英国学者李约瑟在《中国科学技术史》中谈到，中国脉学的"一部分可能是由阿维森纳传入西方的"。《医典》中涉及营养学的观点，比如预防疾病就应锻炼身体，要有足够的睡眠和合理的营养。作者认为被污染的水必须经过滤、煮沸和蒸馏才能饮用，特别强调含有大量铁的水对增强内脏、防治胃病都是有益的。在治疗学方面，阿维森纳重视药物的作用，在书中阐述了 760 种不同的药物，增添了许多动物、植物、矿物性药物，并采用金属化合物作为外用和内服。他第一个提出用汞蒸气治疗患者，提倡各种物理疗法，如水疗、日光浴和吸气。此外，该书还记载了炼丹家使用的蒸馏法、乙醇制造法，这些方法推进了药物化学的进步。

12 世纪，《医典》全书的拉丁文版面世，之后又有多种拉丁文译本出版，并被作为大学医学教育的教科书。直至 17 世纪末，在各国医生的心目中，这部书依然是不容争辩的权威。各种译本使阿维森纳的思想能在西方得到更深远的传播。

### （三）阿拉伯医学的成就

阿拉伯医学从古希腊、波斯、印度的医学著作里汲取了丰富的营养。在阿拔斯王朝时期，医学成为一门最普及的学问，上自王公大臣、下至平民百姓无不重视医学。其医学成就表现在以下几个方面。

1. 医院

阿拔斯王朝在各地广建医院。据史书记载，至 10 世纪中叶帝国境内建有 34 所医院，医院分科很细,除外科、内科、骨伤科、眼科外,还有专门的神经科和妇科,有一些大医院还设有急救中心,各医院均附设药房。

中世纪的阿拉伯医院重视综合保健和心理治疗。医院一般均建立在环境优美、空气新鲜的地方,院内整齐清洁。医院附设有娱乐室、浴室、图书室、讲演厅等。医院注意患者的饮食营养,并将临床医学和医学教育相结合,学生们一边在课堂学习医学理论,一边在病房里进行临床实习。医院院长每天领着学生巡视病房,一边治病,一边讲解。

2. 医疗技术

10 世纪阿拉伯的临床医疗技术已经相当成熟。诊断分为问、验、切。"问"是问病史、病状、病因等,然后记录在病历上;"验"主要是验尿,观察其颜色、浓淡、污浊以及是否有异味;"切"是切脉,医生根据情况,对患者做全身或局部的检查。

3. 外科技术

阿拉伯医师首创了消毒技术。古希腊医生认为伤口化脓是正常现象,阿维森纳反对此说,他采用乙醇消毒伤口,使以往经久不愈的伤口在几天内即可愈合。阿拉伯医师首先使用手术麻醉,他们将海绵放入鸦片、颠茄液中浸泡,然后放在阳光下晒干,用时再将海绵浸湿,让患者去闻,待患者沉睡后再动手术。此法传到欧洲后,一直使用到 18 世纪。10 世纪的阿拉伯外科手术水平高超,能够施行开刀、剖痔、拔牙、切开气管,并能用猫肠线缝合伤口。阿拉伯医师做大手术时,由几位医师合作,一人负责麻醉,一人观察脉搏,一人消毒并用器械夹住伤口,一人主刀。外科治疗上的烧灼法是阿拉伯人的一大贡献,艾布·卡西姆·宰赫拉维(936—1013 年)教授给学生 50 余种治疗疾病的烧灼法,用烙铁灼烧伤口,去除癌肿,打开脓肿,并发明了多种外科器械。

由于阿拉伯人对光学颇有研究,因而在眼科疾病治疗上的成就很大。《眼科十论》是 18 世纪以前欧洲眼科医生的必读书。

4. 对瘟疫的治疗

当欧洲人以为瘟疫是由天体相遇或上帝的愤怒造成时,阿拉伯人已经认识到瘟疫可以通过人体接触或血液来传染。对于伤寒、霍乱等传染病,阿拉伯医师已有较好的方法进行治疗并制止其蔓延。1372 年,在阿拉伯医师的参与下,威尼斯城采取措施制止了瘟疫的蔓延。

5. 药房

阿拉伯在药学方面成就突出。如果说阿拉伯医学成果是建立在西方和东方文明国家的基础上,是继承和交融的产物的话,那么药房却是地地道道的阿拉伯产品。阿拉伯人是最早开设药厂、创办药剂学校的人,至今欧美留存的兼营苏打水、饮料的小药店就源自阿拉伯。阿拉伯人创办了世界上最早的药房。阿拉伯药房有各种奇妙的药提供给患者,如乙醇、桂皮、砷、龙涎香脂、香膏与硼砂等。因为雷泽斯和阿维森纳都坚信,地球上的各种植物是可以治疗各种疾病的。随着医药学的发展,对医师和药剂师的要求也有所提高。阿拔斯王朝自第七位哈里发麦蒙起,便实行医师、药剂师考核,考试不合格者一律不许营业。

6. 炼金术

炼金术是阿拉伯医学中的重大成就之一。西方学者认为,炼金术的源头可能来自两个地方——埃及与中国。炼金术的主要目的:一是将贱金属炼成贵金属,二是炼制长生不老之药。炼金术的关键在于寻找"炼金万能丹"或"哲人石"(点石成金)的配方。在实践过程中,炼金术士们发现并认识了诸种化学过程——熔解、煅烧、熔化、蒸馏、腐化、发酵和升华。他们还制作了所需的仪器,包括用于加热和熔化的各式坩埚,用于蒸馏的净化瓶,各式长颈容器,以及用于熔化、融合、研磨和收集炼金物料的容器。

高度发达的阿拉伯炼金术为近代化学的起源积累了丰富的实践经验,并创制了宝贵的实验仪器。出生于 8 世纪的阿拉伯医生盖伯是阿拉伯时期的炼金术权威,被誉为化学的始祖,他将升汞、硝酸和硝酸银用于医疗。

中世纪是阿拉伯文明建立并昌盛的时期,聪明的阿拉伯人积极汲取东西方文化中优秀的成分,使伊斯兰科学文化的发展从一开始就行走在古典西方的框架内,继承西方传统,因而阿拉伯文化自身发展的过程也是保存和传播西方传统科学文化的过程。

## 三、西医逐渐脱离宗教

西方中世纪的历史长期以来被冠以"黑暗"的头衔。这个词出现在 14—16 世纪意大利文艺复兴时期人文学者的笔下。然而,目前有学者认为这一看法并不准确。古典文化并没有因为战争和异族的入侵而完全丧失,教会修道院和阿拉伯学者各自以不同的形式保存了一部分古代璀璨的文化,这些都构成中世纪欧洲文化迈向科学文明和启蒙时代的基础。实际上,医学知识的积累和医学世俗化就是发生在禁锢着医学思想的修道院内。10 世纪以后,随着医院在欧洲社会的发展和世俗大学医学教育的兴起,医学逐渐脱离了宗教。

### (一)医院的建立

西方医院是从修道院医院发展而来的。最早的医院是建在寺院周围的,如希腊的阿斯克雷庇亚神庙。中世纪始,唯有宗教团体会伸出援助之手接待和救助患者,修士修女们在修道院和大教堂的医院中对患者进行护理工作。这使得修士获得社会和世俗的尊重,修道院成为避难所。另外,对于被社会抛弃的传染病患者,如麻风和鼠疫患者,也是教会主动热诚相助的对象。

拉丁文"hosptialia",原意是指旅馆、客栈,最初收留老人、孤儿、残疾人,以及被社会和家庭抛弃的患者,后来演化为专供患者居住的地方,即为英文"hospital"的由来。基督教的医院最早能确证的是 6 世纪位于君士坦丁堡的桑普松医院(Sampson Hospital)。

12—13 世纪,医院作为一种医疗建制在欧洲迅速成长起来,小镇都会有医院,医院配有专职医生。这些医院中有几百个床位的大医院,也有只能收容几个患者的小诊所;有教会办的,也有普通人办的。在伦敦,教会资助创建了 St. Bartholomew 医院(1123 年)和 St. Thomas 医院(1215 年)。中世纪的医院极其华丽,法国国王路易九世的姐姐马格利特建造的医院,有圆形的天花板,四周有明亮的大窗户,砖石铺地,长廊围绕。病房有 165 m² 左右,每个病床之间有活动的隔板,这种布局与现代医院已经相差无几。

### （二）医学教育的发展

11世纪以前的医生是在修道院培养的,从修道院图书馆收藏的医学著作来看,医学知识的传授均采用问答方式,在理论上完全遵循经院哲学,对经典进行诠释和论证。在医学培训中,受训者必须熟记希波克拉底、盖伦和阿维森纳的教条,医疗知识仅从书本上获得。学习中强调记忆,学生记住教师的话,不提倡广泛阅读。教科书的课文简短,插图复杂,以此显示出教师的至高无上权威。

当时值得注意的是位于意大利西海岸、那不勒斯南部的萨勒诺(Salerno)医学校。萨勒诺医学校最早在9世纪就有人提及,据说它由四位医生——一位希腊人、一位拉丁人、一位犹太人和一位萨拉逊人创办,从一开始就表明立场,是一所与教会少有关系的学校。尽管它靠近Monte Cassino的Benedicitne修道院,但是它没有受到教会的任何恩惠和响应,完全是一个世俗机构。

研究者将萨勒诺医学校称为"希波克拉底之国",萨勒诺不只是一所学校,而是由医学校、医院和医学学者构成的医学中心,萨勒诺吸引了来自各地的医学家和教师,为学生创造了良好的学习环境,形成医生、学者和学生间自由讨论、学术争鸣的氛围,是文艺复兴的摇篮之一。

萨勒诺医学校的鼎盛期在1100—1300年。学制9年,专习外科者为10年,包括3年预科、5年医学理论。萨勒诺区学校的一大特点是,担负起阿拉伯医学文化西传的责任,代表人物为康斯坦丁·纳斯。他曾远行于印度、叙利亚、埃塞俄比亚和埃及,热爱学术,精通东方语言,翻译了希波克拉底的阿拉伯文版的《格言》和盖伦的《小技》。著名的眼科学家维纽塔斯·格拉萨斯和诊断学专家以撒·犹大,在萨勒诺享有盛名。维纽塔斯用拉丁文撰写了《实用眼科》,这是一部关于眼科疾病和眼科构造的解剖学著作。以撒·犹大是萨勒诺的验尿专家,他对尿的颜色、密度和成分都进行了仔细研究,对各种云状物和沉淀物做了观察,并做出推测,他的著作成为该领域的标准。

萨勒诺还接纳女性入学校学习,甚至聘请女性担任教职。据说,萨勒诺人特罗特拉在那里开设产科学,约在1050年撰写了一部产科学的书。10世纪前欧洲医学界不允许人体解剖,萨勒诺医学校开创动物的解剖学研究,在猪身上进行系统解剖实验,科弗里撰写了第一部解剖学教科书。当时一般大学不开设外科学,外科学教科书最早见于萨勒诺,是由该校外科学专家罗格尔编写的教学讲义,之后3个世纪里一直被视为经典之作,多次再版。该校最出名的著作是《萨勒诺摄生法》,前后再版300余次,一直沿用到19世纪中叶。这本由百余句小诗构成的书,建议通过食物、休息、睡觉和锻炼维护身体健康,介绍草药疗法的应用,规劝人们要适度行事。

1221年,腓特烈二世将颁发医师行业执照的特权授予该校,并明确指出尸体解剖应列为重要课程,任何人如未获得萨勒诺的学位,不得从事医学治疗。

良好的学习和研究环境使学者能在萨勒诺医学校以冷静的批判精神和热情的态度发现古代成就,萨勒诺成为文艺复兴的摇篮地之一。

### （三）大学的兴起

"大学"一词的原意,是出于互助和自我保护的目的仿照手艺人行会的方式组成的教师或学生的团体(或协会)。确定大学起源的确切日期是不可能的,理由很简单,最初大学的形成经历了一个相当长的时期。最早建立的大学是教会教育延伸的产物,而它的壮大与城市的发展密切相关。11世纪前,典型的城市学校规模还很小,仅有一位学者或老师带10个或20个学生。12世纪初,大量的学生从各地成群地涌进有好学校的城市,这些城市往往在医学、法学或神学等特别的科目上享有声誉。欧洲第一批出现的大学有巴黎大学(1110年)、波伦亚大学(1158年)、牛津大学(1167年)、蒙彼利埃大学(1181年)、剑桥大学(1209年)、帕多瓦大学(l222年)等。大学一般可分为三类:第一类是由社会支持的,如波伦亚大学,由自治和民主的组织管理,校长由学生选任;第二类由国王建立,是国立大学;第三类是教会大学,其中以巴黎和伦敦的大学为代表,由教会直接控制,早期的教师由牧师担当。

大学之间一开始就有显著的差别,特别是在欧洲南方和北方的大学之间存在着差别。意大利和法国南部的大学一般仿效波伦亚大学,北欧的大学一般把巴黎大学作为它们的楷模。北欧的教育掌握在教会手里,年轻教士在学校的学生中占很大的比例,教会当局对大学也有相当大的管理权。在意大利,世俗力量更大一些,基督教神学在意大利的大学中只起着次要的作用,主要使人感兴趣的学科是医学和法学。

早期,中世纪大学只设神学系、法律系和医学系,这样的建制延续了许多世纪。大学由七艺构成,包括三学科(文法、修辞及伦理学)和四学科(算术、几何、天文学和音乐),哲学和法律是单独教授。当时的医学教育形式与现在不同。通常,学校是以一种纯理论的方式教授医学,医学作为哲学的一部分来讲解。13世纪以后,萨勒诺医学校逐渐黯然失色,取而代之的是法国的蒙彼利埃大学,其医学教育独放异彩。蒙彼利埃大学在欧洲医学占有重要的地位,它的医学教育是独立进行的。世界各地许多有名望的医生或是访问该校,或到那里做学生。中世纪另一个有代表意义的医学校是南意大利的博洛尼亚大学。当时人体解剖已逐步被允许,但真正的人体解剖学研究是在博洛尼亚大学开始的。该校的蒙迪诺(1275—1326年)是欧洲的解剖权威,1315年他公开解剖过一具女尸。1316年他出版了解剖学的教科书《解剖学》,其中许多内容基于人体解剖。该书流行甚广,发行23版。蒙迪诺成为文艺复兴前最早公开解剖的学者。

中世纪大学的教学方法,除要求学生死记硬背之外,教师和学生间也可进行讨论。12世纪,医学教学模式是一种称为阿的西拉的课程设置体系,由四门课组成,即医学概论、医学全书、医论以及希波克拉底与盖伦的著作。至14世纪,阿拉伯医学著作被引入,使医学教育和课程内容得以丰富。以波伦亚大学为例,通常上午是医学理论,下午是医学实践课,主要是以阿维森纳、盖伦和希波克拉底的著作为授课的内容。

教学中还有一项与医学相关的占星术,也是大学的课程之一。在希腊文化中,占星术观念得到各种哲学体系的支持。14世纪,博洛尼亚大学专门设有讲述占星学的教授。当时的观点认为,瘟疫和疾病是由于天象和行星的变化所导致的。巴黎大学的教授甚至就彗星是否是流行病的前兆、月亮是否对人体有影响等问题作过探讨。作为自然哲学的一部分,占星术一直繁荣到17世纪。

中世纪的大学毕业生可授予学士(bachelor)、硕士(licentiate)和博士(doctor)三种称号。波伦亚大学和巴黎大学最多时人数达5 000人,牛津大学和剑桥大学总人数达3 000

人左右。就是这一群受过教育的人为中世纪向文艺复兴的过渡做了知识上的准备,欧洲进入启蒙时代。

## 四、生物医学的建立和发展

文艺复兴时期的医学,以人体解剖学的建立为划时代贡献。17世纪,医学引入了实验观察与数量分析的方法,为哈维的血液循环学说奠定了基础。显微镜的发明和应用、医学理论上的学派争鸣等推动了近代医学的发展。18世纪由于机械唯物观和产业革命的影响,医学界开始抛弃长期以来占统治地位的体液病理学说,从身体本身的结构变化来探寻疾病的原因,建立了病理解剖学。此外,公共卫生和社会医学方面也在18世纪开始引起人们的重视,其中牛痘的发明是最重要的事件。1980年世界卫生组织(World Health Orgnization,WHO)宣布在全世界范围内消灭了天花,这是人类依靠自己的力量消灭的第一种传染病。总之,文艺复兴开启了近代西方医学发展的大门,西方医学从经验思辨进入了科学实验的阶段。

### (一)文艺复兴与医学进步

文艺复兴是欧洲文化与思想发展的一个重要时期。14世纪初这个新时代的特点开始显露。在复古与复活两大口号的影响下,人们既希望从希腊、罗马留存的宝藏中吸取养料,又渴望追求思想自由和言论自由。文艺复兴时期以艺术为先导,带动了自然科学和医学的进步,使欧洲国家进入一个富有活力的崭新时代。

1. 文艺复兴运动及其影响

14世纪末,在欧洲封建社会内部孕育的工商业已经发展,资本主义的手工工场逐渐形成。欧洲封建制度开始崩溃,新兴的资产阶级崛起。中国的火药、指南针和造纸术传至欧洲,对欧洲文艺复兴起到推动作用。1453年土耳其人占领了君士坦丁堡,东罗马帝国覆灭,大批学者携带希腊文化遗产向西方迁移。新兴的资产阶级借鉴古典文化,并以此作为反抗教会的思想武器。到15世纪末16世纪初,哥伦布(1451—1506年)发现了美洲,麦哲伦(1480—1521年)实现了环球航行,地理知识的扩大为资产阶级开拓了市场,促进了资本主义的发展,自然科学也相应地发展起来。

近代资产阶级文化首先发端于意大利,其后德兰、英国、法国、德国也相继发生文艺复兴运动。文艺复兴运动肯定人生快乐,推崇个性,主张以个人为中心,以此反对封建文化和宗教的统治,历史上将这一文化上的新派别称为人文主义。虽然人文主义包括了不同的思想流派和文化流派,但他们总的口号是"我是人,人的一切我应该了解"。文艺复兴时代人文主义的思想鼓舞了人们对真理的追求和探索。

1543年哥白尼(1473—1543年)的《天体运行论》出版,证明地球与其他行星围绕着太阳运转。哥白尼的太阳中心说打击了教会支持的托勒密的地心说,标志着自然科学开始从神学的束缚中解放出来。虽然哥白尼的著作被统治者视为"异说"而遭禁止,但是进步的科学家仍然发展了他的学说。

### 2. 自然科学的进步

16 世纪荷兰独立,17 世纪英国推翻专制王权建立了资产阶级的议会制度,18 世纪工业革命暴发。新兴资产阶级为了发展工商业,支持科学技术的进步,科学技术的进步反过来又推动了社会变革。

(1)天文学 17 世纪以前,布鲁诺(1548—1600 年)一方面支持哥白尼的主张,认为太阳是宇宙的中心,地球及其他行星以太阳为中心在不停地旋转,同时又反对哥白尼恒星不动的解释,他认为宇宙是无限的。他的学说于 1584 年发表,同样遭到教会的反对。他从巴黎返回意大利不久就被捕入狱,最后被教会判处死刑,烧死在火刑台上。布鲁诺死于 1600 年,这一年,科学家笛尔德(V. Dilderp,1544—1603 年)发表了《论磁石》,不但对磁石的本质做了研究,而且还指出地球本身就是一块大磁石。1609 年,伽利略(G. Galilei,1564—1727 年)研制成世界上第一台天文望远镜,1611 年借助望远镜发现了金星。他阐明:"若行星也如地球旋转于太阳周围,则行星受太阳照射的部位也会发出光芒。"另一位天文学家开普勒(J. Kepler,1571—1630 年)重视物理知识,他曾以精密的数理方法来研究和探讨天体运动的法则。

天文学的进步对于医学虽然没有产生直接的影响,但其间接作用却是很大的。17 世纪以后,观察和实验的方法逐渐应用到医学研究中。

(2)化学 古希腊时代虽然出现了原子论学说,但属于哲学范围,还不可能用实验来证明。中世纪的阿拉伯化学曾以炼丹术的形式出现,但也不能称之为化学。坚信四元素学说的欧洲人认为金属同其他物质一样,是四种元素按不同比例混合而成的。至于蒸馏引起的物质变化也被看作四元素的比例发生变化所致,这种思想一直影响到 17 世纪。

17 世纪中叶,波义耳(R. Boyle,1627—1691 年)成为英国皇家科学会会员,专门从事化学研究。波义耳在化学上的成绩颇多,正是因为他的贡献,化学被从炼丹术中分离出来,成为一门独立的科学。波义耳认为空气是一种物质,且有重量。根据实验,他阐明空气是维持呼吸的必要物质。他还发现了有关气体的一些法则,其中包括后来的波义耳定律。从波义耳开始至 17 世纪后半期,化学有了显著进步。这一时期,化学界的另一位代表人物梅犹(J. Mayow,1643—1679 年)提出燃烧、呼吸的概念,并指出静脉血在变成动脉血的过程中,必定有一种物质起作用,而且这种物质就存在于空气中,因此,从某种意义上说,是梅犹发现了氧气,并指明了氧气在血液变化中的作用。

1774 年,英国科学家普利斯特利(J. Priestley,1733—1804 年)完成了加热氧化物以提取氧元素的实验。同年,法国化学家拉瓦锡(A. Lavoisier,1743—1794 年)明确了呼吸气体的组成,确定二氧化碳和水是呼吸过程的正常产物,他还把氧化物燃烧产生的气体命名为氧。1784 年,英国人卡文迪许(H. Cavendish,1731—1810 年)发现氧和氢可以生成水,从而揭示了呼吸产生的二氧化碳和水并非是身体内某一器官或血液分泌的,纠正了过去的错误认识。

(3)物理学 18 世纪自然科学的进步主要体现在物理学方面。近代科学诞生后,亚里士多德的力学不断受到质疑。17 世纪末,英国科学家牛顿(I. Newtor,1643—1727 年)在认真研究伽利略等前代科学家研究成果的基础上,总结出运动三定律,成功地导出了万有引力定律,成为整个近代物理学的重要支柱,从而完成了人类对自然界认识史上的第一次理论大综合,使科学摆脱了神学的束缚。牛顿三定律的出现标志着物理学的新起点。

3. 机械唯物主义自然观的形成

英国哲学家培根(F. Bacon,1561—1626 年)提出经验唯物主义,重视观察实验,提倡归纳法。他的名言"知识就是力量"激励了数代人的探索精神。法国唯物论者笛卡尔(R. Descartes,1596—1650 年)重视人的思维能力,同时又把机械论的观念用于生理学的研究上。培根和笛卡尔的思想虽然没有形成完整的思想体系,但对后世生命科学的发展影响很大。

18 世纪,大部分欧洲国家建立了资本主义制度,新兴的资产阶级大力扩张势力,发展对外贸易。在商品需要的刺激下,首先在英国的纺织业实现了技术革命,织布机和纺织机出现了。1784 年瓦特改良了蒸汽机,很快蒸汽机被应用于纺织业和工矿业,机器生产代替了手工生产,生产力大大提高。

资本主义生产关系的形成必然在思想和意识形态上得到反映。新兴的资产阶级迫切要求从封建制度下解放生产力,要求认识现实和自然,发展科学技术。这一时期唯物主义的特征是唯物的、机械的,因此,把这种唯物主义称为机械唯物主义。机械唯物主义主要是用力学观点解释一切,把自然界各种客观事物的属性都看作机械作用的结果,把各种不同质的现象都认为是机械的。

机械唯物主义萌芽于文艺复兴时期,形成于 17、18 世纪。18 世纪,唯物主义在法国发展到了鼎盛时期。法国机械唯物主义者认为人的有机生命和心理活动都是自然的产物,完全遵循机械规律,如拉美特里(Jo. deLamettrie,1709—1751 年)把人看作一部机器,他的一本著作就叫作《人是机器》。机械唯物主义的形成与当时自然科学的发展密切联系。17、18 世纪自然科学的研究是从最简单的运动形式——机械运动和力学开始的,牛顿的力学发现将这一研究发展到了顶峰。在生物学方面,对动植物的研究还是做资料的搜集和分类,对人体只限于机体的解剖研究,因此,把每一物体与周围事物隔离开来,孤立研究,这是机械唯物主义研究自然科学的基本指导思想。

机械唯物主义对西方医学的影响是深刻的,特别是 18 世纪法国的许多机械唯物主义者都是医生,除了拉美特里这一学派的代表外,卡巴尼斯(P. J. G. Cabanis,1757—1808 年)是法国医院事业最出色的组织者之一。他不仅是一位医学理论家,还是物种变化的拥护者,认为后天获得性可以遗传,他在代表作《人的肉体和精神的关系》中认为意识主要依赖于人的生理功能和内部器官的转动而产生,他还宣称大脑可以分泌思想,正如肝分泌胆汁一样。

总体来说,机械唯物主义是 18 世纪资产阶级革命最典型的哲学形式,它清除了 17 世纪以来唯物主义中掺杂的宗教神学的杂质,更彻底地贯彻了无神论思想,在社会发展中具有进步意义,对西方医学影响深远。但其也具有很多局限性,如完全用力学的尺度衡量有机过程,忽略了事物发展变化的过程,而用凝滞的眼光看待事物的发展。

## (二)人体解剖学的创立

中世纪的欧洲在教会的封建统治下,反对进行人体解剖,直到 13 世纪以后,随着阿拉伯的一些盖伦注释家出现,才有了解剖学,其后虽然医科大学课程设置中有解剖学,但是这种解剖工作都是严格按照盖伦、阿维森纳的教本进行的,并非为了研究解剖学。14世纪,博洛尼亚大学的蒙迪诺所著《解剖学》一直沿用到16世纪。在这两百年间,学者们效法蒙迪诺的图示,从不亲自实践,如果遇到解剖的实际情况与权威学说不同,则宁可说是尸体畸形造成的,也不愿意承认解剖理论有错误。因此,人体解剖学在16世纪以前几乎没有进步。

1. 艺术家参与人体解剖

把疾病当作罪恶的基督教观念,在文艺复兴时期让位于古希腊的观念,即认为疾病的原因是缺乏和谐。爱好生活和人生享受的思想压倒了不关心死亡的教义,解剖尸体被看作对身体不敬的思想在这一时期被抛弃。人们认识到只有直接研究人体才能发现人体的美,才能成为真正的艺术家。艺术的复兴对人体解剖学产生了重要的影响。

文艺复兴时期的杰出画家米开朗基罗(L. B. S. Michelangelo,1475—1564年)、拉斐尔(S. Rophael,1483—1521年)、丢勒(A. Durer,1471—1528年)等人都对人体外形作了精细的研究。为了把体形正确而忠实地表现出来,他们开始研究关于肌肉及骨骼的知识,于是他们自己进行解剖工作。在这些艺术家中,意大利著名艺术家达·芬奇(Leonardoda Vinci,1452—1519年)甚至感到对人体结构及其功能的研究比纯艺术更有兴趣。

达·芬奇提出一个十分重要的思想,即科学和艺术的对象就是大自然。在达·芬奇看来,科学方法的基础是感觉经验,他曾说:"我们的全部认识都是从感觉开始的……凡是不通过感觉而来的思想都是空洞的,都不产生任何真理,只不过是一些虚构而已。"他认为科学的方法论和实践的关系是密不可分的,科学是指挥官,实践是士兵。

达·芬奇对解剖学的研究完全摆脱了经院哲学的传统,他以敏锐的眼光研究解剖学。他的伟大在于从他身上表现出艺术和科学都不受权威的羁绊。他曾做过不少极仔细的解剖,据说他曾解剖过30个人体,其中有10个是专门为了研究静脉。

达·芬奇在看到每一副骨架之后,不仅要画下每一根人骨,还要研究这些骨骼的功能;看到每一条肌肉时,也要研究这条肌肉的作用。达·芬奇还描绘了心脏、消化道、生殖器官和子宫内胎儿的情况,也绘出了上颌窦。他所描绘的神经系统的图画至今仍然被保存着。达·芬奇对于心脏和血管的结构研究得更仔细,他曾经将蜡注入心脏以观察心房和心室的形状,否定了盖伦的心肺相连说。作为艺术家的达·芬奇远在培根之前就试图用实验的方法来研究人体各部分和器官的功能了。

2. 人体解剖学的奠基

维萨里(A. Vesalius,1514—1564年)在医学史上占有极重要的地位。他是现代人体解剖学的奠基人,也是现代医学科学的创始人之一。他出身于医生家庭,年轻时求学于罗文学院,这所学院由人文主义者爱拉斯莫(Erasmus,1465—1536年)及莫尔(T. More,1478—1535年)等人创办,维萨里深受学院的古典主义影响。1533年维萨里到蒙彼利埃和巴黎大学学习医学,他对于巴黎大学的解剖课仍操作在仆人之手的方式深感不满,于是决定自己寻觅尸体来进行解剖研究。1537年年底,维萨里返回意大利,在帕多瓦大学任教。该校当时正值全盛时期,欧洲各地的学者汇集于此,维萨里在这里得到了自由研究的机会,他勇敢地推翻了盖伦的解剖学观点,指出盖伦的解剖学大部分是以动物解剖作基础,这种解剖学只适用于动物,而对于人体的描述则大多是不完善甚至是错误的。

年轻的维萨里(那时只有 20 多岁)认为人体解剖学必须重新开始,他坚信自己的观点是正确的。1538 年,维萨里出版了《解剖记录》。1543 年,维萨里发表了具有划时代意义的著作《人体之构造》。由于当时的保守势力,此书未能在就近的威尼斯出版,而是由出版商人文主义者奥波林(Oporin)资助,在巴塞尔出版的。此书的出版引起了极大的震动。先进的医学家和科学家表示欢迎,但许多盖伦主义者则联合起来反对。维萨里的观点与权威的学说发生了不可调和的冲突,从此以后,维萨里不断地遭到教会的迫害。1563 年维萨里渡海到耶路撒冷去朝觐,次年于归途中在赞德岛荒凉的崖边结束了一生。

维萨里第一次与盖伦相反地描述了静脉和人类心脏的解剖。他仔细描述了纵隔及系膜的解剖学结构,改正了盖伦关于肝、胆管、子宫和颌骨的解剖学错误,说明了胸骨的结构和构成骶骨的骨数,正确地描述了杓状软骨及手和膝的关节面,还描述了黄体。书的最后一章讨论了活体解剖,与盖伦的说法争论,并证明将动物的喉头切开后仍可用人工呼吸维持其生命。他还提到不同种族头盖骨形状的变化,如日耳曼人的短头骨和弗兰德斯人的长头骨。总之,《人体之构造》一书驳正盖伦的错误约 200 处,给予了人们全新的人体解剖知识。

维萨里在《人体之构造》的序言中提到医生必须要有解剖学知识,同时他反对当时由市侩药商来掌管医药,并指出医师地位低下是阻碍医学发展的原因。对于解剖学,他强调必须亲自操作,如果委之于仆人,是无法获得正确知识的。他尖锐地批评了盲目崇拜古人的风气,他的革新精神及实践改革赢得了各国科学家的响应,此后解剖学研究日益深入,并为近代西方医学的发展奠定了基础。

3. 人体解剖学的发展

在帕多瓦大学,继维萨里之后,解剖学又有了许多新突破,一些人体上更微小的器官被发现。法罗比奥(G. Falloppio,1523—1562 年)是一位多才的作家兼外科医生和解剖学者,生前以外科医生闻名,死后以解剖学者著称。他发表过回盲瓣的记载及关于法罗比奥管(输卵管)、卵巢圆韧带、咽喉神经等部位正确而精细的描述。他曾自出经费筹建解剖研究室,并把自己的财产捐赠给学校,支持医学研究。100 年以后在法罗比奥创建的解剖研究室基础上,意大利著名病理学家莫干尼(G. B. Morgagni,1682—1771 年)建立起病理学研究室。另一位解剖学家法布里修(Fabriciusab Aquapendente,1537—1619 年)在帕多瓦大学执教 50 年,直到 82 岁去世,在此期间为解剖学的发展做出了重要贡献。同时法布里修也是胚胎生理学的始祖,在他的书中描述了鸡卵中发生雏鸡的状态,他还最早正确记述了眼的构造,此外还进行了肌肉运动的力学研究。但即使是这样一位多才敏锐的观察家,也没能完全摆脱传统见解的影响,他依然遵循亚里士多德和盖伦的学说,因而未能对生理学和循环学说提出进步的见解。如 1600 年他在《论静脉瓣》一文中,曾记述瓣膜口向着心脏,其实这是一项了不起的发现,但由于他局限于旧有的学说,未能对静脉瓣的作用做进一步研究,在即将发现血液循环的道路上停住了脚步,未能揭示出血液循环的本质。

文艺复兴的思潮使西方人开始懂得"自然如不能被目证就不能被征服",因此解剖学受到重视。到了 18 世纪,作为一门医学基础课来说,人体解剖学在多数欧洲国家已日臻完备。18世纪,解剖学的研究中心从荷兰转到巴黎,然后移至爱丁堡。门罗三代成为爱丁堡的解剖学权威,他们完成了关于门罗孔(脑室间孔)、第三脑室和侧脑室的研究。在18世纪解剖学多由外科医生兼任,伦敦圣·托马斯医院的彻斯顿(W. Cheselden,1688—1752年)便是一个很好的例子。他是一位外科医生,同时也是一位解剖学家,著有《人体解剖学》《骨论》。1730年,道格拉斯(J. Douglas,1675—1742年)出版了《腹膜的记述》,书中提到了子宫直肠陷凹,后来被命名为"道格拉斯陷凹"。

在德国,梅克尔家族三代(Three Generations of Meckels)促进了德国解剖学的发展,他们研究了脑神经和内耳迷路的解剖结构。一些德国解剖学者还进行了正常解剖学、病理解剖学和畸形解剖学的比较研究。

在英国,最有名望的解剖学家是威廉·亨特(W. Hunter,1718—1783年)。1746年,他担任海军军医协会的解剖学教授,1768年担任新成立的皇家艺术科学院的解剖学教授,以后任该科学院院长。亨特的解剖学、外科学、产科学讲稿至今保存在英国解剖学博物馆内。亨特的主要学术著作有《人体妊娠子宫的解剖学》,全书有24幅解剖图。威廉·亨特的弟弟约翰·亨特(J. Hunter,1728—1793年)与哥哥同样著名,他自己的解剖博物馆,保存了上千种标本。约翰·亨特是英国病理解剖学的创始人,他把英国的外科学从技艺行业提高到医学地位。约翰·亨特不倦地进行解剖学和病理学的研究,他喜欢亲自观察,主张勿空想,多试验。约翰·亨特在实验病理学和外科病理学方面,完成了硬性下疳与软性下疳的鉴别,并对侧支循环建立的意义、动物冬眠时消化停止的现象以及意外伤害导致腿损伤的修复过程等进行了研究。

### (三)生理学的创立

生理学是生物学的一个分支,是研究人体的生命现象和各个组成部分功能的一门科学。以实验为特征的近代生理学始于17世纪。1628年英国医生哈维发表了有关血液循环的名著,以此为标志,生理学成为一门科学。

1. 人体功能测量

意大利帕多瓦大学的教授桑克托瑞斯(S. Sanctorius,1561—1636年)首次将量度观念应用到医学中,他设计了最早的体温计和一种比较脉搏快慢的脉动计,分别用于测量人体的体温和脉搏。这两种医疗仪器都是根据伽利略的发明而加以改制的,体温计由寒暑表改进而成,脉动计是根据脉搏跳动与钟摆的运动原理设计制造的。桑克托瑞斯还对不同时间、不同条件下的体重进行研究,他制造了一种如小屋大小的秤,他坐在这杆大秤中经常测量体重,观察体重的变化规律,如此坚持了30年之久。他发现一旦将身体的某部分直接暴露于空气中,即使不进食、不排泄,体重也会发生变化,他将这种现象的原因解释为不易察觉的出汗现象所致,这是近代研究新陈代谢的开始。

2. 发现血液循环

17世纪西方医学史上最重要的发现莫过于哈维发现血液循环。哈维(W. Harvey,1578—1657年)于1578年4月2日生于英国的福克斯顿,就读于剑桥大学,攻读医学专业,以后到意大利帕多瓦大学学习,做了法布里修的学生,了解到静脉瓣的构造,回国后被任命为伦敦解剖学校的教授,同时兼任圣·巴托罗缪医院的医师,以后又做了英王詹姆士一世和查理一世的侍医。在英国革命时期,哈维与查理一世隐退到牛津,战争结束后回到伦敦。哈维对心脏的构造很了解,他根据实验,首先证明心脏是血液循环的原动力。哈维细心地计算了心脏的容量以及从心脏流出的离心血量和回心血量,也计算了血液流动时间。

他假定:左、右心室分别容纳血液 2 英两(1 英两=31.1035 克),脉搏每分钟跳动 72 次,这样 1 小时脉搏跳动次数为 72×60=4 320 次。在 1 小时内,从左心室流入主动脉的血量和右心室流入肺动脉的血量就分别为 2×4 320=8 640 英两,约折合 540 磅(1 磅=0.453 千克)。如此大量的血液远远超出饮食所能提供的最大限度,同时也远远超出人体本身的体重。哈维利用各种动物反复进行实验研究,终于证实血液是循环的。

在哈维以前的许多学者,诸如盖伦、达·芬奇、塞尔维持(M. Servetus 1511—1553 年)、迪塞尔平(Desalpinus)、塔鲁布(Talumbum),这些人在不同时代、不同国家对血液循环理论都有不同的、模糊的认识,但没有确切地阐明。1628 年哈维发表了他的名作《论动物心脏与血液运动的解剖学研究》。在这本仅有 67 页的著作里,哈维粉碎了前人关于心脏和血液的错误理论,但哈维的学说不可避免地遭到讥笑和打击,巴黎大学的教授们长期拒绝承认哈维的学说。但和历史上许多新事物、新理论一样,真理终究是会被接受的。血液循环学说的发现标志着生理学成为一门科学,在此基础上,18 世纪的病理学才得以建立,以后才有近代临床医学的开始。

3. 人体生理学研究

人体生理学主要研究构成人体各个系统的器官和细胞的正常活动过程,18 世纪的生理学研究局限于器官水平。

(1)神经生理 被称为近代生理学之父的哈勒(A. V. Haller,1708—1777 年)于 18 世纪出版了 8 卷本著作《生理学纲要》,研究了呼吸运动、骨骼运动、胎儿的生长发育等内容,并重点研究了神经系统的生理功能。

18 世纪以前,神经生理学的研究只限于罗列简单的观察现象,而且还笼罩着浓厚的迷信色彩。当时对神经系统的生理作用很少研究,普遍认为神经系统依赖某种液体而发挥作用,这种液体通过神经到达肌肉时,使肌肉膨胀,肌纤维短缩,从而达到肌肉收缩的目的。哈勒重点研究了血管和神经的生理学,尤以提出应激学说为著名。哈勒研究发现,肌纤维在受到刺激时发生收缩,刺激消失后,肌纤维又可恢复正常。他将肌纤维这种特殊性能称作刺激感应力,他还发现心脏、肠道等器官也具备这种刺激感应力。哈勒指出,肌纤维只要受到轻微的刺激就可产生明显的收缩,只要有肌纤维存在,肌肉就可维持运动。肌肉运动除了具备这种固有的刺激感应之外,也通常接收来自神经中枢某种力量的支配。这种力与刺激感应力相似,不受意识的支配,即便在动物死去之后,也可通过试验证明这两种力的存在。哈勒把肌肉固有的力与来自神经传导的力区别开,并进一步阐明这两种力引起的肌肉收缩与其他原因比如湿度、压力、各种组织的膨胀所致的肌肉收缩在本质上是不同的。

哈勒还发现,皮肤和某些脏器组织本身没有感觉功能,只有借助神经才会产生感觉。他认为一切神经集中于脑,大脑是神经的中枢所在,这一结论是他在大量损害动物脑神经后通过实验观察得出的。他还认为脑皮质是完成大脑功能的主要物质基础,而脑髓质是灵魂所在。18世纪的神经生理学依然弥漫着迷信色彩。

(2)消化生理 法国人瑞奥玛(A. Reaumur,1683—1757年)因为改进温度计而闻名(这种温度计现已不用),并对消化生理颇有研究。瑞奥玛仔细研究了鸟类胃液的消化作用,发现温度对消化作用很有影响。试管内与鸟体温相同的胃液同样具备消化食物的功能,而当时医学界多数人认为食物的消化主要是胃壁肌肉收缩摩擦食物的结果。1752年瑞奥玛出版了《鸟的消化作用》,由于他设计了提取鸟胃中食物的办法,从而发现消化作用是一种化学过程,胃液可以消化食物,但并非可以消化所有的食物。瑞奥玛的发现给17世纪以来盛行的物理学派很大的打击,此后从事消化生理研究的人逐渐增多。

(3)其他研究 斯巴兰萨尼(L. Spallanzani,1729—1799年)是18世纪意大利生理学家,与哈勒齐名。在循环生理学上,斯巴兰萨尼指出心脏搏动给予血液的冲击力维持着血液循环,血液通过动脉网到达毛细血管,心脏收缩可以排空心脏内的血液。他研究了从胚胎期到成年期心脏和血管的功能,并观察过血液流速、心脏收缩产生动脉扩张和肺内的血液循环问题。在消化生理学上,他通过吞咽囊管、再由肛门排出的方法进行自体实验,认识到咀嚼和胃内研磨是加速食物消化的必需过程,指出胃壁的搅拌作用有助于食物研磨,而且对食物的整个消化过程也起辅助作用。他还探知胃液是胃分泌的产物,胃液呈酸性,并非由其他脏器输入胃内,而且胃液有凝固牛奶的作用。在呼吸生理学上,他指出缺少空气将导致神经系统功能障碍,由此可致动物死亡,打破了从前以为只有血液循环停止才会发生死亡的认识。他还修正了桑克托瑞斯关于出汗现象的解释,他认为出汗现象与肺的呼吸作用相似,他甚至证明在特殊情况下,皮肤呼吸能代替一定程度的肺呼吸。

黑尔斯(S. Hales,1677—1761年)是英国生理学家,受到过良好的数学和物理学教育,在医学上侧重于用数学和物理学方法研究生理学。他将压力学原理应用到生理学,发现了测量血管压力的方法并测定了动脉、静脉、毛细血管内血液的不同流速,指出毛细血管具有收缩和舒张的功能。他还阐述了关于淋巴管、神经系统、血液循环的知识。他在《静力学论文集》里,不但明确提示了植物液汁的静力学问题,测定了植物的生长速度、树汁的压力,更重要的是对血压首次做了定量估计。他用一根玻璃管插入马的股动脉,直接测量了血液在管中的高度。这个定量实验成为医学史及生理学史上的一个重大事件,并为马尔比基(M. Malpighi,1628—1694年)等人重新认识血液循环理论提供了重要启发。黑尔斯曾用脉音听诊器研究过脉搏,并对哺乳动物的心脏容量和血液流速做出正确估计。

4.显微镜的发明和使用

最早使用显微镜的人应该说是伽利略。伽利略最早利用望远镜进行天文学研究,并且取得了许多成就。他也曾自己制造显微镜,却远没有望远镜成功,因为他制造的显微镜放大倍数小,应用价值不大。在其后又有一些人从事显微镜的研制,但结果都不很理想,直到英国人胡克(R. Hooke,1635—1703年)和格鲁(N. Grew,1641—1721年)、意大利人马尔比基、荷兰人雷文虎克(A. Leeuwenhoek,1632—1723年)和斯瓦默丹(J. Swammerdan,1637—1680年)以后,显微镜的研究才有了突破。

胡克曾用两个透镜合成的显微镜观察微小动物,1665年出版了《显微镜学》,公布了他的研究成果。胡克天资聪颖,而且接受过良好教育,但对生物学贡献不大。格鲁于1682年写成《植物的解剖学》,这是一本用显微镜观察植物的记录,奠定了他作为植物组织学先驱者的地位。马尔比基是首先应用显微镜观察生物的科学家之一,他又是一位名副其实的植物学家,著有《植物解剖学》,这是一本研究植物学的基础读物。马尔比基对动物也很有研究,1661年发表了通过显微镜研究得到的最初成果,证实了毛细血管的存在。毛细血管的发现填补了哈维血液循环学说的空白。马尔比基也曾致力于生物学研究,研究过雏鸡的发生过程,成为胚胎学的创始人之一。此外,他还发现了肾小体(马尔比基小体)以及表皮发生层(马尔比基层),研究了生物体内的红细胞,阐明肝、脾、肾等脏器的组织学构造,并对植物的组织和蝉体结构进行了细致的观察,因而马尔比基也被视为组织学的创始人。

雷文虎克生于1632年,他未接受过学校教育,他的成绩完全是靠自学取得的。他是一位长寿的学者。在90余年的生命中,他热衷于显微镜的研究,收集了250个显微镜和400多个透镜,阐明了毛细血管的功能,补充了红细胞形态学的研究,对肌肉组织和精子活动进行了细致的观察。雷文虎克还于1683年首次在显微镜下发现了"细菌",但可惜当时未引起重视。

斯瓦默丹最初在伦敦大学学医,以后来到巴黎。他的关于神经-肌肉的生理学实验证明,肌肉在收缩时其体积并未增大,神经也未将体液输送到肌肉内,这一点是生理学上的重要发现。他的发现在他死后于1737年发表在《自然文库》中。

总之,17世纪显微镜的发明和利用,大大扩展了人类的视野,把人类的视觉由宏观引入微观。到19世纪,结构精巧、放大率高的显微镜开始问世,人类利用这些显微镜又获得了许多新发现。

5. 医学理论的发展

17世纪,物理学、化学和生物学都有了进步,传统医学的一些理论在这个时期被新的物理、化学、生物学理论打破。旧医学理论不能完全解释人体各种生理、病理变化,权威性的盖伦学说也开始受到人们的怀疑,旧学说面临挑战。

(1)医学学派

1)医物理学派　医物理学派也叫自然科学派。在伽利略以后,桑克托瑞斯、哈维将物理知识应用到医学上,并取得成功,因此这一学派主张用物理学原理解释一切生命现象和病理现象。其代表人物是法国数学家、物理学家笛卡尔,在1662年出版的著作中,他说:"宇宙是一个庞大的机械,人的身体也是一部精细的机械,从宏观到微观,所有物体无一不是可用机械原理来阐明的。"笛卡尔的思想在医学上表现为重视神经系统,但只用机械观点来解释生命现象是不对的。笛卡尔的学说之一是将人与动物区别开,认为人是有灵魂的,灵魂存在于松果体中,动物没有灵魂,动物的一切活动都是盲目的,有无灵魂是人与动物最重要的区别。

波累利(G. Borelli,1608—1670年)是一位数学家,也是伽利略的学生,因伽利略重视度量方法并在物理学研究上获得成功,所以他试图用同样的方法解释生物体。波累利认为肌肉运动是一种力学原理。根据这一理论,他推断鸟儿飞翔、鱼儿游动都与力学相关。推而广之,他认为人体的心脏搏动、胃肠蠕动都符合力学原理,他甚至认为胃的消化功能就是摩擦力作用的结果。

2）医化学学派　医化学学派观点与医物理学派相反，此学派把生命现象完全解释为化学变化。这一学派的创始人是海尔蒙特（B. Helmont，1577—1644年），他认为人的每一个特定动作都是由精力支配的。生理功能纯粹是化学现象，即一种发酵作用。"发酵"是一种特殊精力的代名词，这种特殊精力由感觉的灵魂所掌握，它产生在人的胃内。

医化学学派的另一代表人物是希尔维厄斯（F. Sylvius，1614—1672年），他生于德国，享有"实际医家"的称号。他曾研究盐类与酸类、异烟基物质结合发生的变化，试图将医学上血液循环、肌肉运动的原理用化学思想来解释。他主张人体内存在三种要素，即水银、硫黄和食盐。这种观点与16世纪帕拉塞尔萨斯的观点相似。他同样认为酵素在人体功能中发挥重要作用，人体发生疾病是由于体内酸碱物质失去平衡的结果，因此治疗疾病的方法侧重于恢复人体内酸碱平衡。碱性胆汁若变成酸性，人体就要发病。医化学学派在解释人体生理现象方面的确做出了一定贡献，特别是在消化生理的研究中用化学变化解释唾液、胃液、胰液的功能是很正确的。

3）活力论学派　活力论学派以德国化学家、医学家斯塔尔（G. Stahl，1660—1734年）为代表，他曾发表《燃素论》。他的观点非常隐晦，实际上是拥护亚里士多德，反对笛卡尔"动物体是机器"的观点。他说生物体各种现象不受物理、化学原理所管辖，应该由一种完全不同于物理、化学的物质所支配，这种物质被他称作感觉性灵魂，这种感觉性灵魂与亚里士多德所说的灵魂很相似，灵魂有时也称作活力，化学变化受活力的支配。

17世纪上述这三个西医学派各有千秋，直至今天依然可见这三个学派的痕迹。

（2）疾病理论的进展

从维萨里开始进行解剖，直至18世纪，人们对人体正常器官进行了大量的解剖观察，凡是肉眼看得到的正常器官几乎被发现无遗。在大量尸体解剖的基础上，解剖学家和外科医生有机会认识到器官异常的表现，病理解剖学由此诞生，并开启了诊断疾病的新时代。

1）以病灶定义疾病　意大利人莫干尼（G. B. Morgagni，1682—1771年）是18世纪病理解剖学的代表人物，他在帕多瓦大学的解剖教研室任教56年之久，做过大量尸体解剖。他经过多年的解剖，特别是解剖那些生前他熟知的患者后发现，生前主诉咳嗽、吐痰、咯血的患者通常肺部有变化，这种变化即后来所说的病灶。因此，莫干尼认为疾病的原因不是四体液学说所指的黏液的改变，而是器官的变化。79岁高龄时，他发表了不朽的著作《论疾病的部位与原因》。这本书以书信的形式写成，详细记述了患者的生活史、患病经过、预防死亡的主要事项以及解剖尸体得到的各器官的情况。莫干尼仔细描述了病理状态下的器官变化，并且根据他所描述的变化，发表了关于疾病原因的颇有科学根据的推测。

18世纪以前的病理学延续希波克拉底的四体液学说，莫干尼将四体液学说发展到新水平，即探求疾病的原因与器官变化之间的联系。莫干尼把多年收集的丰富材料作了独到的分析，将疾病的现象系统、综合地联系起来，完成了前所未有的创造。他把患病器官的变化同患者的临床症状联系起来，注意到正常器官与病变器官解剖上的区别，并指出每种器官解剖学上的改变都会引起相应器官功能的改变。

莫干尼提出的找病灶的思想是进步的,他从物质的实体寻找疾病的原因,这与当时盛行的机械唯物论思想是分不开的,也正因如此,莫干尼认为身体的器官是独立的,割裂了人体是一个整体,忽视了各器官之间是互相联系的关系,这种局限性是需要用时间和实践来改进的。

1769年帕多瓦大学宣布莫干尼是全欧洲解剖学的领袖。在意大利,人们称莫干尼是"解剖学陛下"。1931年,在他的家乡以其名字命名的广场上,人们为莫干尼树立了纪念碑。

2)对疾病进行分类 对疾病进行分类是医学研究的重要内容,17世纪兴起的解剖学、生理学及18世纪的器官病理学都采用分类的方法来研究。

西登哈姆(T. Sydenham,1624—1689年)曾经指出,为了便于科学研究,所有疾病必定归结为明确和肯定的种类,如同植物学家对植物进行分类一样。他认为疾病在产生的过程中,性质是始终一致的。所以,对于不同个体的相同疾病表现出的症状大部分是相同的,就像一种植物的一般特征扩展到该种植物的每个个体一样,无论谁都能准确描述出这种植物的颜色、味道、气味、形象。西登哈姆不主张疾病和患病的患者的本体论的独特性,但却坚持疾病是独特和实在的种类。西登哈姆把疾病分为主要症候,以及治疗后出现的症候。17世纪流行病很普遍,西登哈姆依据他的分类原则,记载了风湿病、舞蹈病、丹毒、胸膜炎、肺炎、癔症等疾病的症候,还专门写了一篇有关痛风的论文。西登哈姆还描述了一些急性疾病和慢性疾病。他估计急性疾病占人类疾病的三分之二,慢性疾病如痛风、神经质等占三分之一。他意识到偶然一种急性疾病能够转化为内部的慢性疾病,但是急性和慢性疾病的原因是根本不同的,急性疾病产生于环境,而慢性疾病产生于机体内部。

布尔哈夫(H. Boerhaave,1668—1738年)把疾病分为固体部分和液体部分两大类:液体部分的疾病可能是液体的质和量改变引起的,包括重量的增减和成分的改变;固体部分的疾病是形态、体积、组织的张力、血管容量等因素异常所致,例如,炎症是血液淤积的结果,血液淤积是小血管的构造和血浆成分变化引起的。对于发热,他认为是心脏遭遇毛细血管的抵抗而搏动增加造成的。

林耐(C. Linne,1707—1778年)是瑞典的生物学家,他成功地使数以百计的动植物种类符合他的一般分类学原则。1735年,他完成了《自然系统的分类》,提出了一个完整的分类系统,将动植物分别按照类、门、纲、目、科、属、种的原则分类,并制订了一个疾病分类学标准。他的《疾病种类》将疾病分成11类,每一类具有基本确定的特征,并采用亚里士多德的依次往下的分类原则,进一步分成属和种,例如,他最宽泛的分类是在热病和非热病之间。他将发热分成三类:发疹、危机热和炎症热。在8类非发热疾病中,4类是神经紊乱,2类是体液紊乱,2类是固体紊乱。体液紊乱被分成隐蔽紊乱和排泄紊乱。

18世纪的意大利医生布朗(J. Brown,1735—1788年)重点研究了神经疾病的分类问题。他相信生命的原理是具有所谓的"兴奋性"特性,并认为疾病发生是因为这种特性过多或缺乏,过多产生"亢进"紊乱,缺乏则导致"抑制"紊乱。因此,在布朗看来,只有两种基本疾病。实际上,许多疾病是抑制性紊乱或虚弱性疾病,这可能是亢进紊乱的最终结果。因为兴奋性特性可以被消耗,随着抑制性的产生,出现布朗所称的"间接衰弱"。针对布朗的神经疾病分类观,治疗将是直接恢复兴奋性的适当平衡,因此,治疗措施一般是减液治疗,如放血、通便;刺激治疗,如对抑制性疾病选择阿片和乙醇。布朗学说体系把疾病分类学降为次要作用,使得健康与疾病之间的区别成为定量的而不是定性的事情,它也使得诊断和治疗变得相对容易。布朗的神经疾病分类原则在德国和意大利广泛流行。

6. 临床医学的进步

医生的主要任务之一是消除或减少疾病。文艺复兴以后,基础医学出现了显著进步,相对于基础医学而言,临床医学进步缓慢,但也取得了一些成绩。

(1)叩诊法  18世纪虽然医学知识比以前丰富了许多,但诊断器械依然没有大的改进,桑克托瑞斯发明的体温计、脉动计都不适合临床应用,直到18世纪后半叶才出现了叩诊法。

叩诊法的发明人是奥地利医生奥恩布鲁格(Auenbrugger,1722—1809年)。幼年时,他在父亲的酒店里做学徒。看到父亲经常用手指敲击盛酒的木桶,根据声音推测桶内的酒还剩多少,这样做既方便,又可以防止打开桶盖使酒挥发掉。奥恩布鲁格一直对这个方法记忆犹新。从维也纳医学院毕业后,他就在维也纳医院工作。由于受到器官分类和找病灶思想的影响,奥恩布鲁格对于用叩击的方法来发现病理变化很感兴趣。他发现叩击胸部得到的不同声音说明胸部有不同的病灶。他经过多年的努力,仔细比较叩诊胸部声音的变化,于1761年发表了《由叩诊胸部而发现的不明疾病的新观察》。19世纪之后临床上才普遍接纳了他的方法,叩诊法与其后发明的听诊法几乎同时应用于临床。

叩诊法的发明与医生头脑中病灶的思想是分不开的,它突破了四体液学说,开始从人体器官寻找疾病的根源,这是西医学发展史上一个很重要的突破。

(2)内科学  17世纪的临床医学家西登哈姆(T. Sydenham,1624—1689年)在医学史上虽没有重大发明发现,但由于重视临床医学,被誉为"近代西方临床医学之父"。在西登哈姆之前,虽也有许多人侧重临床,但是从西登哈姆开始,才打破了中世纪以来遵从古人教条的格局,医生回到患者床边,亲自观察疾病变化。17世纪生理学、解剖学虽然进步较大,但临床医学方面像西登哈姆这样的人却不多,大部分临床医生仍是江湖医生,迷信、符咒等一些肤浅的治法被理发匠、屠夫等未受过医学教育的人所采用。17世纪以前,欧洲未曾出现过有组织的临床教学,学生到学校学习,只要读书,经过考试及格就可毕业。17世纪中叶,荷兰的莱顿大学开始实行临床教学,并取消宗教派别的限制,吸收了不少外国留学生。到18世纪,临床教学开始兴盛。莱顿大学在医院中设立教学病床,布尔哈夫成为当时世界最著名的临床医学家,莱顿大学的声望也超过了帕多瓦大学。布尔哈夫充分利用病床教学,在病理解剖之前,尽量向学生指出临床的症候与病理变化的关系,这就是之后临床病理讨论会(CPC)的先驱。

布尔哈夫(H. Boerhaave,1668—1738年),不仅是一位临床内科学家,而且还是一位化学家、解剖学家。他拥有广博的知识,他将这些知识与临床相结合,成为一名出色的临床医学家。他对17世纪以来西医学只注重基础研究,忘记医学的目的是为了患者康复这一现象非常不满,竭力提倡医生应该回到患者身边。在他的倡导下,18世纪西医学重新掀起了重视临床医学的风气。布尔哈夫出生在荷兰,曾在著名的莱顿大学学习医学,

1701 年任医学教授。他崇尚希波克拉底的才智与学问,是希波克拉底学派最忠实的信徒,最初授课的题目就是"希波克拉底"。在 18 世纪众多没有临床应用价值的医学理论畅行的时代,布尔哈夫为不知所措的习医者燃起了一盏明灯,他主张医学应以患者为中心,寻找对患者最有价值的治疗方法。他认为医学的基本目的在于治愈患者,他的行医原则是一切远离患者床旁的理论都必须停止。

布尔哈夫的讲课方式和写作形式完全接受希波克拉底的教诲,以简练的格言概括有价值的观察和治疗。他对于健康现象与疾病现象客观而冷静的思考是希波克拉底精神的真正体现。

(3)外科学　中世纪时医生是分等级的,内科医生的地位较高而外科医生较低且不能参加学术团体。法国军医巴累(A. Pare,1517—1592 年)在长期实践中总结了不少外科新经验,著有《创伤治疗》一书。如过去传统外伤治疗认为火器伤是有毒的,必须用赤热的铁器烧灼并用一种煮沸的油剂冲洗。巴累改革了这种方法,指出弹伤没有毒性,不必用热油治疗,并主张创伤后的出血也不必用烧灼法,只要用结扎法即可。此外他还提出人造假肢和人造关节的设想。巴累使传统的外科发生重大改变,并使外科医生的地位得到提高。

尽管 18 世纪外科学没有划时代的进步,但还是出现了几位知名人物。亨特(J. Hunter,1728—1793 年)幼年时非常喜欢小动物,21 岁时开始在伦敦研究解剖和外科。他有两项重大发明:其一,创立了有关动脉瘤的手术;其二,建立了动物标本室。另外,他对梅毒也颇有研究。16 世纪以后欧洲人才知道用汞剂治疗梅毒,他们认为这种方法是阿拉伯人传去的。也有人认为汞剂治疗梅毒是中国人最先采用的,传入阿拉伯后再由阿拉伯传入欧洲。佩龙尼(F. Peyronin,1678—1747 年)是法国著名外科医生,擅长肠疝修补术和肠外伤修复术。法国医生贝萨拉克(J. Baseilhac)是膀胱结石刀的发明人。德国外科学家里奇特(A. Richter,1742—1812 年)是对疝气实行手术疗法的先驱者。蒂斯奥特(P. Desault,1744—1795 年)创立法国第一个外科门诊部。托里奥(M. Troia,1747—1828 年)是意大利那布勒斯人,以膀胱手术和骨科手术为专长。波特(P. Pott,1714—1788 年)是 18 世纪后半叶英国较有成绩的外科医生,波特骨折即以他的名字命名。

(4)传染病学　文艺复兴时期,内科学的另一进步是对传染病的新见解。1546 年意大利维罗那(Verona)的医师伏拉卡斯托罗(C. Fracastro,1483—1553 年)对传染病的本质提出了合理的解释。他是帕多瓦大学的学生,后来又在该校执教。1546 年在他的名著《论传染和传染病》一书中,他把传染病的传染途径分为三类:第一类为单纯接触传染,如疥癣、麻风、肺痨;第二类为间接接触传染,即通过衣服、被褥等媒介物传染;第三类为远距离传染。他把传染源解释为一种微小粒子,是人类感觉器官感觉不到的东西,而且人们对这种微小粒子有不同的亲和力,微小粒子由患者传染给健康人,使健康人致病,他还认为这种粒子具有一定繁殖能力。伏拉卡斯托罗的想法与 19 世纪后期的细菌学主张非常类似,只可惜当时还未发明显微镜,他的这种想法不能用实验观察来证实,因此他的观点没能被更多的人接受。

这一时期欧洲出现了一种特殊的传染病,由于对这种疾病的本质了解不清,因此出现了各种各样的名称,多数人将它与中世纪流行的麻风混为一谈,直到 15 世纪末也未能与麻风区别开来。这种病传播速度很快,毒性强烈,袭击了欧洲大部分地区,夺去了很多人的生命,因而也备受欧洲人的重视。除被称作麻风以外,还有人误称它为"天花"。有人推测这种疾病是在哥伦布发现美洲后,由美洲土著人传给水手,又由水手带到欧洲的。伏拉卡斯托罗对这种疾病进行了较系统的描述,并以当时法国一位典型患者牧羊人希费利(Syphily)的名字来命名,即梅毒(Syphilis)。

(5)产科学　16 世纪巴累对外科和产科曾有所改革,18 世纪初才发明产科用的产钳。18 世纪时,还没有男子做产科医生,妇女也不肯让男子看病。产科医生多数是接生婆,这些人没有知识,也不懂清洁,并且迷信。因此,直到 18 世纪,妇女分娩都是件很危险的事情。产钳原本是家传的,18 世纪中叶以后,产钳得到普遍应用,同时,男子也可以接生了,这是产科的进步,可以说产钳的出现使得产科从妇科中独立出来。

法国医生鲍德洛克(J. Baudelocque,1746—1810 年)提出正常分娩机制理论,强调了骨盆测量方法、产前测量骨盆的重要性,研究了胎儿在子宫内不同位置,以及针对孕妇的不同情况应采取的最适宜的分娩方式,他做的产科学讲演享有国际声誉。法国人斯格特(J. Sigault)于 1777 年发明耻骨联合切开术。雷巴斯(J. Lebas,1717—1797 年)创立了剖宫产横切口方式。英国人斯麦里(W. Smellie,1697—1763 年)在乡间行医 20 余年。他首创了测量子宫内胎儿头颅的方法,对分娩机制、前置胎盘和子宫后倾也做了重要研究。德国人罗德(J. Roederer,1726—1763 年)对胎儿血液循环、胎位、分娩机制等问题进行了解剖学和生理学研究,《产科学大纲》(1753 年)是其代表作。法国人莱瑞特(A. Levret,1730—1780 年)以研究异位妊娠、前置胎盘、不同胎产式而闻名。英国曼彻斯特的医生怀特(C. White,1728—1813 年)发现妇科手术和清洁检查问题,1773 年他发表了《论孕妇和产妇的处理法》,强调手术清洁法,注意到产科清洁、隔离产褥热患者与健康产妇,从而改善了曼彻斯特医院的情况。

1737 年德国医学院开始讲授产科学,18 世纪 50 年代成立了第一所附属于大学的助产士学校。1760 年意大利佛罗伦萨开办了第一个产科学讲座。

(6)精神病学　皮内尔(P. Pinel,1745—1826 年)是 18 世纪精神病治疗的重要改革家。他的一位患难与共的好朋友患有严重的精神错乱,并因此而遭到非人待遇。朋友的不幸迫使皮内尔献身于精神病的研究。皮内尔相信分析方法是医学研究的正确方法,分析为病理学研究提供了科学哲学的基础。

皮内尔是第一个对各种精神病做完整病案记录的人,在著作《精神病的医学哲学论》(1801 年)中指出精神错乱与其他疾病一样,必然有组织或器官的原因,从而引发心志狂乱。1774 年,利鲍德(I. Leopold)创办了一家精神病院。1793 年,皮内尔被任命为该精神病院的负责人。1796 年他得到国会批准,解除了精神病院中 49 位精神病患者的锁链。皮内尔认为治疗精神病患者最重要的方式是让每一个能够工作的住院患者都有工作,这是现代所谓职业治疗或工作疗法的先驱。

在德国,瑞尔(Reil)发扬了皮内尔的观点,倡议兴建花园式精神病院,促进精神病患者康复。在英国,克努利(J. Conolly,1796—1866 年)取消了拘禁精神病患者的治疗,并出版了《不用器械禁锢治疗精神病患者的方法》(1856 年),详细阐明他的理论。克努利率先在教友派精神病院试用了这种方法。经克努利的倡导,英国 24 个精神病院、1 万多精神病患者身上的枷锁被取下。

**7. 预防医学的兴起**

预防医学是以人群为研究对象,应用宏观与微观的技术手段研究影响健康的因素,从而制定公共卫生措施,阻止疾病的流行,达到预防疾病、增进健康、提高生命质量的目的。18 世纪是预防医学兴起的重要时期。

(1)传染病流行 有人曾说:流行病、战争、灾荒是 17 世纪人类三大灾难。从 16 世纪开始,像中世纪那样大面积的麻风流行逐渐停息,法国国王路易十四曾把麻风病院改为慈善医院。由于汞剂对梅毒的有效治疗,梅毒也不如文艺复兴时期那样猖獗。17 世纪除梅毒、麻风以外,其他传染病如白喉、伤寒、天花、鼠疫、斑疹伤寒等还是很常见的。德国在 1618—1648 年暴发了一场"战争热",这场疾病可能是斑疹伤寒。此外,痢疾、坏血病、鼠疫流行也很广。史料记载,当时流行病导致的死亡人数非常多,尤其是当时欧洲人还不知道种痘的方法,所以因天花而死的人数很多。17 世纪天花由亚洲大陆开始,蔓延到非洲北部和整个欧洲,1660—1669 年曾在英国大规模流行。鼠疫在中世纪欧洲泛滥成灾,到了 17 世纪虽没有类似的大流行,但小范围流行仍较频繁,死亡率也比较高,如俄国在 1601—1603 年发生了一次鼠疫大流行,仅莫斯科一个城市就有 12.7 万人在这场瘟疫中丧生。1603—1613 年德国、法国、荷兰、英国都有不少人因感染鼠疫而死亡。据统计,荷兰在 1625 年因鼠疫就死亡了 7000 人。

(2)统计学的应用 一直到 17 世纪,传染病学方面还缺少足够的资料,也没有合理的记载。由于数学的进步,人们着眼于用数学的方法分析资料,最早采用这种方法的是英国人威廉·配第(W. Petty,1623—1687 年),他是一位很有才能的医生,并且喜欢政治。在 1665 年,他与格兰特(J. Graunt,1620—1674 年)合作,出版了《对伦敦死亡表的自然、政治的考察》,他们试图从这些复杂的材料中分析出人口死亡率、患病人数及其与生命统计的关系。当时,仅依赖几个人的力量来完成这项工作,结果却不理想,因此,他们认为政府很有必要成立专门机构从事统计研究工作。至 18 世纪,更多的人喜欢上了统计学,比如与牛顿同时代的瓦夫穆尔(A. deMoivre,1667—1754 年),在生命统计上他运用了大量数学原理。1761 年普鲁士人聚塞米尔希(J. P. Sussmilch,1707—1782 年)出版了《通过生产死亡、繁殖而表现于人类的神的意志》。他写这本书的目的是揭示生命统计的关系是不变的,统计数字体现了神的意志。他的写作动机虽不能算作科学,但是书中运用的新的统计方法却使这本书成为科学史上有价值的文献,从此以后,人口统计的研究进步起来。1801 年,英国首先应用统计学进行国事调查,使统计学更为人们所接受。天文学家凯特莱(L. Quetelet,1796—1874 年)发表的《论人和人类的智力发达》论述了人类发达的体力和智力,根据人的体力和智力研究普通人得出统计资料,以后又发表了《论社会组织及支配社会组织的法则》,并运用了大量统计学方法,对统计学的发展有重要的借鉴作用。

(3)预防医学的萌芽 预防疾病的思想和措施可追溯到古希腊、罗马、阿拉伯以及中国的医学中,那时人们已经注意到天气、土壤、饮食、生活习俗、居住条件等生活环境以及心理、情感和社会环境等因素与疾病的关系,但是这些思想仅仅是直观的和零散的,没有形成完整的理论。16 世纪以后,资本主义的兴起和思想上的变革引起了人们对预防医学及其社会性的关注。

意大利医学家兰德斯（G. Landsi，1654—1720 年）研究了疟疾的暴发流行，认为这种疾病可以传染，蚊子是传染媒介。意大利帕多瓦医生拉马齐尼（Ramazzini，1669—1714 年）在对手工业工人的健康和生活环境进行深入调查的基础上，出版了《论手工业者的疾病势》一书，描述了 52 种职业工人的健康与疾病状况，深入地研究了空气、水质和生产环境等因素对人体健康的影响。拉马齐尼被称为"劳动医学之父"。马克思在讲到手工工场时期的职业病时曾引用了拉马齐尼的这本书。

18 世纪末期公共卫生方面最杰出的人物是德国医生弗兰克（J. Frank，1745—1821 年）。他在学生时代就决心调查研究民间急性流行病的原因，后来他往德国、奥地利、俄国等地行医和讲学，并作了大量的社会调查，提出了居民的悲惨生活是疾病的温床的观点。他在 1779—1817 年间完成了六卷本巨著《全国医学监督体制》。该书第一卷论述了生殖、婚姻、妊娠和分娩，提出了婚前检查和优生；第二卷论述了儿童卫生与性病等；第三卷论述了食物、衣着、住舍；第四、五卷论述了事故、犯罪和丧葬；第六卷论述了医学教育、医学实践和国家福利等问题。弗兰克设想通过国家的法规等监督措施来保护公众健康。他的思想和著作在欧洲和美国影响甚广，尤其是在传染病和环境卫生方面的认识被人们广泛接受。弗兰克一直被医学界公认为预防医学和社会医学的先驱。最先把弗兰克的主张付诸实施的是德国医学家迈（F. Mai），他向政府提交过一项卫生法规，对欧洲的健康立法具有一定的推动作用。

（4）18 世纪的预防医学　对预防医学的重视是从 18 世纪开始的，首先是在海军和陆军内提倡的，因为当时只有在军队范围内，才有可能对受伤和生病的士兵进行监督、观察和疾病的统计，所以 18 世纪预防医学的发展开始于各国陆、海军的军医。

在陆军方面，苏格兰人普林格尔（J. Pringle，1707—1782 年）是一位代表人物。他在英国军队中工作很久，地位很高，因此，他的建议也比较容易在军队中实现。他知道生物的腐败作用会影响疾病的发生，就把他的医学知识应用到军营和医院中。1750 年，他发表了《腐败性和非腐败性的物质实验及其在医学上的应用》，阐明了所谓医院热病与斑疹伤寒是同一种疾病，还呼吁改善军营供水和排水，改良沼泽，增建军营中必要的卫生设施，适当修建兵营厕所，明确一些兵营卫生的规则。他还主张军队的医院应该保持中立，同时受交战双方的保护。普林格尔是布尔哈夫的学生，他的思想有很多地方与布尔哈夫相似。

在海军方面，林德（G. Lind，1716—1794 年）很有卫生经验。1753 年他发表了一篇有价值的论文《论坏血病的研究》。当时在海上长期生活的人大多患有坏血病，常常不治而死。根据他的研究，常吃蔬菜和柠檬就可预防坏血病。另外，对于海上生活来说淡水是一大必需品，林德想出一种蒸馏海水的方法。为了预防海上传染病，他提出一些预防规则。1757 年他发表了《论保持海员健康的最适当的方法》。他还发表过欧洲人在热带地方积累的关于疾病的知识，可以说这是研究热带病的开始。18 世纪著名的探险家库克（J. Cook，1728—1779 年）曾实行林德的主张，完成了他自己伟大的探险事业，他历经三年半的时间到南洋探海，途中经历了无数的艰难险阻。依照林德的办法，在 110 名海员中，只有一人未能顺利返航，这个成绩在远洋航海史上是非常惊人的。

(5)公共卫生改革 18世纪兴建大规模公共卫生设施的时机还没有成熟。把卫生学引入社会已经是19世纪的事了。但是出于人道,有人提出改善监狱卫生设施。英国人霍华德(J. Howard,1726—1790年)终生致力于这方面的工作。他调查研究了德国、意大利、法国、荷兰、希腊、土耳其等国家的监狱设施、医院、海港检疫,写出以改善监狱、医院的卫生状况为目的的著作,建议成立专门治疗热病的特殊医院。英国产业革命以后,城市人口逐渐增多,出现了一系列新问题:都市扩大,食物供给增多,土地要开发,灌溉排水要改进。新问题促进了农作技术的革新。由于改善了排水方式而减少了疟疾的传播。在农村,卫生状况就更差了,如居住条件简陋、防病常识缺乏,特别是儿童的卫生知识更缺乏,使农村的卫生情况远远比不上城市。都市卫生在18世纪中叶以后开始改善,例如于1765年在伯明翰、1766年在伦敦、1776年在曼彻斯特颁布了卫生法规,其他小城市以后效仿实行了大城市的卫生法规,进行掩盖污水、修建街道、安设路灯、改良下水设施。尽管还有很多地方有待改进,但18世纪末英国所有的大都市在外观上都已具备了现代化都市的雏形。今日来看,供水设备很不完善,即便是伦敦这样的大城市,用水也是从河水或者湖水里提取的。19世纪初,伦敦每户居民每星期可以得到三次供水,每次供水的时间仅为数小时,有时因故障还不能保证供水。至于伦敦抽水式的便桶,在1830年前后才出现,那时城市排水常常污染河水,政府也对此无能为力。这些问题都是到了19世纪才得到解决的。

18世纪中叶以后,医院和药房建筑也有所改进,如伦敦医院于1752年改建,圣·巴托罗缪医院于1753年改建。自1700年到1825年的一百多年的时间里,仅英国加以改建的医院和诊所就有154家。这些医院和诊所的空气流通、医院设备都有改进,不足的地方是护理力量太弱。19世纪以后,医院内的护理工作才有所改进。

产业革命后,小儿健康得到重视,1740年统计英国不足5岁的幼儿死亡率占小儿死亡总数的75%,1800年以后死亡率下降到41%,1915—1925死亡率又下降到了14%。可以看出,英国的儿童卫生水平是逐步提高的。

18世纪时,曾有一部分卫生工作是由政府行政部门管理监督的,这就是海港检疫。海港检疫自中世纪实行以来,对防止传染病的流行起到了一定作用,特别是有效地控制了鼠疫的发生。18世纪末到19世纪初,在东欧和西亚地区仍有鼠疫发生,而且常常蔓延到欧洲各地。据记载,1709年俄国因鼠疫而死亡的人数达15万,1719年鼠疫泛滥到欧洲,1720年马塞和土伦两地鼠疫导致9万人死亡。实行海港检疫限制了鼠疫流行,因而促使海港城市成立了更多的检疫所。

(6)牛痘预防天花 18世纪欧洲天花流行严重,死亡人数非常多,即便是没有死亡的人也陷入极度恐慌之中。据统计,18世纪中叶,在感染天花却没有造成天花流行的地区,天花的发病率还是很低的,而从未感染天花的人群发病率极高,所以有人甚至愿意感染一次轻型的天花,以免日后在发生天花大流行时染上重病。

在中国,16世纪时就发明了种人痘的办法预防天花,这种方法后来传到阿拉伯,又传到土耳其。后来英国驻土耳其大使的夫人蒙古塔(M. Montague,1689—1762年)把在君士坦丁堡学到的种人痘的方法应用到她的孩子身上,于是这种方法传到英国和欧洲大陆,甚至越过大西洋传入美洲。18世纪后半期,这种方法应用普遍,当时还出现了专门以种人痘为职业的人,这些人不一定都是医生。这种情况下预防医学史上出现了一位不可忘记的人物——琴纳(E. Jenner,1749—1823 年)。

琴纳出生在英国的格罗斯特州。琴纳发明种牛痘的方法,一来受到中国种人痘的启发,二来他听说挤牛奶的女工一旦出过牛痘,再遇到天花流行时也不会被传染上。他急忙写信给老师,提出是否可从中得到预防天花的办法,他很快地收到老师的回信。老师鼓励他去实践。这样于 1778—1796 年琴纳致力于种牛痘的观察和实验。1778 年,琴纳在挤奶女工不患天花这一现象的启发下,开始研究牛痘接种法。他首先将天花痂皮给患过牛痘的工人接种,以观察患过牛痘者对天花是否有免疫力。1796 年 5 月 14 日,琴纳进行了在人体上接种牛痘的试验。他从一个名叫尼尔美斯(S. Nelmes)的挤奶女工手上的牛痘脓疱中取出痘浆,接种到一位叫菲浦斯(J. Phipps)的 8 岁健康男孩的手臂上,接种第 7 周又行人痘接种,结果小男孩安然无恙。1798 年,琴纳出版了《牛痘之原因及结果之研究》一书,介绍了牛痘接种法预防天花的成功经验。这一研究成果的取得历经了 20 年之久,期间他做了许多试验和观察。

在琴纳以前,也有人试图采用种牛痘的方法预防天花,但都未能做出科学的试验。虽然牛痘接种法的成功推广经历了许多曲折和保守势力的抵制,英国人甚至刊出了污蔑种牛痘的漫画,但实践是检验真理的唯一标准,后来牛痘接种法终于被世界各国所接受。作为一名乡村医生,琴纳将大部分心血花费在种痘的研究上,晚年琴纳生活在伦敦。英国议会为了鼓励他的成绩,拿出两万英镑支持他的研究。在他死后,英国伦敦为他立了塑像,以使人们永远记住这位普通而又不平凡的乡村医生。

自琴纳发明牛痘接种法起,全世界的医学工作者经过 180 多年的努力,终于在全球范围内根除了天花。1980 年第 33 届世界卫生大会宣告,天花已被完全消灭,人类终于彻底征服了这一传染病。

## 五、生物医学体系的建立和发展

至 19 世纪,欧洲大部分国家已完成工业革命,经济空前繁荣,国家日益重视科学技术,由政府创办或支持的科学教育和机构增多。19 世纪也被称为"科学世纪"。康德、拉普勒斯关于太阳系起源的"星云假说",突破了宇宙永恒不变的自然观;道尔顿的原子论与门捷列夫的元素周期律,揭示了化学元素的基本构成及其内在联系;麦克斯韦统一了电、磁、光的理论;被誉为 19 世纪自然科学三大发现的能量守恒与转化定律、生物进化论和细胞学说等,突破了机械唯物主义静止地、片面地分析和认识事物的局限性,充分地揭示了自然界的辩证关系,开始探索事物运动、变化的规律。西方医学经过近 300 年的知识积累,从依赖经验的推理和形而上学的思辨转变为凭借物理、化学实验研究和对疾病实体客观、细致的观察,建构起生物医学体系的框架。

### (一)现代临床医学的诞生

现代临床医学是伴随着 19 世纪早期"医院医学"的出现而诞生的。法国大革命以后,医院从既照料患者,又收容乞丐、孤儿、老弱者等社会不幸者的慈善机构,逐渐转变为医学教育和研究的中心。法国通过立法,建立起新型的以医院为核心的医学教育体系和医院服务体系。在医院,外科与内科获得了同等重要的地位,尸体解剖得到法律的许可,从而逐步形成了以病理解剖为基础、以物理诊断为特征的医院医学。19世纪30—40年代,巴黎成为世界医学的中心,一批批学生从欧洲和北美涌向巴黎。伦敦、费城和维也纳引进巴黎的医院医学模式,很快也成为本国的医学中心。医院医学摆脱了单凭经验诊治患者的束缚,以更为客观的物理诊断为工具,采用数学分析的方法,促进了临床医学的发展。

1. 诊断学的进步

视诊、触诊、叩诊和听诊是西医的四种基本物理诊断方法。在19世纪之前,医生也运用五官来进行诊断,如倾听患者诉说病症、观察舌头和尿样、把脉等,但很少直接进行躯体检查。18世纪,奥恩布鲁格发明叩诊法,但在很长一段时间并没有引起人们的重视。19世纪初,法国巴黎慈善医院医生、医学院临床医学教授科尔维沙(J. Corvisalt,1755—1821年)认识到叩诊法的诊断价值,于1808年将奥恩布鲁格的著作《新发明》译成法文,并附以长于原文4倍的详细评析。此外,科尔维沙还出版了专著《论器质性疾病及心脏和大血管损伤》,介绍叩诊法在疾病诊断中的价值,以期推广。他还设计制造了叩诊板与叩诊锤,发明了间接叩诊法。科尔维沙曾是拿破仑的私人医生,在法国医学界享有很高的声誉,在他的推动下,叩诊法得到医学界的广泛重视和应用。

法兰西学派的另一重要贡献是听诊器的发明。听诊器由法国巴黎医学院医生雷内克(R. Laennec,1781—1826年)发明。在听诊器发明之前,医生是用耳朵直接贴着患者胸部听诊来诊断胸腔疾病的。直接听诊甚为不便,且效果不好。

听诊器和叩诊法的发明,奠定了现代物理诊断学的基础。此后又有一系列的物理诊断技术问世。如:1868年,翁德利希(K. Wunderlich,1815—1877年)创用体温测量并绘制体温曲线。1854年,奥地利医生耶格(E. Jaeger,1818—1884年)首先提出近视力表。1898—1900年,基利安(G. Killian,1860—1921年)先后发明直达式气管镜和胃镜。随着有机化学和分析化学的发展,临床医生开始利用化学分析的检验方法来协助临床诊断,如建立了血、尿、便三大常规检验方法等。此外,1827年,德国学者格梅林(Gmelin,1788—1853年)发明尿的胆色素试验。1837年,马格奴斯(H. Magnus)发明血气定量分析方法。1841年,特罗默尔(K. Trommer)发明尿糖检查法。1846年,英国外科医生休奇逊(J. Hutchinson,1828—1913年)发明肺活量计。1847年,德国学者路德维希(C. Ludwing,1816—1895年)制成水银血压计。1874年,艾斯巴赫(G. Esbach)发明尿蛋白定量法。1878年,维罗特(K. Vierordt)应用光谱分析法分析血红蛋白、胆汁和尿液。同年,海耶姆(G. Hayem)发明血小板计数法。1894年,托波佛尔(G. Toepfer)发明胃液酸度测定法。由于这些成果,19世纪医生的诊断方法进一步增多,诊断疾病也更加客观、准确。

19世纪诊断学上的另一项重要进展是X射线的发现。1895年,德国物理学家伦琴(W. Rontgen,1845—1923年)在研究真空放电时发现在实验用的真空管里产生了新的射线,这种射线能在黑暗处使照相底片感光。他将这种性质不明的光线称为X射线。几天之后,他应用X射线拍下了世界上第一张人体掌骨的X光照片,照片清楚地显示出伦琴夫人的手掌骨和金戒指的轮廓。实验和照片发表后,在科学界引起轰动。一个月以后,维也纳的医院就开始应用 X 射线准确地显示出人体骨折的位置。不久,X 射线就成为临床上最重要的诊断手段之一。1901 年,为了表彰伦琴的发现,瑞典科学院将首次颁发的诺贝尔物理学奖授予他。

2. 外科学的突破

18 世纪以前,外科治疗还是一种手艺。外科手术者也不准被称为医生。18 世纪,外科医生的地位有所提高,也出现了专门的外科医院,但外科的发展仍然缓慢,其主要原因是外科手术中的疼痛、失血和感染三大难关都没有很好地解决,手术患者死亡率很高,手术治疗往往是患者最后不得已的选择。直到 19 世纪,外科技术中的三大难关被相继突破,外科学才有了突飞猛进的发展。

(1)麻醉剂的发现及应用　麻醉药和麻醉法在古代的许多国家,如中国、印度、巴比伦、希腊等都有过应用的记载,但麻醉效果都不够理想。19 世纪,化学的发展促进了麻醉药物的研究和应用。1800 年,英国化学家戴维(H. Davy,1778—1829 年)首先发现了氧化亚氮($N_2O$),即笑气的麻醉作用。1818 年,英国著名物理学家和化学家法拉第(M. Faraday,1791—1867 年)曾在著作中提到乙醚有致人昏迷的作用,其效应与氧化亚氮相似。但这些发现并未引起医学界的重视。1824 年,希克曼(H. Hickman,1800—1830 年)用二氧化碳、氧化亚氮和氧对实验动物进行麻醉,并行截肢手术获得成功。此后,他要求进行人体试验,但未被允许。

19 世纪中叶,人们开始对氧化亚氮和乙醚的麻醉作用进行一系列探索性实验,终使这两种麻醉剂的麻醉效果为世人所公认。1842 年,美国医生朗格(C. Long,1815—1878 年)在乡村应用乙醚麻醉做颈部肿瘤摘除术获成功,此后他继续用乙醚麻醉进行了其他小手术。但是,由于朗格居处僻地,其开创性功绩并不为世人所知。1846 年 9 月 30 日美国医生莫顿(W. Morton,1819—1868 年)在化学家杰克逊(C. Jackson,1805—1880 年)的协助下,应用乙醚麻醉拔牙获成功。莫顿因此备受鼓舞,同年 10 月赴波士顿麻省总医院,在著名外科医生沃伦(J. Warren,1778—1856 年)进行的一次割除颈部肿瘤的手术中,进行乙醚麻醉表演。这次公开表演的成功轰动了世界,从此揭开了现代麻醉史的序幕。

除乙醚和氧化亚氮外,其他麻醉剂和麻醉方法也在 19 世纪先后应用于临床。1847 年,英国妇科医生辛普森(J. Simpson,1811—1870 年)首次应用氯仿作麻醉剂获得成功。1872 年,欧莱(P. Ore,1828—1869 年)应用静脉注射水合氯醛进行麻醉,创静脉全身麻醉的先例。1892 年,德国医师施莱希(K. Schleich,1859—1922 年)用可卡因皮下注射进行局部麻醉,由于毒性强,未能推广。1905 年,布劳恩(Braun,1862—1934 年)将肾上腺素和可卡因合成普鲁卡因之后,这种局部浸润麻醉法才展现其实用价值。1898 年,德国外科学家比尔(A. Bier,1861—1949 年)试验用可卡因进行蛛网膜下腔阻滞性麻醉获得成功,并将此法推广应用于临床。各种麻醉剂和麻醉方法的应用,消除了手术中的疼痛,提高了手术安全系数,扩大了手术范围,促进了外科学的发展。

(2)消毒防腐方法的发现　19 世纪以前,外科医生习惯于用烧灼法或沸油冲淋法处理伤口,患者极为痛苦。19 世纪以后,绷带包扎法逐渐代替上述方法,但感染率和死亡率却升高。直到巴斯德和科赫建立起微生物学之后,人们才真正认识到化脓性感染是细菌入侵的结果,外科学也才真正建立起消毒防腐的观念。

19 世纪初,在病原微生物学建立之前,奥地利医生塞麦尔维斯(I. Semmelweis,1818—1865 年)对感染途径和感染原因有所了解。1846 年,他的一位学生解剖因产褥热死亡的患者尸体时,不慎割破手指出现类似产褥热的症状,最终死亡。他从中得到启发,明确了产褥热是通过接产医生的手传染给产妇们的。于是,他开始采用以下预防措施:接生前医生必须先用肥皂刷手,然后用漂白粉溶液洗手。对接生使用的一切器材,以及可能与患者接触的一切用品均用此法消毒。经过这样处理之后,产科死亡率由 18% 降到1% 。1861 年,他出版了《产褥热的原因、概念及其预防》一书,书中详细地记录了他在产科学方面的改革。然而,由于他冒犯了保守的上司而被迫离开了医院。塞麦尔维斯的贡献后来获得了人们的肯定,被誉为"母亲的救星"。

英国外科医生李斯特(JosephLister,1827—1912 年)在法国微生物学家巴斯德疾病细菌学说的启示下,认为外科伤口与创伤感染都是微生物侵入所致。1865 年,李斯特施行了他的第一例抗菌手术:手术前他用石炭酸溶液清洗了所有的手术器材和手术用品,甚至连手术室的空气都用石炭酸溶液进行了喷雾消毒,手术获得完全成功。1867 年他发表了《论外科临床中的防腐原则》,从而奠定了外科消毒、防腐的基础。

1877 年,德国医生伯格曼(E. Bergmann,1836—1907 年)创用蒸汽灭菌法,奠定了无菌外科的观念。1883 年,法国医生泰利隆(O. Temllon)倡导用煮沸、干热、火焰等方法消毒外科器械。随后,手术时穿隔离衣(1885 年)、戴橡皮手套(1889 年)、戴口罩(1897 年)等措施的实行,极大地减少了外科手术中的感染。

(3)输血技术的突破　手术患者因术中失血过多而死亡一度是阻碍外科发展的一个重要因素。为了解决这一难题,人们曾做过许多尝试。早在 17 世纪,英国医生洛厄(R. Lower,1631—1691 年)就曾把羊羔的血抽出,输给一个精神病患者,十分侥幸,这个患者没有死亡。1677 年,法国医生丹尼斯(J. Denis,1625—1704 年)把羊血输给健康人,结果受血者因强烈的输血反应而死亡,可是丹尼斯认为死亡与输血无关。2 个月后,他又给另一患者输血,致使患者立即死亡。17 世纪,由于不断有患者因输血而死亡,于是法国政府明令禁止输血治疗。19 世纪以后,有人开始尝试人与人之间输血。1818 年,英国妇产科医生布伦德尔(J. Blundell,1790—1877 年)在做了一系列狗之间的输血实验之后,尝试进行人与人之间的输血,结果是既有成功也有失败,从而限制了输血在临床的进一步应用。

1875 年,兰多伊斯(L. Landois,1837—1902 年)发现人与人之间输血出现输血反应,是因为两种血液混合后出现红细胞凝集现象,当时并不清楚凝集现象的机制。1896 年,奥地利医生兰德斯坦纳(K. Landsteiner,1868—1943 年)开始研究免疫机制和抗体的本质,他于 1900 年发现了红细胞凝集反应的原理,并在 1901 年宣布人类血液可以分 A、B、O 三型,以后又归纳为四型。他还推断血型可以遗传,并被后来的研究所证实。ABO 血型的发现导致输血时血型配合原则的提出,使输血成为实际可行的重要治疗措施,从而解决了因手术失血过多而死亡的问题,外科学也从此搬掉了一块阻碍其发展的拦路石。

3. 临床治疗学科的进步

药物治疗的发展是在药理学的独立和发展中实现的。从 19 世纪初起,人们开始用动物实验和化学分析的方法,研究药物的化学成分、性质、药理作用及其毒性反应等。其发展可分为三个方面。一是用化学方法对一些植物药的有效成分进行提取。1806年,斯特纳(F. Sertuner,1784—1851年)首先从鸦片中提取出吗啡,1817年又从吐根中提取了吐根素。随后一系列的药物被提取、纯化,如从马钱子中提取出士的宁(1818年)、从金鸡纳皮中提取出奎宁(1819年)、从咖啡中提取出咖啡因(1821年)等。有效成分的提取为阐明药理作用提供了前提。二是用实验生理学方法研究药物对各器官的作用。如:1819年,法国生理学家马根济(F. Magendie,1783—1855年)通过实验确定了盐酸士的宁引起肌肉僵直的作用部位在脊髓。1856年,伯尔纳(C. Bernard,1813—1878年)利用蛙坐骨神经腓肠肌标本,确定了筒箭毒碱松弛骨骼肌的作用点在神经肌肉接头。这一阶段对药物的作用及作用部位的研究取得了许多成果,但对药物作用原理的研究还很不深入。三是用生物化学方法对药物在体内的代谢过程进行研究。此外,化学工业和有机化学的进展,使药物的精制和合成也迅速发展起来。

以上这些进步不断地丰富了临床药物治疗的内容。特别是1853年法国学者普拉瓦兹(C. Pravaz,1793—1853年)发明注射器之后,药物注射法广泛应用于临床,使化学药物治疗在临床各科得到普及和发展。

除药物疗法外,由于物理学的发展,许多物理疗法也相继推广应用。如X射线疗法、光能疗法,特别是电疗获得很大的发展。总之,到19世纪末,临床治疗的手段比之从前更加丰富、有效了,临床医学各学科都有了显著的进步。如1838年,法国医生里科尔(P. Ricord,1799—1889年)正确地区分了淋病、梅毒,使梅毒学成为皮肤病学的一个重要分支。1850年,赫尔姆霍茨(H. Helmholtz,1821—1894年)发明检眼镜,开创了眼科学史上的新纪元。1854年,西班牙人加西亚(M. Garcla,1805—1906年)在巴黎发明喉镜,为喉科学奠定了基石。1856年,奥地利医生黑布拉(F. Hebra,1816—1880年)发表了《皮肤病图谱》,是现代皮肤病的开山之作。1856年,德国医生卡斯帕(J. Casper,1796—1864年)出版的《实用法医学手册》在相当长时期内是该专业的经典著作。在19世纪下半叶,儿科学成为医学院的一门独立课程,泌尿学和矫形学成为外科学下独立的分支学科。随着麻醉术的发明,口腔学和牙科学建立起来。1872年,哈佛大学设立了神经学和精神病学教席。

## (二)生物医学理论体系的构建

19世纪自然科学的发展为生物医学理论的建立与完善奠定了基础。细胞学说使人体形态的研究深入到微观的细胞水平,同时也促进了胚胎学的研究。物理学、化学的进步及实验仪器的改进,推动了人体生理功能和生物化学的研究。生物进化论的产生使人类对自身的起源与演化有了更深刻的认识。进化论还将生物变异是如何产生又是如何遗传的问题提了出来,从而为遗传学的发展提供了动力。

1. 人体机构与功能理论的完善

(1)组织与细胞理论的建立  19世纪初,对人体构造的认识在以下两方面取得了重要的进步。

一是法国医生比沙(M. Bichat,1771—1802年),提出生命的功能单位不是器官而是组织。他将人体分成21种基本组织,如神经组织、脉管组织、黏液组织、浆液组织、结缔组织、纤维组织等,这种对组织的命名许多至今还在应用。比沙的工作使人们对人体结构的认识有了层次,即由组织集合成器官,器官的组合又形成更复杂的系统(如呼吸系统、消化系统、神经系统等)。比沙对机体组织的研究,使他成为组织学的创始人。

二是由于光学显微镜技术的改进,人们能观察到生命体更细微的结构。1838 年,德国植物学家施莱登(M. Schlieden,1804—1881 年)发表《论植物发生》一书,提出细胞是组成一切植物的基本单位。他明确指出:"在每个单独的细胞中都存在着生命的本质,建立起这样的概念是必要的,并应以此作为研究生物整体的基本原则。"1839 年德国动物学家施旺(T. Schwann,1810—1882 年)发表《关于动植物结构和生长相似性的显微镜研究》,把施莱登的观点扩大到动物界。施莱登和施旺认为,植物和动物的所有组织、器官都由细胞组成。动植物的外部形态千差万别,但其内部构造却是统一的。细胞是独立的、自己能生成和生长的单位。

细胞学说揭示了动植物之间、高等生物与低等生物之间的联系,指出了生物体的发育过程是通过细胞的形成、生长来实现的,为生命科学的进一步深入奠定了基础。

(2)生理学研究的深入 在物理学、化学等学科的发展和科学实验手段不断改进的推动下,医学家对人体功能进行了深入研究,特别是在神经、呼吸、消化、内分泌等系统的生理学和生物化学机制方面的研究,深化了对生命现象的认识。

生物电的发现是 18 世纪末 19 世纪初生理学的重大成就之一。1791 年,意大利医学家伽伐尼设计了青蛙的神经肌肉实验,分别将一根铜棒与一根锌棒接触到蛙腿与脊索神经,当这两根金属棒接触时,立即引起蛙腿的收缩。伽伐尼又将蛙腿与脊索神经分别放置在铜箔上或浸在溶液内,当实验者用一根弯曲的金属棒的两端接触到铜箔或溶液时,也可引起蛙腿收缩。他认为蛙腿的收缩是由于神经肌肉组织呈现瞬时电流的缘故,并称之为"流电"。但是,意大利巴维亚大学的物理学家伏打却认为"流电"与动物没有任何关系,肌肉的收缩乃电流刺激的结果。直到 1845 年,柏林大学的雷蒙(DuBois—Reymond,1818—1896 年)设计了一种灵敏的电流计,证明神经在受刺激时,沿着神经冲动的方向,确实发生了电位变化,伽伐尼的学说才得到令人信服的证实。

在神经生理学领域,德国学者穆勒(J. Muller,1801—1858 年)阐明了神经肌肉系统的反射活动。穆勒的《生理学手册》是 19 世纪一部最重要的生理学著作。1811 年,英国科学家柏尔(S. Bell,1744—1842 年)出版了《脑的解剖新论》,首先提出了脊髓神经根法则,即脊髓前根是运动神经纤维,后根是感觉神经纤维,这两种纤维可以混合在一根神经内,它们只在和脊髓连接时才互相分离。后来,柏尔又指明某些神经为纯感觉的,某些为纯运动的,某些则为二种的混合体。这一分类同样被用在对脑神经的阐述上。柏尔指出:第 V 对脑神经(即三叉神经)具有运动与感觉两种功能。面神经是运动性的,所以当面神经受损伤时,可导致颜面瘫痪,称之为"柏尔瘫痪"(Bellpalsy)。柏尔提出的运动神经和感觉神经的差异法则是现代反射及反射弧概念的基础。由于柏尔提出了许多神经生理学的基本概念,人们尊他为近代神经生理学的先驱。

德国科学家 E. 韦伯(E. Weber,1795—1878 年)、W. 韦伯(W. Weber,1804—1891 年)和 F. 韦伯(F. Weber,1806—1871 年)三兄弟将物理学方法引进生理学研究。E. 韦伯和 W. 韦伯将物理学的波动论应用于血液循环力学的研究,解释了脉波的形成及其传导原理。F. 韦伯对肌肉的弹力和收缩力进行了精细的物理学研究,并且测量了痛觉、热觉、压力觉和嗅觉。韦伯兄弟最重要的研究成果是首次应用电磁装置刺激迷走神经,使心跳变缓以致停止,刺激交感神经时则可促进心脏搏动加速。这个实验对研究血液循环有重要意义,不仅有助于理解心脏的活动,而且开辟了神经生理学的新领域。19 世纪下半叶,俄国生理学家巴甫洛夫(I. Pavlov,1849—1936 年)开创了在实验对象保持机体的完整性与外界环境统一的条件下研究其生理功能的方法。他在消化生理和高级神经活动的研究中采用这种方法,创立了高级神经活动学说,对后来生理学的发展产生了重要影响。

(3)生物化学研究的兴起　19 世纪中叶后,用化学方法研究机体的代谢过程取得了进展。著名代表人物是法国生理学家伯尔纳(C. Bernard,1813—1878 年)。伯尔纳 1839 年毕业于巴黎医学院,其研究兴趣广泛。他证明了交感神经的缩血管功能和鼓索神经(副交感神经的一个分支)的舒血管功能;提出了"内环境"及"内环境恒定"的概念,这一概念对现代生理学的发展具有重要意义。伯尔纳最辉煌的成就是有关消化生理的研究。他通过实验阐明了唾液、胃液、肠液、胰液等一系列消化液在食物消化过程中的作用,还研究了糖原生成、输送、储存及代谢的全过程。1853 年他用实验证明了血液输送糖到肝,以糖原的形式储存于肝细胞内,并发现实验动物在连续数日不进食含糖食物的情况下,肝静脉中仍有高浓度的糖原存在,说明其他物质在肝也可转化成糖,从而发现了糖的异生作用。他还对神经系统对肝糖原形成的作用及糖原与碳水化合物代谢的关系进行了研究,完成了著名的"伯尔纳糖耐量试验",证明了延髓存在血糖调节中枢。伯尔纳的研究开辟了消化生理学的新纪元。1860 年,伯尔纳出版《实验医学研究导论》,提出了生理学是研究各门生命现象科学的基础,也是临床医学的基础。

尽管直到 1903 年才确立"生物化学"这一名词,但在 19 世纪,在生物化学方面已取得许多成果。1824 年,德国化学家李比希(J. Liebig,1803—1873 年)建立化学研究所,主张以定量分析的方法研究生命体的化学组成。他通过检测摄入的食物、水、氧气与排出的尿素、水、二氧化碳等物质,推测出动物或人体内化学过程的大致情况。在他的倡导下,研究人员对肌肉、肝等器官组织和血液、汗、尿液及胆汁等体液进行了化学分析,测量有机体内食物、氧气消耗与能量产生之间的关系。李比希的工作奠定了生物化学的基础。

德国化学家维勒(F. Wohler,1800—1882 年)突破了认为有机化合物只能在有生命的动植物体内合成的定论,于 1828 年人工合成尿素。1835 年,瑞典化学家贝齐里乌斯(J. J. Berzelius,1779—1848 年)提出了催化学说,并建立了催化作用与催化剂的概念。1878 年,伯特兰注意到酶促反应中还需要低分子物质(辅酶)的存在,为后来研究酶的化学本质提供了线索。19 世纪已开展了对核酸的初步研究。1868 年,瑞士生化学家米歇尔(F. Miescher,1844—1895 年)在从脓细胞中分离细胞核时,从核中提取出一种含磷量高,不同于蛋白质的酸性物质,次年米歇尔将它命名为"核素"。1889 年,德国学者阿特曼(R. Altmann,1852—1900 年)从核素中将蛋白质部分分离出去,保留了一种不含蛋白质的酸性物质,称为"核酸"。1894 年,科塞尔(A. Kossel,1853—1927 年)证明,核酸普遍存在于细胞中,而且在不同的细胞中含量不同,其后又搞清了核酸的主要成分是四种不同的碱基、磷酸和糖。科塞尔因上述工作获 1910 年诺贝尔生理学或医学奖。

19 世纪对组成人体最重要的物质成分——蛋白质的研究也取得了不少成果。1836 年瑞典化学家贝齐里乌斯首次提出"蛋白质"一词。1842 年,德国化学家李比希在《动物化学》一书中将蛋白质列为生命系统中最重要的物质。此后,科学家们对蛋白质的组成进行了一系列的研究,到 19 世纪末,组成蛋白质的 20 种氨基酸已发现 13 种。以上这些成就被认为是奠定生物化学的基础性工作。

2.疾病理论的构建

长期以来,人类对疾病原因的探讨是依据对患者症候的观察及猜测。18 世纪,病理解剖学将疾病原因与人体器官的病变部位联系在一起。然而,为什么这些器官会发生病变? 这一问题有待进一步研究。

(1)细胞病理学的建立　18 世纪以前,医学主要关注的是病症而不是躯体和器官的损伤。18 世纪,莫干尼的《论疾病的部位和原因》奠定了病理解剖学的基础。但是,该书巨大的篇幅和冗长的文字妨碍了它的传播。19 世纪初,在皮尼尔(P. Pinel,1745—1826 年)《哲学的疾病分类学》(1789 年)中提出的类似组织具有类似损伤观点的启发下,比沙提出疾病并不是器官的反应,而是在组织中形成的,病理分析可以突破器官的限制,使功能障碍与组织联系起来。由于比沙的影响,医生们注意到疾病的位置是在组织,将病理学推向一个新阶段。人们也开始使用"组织"这一概念进行病理结构的描述,如以"心包炎""心肌炎"或"心内膜炎"替代了"心脏的发炎",从而推动了组织病理学的发展。

随着人们对有机体细胞认识的不断加深,以及光学显微镜技术的发展和完善,特别是细胞学说的建立,形态学研究进入了微观世界。这一进展的重要成果是细胞病理学的建立。1858 年,德国著名病理学家微尔啸(R. Virchow,1821—1902 年)出版了《细胞病理学》一书。书中对细胞病理学的基本观点做了简明的阐述,即:所有的细胞均来自细胞;所有的疾病是由生命细胞发生自动或被动的紊乱引起的;细胞之所以能发挥其功能,是因为其内部发生的物理和化学过程,显微镜能展现其中的某些变化;细胞结构的反常情况包括正常结构的退化、转化和重复。微尔啸在创立细胞病理学的过程中,创造性地将显微技术和细胞学的成果应用于病理形态学研究,使人类对机体结构和疾病形态改变的认识由组织水平深入到细胞层次,从而确认了疾病的微细物质基础,充实和发展了形态病理学,开辟了病理学的新领域。

微尔啸的《细胞病理学》对多种细胞病理变化有详细的描述,他提出的浊肿、脂肪变性、淀粉样变、发育不全、异位症、褐黄病及其他许多病理概念至今仍在沿用。当然,微尔啸的理论也存在一定的局限性。他在强调局部病变的同时,忽视了全身性反应,忽视了病理现象的发展过程,忽视局部与全身的关系,这都是机械唯物主义在理论概括中的反映。他把细胞视为基本自主的生命单位,但否认神经系统在机体中的主导作用,是对细胞作用的过高估计。尽管如此,他在形态病理学方面的贡献仍然是杰出的。

(2)病原生物理论的诞生　病原生物学包括微生物学、寄生虫学及其传染病基础理论的确立等内容。19 世纪以前,人们对于有机物的腐败及传染病的发病原因了解不多。17 世纪荷兰学者雷文虎克在显微镜下观察到一些微小生物,如细菌、螺旋体、滴虫等,但也只限于对观察结果进行客观描述的阶段,并没有进一步研究这些小生物和人之间的关系。直到 19 世纪,由于自然科学一些基本学科的不断进步和显微镜技术的逐步改进,研究工作才日益深入。

1）巴斯德　19世纪，对微生物学做出奠基性贡献的学者之一是法国的微生物学家和化学家巴斯德（L. Pasteur，1822—1895年）。他阐明了发酵和有机物腐败的科学原理。通过调查和实验研究，巴斯德认为所有的发酵过程都是由微生物引起的，并明确指出酒类变质发酵是酵母菌作用的结果。他发明了加温灭菌方法——巴氏灭菌法，解决了当时法国制酒业的最大难题。1862年，在进一步研究有机溶液腐败变质的原因时，他巧妙地设计了S形曲颈瓶，当外界空气进入S形瓶时，空气中的尘埃和微生物黏附在S形管上而不能到达内部液体中，因此瓶内的液体不发生腐败，这项实验证明，有机溶液不能自己产生细菌，一切细菌都是由已有细菌产生的，从而彻底打破了当时盛行的"自然发生说"。巴斯德的这些成果对医学科学意义重大，它为近代消毒、防腐法提供了科学根据。

巴斯德的另一项贡献是将细菌与传染病联系起来。早期关于疾病传染的概念，实际上同微生物并无直接关系，"传染"（contagion）一词是指通过接触而传病这个一般概念。虽然巴斯德并不是第一个提出流行病是由"微生物"（germs）引起和传播的学者，但他通过实验证明了这个理论。他首先研究了炭疽病，对该病的致病因子进行了一百多次纯培养实验，确认炭疽杆菌是牛羊炭疽病的致病菌。巴斯德还研究了鸡霍乱病，证明鸡霍乱和人类的霍乱病没有关联。巴斯德关于细菌与传染病之间联系的研究为现代传染病理论的建立做出了巨大贡献。与此同时，巴斯德在传染病的防治方面也取得了令人瞩目的成果，他发明了人工减毒疫苗技术，研制出鸡霍乱疫苗、炭疽疫苗和狂犬病疫苗。

2）科赫　在19世纪，对微生物学的发展做出奠基性贡献的另一位学者是德国细菌学家科赫（R. Koch，1843—1910年）。1880年，科赫受聘到柏林帝国卫生局专门从事细菌学研究，后又任柏林大学卫生学、细菌学教授和卫生研究所所长；1891年任传染病研究所所长。1905年科赫因在细菌学研究方面的贡献而获诺贝尔生理学或医学奖。

科赫的主要功绩首先是在细菌学研究的手段和方法上做出了突破性的贡献。他开创了显微摄影法；首创在玻片上制备干细菌膜和染色，有利于标本的永久保存；发明了固体培养基。科学家们应用这些技术，在19世纪末和20世纪初短短的几十年时间，发明和分离出许多致病微生物。科赫本人也发现、分离和鉴定了许多的细菌。他在细菌的分离鉴定方面是当时成就最大的科学家，先后分离出炭疽杆菌、伤寒杆菌、结核杆菌、霍乱弧菌、麻风杆菌、白喉和破伤风杆菌、痢疾杆菌、鼠疫杆菌等许多病原微生物。

科赫还对传染病的发病原理进行了全面的研究。结核病是19世纪严重威胁人类生命的疾病之一，据统计当时全世界有1/7的人患有结核病，死亡率极高。1882年，科赫成功地分离出结核杆菌，并证明了人类的结核病是由结核杆菌感染所致，为现代传染病学的发展做出了贡献。

在研究结核病的过程中，科赫提出了鉴定某种特有微生物是引起某种特定疾病的三条原则，即"科赫原则"。这三条原则包括：首先，这种微生物必须恒定地同某种疾病的病理症状有关；其次，必须在病原体中将致病因子完全分离、纯化；最后，必须用在实验室获得的纯培养物在健康的动物身上进行接种实验。如果在实验动物身上出现的疾病症状和病理特点与自然患病体完全相同，才能确定该病的致病因子为此种微生物。

科赫在细菌学领域的开创性业绩为他赢得了许多荣誉，然而，他也因草率公布研究结果而饮恨终身。或许是因为太急于攻克结核病的治疗难题,1890年8月,科赫在柏林第十届国际医学大会上,将还没有完成实验的结核菌素作为一种新型抗结核药在大会作了报道。许多医学家立即采用结核菌素作为结核病的治疗药物,结果使不少患者成为结核菌素的牺牲品。后来的实验证明结核菌素只能在结核病的诊断方面起作用,并无治疗价值。面对挫折,科赫并没有一蹶不振,而是认真地吸取教训,到埃及和印度进行新的生物学研究,不仅发现了霍乱弧菌,而且成功地找到了霍乱交叉感染的途径和有效的控制方法,表现出科学家坚持真理、勇于改正错误的优秀品质。

(3)寄生虫学的建立 人体寄生虫,如蛔虫、绦虫等在中国、希腊和罗马的古代医书中均有记载。古代印度和阿拉伯的医生也对黑热病等寄生虫引起的疾病有过描述。但是,真正对寄生虫进行专门的观察和描述则始于17世纪。首先在显微镜下对寄生虫进行观察和客观描述的人是雷文虎克。1681年,他患腹泻时对自己的粪便进行了检查,发现了大量的肠梨形虫。1684年,意大利医生雷迪(F. Redi,1626—1697年)发表关于家畜和野生动物体内若干蠕虫的调查报告。1773年,丹麦生物学家米勒尔(O. Muller,1730—1784年)第一次描述了在人类唾液和齿垢中观察到毛滴虫。当然,这些观察和研究都是初步的。

寄生虫病研究的长足进步是在19世纪。由于显微镜的改进和细菌学的发展,传染病的各种病原体相继被发现。这些发现中的许多内容都与寄生虫病有关。1835年,法国医生欧文(R. Owen,1804—1892年)发现人体肌肉中有旋毛虫幼虫寄生。1836年,法国医生多恩(A. Donne,1801—1878年)首次报道寄生于妇女阴道的阴道毛滴虫。1846年,美国医生利迪(J. Leidy,1823—1891年)发现猪肉中寄生的旋毛虫幼虫。1851年,德国学者比尔哈茨(T. Bilharz,1825—1862年)于埃及进行尸体解剖时发现埃及血吸虫,澄清了长期以来人体不明血尿的病因。1852年,德国学者库奇梅斯特(F. Kuchenmeister,1821—1890年)用兔体内的豆状囊尾蚴喂狗,获得了豆状带绦虫成虫,再用其卵喂兔获得了囊尾蚴。1855年,他用同样的方法在人猪之间进行了猪带绦虫的实验并获得成功。这种应用动物模型进行实验的方法极大地推动了寄生虫病的研究。1857—1859年,德国学者洛克卡特(Leuckart,1822—1893年)和微尔啸同时分别完成了旋毛虫生活史的研究。1870年,英国学者刘易斯(T. Lewis,1841—1886年)在人的粪便中发现了结肠阿米巴。

19世纪寄生虫病研究中最精彩的一幕是对疟疾的研究。可能是这项研究难度很大,所以历经近20年的时间,在地理上涉及了欧、亚、非三大洲,参加研究的学者有法国、意大利、英国等国的众多专家,最终在19世纪末才完全阐明该病的机制。第一次从疟疾患者的血液里观察到寄生物的是法国军医拉弗兰(A. Lavaran,1845—1922年),当时他在非洲的阿尔及利亚工作。1880年,他发现当时被称为“黑血病”的患者血液中存在一种黑色颗粒,而且看见了过去不为人知的一种小体。他推测这些小体可能是“黑血病”的病原体。到1884年,拉弗兰积累了480例标本,将疟原虫在人体内的各个发育阶段的主要形态都描绘下来。1894年,他推测蚊子可能是疟疾的传播媒介。在此后的9年中,意大利组织学兼病理学家戈尔基(C. Golgi,1843—1926年)完成了人类血液系统中疟原虫发育周期各细节的研究工作,并阐明了患者发热高峰期与原虫裂殖生殖的相关性,认识到危害人类健康的至少有三种疟原虫,同时他还证实了奎宁对疟原虫的治疗作用。1890年,他拍摄了第一张疟原虫照片,为疟疾的进一步研究创造了条件。1891 年,俄国学者罗曼诺夫斯基(D. Romanovsky,1861—1921 年)在研究技术上获得重要进展,他找到了一种新的染色法来证实血涂片上的疟原虫,这一技术解决了疟原虫观察困难的问题。罗氏染色法使任何一位拥有一台显微镜的医生都可以诊断疟疾。由于当时已有奎宁类药物能有效治疗疟疾,这种诊断方法为患者带来了迅速准确诊断和及时有效治疗的福音。对疟原虫的流行病学调查是由在印度工作的英国医生罗斯(R. Ross,1857—1932 年)完成的。1892 年,罗斯在印度开始致力于疟疾研究。经过几年的努力调查,1897 年,他首先证明了鸟类疟疾是由蚊子传播的。不久他又深入非洲西部,在按蚊的胃肠道找到了人类疟原虫的卵囊,证实人类的疟疾是由按蚊传播的。此后他将自己的研究成果写成专著《疟疾研究》,书中提出了灭蚊是预防疟疾的有效措施。罗斯因此而荣获 1902 年诺贝尔生理学或医学奖。

19 世纪,经过众多学者的努力,寄生虫学成为一门独立学科。1894 年,英国利物浦热带医学学校开设寄生虫学课程,并由著名学者罗斯任教,同时还创办了《热带医学及寄生虫学》年刊,此后欧洲各国也先后创办了研究热带医学与寄生虫病学的院所,为 20 世纪寄生虫病学的发展奠定了基础。

(4)免疫学的建立　免疫学是伴随病原微生物学发展起来的一门学科。人类对自身免疫能力的探讨甚至比病原学更早,这是因为人类在没有认识瘟疫原因之前,首先面临的是大量死亡的现实,治疗和预防是更首要的问题,也反映了人类对复杂事物认识过程的曲折性。4 世纪中国人用狂犬脑敷治狂犬咬过的伤口。16 世纪中国人又发明了人痘接种术,这无疑是免疫学史上的一项创举。18 世纪末,英国医生琴纳介绍了牛痘接种法预防天花的成功经验。琴纳对免疫学的贡献是找到了一种有效预防天花的手段。然而,他对其中包含的科学机制却所知不多。关于人体免疫机制的研究始于 19 世纪。伴随着微生物学的进步,医学家们才真正开始了免疫学这一全新领域的研究,其中三大领域的研究是 19 世纪免疫学发展的核心,这些领域的研究成果为 20 世纪免疫学成为医学发展的前沿学科打下了坚实的基础。

1)人工减毒疫苗的研究　人工减毒疫苗的研究开始于巴斯德。1880 年,巴斯德为了获得人工自动免疫,做了第一次推理性尝试。他在这方面的工作开始于一系列显然是失败了的实验。当时巴斯德正在进行鸡霍乱的病理学研究。他经培养得到纯鸡霍乱的病原菌,并将这种纯培养物注入健康鸡的体内,成功地诱发了鸡霍乱。工作进行到这里暑假来临,巴斯德将没有来得及继续使用的这种菌的肉汤培养物锁入实验室,就去度假了。当他度假后回到实验室时,将保藏了一个暑假的肉汤培养物继续注入鸡体进行实验,然而结果却与前面的实验相反,所有被注射的鸡都安然无恙,面临这明显的失败,巴斯德重新设计了两组实验。第一组,他把从天然感染该病的鸡中重新分离的新菌株,分别给从市场买的新鸡和感染而未发病的鸡进行接种注射。第二组,他把实验室保存的老的培养物也分别给上述两种鸡进行接种注射。实验结果是,第一组中的新鸡生病死亡,而注射过老培养物的鸡却没被感染。第二组中的两种鸡均未发病。经过对上述实验的认真分析,巴斯德证明:旧菌株不能使任何鸡生病是由于培养的细菌毒力减弱了;而新菌株不能使注射过旧菌株的鸡生病,是因为这种鸡产生了抵抗力。在这一分析结果的基础上,巴斯德继续研究了导致毒力减低的因素,发现了毒力减低与两次传代培养之间的时间间隔有关,时间越长,减毒程度越大。巴斯德在报道这一发现时特意提到,这一现象与90多年前琴纳的牛痘接种法原理相似,90多年前悬而未决的问题终于被巴斯德解开了。巴斯德把鸡霍乱的这种减毒菌株称为"疫苗",这一名称一直沿用至今。1885年,巴斯德又发明了狂犬病疫苗,尽管当时还无法观察和分离病毒,但巴斯德还是用他出色的工作成功地预防了这种危险的疾病。到1885年为止,已经发明的所有疫苗都是活的减毒制品,制造这种疫苗价格昂贵,花费时间又长。1886年,美国细菌学家沙门(D. Salmon,1850—1914年)和史密斯(T. Smith,1859—1934年)首次研制成功死疫苗,这种死疫苗经实验证明和活疫苗一样有效,同时生产成本低,可进行标准化批量生产,而且能较长期保存。由于沙门和史密斯的工作,人工减毒疫苗可以大批量地用于人和动物,以预防各种传染病的传播。

2)血清学研究和体液免疫理论的建立　减毒疫苗的成功,使细菌学家们开始对这种免疫的获得是由什么机制形成的问题发生兴趣。最早的研究工作是1888年由英国细菌学家纳托尔(G. Nutall,1862—1937年)进行的。他把已知数量的炭疽杆菌加入无细菌的血清中,观察到只要细菌数量不太大,就会被血清杀死。1889年,法国学者查林(A. Charrin,1856—1907年)等进行了特异性免疫血清的第一组试验。他们将铜绿假单胞菌人工感染动物,当动物康复后取其血清,发现铜绿假单胞菌在被感染和未感染的两种动物血清中产生不同结果:在被感染的动物血清中,细菌培养后形成凝块并沉淀;在未感染的动物血清中,细菌培养后弥散性生长。这是血清中存在特殊抗菌物质的第一个证据。

在上述研究工作的基础上,19世纪的最后10年中血清学和免疫理论得到了飞速发展。1890年,德国细菌学家贝林(E. Behring,1854—1917年)第一次报告获得了特异性免疫抗体,这是用梅氏弧菌豚鼠进行实验性感染研究的结果。此后,他与日本微生物学家北里柴三郎(1852—1931年)合作,在豚鼠中诱导出对破伤风和白喉毒素的人工自动免疫力;并进一步证明,通过注射取自免疫动物的血清,可以把这种免疫力被动转移给其他动物,为血清疗法奠定了基础。他们还为免疫动物血清中这种能中和毒素的特殊物质创造了"抗毒素"一词。这项成果取得的第二年,即1891年,柏林的一家医院应用抗白喉血清治疗首例白喉病儿获得成功。1901年,为表彰贝林在抗毒素血清疗法方面的贡献,瑞典卡罗琳医学院向他颁发了首届诺贝尔生理学或医学奖。

与贝林同时,德国医学家埃利希(P. Ehrhch,1854—1915年)通过血清学研究建立起体液免疫理论。埃利希一生的研究工作可以分为三个阶段。第一阶段为1878—1890年,主要研究各种染料对人体和病菌的作用,目的是找到能制服病菌的"神奇子弹",这也是他青年时代的构想。第二阶段为1891—1900年,主要从事免疫机制的研究和免疫理论的建立。第三阶段为1900—1915年,主要研究化学疗法。埃利希对免疫学最重要的贡献集中在他第二阶段的研究上,他也因此荣获1908年度诺贝尔生理学或医学奖。1891年,埃利希发表了他的第一篇以免疫学为主题的论文,论文中最重要的部分就是把贝林和北里柴三郎对破伤风和白喉的研究进行了科学的概括,从理论上阐明了主动免疫和被动免疫这两类免疫的普遍性意义。他在免疫理论上的另一个贡献是提出了有机体和周围化学物质(食物、药物等)结合的学说——侧链学说。他应用这一学说对抗原抗体的作用机制进行了解释,认为抗原具有一种结合基或"侧链",或称为"结合簇",抗体是机体细胞受抗原刺激后所产生的物质,抗体也具有侧链或结合簇,并能与抗原的结合簇作特殊的结合,他将抗体称为"受体",并进一步推论机体细胞受抗原刺激产生受体后,不断地进入血液,在血流中与抗原结合以保护机体。埃利希是最早应用化学反应解释免疫过程的人。他的第三个贡献是发明了为生产临床使用的标准化血清所必需的定量技术。1897年,埃利希发表了他的《白喉抗血清的标准化及其理论基础》的论文,提出"无毒限量"和"致死限量"两个定量概念,这两个概念连同一系列的标定技术使标准化检验方法的建立成为可能,今天抗毒素血清的国家标准或国际标准都是从埃利希的最初创意发展而来的。

3)吞噬现象的研究与细胞免疫理论的建立　吞噬现象在19世纪曾被许多研究人员注意到。1870年,朗罕(T. Langhans,1839—1915年)观察到白细胞具有清除伤口内红细胞的能力。1872年,德国病理学家赫斯费尔德(F. B. Hisschfeld,1842—1899年)发现注射到血液内的球菌被白细胞摄入。1874年,丹麦病理生理学家帕纳(P. Panum,1820—1885年)提出吞噬现象可能是摧毁细菌的一种方式。然而这一系列的研究当时并没有引起人们的重视。1882年,俄国生物学家梅契尼科夫(E. Metchnikoff,1845—1916年)在研究腔肠动物和棘皮动物的消化系统时,发现最原始的消化器官是肠内细胞对食物的直接吞噬。他在实验中将玫瑰刺刺入透明的海星幼体内,观察到玫瑰刺周围聚集着变形细胞,他为这些吞食外来物质的细胞取名"吞噬细胞"。由此他推测高等动物体内也可能具有这种细胞,他在兔子身上的实验证明了这一推测。1884年他出版了著名的《机体对细菌的斗争》一书,建立了吞噬细胞理论——免疫学理论的两大支柱之一。1888年,他应邀到法国巴黎巴斯德研究所继续研究工作,在此发展和完善了细胞免疫理论。1908年,他因此荣获诺贝尔生理学或医学奖。

19世纪建立的体液免疫和细胞免疫这两大学派相互论战了20多年,直到1903年赖特(A. Wright,1861—1947年)和道格拉斯(S. Douglas,1871—1936年)在研究吞噬作用时发现了调理素,证明在抗体参与下可使白细胞的吞噬作用大为增强,从而使人们认识到这两种理论的互补作用时,两大学派才统一起来。

### (三)预防医学的发展

有史以来,人类在生产、生活实践中积累了许多防病保健知识和经验,然而作为一门以广大公众为对象的预防疾病、保护健康的科学,即现代预防医学,应该说发源于工业革命的起始国——英国。预防医学从预防观点出发,研究人类健康和疾病的发生、发展规律,研究消除人体内外环境中对健康有害的因素和利用有益的因素,从而达到防止疾病发生,增进身心健康,提高劳动能力,延长人类寿命的目的。预防医学从它诞生之日起就具有明显的社会性,因此,预防医学与社会医学是两门不可分割的学科。预防医学和社会医学的兴起和发展是近现代医学科学发展的极其重要的标志之一。

19世纪以来,疫苗的诞生、抗生素的发明和应用、计划免疫的实施、环境的改善、健康教育的开展、医疗卫生服务的普及、人们生活水平的提高等多方面因素使许多传染病、寄生虫病和营养缺乏性疾病得到了有效防治,人类的预期寿命和总体健康水平得到了显著提高。这一系列医学成就被称为"预防医学的第一次革命"。

1. 卫生调查与研究

预防医学和社会医学的创立与资本主义的发展密切相关。18 世纪下半叶,在工业革命的推动下,欧洲和北美洲出现了工业化、都市化的热潮。工业化社会的兴起使大城市和大工业中心迅速形成,农村人口大量涌入城市,城市人口骤增。与资本主义都市化相伴随的是拥挤的居住条件、恶劣的工作环境、肮脏的街道、周期性的饥荒、营养不良和食品污染以及流行病的广泛蔓延等一系列社会问题。恩格斯在《英国工人阶级状况》一书中深刻地揭露了英国各城市工人阶级生产和生活状况,指出:"一个生活在上述条件下并且连最必需的生活资料都如此缺乏的阶级,不能够保持健康,不能够活得很长。"城市劳动阶层的这种恶劣生存状况逐渐引起了社会有识之士的重视,一些社会活动家积极开展对城市居民生活状况的调查研究,并提出了改善卫生条件、消除有害于健康的因素的建议。

1831 年,英国政府成立了卫生委员会,其他相应的卫生主管机构也陆续建立,这是世界上设立卫生行政机关的开端。1834 年,英国律师查德维克(E. Chadwick,1801—1890年)被选为新济贫法委员会的秘书长,他在几位医生的协助下,对伦敦、曼彻斯特、格拉斯爵等城市的贫民窟进行了系统调查,研究了贫困、不良生活环境与疾病之间的关系。1842 年,他发表了《关于英国劳动人口卫生状况的报告》。这篇报告不仅分析了疾病的社会和经济代价,而且提出了改进贫民的卫生状况及限制工厂童工等多方面的建议。1854 年,英国卫生学家西蒙(C. Simon,1824—1876 年)发布了《论伦敦市的卫生状况》的报告,建议改善城市下水道,成立卫生检查机构,医生应负有卫生责任,将防治疾病列为国家的主要任务之一。19 世纪中叶,欧洲空想社会主义者圣西门(Saint Simon,1816—1904 年)、傅立叶(J. Frourier,1768—1830 年)等社会活动家收集和公布了关于工人阶级状况的大量真实资料,为争取工人阶级的利益做了许多有意义的工作。

资产阶级在工人阶级和社会舆论的压力下,出于维护自身生存和生产发展的需要,也开始把兴办公共设施、建设城市供水排水系统、改善街道住宅、注重劳动卫生和实行防疫措施等问题提到了议事日程。正如恩格斯所指出的:"霍乱、伤寒、天花及其流行病的反复不断肆虐,使英国资产者懂得了,如果不愿同自己的国人一起成为这些疾病的牺牲者,就必须立即改善自己城市的卫生状况。"19 世纪 30 年代,霍乱暴发,英国成立了研究霍乱的特别委员会。疫情造成的恐慌和破坏引起了英国民众的普遍不安,从而间接地促成了一系列重要的卫生改革。在这场疫情中,蜗居在贫民窟中的穷人成为最主要的受害者。公共卫生学的先行者因而坚信,环境卫生工程是解决疾病和健康隐患的出路。1840年,英国国会对城市卫生尤其是工人住宅区的卫生状况进行了一系列的调查,并采取了许多加强城市卫生建设的措施。1847 年,英国利物浦任命了第一个卫生官,之后,其他城市也开始委任医学官员。1848 年,议会通过了第一部重要的国家卫生法——《公共卫生法》。1850 年,国家卫生局成立,有关童工、女工、孕妇、职业病和卫生保健的法规也逐渐颁布。1833 年,《工厂法》在英国生效,其中限定了纺织厂童工的工作时间,并指定了官员专门负责法规的监管、报告和执行。其他许多卫生法规也陆续被通过,如《清除污害法》《食品掺假法》《1866 年卫生法》等。1875 年,一部综合了多项卫生和卫生设施法规的《卫生法》问世,它使英国拥有了当时世界上最先进的国家卫生体系。

法国在 19 世纪初也成立了一批国家卫生机构:1802 年,在马赛省成立了欧洲第一个卫生委员会;1810 年,法国通过了一系列的调节工人劳动的法律,并成立了疾病自愿保险委员会;1822 年,法国成立了最高卫生委员会。由于受到霍乱和黄热病等瘟疫流行的触动,美国各城市从 19 世纪初开始任命长期负责隔离检疫的官员。1866 年,纽约成立了美国第一个市属卫生委员会。1869 年,马萨诸塞州建立了美国第一个州立卫生委员会。到 19 世纪末,美国大多数城市相继建立了各种形式的卫生机构。欧美的其他国家也先后采取了相应措施。虽然有的机构只是名义上的,但却牢固地确立了政府对公共卫生负有责任这一原则。

19 世纪 80 年代以后,一些国家相继成立了卫生研究机构,如 1885 年在柏林、罗马和巴黎成立了卫生研究所,1891 年成立了李斯特研究所,1899 年建立了利物浦和伦敦热带病学校。这些机构在广泛开展卫生保健和流行病学调查的同时,也十分注重实验研究方法在预防医学和社会医学领域中的价值,从而促进了这些学科的形成和独立发展,有力地推动了现代预防医学和公共卫生的建立。

2. 公共卫生学的建立

在 19 世纪,卫生学成为预防医学体系中一门最重要的学科,而数理化等基础学科的迅速发展更推动了卫生学研究方法的发展。实验卫生学的奠基人——德国学者皮腾科费尔(M. Pettenkofer,1818—1901 年)完成了使卫生学成为精密科学的一些最出色的实验工作。皮腾科费尔具有良好的化学素养,通晓理化研究方法,对空气、水、土壤与人体健康的相关关系进行了实验研究。他还研究了住舍的取暖、通风、防湿、卫生设备、供水排水系统以及水源污染与霍乱、肠伤寒病流行的关系等问题,为现代实验卫生学奠定了基础。他与弗以特(C. Voit,1831—1908 年)共同研究了人体的营养和物质代谢,测定了空气中二氧化碳的含量及其卫生学的意义,研究了住宅的通风与供暖设备。1882 年,他与人合作出版的巨著《卫生学指南》堪称实验卫生学的里程碑。皮腾科费尔是现代卫生学的主要奠基人之一,他的研究为当时城市卫生状况的改善提供了科学依据,促进了预防保健事业的发展,但是,皮腾科费尔过于注重自然因素在卫生学方面的作用,忽视了社会因素的价值,存在一定的片面性。

这一时期,自然环境与疾病的关系也受到了人们的关注。芬克(L. Finke,1747—1837年)出版了第一部医学地理学专著。1830 年,纽约医学会的一个委员会提出了"本洲医学地志学调查"的计划,指出医学地志学主要是"确定气候、土壤、不同职业以及心身原因对疾病发生和发展的影响"。在这个时期,探讨自然地理学、地区自然学以及流行病和地方病的专著、期刊和文章陆续问世。

在劳动卫生学方面,许多卫生学专家对不同职业与疾病的关系进行了多方面的研究,如开展了对缝纫、烟草、火柴、炼铅等行业工人的职业病研究、职业中毒和粉尘的研究、肺结核对不同职业人群影响的研究等。德国学者洛伊布舍尔(R. Leubuscher,1822—1861 年)根据这些研究提出了减少危险工作日、改进工作环境的卫生设备、采用无毒材料预防工业中毒等方面的建议。劳动卫生学在这一时期发展较快,逐渐从公共卫生学中分化出来成为独立的学科。

19世纪中叶以后,欧洲的一些国家开始关注学校卫生问题。从1890年起,伦敦教育委员会制订规划,委派官员和医生对小学新入学的儿童进行体格检查,并逐渐开展了定期复查。在20世纪初,许多学校陆续设立了保健护理站、诊疗所和校医院,对儿童的眼、耳、鼻、喉、齿等器官的病症进行预防和诊治。学校的取暖、照明和通风等条件也逐渐改善。

大规模的排污和公共卫生设施工程,以及公共场所环境的改善等一系列公共卫生运动在提高公众健康水平方面取得了显著成功。在这一时期,人们认识到,要调查研究社会生活状况与健康问题的关系,有赖于可靠的统计数据。于是,卫生科学研究工作开始向定量方向发展。数理统计方法随着这一时期人口、疾病、死亡、寿命调查的需要被引入了卫生保健领域。由于缺乏早期的人口普查资料,教区和家谱记录对于估计期望寿命及其他研究就显得特别重要,因为这些记录提供了出生与死亡之间的联系。前已述及,在17世纪,佩蒂与格兰特根据伦敦教区出生与死亡的统计,于1662年写出了《对伦敦死亡表的自然与政治考察》,这是人口统计学的开创性著作。1786年,著名数学家拉普拉斯(P. Laplace,1749—1827年)提出了估计法国人口出生率的方法,提出了可信区间的概念,为概率论的建立和定量地分析群体卫生问题做出了重要贡献。

1798年,英国社会学和经济学家马尔萨斯(T. Malthus,1766—1834年)在他的《人口论》一书中首先提出了资本主义社会的人口问题。比利时的凯特莱把概率论引入人口统计研究,为人口统计的分析方法奠定了科学基础。英国的佛尔(W. Farr,1807—1883年)鉴于死亡统计中的混乱状况提出拟定国际统一的疾病分类表,他的建议得到了欧洲各国的普遍重视。英国自19世纪中叶以后,公民登记资料就十分准确,其中包括死亡原因和有限的社会经济数据。美国的马萨诸塞州也在19世纪开始实行登记制度,一些城市还出版了当地的丧葬记录。在联邦政府的敦促下,其他州也陆续开始采用登记制度。在统计方法上,平均数、正态曲线方程、相关和回归、卡方检验、方差分析等数理方法和实验设计基本原则先后被运用到卫生调查和医学研究中,对预防医学的发展和医学研究的进步起到了极大的推动作用。

3. 传染病学和流行病学

传染性疾病的流行长期以来一直是人类健康和生命的最大威胁,尤其是在资本主义社会发展的早期,人口集中、城市管理不力、卫生设施落后更加剧了传染病的蔓延。鼠疫、天花、伤寒、霍乱等烈性传染病的暴发以及猩红热、水痘、麻疹、疟疾的流行造成了数以百万计的人病残和丧生。人们主要依靠中世纪以来沿袭的隔离方法控制传染病的流行,对于传染病的病因、传播途径和发病过程的科学理论尚未建立起来。

自希波克拉底时代以来,医生们就将传染病的出现归咎于大气因素。16世纪中期,帕多瓦大学教授伏拉卡斯特罗曾提出传染病的流行是由于某种"微粒子"(seminaria)自感染者移行到被感染者所致,但是他的观点并未被多数人接受。在17、18世纪,医学界盛行的观点认为,瘴气(miasmata)是导致疾病流行的根本原因。于是,传染论者与瘴气论者经历了长期的论争。19世纪40年代,包括德国化学家李比希在内的一些科学家提出,传染粒子和瘴气其实都是"酵素",由能够自我复制的微粒组成。几乎与此同时,德国医学家亨勒(J. Henle,1809—1885年)发表了《瘴气与传染病》一书,把传染病的流行分为三类。①瘴气所致的流行病,即疟疾。②大多数常见的传染病。他认为这些病最初是由瘴气所致,而后由活的微粒侵入人体内生长、繁殖,其行为与寄生物相似,还可以通过感染把疾病传至其他人。③梅毒与疥疮。这种病单独流行和传播。他还提出了关于疾病与寄生物之间因果关系的三条法则:寄生物在患者身上持续出现;寄生物可在异质混合物中被分离出来;分离出来的寄生物传染其他动物后,会复现该种疾病。在病原微生物和寄生虫学说形成之前,亨勒提出的这些原则对于医生诊断和鉴别疾病具有一定的价值。

这一时期,为了控制传染病的流行,许多医学家在传染病的病因、病原体、传播途径以及预防治疗措施方面做了大量的调查和研究工作。直至19世纪80年代,巴斯德和科赫等人在致病的生物体内发现了病原微生物,并证实它们就是传染病的病因,从而奠定了近代传染病和流行病学的科学基础。

由于微生物学、免疫学和药物学的进步,人们对传染病与流行病的预防和治疗取得了很大进展。18世纪末贞纳发明了牛痘接种法;19世纪末,巴斯德发明了炭疽杆菌疫苗和狂犬病疫苗;1890年,莱特和哈夫金制成了预防霍乱和肠伤寒的特种疫苗;1889年,法国人鲁克斯在研究白喉杆菌和破伤风梭菌时发明了细菌毒素;1890年,德国医生贝林和日本学者北里柴三郎发明了白喉及破伤风抗毒素,制成预防白喉抗毒血清;1923年法国人卡尔梅特(L. Calmette, 1863—1931年)和介林(C. Guerin, 1872—1961年)发明了卡介苗,为新生儿结核预防提供了有效的方法。传染病的预防方面出现了一系列革命性的变化,大大增加了人类预防和战胜疾病的能力,使许多传染病得到了有效的控制,挽救了无数人的生命。

4. 社会医学的兴起

社会医学是伴随着近代预防医学的出现而兴起的。人们很早就注意到,医学实践总是同一定人群的政治和经济条件紧密相连的,但从理论上对此加以总结却是在19世纪。1838年,罗舒(I. A. Rochoux, 1787—1852年)首先提出了"社会卫生学"(social hygiene)的概念,指出"人类是凭借社会才能生存的一种社会动物",将卫生学划分为个人卫生和公共(社会)卫生两大类。社会卫生学刚刚诞生时,关于这个学科的内容、性质一直存在着争论,常常与社会医学混用。通常认为,社会医学是医学的分支,主要研究各种社会因素对健康的影响,范围包括治疗和预防两方面,且侧重于理论方法上的探讨,而社会卫生学则是卫生学的分支,主要侧重于预防医学活动和改善人们的健康状况、卫生条件的实践活动。

盖林(J. Guerin, 1801—1886年)积极倡导社会医学,呼吁为了公众的利益采取相应的措施,建立新的社会医学体系。他把医学监督、公共卫生、法医学等学科归于一个有机整体——社会医学(social medicine),并把社会医学分为四个部分:研究人群的身体和精神状态以及其与法律、社会组织制度、风俗、习惯等的关系;研究健康和疾病的社会问题;研究增进健康、预防疾病的措施;制订治疗措施和其他手段来对付社会可能遇到的不良因素和其他情况。盖林把社会医学看成是当时卫生改革中最重要的一个问题,号召医生自觉地运用社会医学的观点去观察和解决社会的卫生问题。后来,人们将盖林称为"社会医学之父"。

在英国的大宪章运动中,激进的社会民主主义者倡导广泛的社会改革。面对当时霍乱流行严重的局面,人们认识到单凭医生和医院的努力是无法控制疾病流行的,必须采取社会措施才能解决一系列的卫生问题,必须从个体防治转向社会防治,从单纯的技术控制转向综合性的社会控制。英国随之开始制订有关保护母亲和儿童的卫生法规,建立规范化的城市供水体系。

效仿英国成功的经验,19世纪中叶以后,德国的社会医学得到了迅速发展,许多医学界人士提倡进行卫生改革运动,旨在解决由工业化带来的一系列问题。这一运动的发起人和主要倡导者是德国著名细胞病理学家微尔啸、医学家纽曼(S. Neumana)以及精神病学家洛伊布舍尔等人,他们主要强调社会经济因素对健康和疾病的重要作用。1847年,纽曼在《论公众保健和财富》一文中提出,"医学科学的核心是社会科学"。他认为一个民族健康是社会直接所关切并负有义务的事情,而社会环境和经济状况对健康和疾病起着十分重要的,而且往往是决定性的影响。1848年,微尔啸也提出"医学是一门社会科学"的观点。他认为,流行病就是社会和文化失调的现象。微尔啸亲自到斑疹伤寒暴发流行区进行调查,认为它的流行既有生物因素和客观原因,也有社会、经济和政治原因,因此,单靠医疗保健,不搞社会预防是不够的。他还创办了《医学改革》杂志,积极推动医学改革,要求政府采取行动改革社会的卫生保健。微尔啸指出:每个穷人都有得到医疗保健的权利,这应当是民主国家宪法的组成部分。

1849年4月,纽曼起草了公共卫生法并提交给柏林内外科医师协会,积极倡导政府采取行动改善穷人的医疗保健。在工业卫生方面,工厂、矿山等危险的生产环境和恶劣的劳动条件使大批工人的身心健康备受摧残。洛伊布舍尔制订了一份工业卫生草案,强调用法律形式限制一定的工作时间等,严格规定企业医师的活动,建立起考核制度,尽快建立国家卫生部等。微尔啸等人发起的社会改革运动标志着社会医学在德国的建立。他们并没有把活动局限于学术圈内,而是积极从事政治活动并坚持不懈地宣传他们的主张。

虽然德国的医学改革没有达到预期的目的,但唤起了人们对改善社会卫生状况的普遍关注。在医学家和社会各界人士的努力下,限制工作日、禁止雇用14岁以下童工、保护孕妇、改善工作环境以防止职业中毒和事故等措施被政府逐步采纳。同时,德国还采取措施改善了卫生行政,加强了国家对卫生行政的管理和监督作用。1837年,德国成立了卫生部,1867年正式开始行使职权,这是德国统一公共卫生组织的开始。1860年以后,德国的公共卫生改革运动进入了一个新的高潮,医师和法官们联合起来,很多城市改善了供排水系统,同时兴建了许多大型的医院、专门的屠宰场,以及按照卫生条件设计的学校教学楼、洗澡设施等。1881年,德国颁布了《工人伤残、疾病、养老社会保险纲要》,1883年颁布了《疾病保险法》等,在世界各国中第一个建立起了健康保险制度。1899年,柏林举行了"社会服务工作年度训练"等活动,把社会服务性工作纳入卫生工作范围。

除法国、英国、德国之外,欧洲和北美各国的社会医学都有一定的发展。1865年,比利时军医边勒(A. Meynne)提出了一个完整的社会医学体系模式。在他所著的《比利时医学地志》的第六章中,他分析了一些比较重要的疾病所涉及的因果关系和社会因素。《比利时医学地志》是这一时期社会医学方面的重要著作。在意大利,政府颁布了"抗疟法令",政府划出疟疾区,统一管理奎宁药,由基层行政机构免费发放给患者。美国的马萨诸塞州也建立了卫生总理事会,负责监督涉及家庭、工厂、公共场所、浴室、疯人院、种痘与隔离、生命统计等多项事务。

随着城市社区生活的组织程度逐渐提高,除了专业卫生人员外,许多民间组织和志愿者也开始积极加入社会卫生服务中来。他们主要针对社区卫生问题,或特定人群(如妇女儿童、老年人、黑人等)的福利和健康问题等做了许多工作。19世纪后期,随着传染病的控制逐渐步入正轨,婴儿的高死亡率成为备受关注的社会问题。英国和法国的一些民间组织创办了儿童保健门诊部。美国纽约的慈善家开设了向穷人提供免费或低价牛奶的站点,这个做法被美国其他城市效仿并很快传到西欧。后来,这些奶站逐渐演变成婴儿门诊和妇幼保健中心。

人们已认识到传染病的流行是对世界各国的共同威胁,公共卫生事业的成功需要整个国际社会的团结协作。1851年,欧洲各国在巴黎举行了第一次国际卫生学大会,制定了共同的检疫措施以防止鼠疫、霍乱和黄热病的传播。1892年,在威尼斯举行的国际医学会议制定了防止霍乱的国际公约。

19世纪,随着微生物学、免疫学、卫生学和社会医学等学科的创立和发展,在各国政府和民众不同程度的参与下,预防医学无论是作为一门学科还是一项实践活动的初步格局已经基本形成了。

### (四)现代医学体系的形成

1. 现代医学教育的奠基

在法国大革命所引发的诸多改革中,医学教育的改革颇为成功。1794年,通过立法,法国的医学教育被整合为单一体系。过去那种五花八门的专业、学园、学院、学校以及大学并存的局面已不复存在,取而代之的是在巴黎、蒙彼利埃和斯特拉斯堡建立起的三所新型"卫生学校"(不久后更名为"医学院"),并形成了以"医院医学"为特征的"法国学派"(French School)。"法国学派"强调临床教学的重要性。医学教育的改革者福克罗伊(A. Fourcroy,1755—1809年)提出:在新型的医学院里,学生们将"读得少而看得多、做得多",旧的医学教育所缺乏的"实践这门技艺,如今将成为教学的主要内容"。

法国还率先建立了全日制带薪教师和国家奖学金制度,这意味着教授们及助手可以专门从事医学教学,外省的贫苦孩子能够通过考试或会考制度到巴黎求学。1802年,法国为杰出学生和新近毕业生在巴黎医院设置了实习期和实习医师的职位。此后,当实习医师成为今后行医的先决条件。在不到10年的时间里,法国的医学教育就已形成了自己的结构,这种结构贯穿了19世纪,其基本特征今日仍然可见。扎根于医院的法国医学教育体系极大地推进了临床教学的发展,并使法国成为当时欧洲医学的中心。

在19世纪上半叶,来自欧洲和北美的学生大量涌入法国。这些在巴黎学习的年轻人回国后,树立了法国医学的旗帜。伦敦、日内瓦、维也纳、费城、柏林和爱丁堡的信徒跟随在法国人后面,强调物理诊断和病理的相关性,还经常带回法国在基础科学,例如化学与显微镜方面的知识和技能。

依照法国的模式,各地的医学教育都变得更加系统化、科学化。在曾留学巴黎的教师力促之下,英国的医学教育颇受法国的影响,医学教育随之扩大。从1830年起,除了伦敦大学设立医学院外,一些著名的医院也建立了医学院,例如盖伦医院、圣玛丽医院、圣托巴斯医院,从而形成了一个较大的医学科学中心。19世纪下半叶,爱丁堡大学已成为当时世界第一流的医科大学。

在19世纪50年代和60年代后,日耳曼各国的医学得到迅速发展。在奥地利的维也纳,罗基坦斯基(C. Rokitansky,1804—1878年)访问巴黎后,将医院医学引入奥地利,并将病理解剖列为必修课程。他十分重视尸体解剖的教学,他本人就做过不下6万次的尸体解剖。德国也开始了医学教育改革。不久之后,德国和奥地利的医学发展迅速赶上英国和法国。德国的医学教育不仅吸收了法国医学的长处,而且将临床教学与实验室的实际操作相结合。德国人提出,医学教育不仅是培养医生,而且应当培养既能从事临床工作,又能进行科学研究的医学科学家。这种教育与实验的结合,终于发展成为一种临床研究方式,它比单纯临床观察更为精密。在19世纪下半叶,德国成了世界医学的中心。

在美国,正规的医学教育于18世纪就在大学的基础上兴起了,可是后来却被私立的医学校所压倒。这类学校大多采用"讲课、测验"填鸭式的一套方法,学期短、费用低,教授随意任命,没有学院间的联系,学生不参加考试也能获得学位。在19世纪80年代美国实行医师执业执照制度之前,任何人都可以自称为医生。这些医生一般在师傅手下担任三年学徒,师傅为他们提供书籍、设备,最后颁发证书。在当学徒的前半段时间,学徒阅读基本的医学教科书,后半段陪着师傅一起出诊。从18世纪中期开始,美国已设立医学院校,但院校的学制只有两年,第二年学生重复第一年的课程,有些学校连解剖课和实习的机会都没有,这些学校实际上是"文凭制造厂",医学教育落后于欧洲半个多世纪,以至于美国学生多去往欧洲留学,如去爱丁堡、巴黎、维也纳和柏林等地的医学院学习。

19世纪末,美国开始医学教育改革。哈佛大学、宾夕法尼亚大学等开办了医预科,延长本科学习年限,从国内和国外请来优秀的教师,充分利用外国先进教学法以及国家大量的财政支持,这一切为后来医学教育的巨大发展提供了条件。1893年,约翰·霍普金斯医学院建立,并引入德国的教学-临床-科研模式,开创了美国医学教育的新局面。

2. 医学团体、医学期刊的发展

19世纪,开始出现新型的医生社团和学会。它们承袭了古代学院派的科学倾向,但更为灵活,更易于接受新观点和新发现。医学会成为医学家、教师以及开业医生共同参与科学讨论的园地。

1832年创立的英国医学会(British Medical Association,BMA)每年都召开年会,交流临床经验和科学发现。英国医学会是全国性学会,在英国各自治领地都设有分会。1840年,英国医学会创办了《英国医学杂志》(Britislz Medical Journal,BMJ),该杂志与1823年创办的《柳叶刀》(Lancet)杂志一起有力地推动了英国医学的进步。《柳叶刀》杂志创办人瓦克利(T. Wakley)宣称,"柳叶刀应该是一种带有弓形窗体的刀子,这样光线可以从中穿越。它也应该是一种锋利的外科手术刀,可以切下杂质,我使用这个名称含有上述双重含义"。

1847年美国医学会(American Medical Association,AMA)成立,全国几乎所有的医生都是其会员。不过在19世纪之前,美国各地已成立了市医学会和州医学会。该学会出版的周刊《美国医学会杂志》(Journal of American Medical Association,JAMA)对医学生活的各方面都有着重要的影响。在医学会起初的半个世纪里,它的主要任务是推动医学教育的改革。

1812年约翰·柯川博士创办了《新英格兰医学与外科期刊》,为季刊,1828年改为周刊,同时更名为《波士顿医学与外科期刊》。1928年,马萨诸塞州医学会以1美元的价格象征性地"购买"了这个杂志,并将其改名为《新英格兰医学杂志》(*The New England Journal of Medicine*,*NEJM*)。

此外,《美国医学科学杂志》(*American Journal the Medical Sciences*)、《纽约医学杂志》(*New York State Journal of Medicine*)等都是有影响力的医学期刊,大多延续至今。

德国、法国、意大利等欧洲国家也组织了自己的医学会,创办了医学杂志。1863年,瑞士慈善家杜南在日内瓦创办了国际红十字会,得到了世界各国的支持。

虽然不同民族人民的思想和生活中必然会保留其原有的某些习性和文化倾向,有时甚至得到强化,但由于文化和医学期刊的广泛传播、通信的日益便利以及政治变革所带来的各国人民频繁接触,这个时期西方医学的民族特性已大为减弱。重要的科学潮流在意大利和维也纳之间相互交汇,新兴观念和改进的技术从法国传到英国、意大利和德国,从德国传到了美国及世界各地。1867年,第一届国际医学大会在巴黎举行,此后每两年举行一次,成为国际医学界交流的盛会。此外,医学各学科的国际会议也相继举行,并创建了一系列的国际医学组织,极大地推动了现代医学在世界各国的发展。

3. 医学职业

作为一种关系到他人的健康与生命,并能知其隐私的职业,医学总是需要有一个可行的道德标准。早在古代就有《汉谟拉比法典》规范医生的行为。英国医生珀西瓦尔(T. Percival,1740—1804年)在1794年制订了一个医生的道德规范,1803年修订更名为《医学伦理学》正式出版,"医学伦理学"这一术语也是由他首创。《医学伦理学》后来成为美国医学会在1847年订立医学道德准则的依据。

与其他行业一样,医学界也常有不道德的行为发生,但是高尚的医生总是真挚地对待患者和同行,有时毫不顾及经济上的损失。这些医生坚持履行他们替患者保密、不与同行争患者、对贫富患者一视同仁的誓言。因此,19世纪的医生在社会结构中处于一个重要的地位,他们受到政府和患者两方面的尊重:政府对他们委以重要职责,患者则越来越多地希冀医生的帮助,这反过来又影响着医生的社会地位和经济地位。在欧洲和北美洲,医生常常在国家文化和政治生活中起着重要的作用,他们常跻身于最高政治机构并成为文化潮流的领袖,在经济上他们也获得很大成功,许多医生已具有丰厚的收入和舒适的生活条件。

## (五)西医的传播

医学的发展从来就不是孤立的,它始终与人类社会政治、经济、思想文化的变迁息息相关。西方近代医学在世界范围内的传播,是与欧洲各强国在近代获得的巨大进步相联系的,是欧洲文明所取得的世界霸权的一部分。它之所以取得全球范围内的人类医学体系的主导地位,固然是由于西方医学科学本身的诸多成就,也得益于以欧美文明为内容的所谓"现代化"世界潮流。

从文艺复兴开始,西方医学进入了新的时期。受到科学革命的影响,科学,特别是自然科学成为医学的核心。17世纪,欧洲发生了影响整个人类发展的社会革命,此后又经过工业革命,社会经济、政治、文化有了飞速的进步。欧洲列强在全球的殖民扩张,一方面给医学发展带来了新的社会需求和发展动力;另一方面,西方近代医学也随着欧洲文明全球化的步伐走向世界的各个角落。

1. 工业革命与医学革命

18世纪,欧洲各国进入资本主义时代,纷纷开拓商品贸易,从而刺激了技术革命。1789年,瓦特制成改良蒸汽机,引领了机器生产代替手工生产的工业革命,资本主义生产力迅猛发展。至19世纪,英国、法国、德国、俄国、美国等国家相继完成了产业革命,促进了社会发展和生产关系的变革。

工业革命促进了生产力的飞速发展,带来了巨大的社会财富,城市人口迅速增长,随之而来的是人民对医疗保健和公共卫生的需求。同时,以精密机械制造业、化学工业为代表的现代化大工业生产也为医学发展提供了医疗器械、药品和实验室设备、药剂等必需品,成为西方医学发展不可或缺的物质前提。西方近代医学取得的突破性革命成果离不开工业革命所提供的物质基础。在一定程度上,现代医学、现代医师是欧洲工业化社会的产物,新技术、新药物、新设备都离不开发达的工业文明,如阿司匹林等药物的合成,如果没有工业化大生产,根本不可能满足数以万吨计的社会需要。19世纪重要的新药的出现是有机化学工业发展的重要成果。许多临床诊断需要的精密器械,如照明装置、光学器械,也同样是工业产品。可以说,没有必要的工业基础,医学科学的重大发现是难以实现的。

西方医学科学走向世界也与工业文明的全球化紧密相连。19世纪以后,落后于西方国家的世界其他国家,面对殖民压迫,为了生存与发展不得不走工业化的道路,引进西方国家的发展模式,西方医学的传播因此水到渠成。医疗器械、药品等工业产品也成为以西方为主导的国际贸易的组成部分。这种巨大的物质实力上的差距,使得其他国家、民族的医学在与西方医学竞争时,不可避免地处于劣势地位。

2. 医学科学与殖民扩张

西方近代医学的传播与欧洲列强的海外殖民扩张有着密切的联系。近代医学的发展为欧洲殖民者的冒险活动提供了必要的生命保障。在殖民扩张进程中,疾病是欧洲殖民者致命的困扰,例如,非洲热带地区的疾病,曾经使非洲在19世纪末以前被称为"白人的坟墓"。

此外,欧洲经济的发展离不开繁荣的海洋贸易,为了商贸、探险和军事扩张,需要船只长时间的远航,而不可避免地会使海员发生由于维生素C缺乏引起的坏血病之类的灾难,这些都需要医学的发展来解决。

另一方面,殖民者也将欧洲人的疾病,例如天花和麻疹,带给当地土著人。由于土著人对这些疾病没有免疫力,从而导致他们大量患病,当地人口数量急剧减少,甚至造成土著民族的灭绝和社会结构的解体,如美洲瘟疫肆虐导致印第安文明的衰落。对这些疾病的控制关系到殖民者统治的稳定,也成为西方医学亟待解决的问题,从而刺激了医学科学的研究与传播。

医生是欧洲殖民扩张队伍中的重要成员,他们照顾殖民探险者的健康,为殖民者提供必要的医疗服务。西方医生们在传教行医的活动中,常常通过教会或社会慈善机构募集资源,为当地患者提供免费治疗。当他们面临自己不熟悉的疾病时,也愿意与当地医生交流治疗经验,用当地的药物来改善治疗,同时丰富自己的储备。西方医学从这种交流中获益颇多,有时候本土药物和治疗方法也可能被欧洲人接受,通过交流进入欧美地区。不发达国家、民族医生的生存虽然受到了西医的威胁,但他们中的开明者也往往愿意向西方医生学习医学知识,其中外科技术和合成药物更是被视为西医的特长。

同时,为了巩固和拓展在世界各地的殖民势力,欧洲各国也不断推动医学相关领域的研究。殖民者将欧洲的环境卫生和公共卫生措施引入殖民地和势力范围,并加强了对非洲、印度、东南亚和拉丁美洲地区疾病的研究,例如,一个新的医学分支——热带医学的创立和发展,就源于欧洲列强在本国和统治的殖民地建立了专门研究热带病的机构和实验室,从而推动了传染病和寄生虫病的医学研究迅速发展。而这些领域医学的新进展,特别是流行病学的主要研究成果,以及公共卫生理论与措施,对欧美各国的殖民统治起到了重要作用。

医学科学因其所具有的治病救人的社会效用,更易为后发展国家的人民所接受,拥有良好医技和医德的西方医生往往能够得到当地民众的爱戴。与武力与贸易相比,医学科学所形成的文化"软实力",对于欧美强国在不发达国家扩大其影响有着不可低估的作用。西方医学在后发展国家所取得的成果也会回馈给欧美国家,同样促进了发达国家医学科学的发展。

## (六)近代西医传入中国

近现代医学科学作为西方先进文化的重要组成部分,在中国的传播不仅使中国卫生医疗体制发生了重大变革,而且改变了国人的生活方式乃至思想观念。西方医学科学传入中国以后,由于它与中国传统医学是在不同的社会历史条件下产生和发展的医学体系,两者之间不免产生矛盾。从近代中国历史发展总体进程来看,西方医学,主要是近现代医学科学在华的传播是比较顺利的,最终为中国社会各界普遍接受,并从20世纪初开始,取代了中国本土传统医学的原有地位,成为中国现代医学的主体部分。

西方医学在中国的传播最早可以追溯到唐太宗年间传入的景教。景教(即聂斯托里派)是基督教的一个支派,据记载,唐代景教寺院的僧人多擅长医术,施舍医药,"病者疗而起之,死者葬而安之"。元代的回回药物院和广惠司等官方医疗机构中都曾经有基督教医生任职。出于传教的目的,罗马教廷派遣传教士来华,有的传教士也从事医学活动。

近代西医传入中国始于明末清初。1568年葡萄牙天主教徒卡内罗(Melccior Carnero)到达澳门,设"癫病院"于澳门白马庙,成为西医传入中国的第一人。1582年意大利天主教士利玛窦(Matteo Ricci)来华,传入了西方天文、数学、地理、建筑等方面的知识,在医学方面则介绍了西方的"脑主记忆说"。明清时期在中国传教并有医学著述的西方传教士还有意大利耶稣会士熊三拨(Sabbathinusde Ursis),其著作《泰西水法》中有"药露"篇;日耳曼耶稣会士邓玉函(P. Johann Terrentins),译有《泰西人身说概》二卷,崇祯八年(1635)由毕拱辰润色后付梓;意大利耶稣会士罗雅谷(DiegoRho),著有《人身图说》二卷。另外来华传教士医师罗德先（Bemard Rhodes），曾为内廷御医，为康熙治愈心悸症和上唇瘤。法国人刘应（Cladiusde Visdelou）和洪若翰（P. Joaude Fonlaney），曾于1693年用金鸡纳霜治愈康熙的疟疾。以上这些来华的传教士，虽然带来了一些西医学知识，但由于当时近代医学还未成熟，而且他们也不是医学专家，所以在中国影响不大。

1840年鸦片战争后，中国的国门被迫对外打开，一系列不平等条约强制中国开设通商口岸，还规定了列强有在通商口岸建造教堂、医院和学校的权利，这为近代西方医学系统传入中国拉开了序幕。

1. 开办医院和诊所

19世纪来到中国传播西医学的，早期仍然以传教士为主体。1834年，美国传教士医生伯驾（Peter Parker，1804—1888年）来到广州，并于次年设立了一所"眼科医局"，这是中国内地最早出现的西医诊所。伯驾凭借眼科手术，赢得了当地患者的信任。1856年，医局在第二次鸦片战争中被毁。1859年1月，伯驾的继任者、美国传教士医生嘉约翰（John Glasgow Kerr，1824—1901年）在广州南郊重建医局，更名为博济医院。此后博济医院一直存在到1949年，是在华历时最久的教会医院。

其他通商口岸如上海、宁波、厦门、福州等也同样有传教士医师开办西式医院或诊所。据调查，1859年全国仅有教会医师28人，1876年有教会医院6所、诊所24所，1897年有教会医院60所，1905年发展到医院166所、诊所241所、教会医师301人。这些医院分布在全国20余省，其中较有名的医院如下。

1844年英国伦敦会传教士医师雒魏林（W. Lockhart，1811—1896年）在上海南市建立"中国医院"，即后来的"仁济医院"，是上海最早的西式医院。

1861年雒魏林来到北京开设西医门诊，1864年由英国传教士医师德贞（J. Dudgeon，1837—1901年）接任，次年德贞选择东城米市大街的一座寺庙，改建成"双旗杆医院"，1906年该院与其他几个医院合并为协和医院。

1906年美国医学博士胡美（E. H. Hume，1876—1957年）来到长沙，创办雅礼医院，1915年移交给湘雅医学会后更名为湘雅医院。该医院的主要支持团体为美国的雅礼会（美国耶鲁大学的一个校友团体）。

近代有名的教会医院还有上海广慈医院（1881年）、北京同仁医院（1867年）、南京鼓楼医院（1892年）、苏州博习医院（1883年）等，教会医院占清末在华西医医院的绝大多数。

传教士医师来华的首要任务是传播宗教，医学作为行善手段之一，对吸引信徒很有帮助，因而被广为采用。客观上，教会医院的建立成为西医传入的重要基地，也为我国建立医院提供了示范。同时，教会医院带来了比较先进的西医技术，如1847年伯驾成功地在中国实施了首例采用乙醚麻醉进行的外科手术，其时距西方首例公开乙醚麻醉手术不过一年。

2. 创办医学校和吸引留学生

早期传教士医师为培养医务上的助手，采取过培训学徒的方法，但不能充分满足临床需要。1866年博济医院成立附设博济医学校，成为中国最早的西医教会医学校。该校开始只招收男生，1879年招收了第一个医科女生入学，1904年扩建后改称华南医学院

（1917 年由广州博医会接管，1930 年改由广州岭南大学接办，后并入广州中山医学院）。其他陆续开办的有苏州医院医学校（1888 年）、上海圣约翰学院医学系（1896 年）等。《辛丑条约》签订以后，教会医学校迅速增多，几乎每省都有。较著名的有 1901 年设立的广州女子医学校（1902 年改名为夏葛医学校）、1903 年设立的北京协和医学校（1906 年批准立案，1908 年正式开学，成为当时第一个得到清政府承认且规模最大的教会医学院，1915 年洛克菲勒基金会接收后改为北京协和医学院）、1907 年在湖南长沙成立的湘雅医学院及 1910 年创立于四川成都的华西协和医学院等。这些教会医学院有的在外国注册立案。如上海圣约翰大学于 1906 年向美国哥伦比亚区注册；湘雅医学院在美国康乃狄格州立案，毕业生都由美国康乃狄格州直接颁发耶鲁大学学位。

在鸦片战争失利后，清政府开展洋务运动，《辛丑条约》后实施"新政"，开始向国外派遣公费留学生，而当时各国也有意识地吸引中国青年留学。因此，19 世纪末 20 世纪初在我国近代史上掀起了第一次留学高潮。

中国留学欧洲学医的较早的有黄宽（1829—1878 年），字绰卿，号杰臣，广东省香山县人。黄宽年幼时父母双亡，后由美国教师布朗（Brown）带到澳门马礼逊（Mamson）学校学习。1847 年跟随布朗夫妇抵美，进麻省曼松（Manson）学校。1850 年赴英国，入爱丁堡大学专攻医学，学制 7 年。回国后曾在博济医院及医校任职，当时被称为"好望角以东最负盛名之良外科医生之一"（容闳《西学东渐记》）。

1907 年日本和清政府订立了接受中国留学生的办法，由各省公费派遣学生去日本留学，短期内赴日的留学生达万人以上。其中学医者为数不少，据不完全统计，仅在 1911 年以前学成归国的就有 163 人，这还不包括像鲁迅等中途转学或未毕业者。经由日本转输成为近代西医传入中国的又一重要渠道。

1909 年，美国为吸引中国学生前来留学，提出"退款兴学"，即将 1900 年八国联军侵华后清政府向美国的赔款返还一半给中国，用于资助赴美留学者。此后留美人数逐年增加，其中有后来成为我国著名医学家的沈克菲、孟继懋等人。

留学生回国后，在各个医疗卫生机构担任重要职务，对于当时的医疗卫生事业具有很大的影响。

3. 翻译西医书

1851 年，主持广州金利埠惠爱医局的英国传教士医生合信（B. Hobsen），出版了中文西医图书《全体新论》，这是第一部关于西方解剖学和生理学的中文专书，对中国医界产生很大影响。此书连同他后来出版的《西医略论》《内科新说》《博物新编》和《妇婴新说》，合称《合信医书五种》。博济医学校的嘉约翰从 1871 年起编译教材，先后成书 34 种，包括《西药略说》《割症全书》《炎症》《热症》《外科学》等，内容全面。此外，英国传教士傅兰雅（JohnFryer，1839—1928 年）在上海江南制造局翻译馆与中国助手赵元益等也合作译述医书多种，有《儒门医学》《内科理法前编》《内科理法后编》《西药大成》《药品中西名目表》《济急法》《保生全命论》等，在近代流传颇广。

传教士医师还编辑各种中外文医刊。如嘉约翰主办的《西医新报》（1880 年，季刊），持续两年，共出 8 期，是中国最早的西医杂志。1887 年，中华博医会主办外文刊物《博医会报》（1932 年与《中华医学杂志英文版》合并，更名为《中华医学杂志外文版》），影响更大。以上这些医书和医刊,促进了西方医学在中国的普及和传播。

通过以上种种途径,西方医学逐渐在近代中国立足生根,与此相伴的是西药也逐步进入中国市场。由此,中国出现了中、西两种医学并存的局面,这是近代中医药学所处环境的一个重大变化。

4.日本医学近代化及其对中国的影响

日本是在近代崛起的唯一西方化殖民强国,日本医学的近代化道路对于中国也有很大影响。德川幕府初期(1603—1715 年),荷兰医学开始传入日本,被称为"兰学"。1823年,德国学者西博尔德作为荷兰东印度公司的医官,来到长崎的荷兰商馆任职,他利用自己所擅长的外科、眼科技术,为日本人诊疗,并为日本医界培养了最早的西医队伍,成为日本西医教育的创始人。1858 年,德川幕府下令"探访各国所置,医术亦当兼学西洋",从此解除了对西医的禁令。日本被美国以武力打开国门后,西方近代医学得到迅速传播。1868 年"明治维新"后,日本政府决定引进西医作为现代化改革的一部分。在日本曾经非常兴盛的汉方医学就此没落,虽然没有被禁止,但不再受到政府支持。随着西医发展,汉方医学逐渐边缘化为民间医学。

1875 年,日本政府颁布医师开业规则,所有未经医学校毕业的医师必须经过考试才准开业行医,而所有考试科目全系西医课程,这必将给汉医以致命的打击。1883 年,政府颁布了医师考试规则和医师执照颁发规则,汉医学校被取缔。中日甲午战争后,中国开始注意学习日本崛起的先进经验,赴日留学生迅速增加,到日本学习近代化医学的人员很多,鲁迅、郭沫若也在其中。日俄战争后,日本的国际地位大大提升,成为当时中国效仿的新榜样。清末,盛行从日本转口引进西医知识,其中,名医丁福保编著的《丁氏医学丛书》就翻译了日本医学书籍 68 种,受到社会广泛欢迎。著名医史学家陈邦贤指出,"明治维新以后,医学为之一变,现已有登峰造极之势;中国要改良医学,设假道于日本,当较欧美为便利。"

日本政府以西方医学取代传统汉医的做法,对中国近代医学的发展影响很大。民国初年,北洋政府在参照日本学制制定的《壬子癸午学制》(1912—1913 年)中,就效仿了日本政府的做法,把中医教育完全排斥在外,企图实行从教育上取缔、消灭中医的措施。积极主张废除中医的余云岫、汤尔和、褚民谊等人都曾经留学日本。

此外,日本在对华殖民侵略过程中也把医学教育作为重要内容,特别是在中国东北、台湾都有很大影响。其中,最具代表性的是日本南满洲铁道株式会社(满铁)1911 年在沈阳建立的南满医学堂,后来于 1922 年升格为满洲医科大学。该校名义上是与中国政府共同办理,办学的目的号称是要"普及医道",自夸"对日中两国融合乃至文明的输入都起到了极大的推动作用",在客观上也培养了一批中国当地的医学人才,对于东北医学的发展有所贡献,但实际上服务于日本在东北殖民地经营的需要。

5.清末改革与近代医学

清朝末年,统治集团中的开明人士出于"经世致用"的目的,对西方科学技术产生兴趣。著名官员和学者阮元(1764—1849 年)对"中西异同、今古沿革"就"旁稽载籍、博问通人",被称誉为"博观古人之书,兼明西洋泰西之说"。晚清学界颇负盛名的桐城派大家吴汝纶,在致友人的书信中,对西医理论和诊疗方法深表佩服:"今西医盛行,理精凿而法简捷,自非劳瘵痼疾,决无不瘥之事。而朋友间至今仍多坚信中国含混医术,安其所习,毁所不见,宁为中医所误,不肯一试西医,殊可悼叹。"

受到鸦片战争失败的刺激,在"师夷长技以制夷"思想的指导下,清廷内部具有经世之学思想背景的开明之士发起了学习西学、自强图存的洋务运动。洋务派官员开始兴办新式学堂,向欧美派遣留学生,引进和传播西方近代科学技术,而具有巨大实用性的西方医学自然受到了他们的重视。

1865 年,北京同文馆开办医科,聘请英国医生德贞任教,主讲解剖学、生理学。1881年,直隶总督兼北洋大臣李鸿章首先在天津开办医学馆,这是中国第一所官办医学校,1893 年改为"北洋医学堂",后又改称"北洋军医学堂"。著名改良派思想家郑观应对西方医学非常赞赏,在所著《盛世危言·医道》中较全面地将中西医加以比较。他认为西方医学在关于人体脏腑器官的认识、诊断手法、药物炮制、外科器械等方面都胜于中医。他在《中外卫生要旨》(1890 年)一书中介绍了西方的公共卫生观念与管理制度。李鸿章也提出了汇通中西医的观点,指出:"倘学者合中西之说而会其通以造于至精极微之境,与医学岂曰小补!"戊戌变法时期,维新派非常强调学习西方医学对于中国社会发展的重要性。维新派思想家认为救国首先必须强民。他们强调要从身心两方面提高国民的素质,提出了医学救国的主张。梁启超指出:"不求保种之道则无以存中国。保种之道有二:一曰学以保其心灵,二曰医以保其身躯。"他提出发展医学是变革图强、追求人类社会文明进步的重要组成部分,"凡世界文明之极轨,惟有医学""医者,纯乎民事者也,故言保民,必自医学始"。康广仁在澳门创办的《知新报》特辟西医专栏,宣传医学维新论。刘桢麟在该报发表"宫强始于卫生论",称:"欲治天下必自治国始,欲治国必自强民始,欲强民必自强体始。强体之法,西人医学大昌,近日骏骏乎进于道矣。"光绪皇帝自己多次延请西方使馆医生,或懂得西医的中国医生入宫会诊、治疗。维新变法虽然失败,但是中国学习西方医学的大势依然。1902 年,袁世凯也在天津开办了"北洋军医学堂"。1903 年,清政府在京师大学堂添设"医学馆",1906 年,改为"京师专门医学堂"。

6. 西医学在中国的主动吸收发展

随着西医的传播,中国人由被动接受逐渐变为主动吸收,开始发展我国自己的现代医学。陆续成立了中国药学会、中华护理学会、中国生理学会、中国解剖学会、中国微生物学会等。1915 年中华医学会成立,这是中国人的西医学术组织,同年开始出版《中华医学杂志》。1915 年还成立了以留日学医归国人士为主的中华民国医药学会。

医学基础研究也开始有所发展。解剖学、生理学方面,针对中国人的解剖和生理进行了研究,1929 年出版了蔡翘教授的《人类生理学》。药理学方面,1932 年陈克恢通过实验发现麻黄素的药理作用,引起国际关注。20 世纪上半叶约 40 年间,我国学者使用现代药理学方法共研究了中药百余种,如麻黄、当归、延胡索、贝母、鸦胆子、常山等,成绩可观。

在医学教育方面,国人自办的西医学校较早的有 1909 年郑豪等创办的光华医学堂(后改名为广东光华医学院)、广州士绅捐款创建的广东公立医科专门学校(1926 年并入广东大学,为纪念孙中山先生,后又改称国立中山大学医学院),1912 年创办的江苏省立医学专科学校(1927 年由颜福庆等人改组成上海第四中山大学医学院,1932 年脱离大学部,独立为国立上海医学院,是当时唯一的国立医学院)。至1949年,共有西医院校44所,在校学生15 000余人。

在卫生行政方面,民国以来逐步建立起中央到地方的各级卫生机构,颁布了一些关于尸体解剖、传染病报告、医学教育等方面的法规。至抗战前,我国约有公私医院500余所,病床3万张,战后医院达2 000所,病床9万张左右,医药卫生技术人员3万余人。公共卫生工作在近代取得了一定的进步,但尚未能有效控制严重危害人民生命的传染病流行。近代中国有多次重大的传染病疫情,如1910—1911年、1920—1921年和1947年东北地区的三次鼠疫大流行,1917—1918年内蒙古、山西鼠疫大流行,1932年、1938年和1946年的全国霍乱大流行等,死亡人数都在万人以上,最多超过5万人。1911年4月,清政府在奉天组织召开了"万国鼠疫研究会",出席会议的有来自英国、美国、法国等11个国家的34位医学代表,中国代表伍连德当选为会长。这是近代在中国举办的第一次真正意义上的世界学术会议。

医药工商业方面,近代早期西药市场由外商控制。最著名的有1828年英国医生屈臣(A. S. Watson)在广州开设广东大药房,1841年业务拓展到香港,后成立屈臣氏公司,在国内各地开设屈臣氏大药房,至20世纪成为远东最大的药房,其中以上海分号的营业额最大。1882年旅美归侨罗开泰在广州创泰安大药房,则是中国人开设的第一家西药房。此后华商药店在各地陆续出现、增多,成为西药市场的主导。但是中国的西药工业远远跟不上形势发展。英国商人施德之(StarTalbot)1900年在上海设施德之药厂,是我国最早出现的西药厂。1902年广州的梁培基药厂则是国人自办的第一家西药厂。至中华人民共和国成立初期,据统计全国共有药厂269家,但制药技术相当落后,大多数仅是配制和加工进口原料药的基地。

近代中国西医学界还涌现出不少声誉卓著的学者、名医,像伍连德、颜福庆、林宗扬、汤飞凡、侯宝璋、林振纲、沈克非、黄家驷、张孝骞、吴英恺等。

## 六、医学史上的三次卫生革命

在人类历史的长河中,健康和疾病一直是与生命同生共存的孪生兄弟和冤家对头。为了延续生命,保护健康,求得长寿,人类与疾病进行了旷日持久的对抗,经历了三次卫生革命,写下了不朽的篇章。时至今日,这三次革命仍在世界不同的国家和地区以不同的方式继续着。

### (一)第一次卫生革命

第一次卫生革命,以传染病、寄生虫病、地方病以及营养不良症为主要防治对象。

历史背景:人类发展史上,曾经受到了鼠疫、霍乱、天花等烈性传染病的困扰,开始一直处于束手无策、坐以待毙的境地,显得十分无能为力。其中让人类饱受死亡折磨的当属被称为"黑死病"的鼠疫。

历史上首次鼠疫大流行发生于公元6世纪,起源于中东,流行中心在近东地中海沿岸。公元542年,鼠疫经埃及南部塞得港沿陆海商路传至北非、欧洲,几乎殃及当时所有著名国家。这次流行持续了五六十年,极流行期每天死亡万人,死亡总数近一亿人。这次大流行导致了东罗马帝国的衰落。

第二次大流行发生于公元14世纪。此次流行此起彼伏,遍及欧亚大陆和非洲北海岸,尤以欧洲为甚。100多年中,欧洲死亡2 500万人,占当时欧洲人口的1/4,而意大利和英国死者达其人口的半数。

第三次大流行始于19世纪末(1894年),它是突然暴发的,至20世纪30年代达到最高峰,总共波及亚洲、欧洲、美洲和非洲的60多个国家,死亡达千万人以上。此次流行传播速度之快、波及地区之广,远远超过前两次大流行。

卫生行动:面对鼠疫等烈性传染病的肆虐,人类掀起了第一次卫生革命浪潮。借助于生物医学的迅猛发展,世界上一些国家和地区纷纷制定国家卫生措施和环境卫生工程措施,研究有效疫苗和生物制品制备,推行广泛的免疫接种计划,以及消毒、杀虫及灭鼠计划。特别是欧洲各国积极加强基础卫生设施的建设,如下水道的改进,并且重视对垃圾的处理,取得了极为显著的成效。

从19世纪末到20世纪50年代,通过综合性的卫生措施,包括污水处理、水中加氯等环境条件的改善,预防接种、抗菌药物、杀菌灭虫"三大法宝"的运用,以及卫生食品的供应、营养状况的改善和良好的居住条件等,急、慢性传染病的发病率和死亡率大幅度下降,平均期望寿命显著提高。

仅仅半个世纪,人类就在地球上消灭和基本控制了天花、麻风、鼠疫和霍乱等烈性传染病,在与这些瘟疫的斗争中大获全胜。随着长期笼罩欧洲的一个传染病圈的消失,人类第一次卫生革命首先在发达国家完成,继而把胜利成果推向广大的第三世界。

### (二)第二次卫生革命

第二次卫生革命,以心脑血管疾病、恶性肿瘤、意外伤害、糖尿病和精神病等慢性非传染性疾病为主攻方向。

历史背景:第二次世界大战以后,各国的经济条件普遍改善,加之公共卫生事业迅速发展,以及第一次卫生革命的成功,使人口死亡率特别是婴儿和孕产妇死亡率明显下降,促进了人类寿命和人口数量的激增。许多国家的人口统计"金字塔"都在逐渐变形,65岁以上人口所占比例日趋增大,在发达国家和部分发展中国家超过了7%,从而进入"老年型社会"行列。

随着现代社会高度的工业化和城市化进程,人类的生存环境发生了根本的改变,人们对生活的需求也随之提高。大量人口集中于现代化的大城市,原有的大批农业村镇变成了工业化城市,使生活空间十分拥挤,住房、交通、卫生、教育和娱乐等公共设施和事业发展远远跟不上需求,导致了许多新的公共卫生与社会问题。

现代工业化、都市化带来的人口集中,居住和交通拥挤,生活紧张、忙碌,社会关系复杂多变,导致人们的行为和生活方式发生变化。这时,影响人类健康的主要疾病已由传染病逐步转变为非传染性疾病,传染病在疾病谱和死亡谱上的顺位逐渐下降,并为生活方式及行为疾病等所取代。

世界卫生组织估计,1992年全球60%的死亡原因是不良的生活方式和行为造成的,其中发达国家占 70% ~ 80% ,发展中国家占 40% ~ 50% 。在发达国家,心脏病、脑血管病及恶性肿瘤的发病率与死亡率逐年上升。

卫生行动:针对人类社会飞速发展的现代化进程以及疾病谱的改变,首先对健康的认识由过去的"健康就是没有病"演变为世界卫生组织定义的"健康是身体上、精神上和社会适应上的完好状态,而不仅是没有疾病或虚弱"。随后人们认识到,仅靠过去的生物医学模式的指导,已经远远不能适应人类健康进程的需要,尤其无法从根本上解决由生活方式引起的慢性非传染性疾病,于是诞生了"生理-心理-社会"这一新的医学模式。

在社会卫生策略上,世界上许多国家采取了发展早期诊断技术,提高治疗效果,加强疾病监测,特别是控制与疾病发生发展密切相关的危险因素,改善生态和生活环境,倡导健康的行为生活方式,控制吸烟、酗酒、吸毒,提倡合理营养和体育锻炼,以及开展促进健康教育等综合措施,通过干预个人不良行为和生活方式,控制慢性非传染性疾病,降低其发病率和死亡率。

1992 年,国际心脏保健会议提出的维多利亚心脏保健宣言指出,合理膳食、适量运动、戒烟和限制饮酒、心理平衡是健康的 4 大基石,对科学、文明、健康的生活方式进行了高度概括。美国经过 30 年的努力,使心血管疾病的死亡率下降 50% ,其中 2/3 是通过改善行为与生活方式而取得的。风起云涌的第二次卫生革命,使慢性非传染性疾病在发达国家和一些发展中国家得到了有效控制,取得了举世瞩目的可喜成绩。

### (三)第三次卫生革命

第三次卫生革命,以提高生活质量,促进人类健康长寿,实现人人享有卫生保健为目标。

历史背景:随着人类社会的不断进步,经济水平和生活水平的不断提高,健康不仅作为一项基本人权,而且成为人类生活的第一需要。人们的健康意识越来越强,保健需求越来越高,尤其是第二次卫生革命的成功,大大增强了人们的自我保健意识,坚定了必胜的健康信念。养生保健成为一种现代时尚,长寿为越来越多的人所渴求。与此同时,人类健康的威胁除了来自内源性机体和功能紊乱之外,外在的环境污染和社会条件的改变,如家庭、社会、工作场所的变化等,开始日益显露。而且一些旧传染病的死灰复燃和新传染病的从天而降,在对健康可持续发展进程和医学模式提出更高要求的同时,也提出了新的挑战。

卫生行动:总结第一、二次卫生革命的经验与教训,1998 年 5 月,在日内瓦召开的第51 届世界卫生大会上,审议通过了世界卫生组织提出的"21 世纪人人享有卫生保健"的全球卫生战略,确定了使全体人民增加期望寿命并提高生活质量、在国家之间和国家内部改进健康公平、发展可持续卫生系统以满足人民需要的总体目标。世纪之交,世界卫生组织提出,"人人享有卫生保健"是一个永恒的理想,而不是一个阶段目标,实现健康的过程是人类自身发展的过程。

由此,医学目标开始了从以疾病为中心向以健康为中心的转变,医学目的也从对抗疾病和死亡逐渐转变为对抗早死、维护和促进健康、提高生命质量,医学模式则由"生理-心理-社会"进一步演变为"环境-生理-心理-社会"。

人类对疾病的预防,在原有"三级预防"的基础上,逐步向实施由个体到群体乃至人类以及从个人、家庭到社区、区域乃至国家、全球战略规划、宏观调控等整体预防保健的方向发展。防病治病也从主要靠医学科技和卫生部门转变为依靠多学科和全社会,维护和促进健康不再由卫生部门唱"独角戏",而是政府和全社会的共同责任与行动,体现出"人人为健康,健康为人人""人人健康,人人参与"的大卫生观念。

同时,人类渐渐认识到,生态系统是生命有机体与环境(包括自然环境和社会环境)相互作用、共同构成的综合体系,二者可以相互影响。只有遵循生态-经济-文化-健康等整合的原则,人类才有可能享有持续、永久的健康,人类社会也才有可能持续发展。这种以生态学模型的综合干预措施,提高人群健康和生活质量的第三次卫生革命,又被称为"新公共卫生"。

推行自我保健、家庭保健和发展社区卫生服务,是第三次卫生革命的载体。其中最为引人注目的是"五星级医生"的出现,这种可对人的健康负全责的高素质的全科医生,既是保健提供者,又是决策者和沟通者,还是社区领导者和管理者,在人类生活质量与健康水平的提高中,发挥着积极而又重要的作用。

# 第四节　中医学的进步、兴盛与全面发展

## 一、西晋至五代时期(中医学的进步)

从西晋至五代(265—960年)近700年间,是我国封建社会的持续发展时期。其间既有战事连绵、分裂动乱的南北朝和五代,又有国家统一、国力强盛、风气开放的隋唐两朝。特别是唐代,更是我国封建社会的强盛富足时代。魏晋玄学的思辨蕴含着丰富的哲理,隋唐科举制度的创立与完善,开始了中国长达1 300年的科举取士时代。儒、释、道三教的合流与争辩,成为这一时期最重要的文化特色。

魏晋玄学是社会动乱的产物,名士放浪形骸、醉酒服石,以此宣泄精神的痛苦和烦恼。士大夫和上层社会盛行服石,以此纵欲并企望长生,但常服危害极大,久则中毒乃至瘫废,有的甚至死于非命。对此,《诸病源候论》《小品方》《千金方》等医书中多有记载,并录有不少解散方药。

随着佛教的流行和道教的扩张,儒学在两汉时期的独尊地位于魏晋中落,社会动乱使儒学陷入困境,经学由此式微。但儒学在唐代又得以复苏,尤其是儒学的尊经复古、经学注疏之风给中医学带来很深的影响,最典型的莫过于此期开始形成的注释阐发《内经》之风,从此中医界相沿成习。医家著书立说,言必称《内经》。历代有关《伤寒论》注释阐发的著作达500余种,其根源亦在此。医家形成借经典内容以立论,从经典中寻找理论根据,把自己的见解和创新寓于对传统的解说之中以求得社会认可的风气。全元起的《素问训解》、杨上善的《黄帝内经太素》、王冰次注《黄帝内经素问》就是这一倾向的例证。

佛教自两汉之交传入中国,魏晋南北朝时在社会逐渐流行,唐时更盛。这和当时社

会动荡,身陷苦难的民众希望得到精神的寄托有关。随佛经传入的外来文化和医药知识,如印度医学的"四大"(地、水、火、风)学说、婆罗门方、耆婆方、眼科金针拨障术等,在《肘后百一方》《诸病源候论》《千金方》《外台秘要》中都有反映,尤以坐禅对气功的影响、僧医治疗妇科疾病等较为重要。

道教始创于民间,由古代原始宗教的巫术和战国秦汉神仙方术发展而来。南北朝时,道教规模壮大,为与佛教争夺地位,从教义、理论和组织上有了较大发展。不少道家亦擅医药,如葛洪、陶弘景;医家中也有兼通道术者,如孙思邈、王冰。两者理论著作中不少内容皆为医、道互相交融,特别是道教炼丹术在药物加工炮制、制备方法和矿物药的性质、新合成药物方面的成就,在中药学和制药化学上有重要意义。

魏晋南北朝形成了不少的医学世家,如东海徐氏世家,其中以徐之才最为著名,曾封西阳郡王,著有《徐王八代家传效验方》《药对》等医学著作。晋唐时期,医家已不复战国汉代对于理论的兴趣和学术争鸣的气氛,人们更为重视实践经验的积累和记录,中医学的发展出现从理论转向实用的趋势,医学积累总结的标志性成果表现为多部大型方书及针灸、外科、妇科、儿科等专科文献的问世,方书成为记载临床经验的主要形式。这与当时时局变化频繁,缺乏稳定的社会环境,以及当时佛、道宗教理论和玄学的清谈等社会文化与医学理论缺乏更多的有机联系有关。此外,隋唐两朝太医署在医学教育上的重要历史地位也颇引人注目。

### (一)古代医学文献的整理研究

《内经》《伤寒杂病论》等医籍,在主要依靠手抄流传的条件下,难免散佚和错讹,故魏晋隋唐医家开始着手进行整理、编次及研究,中医学早期经典著作赖此得以保存和传播。同时医家对脉学、病因证候学等医学理论的不断总结,促进了《脉经》《诸病源候论》等重要理论著作的形成。

晋唐时期对医学文献的整理集中于《内经》《伤寒杂病论》等经典著作,南朝齐梁间全元起著《素问训解》,是注疏《素问》的开山。唐代杨上善《黄帝内经太素》、王冰次注《黄帝内经素问》均是早期的代表性著作。

1.《内经》的整理研究

(1)杨上善《黄帝内经太素》 杨上善的《黄帝内经太素》(简称《太素》)是现存最早的《内经》注本,是研究《内经》的重要著作。杨上善首创《内经》分类研究方法,将《素问》《灵枢》各81篇按不同内容分为摄生、阴阳、人合、脏腑、经脉、腧穴、营卫气、身度、证候、诊候、设方、九针、补泻、伤寒、寒热、邪论、风论、气论、杂病19大类,大类之下又分若干篇目,在加强原书系统性的同时,基本保持了《内经》的旧貌。对经文中某些难解的字句,引用《说文》《尔雅》《释名》《广雅》等古籍加以解释,个别疑难则存疑待考,不牵强附会,错讹之处注文说明,有益于后世辑佚钩沉,成为研究《内经》的重要参考书。该书明代以后在国内失传,19世纪后期从日本传回中国。

(2)王冰注《素问》 唐代王冰有感于当时传世的《素问》"篇目重叠,前后不伦,文义悬隔,施行不易,披会亦难"的状况,深恐贻误后学,决心重新编次、注释。经过12年精勤博访,于762年著成《重广补注黄帝内经素问》,又称《次注黄帝内经素问》。该书对原书篇卷次序大加调整,删除重复的篇目,合并调整内容相关的篇目,辑成 24 卷、81 篇。"凡所加字,皆朱书其文,使今古必分"。该书总结了前人研究《素问》的精华,为进一步探微索隐奠定了基础。经过调整,以养生、阴阳、藏象、诊法、病能、经络、治法等类为序,不仅内容系统,便于后学,还突出了"治未病"的预防医学思想;补入关于五运六气的七篇大论,涉及运气与气候、物候、人体发病、治疗等问题,对后世的运气学说产生重大影响。其注释发挥精当且深入浅出,如注"诸寒之而热者取之阴,热之而寒者取之阳"时,提出"益火之源以消阴翳,壮水之主以制阳光"的治疗大法,被后世医家视为圭臬。可惜宋代林亿等校正医书时,已经朱墨不分,在很大程度上模糊了《素问》早期传本的原貌,但仍为学习《素问》的重要参考书。

2.《伤寒论》的整理研究

晋唐时期整理研究《伤寒论》最有成就者主要有王叔和、孙思邈。

(1)王叔和整理《伤寒论》 《伤寒杂病论》成书后即因战乱频仍而佚散。魏晋太医令王叔和博好经方,尤其佩服张仲景立论之精妙,对散佚不全的《伤寒杂病论》中的"伤寒"部分进行收集整理,编次为《伤寒论》10 卷 22 篇,使其得以保存并留传后世。他从脉、证、病、治入手,以风伤卫、寒伤营、风寒两伤营卫为纲研究太阳病。由于王氏在编次过程中将自己的研究心得也杂入其中,受到后世一些医家的攻击和非议,以致在明清时期形成"错简派"。但张仲景的《伤寒杂病论》实赖王氏之力而得以保存流传,功不可没。正如宋代林亿所说,王氏"学专于仲景……仲景之书及今八百余年不坠于地者,皆其力也"。

(2)孙思邈对伤寒的研究 唐代太医孙思邈曾感叹"江南诸师秘仲景要方不传",直至晚年撰写《千金翼方》时,始见到《伤寒杂病论》的伤寒部分,创用"方证同条,比类相附"的研究方法,以方为法,归类相从,以揭示伤寒六经辨治的规律。如将太阳病分为"用桂枝汤法""用麻黄汤法""用青龙汤法""用柴胡汤法""用承气汤法""用陷胸汤法"等。这种以方为纲比附归类的研究方法开以方类证研究之先河,为其他分类研究方法提供了借鉴。他推崇太阳病桂枝、麻黄、青龙三法的运用,指出"寻方大意,不过三种:一则桂枝,二则麻黄,三则青龙,凡疗伤寒,此之三方,不出之也"。明代方有执、喻嘉言守其说而发挥为"三纲鼎立"之说,成为错简重订派的主要观点之一。

## (二)医学理论的总结

1. 脉学的总结——《脉经》

脉诊,又叫切诊,是中医诊断学的重要组成部分。脉诊在我国有悠久的历史,至迟在周代已运用于实践,《周礼》就有切脉可以观察内脏病变的记载。战国时扁鹊(秦越人)是脉诊的代表人物之一。马王堆出土的医学帛书中也有关于脉法的论述。《内经》中有"三部九候"诊法,其中头、手、足称为三部,每部按天、地、人分为三候。后来,逐步改进为诊桡动脉搏动情况的"寸口"诊脉法。《难经》中则提出了"诊脉独取寸口"的主张。张仲景进一步对脉象与症状、治疗的关系做了总结,是脉学的一大进步。秦汉以来脉学不断发展,但有关脉学的资料十分繁杂、纷乱。王叔和对脉学的理论与应用进行了系统的总结和发明,使脉学理论系统化,撰成我国现存的第一部脉学专著,也是世界最早的脉学专著。后世的脉学基本上都是以《脉经》为基础发展起来的。

王叔和,名熙,西晋山东高平(今山东济宁)人,生活于约 3 世纪,曾做过太医令,生卒年代不可确考。王叔和在临证实践中体会到了脉诊的重要性和复杂性,在《脉经》序言中就指出"脉理精微,其体难辨""在心易了,指下难明",因而决心整理脉学,使之系统化。他在《内经》《难经》论脉的基础上,参考张仲景的论脉要点,结合自己的辨脉经验,著成《脉经》10 卷,内容包括脉形、诊断方法、脉象与脏腑的关系、脉象阴阳分辨,以及妇人、小儿脉的辨识等。

《脉经》首先确立了寸、关、尺三部定位诊脉方法,即左手寸、关、尺分别候心、肝、肾,右手寸、关、尺分别候肺、脾和命门。解决了脉诊与脏腑相应定位的关键问题,推进了独取寸口诊脉法在临床的实际应用。其次,在80 多种脉象的基础上归纳出常见脉象24 种,即浮、芤、洪、滑、数、促、弦、紧、沉、浮、革、实、微、涩、细、软、弱、虚、散、缓、迟、结、代、动等,并形象描述了指感,使脉象有了明确的命名标准。此外,还纠正了将脉学脱离医疗实践及孤立地以脉断证或将脉学神秘化等倾向,主张临证脉、证、治并论,为临床治疗提供依据,从而使脉学成为诊断疾病内在变化的方法,奠定了脉学发展的科学基础。

《脉经》总结了 3 世纪以前的脉学知识,规范了诊脉方法、脉学理论及脉诊的临床意义,对后世影响很大,如唐代的医学教育机构太医署就把本书作为医学生必修的基础课程之一。

我国的脉学在 10 世纪时已传入阿拉伯,阿维森纳的《医典》载有 48 种脉象,主要是根据王叔和所著《脉经》一书中对脉象的记载演变而成。

在土耳其曾发现一本用波斯文写成的系统介绍中医药学的图书《唐苏克拉玛》(又名《伊儿汗的中国科学宝藏》)残本,成书于 13—14 世纪,是迄今发现最早的中医药学波斯文译本,其中译述了中医著作《脉诀》等有关内容。

2.病因证候学的总结——《诸病源候论》

中医对病因的认识是经过长期临床观察,不断总结而形成的。秦汉时期,张仲景就明确提出"三因致病"的病因学说。两晋隋唐时期医家对病源的探讨和症状的描述取得了相当的成就,集大成者即隋代医家巢元方等于610 年奉诏编撰的《诸病源候论》。全书50 卷、67 门,收载证候 1 793 种,包括内、外、妇、儿、五官等各科疾病的病因和证候,是中国历史上第一部系统论述病因证候理论的专著。

巢元方,生卒年不详,曾任太医博士。他根据《内经》的基本理论并结合临床经验,进行了新的理论探索,提出许多有创见的观点。如"疫病""时气"有流行性和传染性;"漆疮候"为过敏性疾病,与人的体质禀赋有关。"消渴候"中说:"夫消渴者,渴不止,小便多是也……其病变多发痈疽,此坐热气留于经络不引,血气壅涩,故成痈脓""有病口甘者……此肥美之所发。此人必数食甘美而多肥,令人内热……故其气上溢为消渴。"指出口渴、小便多、多发痈疽为消渴病的特点,与现代关于糖尿病临床表现的认识高度吻合;提示本病发病机制的同时,指出了当时流行服石而致肾燥热灼的时弊。巢氏确认疥疮由疥虫所致,指出疥疮中"并皆有虫,人往往以针头挑得";对于疥疮的病原体及其传染性、好发部位、不同类型的临床表现特点及诊断要点、治愈标准等,都有了比较正确的认识;强调"虫死病除",把消灭病原体作为疾病治愈的标准,这无疑是一种进步的认识。

《诸病源候论》对疾病的记载详细、广泛而准确,是中医学对疾病、症状逐一展开讨论具体细致的病因病机的开端,代表着中医学认识论与方法论的进步。这种将脏腑功能与病因病位及病机表现联系起来探索疾病,使理论与临床进一步融合的研究方法,对后世病因证候学的发展影响很大。《千金方》《外台秘要》《太平圣惠方》《圣济总录》等许多医学著作都直接或间接引用其原文和论点。到了宋代,该书被指定为专业医师的必修课本,也是国家考核医学生的科目之一,可见《诸病源候论》在中医学发展史上的重要地位。

### (三)本草学的发展

两晋南北朝是中国历史上民族大融合的重要时期,大量少数民族内迁,带来了他们的用药经验;生产和医疗实践的深入使人们对药物的认识不断增强。隋、唐时期国家的统一、经济的发展、中外交流的日益扩大、大量外来药物的传入,使这一时期药物著作大量增加。《梁七录》著录本草著作 27 部 115 卷,《隋书·经籍志》著录本草著作 31 部 93 卷,《新唐书·艺文志》增至 36 部 283 卷。其中如《药性论》《药性要诀》《删繁本草》等是阐释药性与临床应用的专著;《本草音义》《本草注音》《诸药异名》《四声本草》为训释中药音义及异名以便于检索的专著;《胡本草》《海药本草》及《甫海药谱》为收录外来药物的专著;《食疗本草》《食医心鉴》为食疗药物专著;《新修本草药图》《药图》等则属于本草图谱类著作。

1. 本草的再总结——《本草经集注》

陶弘景(约 452—536 年),字通明,晚号华阳隐居,梁代丹阳秣陵(今江苏南京东南)人。少年时读葛洪《神仙传》,颇受影响。19 岁作诸王侍读,41 岁辞官隐居于句容茅山,从事道教和医药活动。陶氏虽隐居山中,但梁武帝对其仍十分信任,"国家每有吉凶征讨大事,无不前往咨问",故时人称之为"山中宰相"。陶氏思想杂糅儒、释、道,以道教为主。

《神农本草经》问世后,至南齐时药物品种大量增加,新的用途及原有中药记载的错误逐渐被发现。鉴于这种现状,陶弘景决定对药物进行整理。该书之所谓"集注",并非对《神农本草经》文字或词语的注释,而是在《神农本草经》365 种药物的基础上,按统一体例对混乱的早期本草进行整理。首加叙录,增补药物 365 种,对原有药物则增加大量关于产地、形态、鉴别及主治功效方面的资料。为了避免新旧内容的重复,朱书原有药物,墨书新增药物。在药物分类上,打破了《神农本草经》的三品分类法,提出按自然属性将药物分为玉石、草木、果、菜、米食、有名未用等,这是中药分类上的进步。序例中提出了"诸病通用药"的概念,分别列举了 80 多种疾病的通用药物,如防风、防己、独活、秦艽等为治风通用药,茵陈、栀子、紫草等为治黄疸通用药,开创了按药物主治功用进行分类的先河。这种分类法不仅便于学习,而且临床处方用药时易于检索,是药物分类法的新进展,此后的医方著作多用这种形式。

由于本书编纂者仅陶弘景一人,人力、物力、经验都有一定的局限性,加之当时南北分裂,陶氏居于江南,对北方药物的观察和认识不够,因而记载江北药物不足。

2. 国家药典的诞生——《新修本草》

唐朝文化强盛,经济发达,此前随着西北少数民族大量内迁,交通和贸易空前繁荣,西域和印度文化不断输入,使唐代的药品数目和种类大大增加。而当时医家奉为用药指南的《本草经集注》已流传了一百多年。由于陶氏编著本书时即存在不足,长期传抄又不可避免地造成遗漏和错误,导致用药混乱,已远不能适应当时医学发展的需要,因而有必要总结及整理新的药物知识和用药经验,编撰一部新的药物学专书。657年医药学家苏敬向唐政府建议重修本草。

唐高宗采纳这一建议,征召当时著名的医药学家和科学家、艺术家及行政官员共20余人,并指定太尉长孙无忌总领,苏敬则是这一浩大工程的实际主持者。在许多编撰者中,有掌管医学的太医令和担任帝王医疗工作的御医,有掌管药物的官员尚药奉御和药藏监,也有熟悉经籍图书的弘文馆大学士,以及通晓历史的太史令等。《新修本草》于659年编撰完成,由唐政府颁行全国。

《新修本草》共54卷,收载中药851种,包括三个部分,即《本草》《药图》和《图经》。《本草》部分记载药物的性味、产地、采制及功用主治;《药图》部分是根据从全国各地征集来的道地药材所绘制的药物形态图;《图经》部分则是图谱的文字说明。本草著作中收载药物图谱自此开始。

为了编撰《新修本草》,唐政府通令全国各地选送道地药材,以作为实物标本进行描绘,并详述药物性味、产地、功能及主治。由编撰者参考各地上报材料,综合民间药物知识,对古书未载者予以补充,错误者重加修订。《新修本草》除了对《本草经集注》加以删改外,新增药物114种,使我国本草学著作收载药物品种达850种。新增药物大多是常用而疗效确切的,如郁金、薄荷、蒲公英、青木香(独行根)、刘寄奴等。书中收集了20多种外来药物,如安息香、阿魏、龙脑香、胡椒、诃黎勒、底野迦(阿片制剂)等。

本书还首先记载了用白锡、银箔和水银合成的银膏用作牙科充填剂,是世界最早使用汞合金补牙的记录。另外,本书广搜标本,绘制药图。该书的药图,是中国药物发展史上较早的记录。

《新修本草》是我国第一部由国家颁行的药典,也是世界上最早的药典,系统总结了唐以前的药物学成就,内容丰富,图文并茂,具有较高的学术水平和科学价值。在编撰过程中,从全国各地征集药材实物和药图,在书中增附图谱、图经,均是中国本草学史上的创举,对药物形态鉴别、药物真伪辨别及帮助学者认识药物都产生了积极的作用。颁行后很快通行全国,成为当时对药物性味、主治、用法、炮炙和产地等的规范,也是对医生、药商具有法律约束力的一部标准性药物专著。唐代太医署把本书作为医学生的必修书目。20世纪初,从敦煌石窟中发现本书的唐代手写卷子,抄写年代为唐乾封二年(667年),也就是本书颁行后8年。

本书在国外也有较大影响。日本大宝元年(701年)公布《大宝律令·疾医令》,规定医学生的必修书中就有《新修本草》。日本律令《延喜式》(901—902年)记载:"凡医生皆读苏敬《新修本草》。"可见本书传到日本后也备受重视。

3. 炮制规范的建立——《雷公炮炙论》

中药炮制是中医药学中一门独特的制药技术,有增进药物性能、加强疗效、减轻毒副作用、便于使用和贮藏的作用。

中药炮制至少已有2 000年的历史。《内经》《神农本草经》中均有关于药物炮制的内容,张仲景《伤寒杂病论》中对药物炮制的要求更加严格,如麻黄去节、杏仁去皮尖、甘草用蜜炙、大黄用酒浸、厚朴用姜炙及虻虫去翅足等,都曾详加注明。汉代以后,经过长期的用药实践,中药炮制的方法不断完善,经验不断积累,最终形成了《雷公炮炙论》。关于《雷公炮炙论》的成书年代,原多从南朝刘宋(420—479 年)时期雷毁成书说,近来有学者考证为唐初(623—624 年)成书,后由唐末五代之胡洽重订。

《雷公炮炙论》书凡 3 卷,载药 300 种,论述各种中药炮制方法 17 种,包括炮、炙、煨、炒、锻、水飞、蒸煮、破等。其中一些生药的处理方法,经现代科学证明大都是正确的。如修治巴豆,要"敲碎,以麻油并酒等煮,研膏后用"。巴豆为剧毒药品,有效成分是巴豆油,经过上述处理后,可使部分巴豆油溶于麻油中,减轻巴豆的烈性作用。同时经过加热油煮后,巴豆所含的一种溶血并能使组织坏死的毒性蛋白变性。又如用当归时去头芦,以酒浸一宿入药,因酒浸可使有效成分析出,更好地发挥药效。"乌头宜文武火中炮令皱折,劈破用。"乌头有毒,生药加热处理可减低毒性,增强疗效;加热并可破坏酶,使之易于贮藏。槟榔等药不可近火,以利于其挥发油成分的保存;玄参、龙胆、茜草、知母等不能用铜刀切割,以避免由于接触铜引起药物性能变化。再如石性药物的水飞、火煅等,均可加强药物的功效。

《雷公炮炙论》是我国现存最早的炮制学专著,对药物炮制方法的系统论述奠定了药物炮制学的发展基础。后世中药的炮制加工多以此为重要依据。可惜原书早已亡佚,其内容在《证类本草》等多种本草文献中有保存,近现代有辑佚本传世。

4. 制药化学的先声——炼丹术

炼丹术是中国古代方术的一种,早期以升炼丹砂为主,故而得名。它在中国出现很早,《周礼》中已有腐蚀药和五毒的记载,并用升华的方法合成药物。先秦方士出于长生不老的欲望,将冶金方法用于炼制矿物药,从而出现了炼丹术。东汉时期,炼丹术进一步发展,并与新兴的道教相结合,因而有了更广泛的基础。魏伯阳著《周易参同契》,是世界上现存最早的炼丹术文献。书中运用易理对炼丹进行论述,对炼丹术理论和实践都有重要影响,被誉为"万古丹经王",但缺少具体的炼丹方法和实践记载。两晋南北朝时期,上层社会中"玄学"风行,流行"服石",炼丹术盛极一时。晋代著名的炼丹家葛洪继承前人的炼丹理论,总结当时的炼丹经验,写成系统的炼丹著作《抱朴子·内篇》,共 20 卷。其中金丹、仙药、黄白三篇记载了许多早期炼丹著作,对晋以前的炼丹术进行了系统总结,明确述及一些早期炼丹术所观察到的化学反应,如"丹砂烧之成水银,积变又还成丹砂"及"铅性白也,而赤之以为丹,丹性赤也,而白之以为铅"。仙药篇主要记载了 40 余种炼丹矿物药,并对药物真伪优劣提出要求,如丹砂必须"赤如鸡冠""而光明无夹石者"。

当时炼丹家认为自然界中只有黄金一类物质性质最为稳定,人如果要实现长生成仙的目的,必须"假求外物以自固",即书中所述:"夫金丹之为物,烧之愈久,变化愈妙。黄金入火,百炼不销,埋之,毕生不朽。服此两物,炼人身体,故能令人不老不死,此盖假求外物以自坚固。"这里一方面注意到金丹的变化性质,另一方面赞扬黄金不朽的特点,认为知人欲长生,须借此将自然界物质的永恒性质转移到人体,从而达到肉体永固的目的。

南朝梁医药学家陶弘景也善于炼丹,晚年把自己的炼丹经验著成《合丹法式》一书,他所著《合丹药诸法式节度》和《集金丹药白要方》,是这一时期的炼丹代表著作。

唐代炼丹术又有新的发展,所用药物种类有所增加,炼制化学药物的方法也有所进步,可制备多种化学药品,获得良好疗效。孙思邈《千金翼方》中的水银霜为刺激性较缓的氯化亚汞($Hg_2Cl_2$),用于治疗皮肤病;《外台秘要》中的白降丹为杀菌力很强的氯化汞($HgCl_2$),用于提脓、拔毒,促进伤口愈合。这些都丰富了中医外科学的治疗方法。

我国古代方士研究炼丹术的主观愿望是为了炼成金丹,以求长生不老,这是从道家求仙思想出发的。但从客观效果看,通过炼丹积累起丰富的冶炼经验和化学知识,接触到一些重要的化学原理,扩大了化学药物的应用范围,促进了制药化学的产生。

3 世纪起,炼丹术开始在我国盛行,并经印度、波斯传入欧洲。7 世纪炼金术在阿拉伯流行,15 世纪是欧洲炼金术的鼎盛时期,18 世纪逐步走上近代化学的道路。世界公认炼丹术起源于中国,实为近代化学的先驱。

### (四)综合性方书的编撰

晋唐时期临床医学发展迅速,方书的编纂成为总结医学成果的主要模式,综合性方书空前增多,存世而且影响较大的《肘后备急方》《备急千金要方》《千金翼方》《外台秘要》等,记载了大量的方药和名医的学术经验,集中反映了唐以前医学的成就。

1.《肘后备急方》

葛洪(约 283—343 年),字稚川,自号抱朴子,西晋丹阳句容(今江苏句容县)人,是晋代著名的医药学家、道家和博物学家。葛洪叔祖葛玄以炼丹闻名,其丹术传弟子郑隐。葛洪少年丧父,家境贫寒,但勤奋好学,少言寡欲,曾"躬自伐薪,以贸纸墨,夜辄写书诵习,遂以儒学知名"。他尤喜好神仙导养之法,先从郑隐学习炼丹术,后又以南海太守鲍玄为师。鲍玄对葛洪十分器重,将擅长灸法的女儿鲍姑予葛洪为妻。葛洪听说交趾(今越南)出丹,自请出任句漏令,上任途中经过广州,被刺史邓岳挽留,去广州罗浮山炼丹,并从事著述。葛洪一生的主要活动是从事炼丹和医学,既是一位儒道合一的道教理论家,又是一位从事炼丹和医疗活动的医学家。

《肘后备急方》,又名《肘后救卒方》,简称《肘后方》。葛洪因其所著《玉函方》100 卷卷帙浩繁,不便携带和阅读,乃将其中救急、多见、简要实用的部分,摘要编成《肘后救卒方》3 卷,"率多易得之药,其不获已,须买之者,皆贱价草石,所在皆有"。梁陶弘景将其整理增补为《补缺肘后百一方》,金杨用道又增补改名为《附广肘后备急方》。现在流行的 8 卷本,是经过多次增补的本子。

《肘后备急方》对传染病的认识有很高的水平。如对天花的症状描述为世界最早。书中指出:"比岁有病时行,仍发疮,头面及身,须臾周匝,状如火疮,皆戴白浆,随决随生。不即治,剧者多死。治得瘥后,疮斑紫黑,弥岁方减。"即天花的主要症状为头面部与上下肢先发出豌豆大小的疱疹,短期内即蔓延及全身,疱内含有白浆,疱不时破裂,不时又发出新的;若不及时治疗,严重者多导致死亡;幸免于死的,也往往在面部遗留下紫黑色或白色的瘢痕。尽管早在 4 000 年前埃及的木乃伊上就有天花病后流下的瘢痕,但国外直到 10 世纪才由阿拉伯医生累塞斯最早描述天花。

《肘后备急方》关于沙虱病的认识,也是世界最早的。书中不仅描述了沙虱病的症状、发病地域、感染途径、预后及预防等;更重要的是,观察到沙虱病的发生是由沙虱之一的红恙螨的幼虫(直径只有0.3~0.5 mm)所致,故又称恙虫病。葛洪早在1 600多年前能有这样的记载,是很了不起的成就。

书中记载有常见急症20多种,以及一些急救措施。如用甘草、大豆、生姜汁解药物、食物中毒,使用催吐泻下等方法排毒。所介绍的各种药物疗效确实,如最早记载用青蒿绞取汁治疗疟疾的经验,为现代药理研究提供了宝贵的线索,现代提取"青蒿素"用于临床抗疟效果优越。再如槟榔治寸白虫(绦虫)、海藻疗瘿瘤(甲状腺肿)、密陀僧防腐,以及用狂犬脑预防狂犬病等记录,效果都很可靠。葛洪还通过炼丹药发现了应用汞、雄黄、密陀僧等配制软膏治疗疥癣等皮肤病的方法。

2.《备急千金要方》与《千金翼方》

孙思邈(581—682年),京兆华原(今陕西铜川市耀州区)人。7岁就学,日诵千余言。善谈老庄及百家之说,兼好释典。自幼多病,因汤药费用而罄尽家产。年轻时即爱好医学,终生勤奋不辍。他善于养生,是我国历史上著名的长寿医学家。隋唐两代统治者多次征召并授以爵位,都被他婉言谢绝,终生潜心于医药,被后世尊为"药王"。孙思邈身历数朝,活了一百多岁。唐初魏征等奉诏修史,屡次造访孙氏,孙氏为之口述前朝齐、梁、周、隋间事,如亲眼目睹。

孙思邈认为:"人命至重,有贵千金,一方济之,德逾于此。"在总结隋唐以前医学成就的基础上,广集医方,删裁繁复,于653年著成《备急千金要方》30卷,详尽地记述了唐以前主要医学著作中多方面的内容,包括医方、医论、诊法、食养、导引等,特别是在医方的集录整理方面,上至汉晋诸家,下至民间验方,集唐以前医方之大成。孙氏晚年又编成《千金翼方》30卷,除对《备急千金要方》进行补充外,还辑录了国外传入的医方。另收载药物800余种,对采药时节、道地药材、药材的干燥及保存方法进行了阐述;二书相合,共60卷,后世多合称为《千金方》。其篇幅浩大,内容详博,容括了作为医生必备的各种医学理论与实践知识,是一部主要选录唐代与唐以前医家医疗经验的综合性医著,显示出很高的医学成就。有学者称之为中国医学史上第一部临床医学百科全书。

孙思邈在医方和药物学的整理研究方面贡献突出。《隋书·经籍志》记载医方书目虽有百余部,但能留存至唐代者已不多,至今尚存者更是屈指可数,而孙思邈收集整理大量医方,《千金要方》有4 500多个,《千金翼方》有2 000多个。除引用张仲景、华佗、陈延之、支法存等20余位著名医家的医方外,还收集了流传在汉族、少数民族民间及国外传入的很多医方,如来自印度的耆婆丸、耆婆万病丸、阿迦陀丸,来自波斯的悖散汤,来自少数民族地区的西州续命汤、蛮夷酒、匈奴露宿丸,以及苍梧道士陈元膏、西岳真人灵飞散、常山太守马灌酒等。为了采集、观察、鉴别药物,孙思邈的足迹遍及各大名山,积累了丰富的经验。除了总结药物的特殊疗效,他还非常重视药物的产地、采集季节及道地药材的识认。《千金翼方》的"药出州土"篇记载了129个州的道地药材,如雍州柏子仁、茯苓,谷州半夏、桔梗等;"采药时节"篇在233种植物药后注明何时采花、采茎、采叶,何时采根、采果。这些创造性的总结,都为中国药物学的发展做出了重要贡献。

孙思邈重视医德修养,对医德规范有专题论述。《千金要方》中列有《大医习业》《大医精诚》,前者主要是讨论如何学习医学知识及其意义,后者论述医德规范。他论述的医德可以归纳为两个方面:第一是医术要精湛,因为医学的道理非常精微,所以学医者必须

"博极医源,精勤不倦";第二是品德要高尚。对于患者,不分贫富、亲疏、民族、才智,都应"普同一等,皆如至亲之想",不能"瞻前顾后,自虑吉凶,护惜身命",而应当不避艰险,不辞辛苦,不分昼夜,把患者的痛苦当作自己的痛苦。他还告诫医生在病家举止要检点,仪态要端庄,不得左顾右盼,似有所娱,更"不得多语调笑,谈谑喧哗,道说是非,议论人物,炫耀声名,訾毁诸医,自矜己德"。从具体治学到思想修养,从医疗态度、医疗作风到如何处理同道之间的关系等,孙思邈的论述一直为后世医家所称道,至今仍具有重要的现实意义。

此外,孙思邈对于针灸、养生、食疗、伤寒及妇科、儿科等方面都有广泛的论述。

《备急千金要方》和《千金翼方》是我国唐代最杰出的医药学著作,刊行之后,引起了国内外医学界的重视。10世纪日本丹波康赖所撰的《医心方》,就深受《千金方》的影响,引用此书条文多达481条。日本医界也曾以此作为学习汉医的读本。15世纪朝鲜金礼蒙等编纂的《医方类聚》,也引用了《千金方》不少内容。

3.《外台秘要》

王焘(约690—756年),唐代万年县(今陕西西安市)人,是唐朝宰相王珪的曾补,"幼多疾病,长好医术",曾在当时的国家图书馆——弘文馆工作了26年,因而有机会阅读大量的医学书籍。王焘后来亲眼看到许多患者生命垂危,依赖经方才得以存活,于是发愤搜集编纂医方,"凡古方纂得五六十家,新撰者向数千百卷","上自炎吴,迄于盛唐,括囊遗阙,稽考隐秘",将唐以前的许多医学著作进行了系统整理,删繁就简,去粗取精,分类编辑,斟酌取舍,凡所采纳的,均注明其出处、来源、书名和卷次,用了约10年的时间,于唐天宝十一年(752)整理编成一部既有论又有方的综合性医著——《外台秘要》(又名《外台秘要方》)。

《外台秘要》全书40卷,1 104门,载医论450余条,医方6 700余首,灸法7门,19论,共录唐天宝年间及此前医籍或医家方约70家,集唐代中期以前医学之大成。每门记述先论后方。其中理论部分以巢元方《诸病源候论》为主,医方部分则选《千金方》者最多。所选各书,均注明书名卷次,使后人借此可以窥见许多已佚晋唐方书的内容,诸如范汪的《范汪方》、陈延之的《小品方》、许仁则的《许仁则方》、甄立言的《古今录验方》、谢士泰的《删繁方》、唐玄宗的《广济方》、孟诜的《必效方》等,实有赖王氏的整理得以保存,书中汇集的许多珍贵资料,具有较高的文献学价值。

《外台秘要》内容丰富,包括内科、外科、妇产科、儿科、精神病科、皮肤科、五官科、兽医及中毒、螫咬伤、急救等内容。除主要的药物处方外,书中还介绍了艾灸疗法、人工急救及疾病检查、医疗护理等方面的新成就。如最早记述"消渴者……每发即小便至甜",比西方威尔斯1670年的同样认识早900多年;系统记述了治疗白内障的"金针拨障术",有"一针之后,豁若开云而见白日"之功效;首次记载了用观察小便法鉴别诊断黄疸的轻重、进退。

王氏不是专业医生,整理中自己的经验体会阐述不多,并认为针法古奥难解,"能杀生人,不能起死人",所以书中只有灸法,没有针法,反映了王焘对医学认识的片面性。清代著名医家徐灵胎指出:"非专家之学,故无所审择,以为指归;然唐以前之方,赖此书以存,其功亦不可泯。"这是对《外台秘要》成就的恰如其分的评价。

### （五）中医临证各科的分化

临证医学日益趋向专科化，是两晋隋唐医学兴盛的重要标志之一。许多分科专著在中国医学史上是首创，在世界医学史上也有一定的影响。

1. 外科

南北朝至隋唐时期，外科学有了很大的进步，其主要表现是外科专著的出现、诊断技术的提高和治疗方法的多样化。《刘涓子鬼遗方》，简称《鬼遗方》，是我国现存第一部外科专著，以叙述全身各部位痈疽的证治经验为主要内容。刘涓子为晋末人，生平事迹不详。方因托名"黄父鬼"所遗，故名"鬼遗方"。后经龚庆宣于齐永元元年（499年）对原书重新整理、编次而流传下来。本书实际上是刘宋武帝时（420—422年）随军外科医生治疗战伤和疮疡痈疽经验的理论总结，具有明显的军队外科的性质。

《刘涓子鬼遗方》原题为10卷，现传本5卷，基本上反映了两晋南北朝时期外科方面的主要成就，对外科疾病病因、分类的研究达到了一个新水平，治疗方法更加多样化。本书总结了金疮、痈疽、疥癣、疮疖等外科疾病，有内治、外治处方140余个。对外伤治疗有止血、止痛、收敛、镇静、解毒等法，对痈疽的鉴别、有脓无脓、手术适应证和手术部位等，都做了正确的论述，并用黄连、雄黄、水银等多种药物配成软膏、膏药进行治疗。对疗毒引起的脓毒症的早期治疗，对腹外伤肠脱出的治疗护理、切口引流部位及消毒手术等方面，都有独到之处。除了外治方法外，本书还载有多种内治法，讲究辨证论治，主张根据病情运用清热解毒、活血化瘀、托补内消、生肌长肉等内治法，配合早期切开、针烙引流等外治法，对后世外科学的发展产生了重要的影响。

唐太医署设置"疮肿"专业，培养专业外科医生，更促进了中医外科的发展。

2. 妇产科

晋唐时期，已有多种妇产科专书问世，《隋书·经籍志》载有12种，唐代有《妇人方》等数种，惜均佚失。孙思邈的《备急千金要方》专设"妇人方"3卷列于各科疾病之首。此期对妇女月经生理、常见月经病、带下病、妊娠病、早孕反应、临产征象、孕产期保健及接生都有了较为深入的认识；提出的居经、避年、激经、胎教、带下等专用术语，为后世所沿用。妇产科专著如《十月养胎法》等相继问世，北齐名医徐之才继承了前人的"十月养胎法"，并增加了脉养和方剂治疗，被收录于《千金要方》之中，其中有关于先兆子痫症状的记载。《诸病源候论》中载有妇人病8卷，探讨妇产科多种疾病的病因病机，《千金要方》更将妇产一门列于卷首，广泛论述了赤白带下、崩中漏下、求子种子等多方面内容，尤重视孕妇之卫生，书中还收载有关药方557个、灸法30余条，填补了《诸病源候论》有论无治的缺陷。唐末，在这些著作基础上出现了现存最早的妇产科专书《经效产宝》。

《经效产宝》3卷，续编1卷，唐代昝殷撰于大中年间（852—859年），是我国现存最早的产科名著。本书在继承前人成果的基础上，广泛收集民间单方、验方，所载处方和短论简单明了，保存着唐代的朴素风格。书中论述了妊娠杂病、难产诸病及多种产后证的具体治疗方法，收录有关经闭、带下、妊娠、坐月难产、产后诸症等的方剂200余首。强调妊娠期应注重养胎保胎，所提出的处理安胎、产难和"产后三大症"的原则，较为合理。如关于安胎，指出"安胎有二法，因母病以动胎，但疗母疾，其胎自安；又缘胎有不坚，故胎动以病母,但疗胎则母瘥"。其所拟的安胎方,用续断、艾叶、当归、干地黄、阿胶等,确有补肾、滋阴、安胎作用。对妊娠反应的记述,详尽而扼要,并附处方,用人参、厚朴、白术、茯苓之类健脾利水,橘皮、竹茹等药化痰止呕,疗效可靠。这些方药现今仍在临床广泛使用。对于难产,主张"内宜用药,外宜用法",即用滋补强壮的药物给产妇内服,以增强体力;再加上外治手术助产,使胎儿娩出。其他如对胞衣不出的论述和分析,对产后发痉、产后大便不通等原因的分析,简明扼要,对后世产科的发展影响很大。

### 3. 儿科

隋唐时期,儿科学在两晋南北朝的基础上有了迅速的发展,不仅有了小儿专科,而且出现了儿科专著、专论和众多的儿科方书。《诸病源候论》《备急千金要方》《外台秘要》等综合性著作对小儿护养、生长发育规律、诊脉方法、常见病证的认识和治疗经验进行了较为系统的总结和整理。唐代太医署的医科中设有儿科(少小科),儿科医生必须在学习5年后经考试合格才能担任。我国现存第一部儿科学专著《颅囟经》也出现于隋唐时期。这些成就标志着儿科学的初步形成。

《颅囟经》撰人无考,《诸病源候论》曾述及,表明隋以前该书已流传,其佚文多数见于《幼幼新书》中。《颅囟经》共2卷,首论小儿脉法与成人的不同;其次论受邪之本与治疗之术;对惊痫、疳痢、火丹(丹毒)等证叙述较详,并附有方药,可以对证选用。《颅囟经》对后世儿科学的发展影响较大,据《宋史·方技传》记载,被称为儿科鼻祖的宋代名医钱乙,其学术即源于此书。

### 4. 伤科

晋唐时期伤科的治疗体系已经形成。葛洪《肘后方》首次记载了下颌关节脱位的复位方法,并创用了竹片作为大小夹板的外固定法,显示了骨伤治疗学的新进展。通常认为《仙授理伤续断秘方》是我国现存第一部骨伤科专著,集中反映了唐代骨伤科的突出成就。但近年有学者考证《仙授理伤续断秘方》的成书年代,认为此书并非唐代著作,而是成书于南宋,包括了两宋时期的骨科经验在内。

蔺道人《仙授理伤续断秘方》第一次倡导和规定了骨折脱臼等损伤的治疗常规,即清洁伤口、检查诊断、牵引整复、复位敷药、夹板固定、复查换药、服药、再洗等。对骨折复位固定,提出了"动静结合"的治则。在保证骨折复位后有效固定的前提下,提倡适当活动患肢,减少后遗症的发生,这可以视为现代骨科利用小夹板固定处理骨折的前身。对开放性骨折,主张用快刀扩大创口,煎水洗净,用手术整复,缝合后用洁净绢片包裹,并特别强调注意预防伤口感染和破伤风的发生,指出"不可见风着水,恐成破伤风"。书中还记载了肩关节脱臼的诊断和复位技术,首次采用"椅背复位法"。这种复位方法和步骤完全符合生理解剖学要求,对后世影响很大,后来的"架梯复位法"和今天仍在应用的"改良危氏法"都是在这一基础上产生的。书中收载40余方,有外洗、外敷、内服等多种用法,为后世伤科用药奠定了基础。

### 5. 针灸科

晋代,医家皇甫谧对针灸学进行了首次总结,撰成我国现存最早并以原本传世的第一部针灸专著——《针灸甲乙经》。

皇甫谧(215—282年),幼时名静,字士安,晚号"玄晏先生"。晋代安定朝那(今宁夏固原)人。幼时不知治学,终日游荡,20 岁之后才发愤读书。因家境贫寒,耕作之暇,手不释卷,以著述为务,至为精勤,"博综典籍百家之言,沉静寡欲,有高尚之志"。著有《帝王世纪》《高士传》《列女传》《玄晏春秋》等。42 岁时因患风痹而潜心研究医学,尤致力于针灸学的研究,通过对《素问》《针经》《明堂孔穴针灸治要》三部医书的综合比较,并结合自己的临证经验,将有关内容分类编撰,"删其浮辞,除其重复,论其精要",著成《黄帝三部针灸甲乙经》(简称《甲乙经》)。

《黄帝三部针灸甲乙经》共 12 卷,128 篇,其内容大致可以分为两大类:第一类为中医学基本理论和针灸学基本知识;第二类为临床治疗部分,包括各种疾病的病因、病机、症状和腧穴主治。本书的成就之一是将针灸学理论整理得更加系统,书中对十二经脉、奇经八脉等的循行路线、发病情况及骨度等皆有论述;成就之二是整理和厘定穴位,本书厘定腧穴总数为 348 个,其中单穴 49 个,双穴 299 个,并介绍各部穴位的适应证、针刺深度、灸的壮数及禁忌,总结了针灸的操作方法。《黄帝三部针灸甲乙经》被认为是古代针灸学在《内经》之后的一次大总结,既保存了大量的古代医学文献,又为后世针灸学的发展建立了规范。唐代太医署把针灸列为四大科之一,《黄帝三部针灸甲乙经》被确定为针科学生的主要教材。本书很早就传到国外,7 世纪初,日本医学界即以本书为教科书。朝鲜的医事制度也曾仿效隋唐,用《黄帝三部针灸甲乙经》教授学生。

这一时期在针灸学方面做出贡献的医家还有很多,如东晋时名医葛洪倡行灸法,并大胆用灸法治疗急症,如对吐泻、腹痛为主的"霍乱"和突然昏厥的"卒中恶死",均选承浆穴灸治。他还最早记载了隔物灸法,详细介绍了隔蒜、隔盐、隔椒、隔面等灸治方法及蜡灸法等等,改变了晋以前重视针刺而忽视灸治的顷向,丰富了灸法的内容,推动了灸治学的发展。葛洪的妻子鲍姑是我国史籍记载的第一位女灸家。唐代孙思邈《备急千金要方》中提出了针灸腧穴中的"阿是穴",王焘《外台秘要》载有"明堂灸法"等,都反映了这一时期的针灸学成就。

### (六)医学教育

晋以前,政府的太医多由民间选送。在汉代采取选举制,如汉平帝元始五年(公元 5年)曾令天下选取精通方药的人。医学教育形式主要是父子相传或师徒授受。

三国两晋南北朝时期,医学教育初露端倪。在晋代已有医官教习之设,这是我国医学教育事业的开端。刘宋元嘉二十年(443 年),太医令秦承祖奏置医学,开我国正式由政府设置医学教育之先河。后魏创立太医博士和太医助教等医官设置。

隋统一全国后,不但继续沿袭家传和师徒传授的优良传统,更在前代基础上,先后建立和完善了太医署,作为医学教育的专门主管机构,教授学生各种医术,开创和发展了学校式的医学教育。隋太医署医学教育分为医学教育和药学教育两部分,并作为分科施教的开端,设四个科系,分为医师科、按摩科、祝禁科和药学科。四科教育初步成形,为唐代四科教学体制的建立奠定了基础。《隋书·百官制》载,医学科有博士 2 人、助教 2 人掌医,医师 200 人,医学生 120 人。此时的针灸并未独立,由医博士承担这方面的教学任务。隋代所设医学校师生最多时达 580 人,可知当时学院式医学教育已得到统治者高度重视。

我国医学教育至唐代已相当完善。太医署是唐代的最高医学教育管理机构,规模宏大,学制健全,考核严格,在中国古代医学教育史上居重要地位。据《旧唐书·职官志》记载,太医署有太医署令2人,掌管学校的全面工作;丞2人,负责协助太医署令工作;另有府2人、史2人、医监4人、医正8人、掌固4人,分别主管教务、文书、档案和庶务等工作。太医署分医科为四科,即医科、针科、按摩科和咒禁科,医科之下又分体疗、疮肿、少小、耳目口齿、角法,大致相当于内科、外科、儿科、五官科和外治法科,另有药园一所。

唐太医署的教学,有三个方面的特点:一是强调基础课程;二是重视分科理论学习和专科技术;三是注意实际临床和操作技术的培养。

太医署所设的药园,不但独立培训药学人才,而且承担医科及针灸、按摩等各科学生学习《本草纲目》时辨药形、识药性的实习任务。

### (七)中外医学交流

中国文化对亚洲周边各国影响很大,如朝鲜、日本、东南亚各国医学,都曾深受中医学的影响。伴随着中国与世界各国的文化交流,中医药也流传到国外。例如在唐代,日本曾整套引进中国的医事制度,并系统地学习中国医学,后来发展成与中医一脉相承的汉方医学。同样,朝鲜在引进中医学的基础上形成韩医学体系。中国周边东南亚各国的医学在古代无一例外受到中医学的影响。

1. 中国与日本的医学交流

日本与中国的文化交流历史悠久,在唐代更是大规模地引进中国文化与科技,派出大批"遣唐使"和留学生到中国学习。其中,有两位日本僧人来到中国邀请扬州大明寺鉴真和尚赴日传戒。鉴真冒着航海的风险,不顾晚年失明的病痛,历尽艰辛,六次东渡,终于天宝十二年(753年)到达日本。由于鉴真精通医学,他在日本除讲律授戒外,还积极进行医药活动。他曾治愈光明皇太后的疾病,还将所携的大量药材赠予日本。据传鉴真著有《鉴上人秘方》一卷,现已失传。

中国的医事制度也为日本所效法,701年8月,日本文武天皇颁布"大宝令",其中的医事制度、医学教育、医官等设置,完全采纳唐制,并仿照唐太医署兴办医学教育。此后中医药学在日本得到充分发展,形成了"汉方医",内部又有不同的流派,并出现了一些很有价值的著作。例如在相当于中国五代末宋初时期,日本医家丹波康赖(911—995年)辑成重要医著《医心方》。此书共30卷,引用晋唐医书约150种、7 000余条,保存了不少失传的中医文献,其中也包括一些鉴真传下的方剂。

2. 中国与朝鲜的医学交流

在唐代,朝鲜半岛上的高句丽、百济、新罗等国家都曾派学生来我国留学,中医药学和中国的医事制度均为朝鲜所接受。7世纪中期新罗统一朝鲜半岛,更多中国医书传入朝鲜。武周天授三年(692年),武则天遣使新罗册封,置医学博士2人。朝鲜仿照唐太医署建立了医学教育,中国医学典籍如《内经》《伤寒论》《诸病源候论》《千金方》等陆续传入新罗,并作为教材使用。

3. 中国与印度的医学交流

印度是亚洲另一文明古国,源自印度的佛教,要求僧人研习"五明",其中就有"医方明"。佛教传入中国,来华僧侣也带来了一些印度医学。如南北朝时,僧人支法存、仰道人善于治疗脚气病;佛经中记载了印度医学的"金针拨障术"和"杨柳枝洁齿"等内容,在东汉时已被介绍到中国。其中"金针拨障术"可以说是中印医学结合的典范。在唐代,"金针拨障术"以其独特疗效已逐渐被中国人接受,并载入中医典籍;后来,历代中医眼科医家又对手术方法进行改进,并据中医理论拟定了手术前后的调护方药,使其日益成熟。

4.中国与阿拉伯的医学交流

7世纪时,阿拉伯帝国在西方兴起,其疆域东达帕米尔高原,直接与唐代中国的边疆相邻,阿拉伯文化与中国文化相互影响。从阿拉伯地区向中国输入大量药材,尤以香药之类为多。香药之传入部分经由西域陆路,更多则经海运从广州等潜口进入,故被称为"海药"。

5.中国与欧洲的医学交流

在中国唐代,欧洲的东罗马帝国被称为"大秦"。当时基督教的一个派别聂斯托里派(在中国被称为"景教")因受到迫害而向东发展,将古希腊医学传入中国。唐代文献中记载大秦国医生可以进行头部手术治疗眼病,本草文献中也载有一些产自大秦的药物。《新修本草》记载了一种含有鸦片成分的成药,叫"底也迦",就来自欧洲。12世纪前后,中国的炼丹术经阿拉伯传到欧洲,对世界制药化学的发展起到了积极的影响。

6.中国对外来药物的总结

唐代疆域扩大,对外贸易发达。随着与日本、朝鲜、南洋、印度、阿拉伯等地的贸易往来,外来药物大量输入,综合记述这些药物的必要性日益突出,于是便有李殉《海药本草》的问世。

李殉,字德润,四川梓州人,生卒年不详,是唐末五代时的文学家和本草学家。李氏祖籍波斯,其家以经营香药为业,为《海药本草》的编纂提供了条件。

《海药本草》共6卷,载药124种,其中大多数是从海外传入或从海外移植到中国南方的药物,尤以香药的记载为多,如甘松香、茅香、蜜香、乳香等,对介绍国外输入的药物知识和充实中国本草做出了贡献。本书将药物按玉石、草、木、兽、虫鱼、果米分为各部,每药录其产地、形状、性味、采集、主治、功效等,并引证他书,加以注释说明。本书对药物的气味和主治也有许多新发现,同时修正了过去本草书中的一些错误。该书对药物的相恶相使等作用也有新的阐发,如补骨脂恶甘草,延胡索与三棱、大黄为使甚良等。对研究外来药物和修改补充综合性本草也很有价值。其他如《胡本草》及《南海药谱》也是收录外来药物的专著。

## 二、宋金元时期(中医学的兴盛)

960年,赵匡胤发动政变,定都开封,建立宋朝,史称北宋。宋王朝始终未能完全统一中国,北方有契丹建立的"辽"及党项族建立的"西夏";西部有吐蕃势力;南方又有"大理"等王朝。1115年松花江流域女真族建立金国,于1127年挥军南下,迫使宋廷迁都至临安,史称南宋,1279年灭南宋王朝。后形成了南宋北金对峙百余年的局面。1271年蒙古族建立元朝,短期内征服了亚欧广大地区。

宋金元时期(960—1368年),虽然存在多个民族政权,但仍以汉文化为其主流。各地社会经济文化发展各不相同,北宋的文化科技高度发展,南宋偏安江南促使中国文化重心南移,形成南北文化交融的局面。两宋时期,科技获得了突出的进步。北宋时期已经实际应用了具有世界意义的三大发明,即印刷术、指南针、火药,尤其印刷术的广泛应用推动了文化普及。

北宋政治体制发生重要变化,文官制度得到充分发展,文士的选拔受到重视,士子的社会地位得到提高。科举制度逐步完善,取士人数较唐代大幅度增加。大量培养儒士的结果,不但促进了文化科技的发展,也促使一部分文人在范仲淹"不为良相,当为良医"的思想影响之下,进入医学队伍成为儒医。儒士介入医学,成为推动宋金元医学发展的重要原因。

北宋政府极为重视医学,多位皇帝喜好医学,介入多种医药学术活动。如以政府的力量编纂印行大型方书,校修本草著作,成立校正医书局,编辑整理出版多种重要医学著作,成立官药局,官修成药处方集和推广成药,举行官办医学教育,国家对医学人才进行考试选拔等。由此使前代医药经验和主要的医学著作得以保存和流传,"局方医学"成为南宋医学的主流。

金元学术争鸣与创新是这一时期的学术特色。一些有创见的医家在理学与新学的影响之下不再墨守旧说一味崇古,而是开始对医学理论进行全新的探索与研究。理学的代表人物如邵雍、张载、程颢、程颐、朱熹等皆知医通医,援医入儒。宋金元医家多受儒学影响,如刘完素援"易"入医,张子和所著医书名为《儒门事亲》,朱丹溪将理学"阳常盈,阴常亏"之说化为医学"阳有余,阴不足"之论。著名的"儒之门户分于宋,医之门户分于金元"(《四库全书总目提要》)之说,就十分明确地指出金元不同医学学派的形成与理学哲学学派之间的联系。新学思想的代表人物有王安石、陈亮、叶适等,他们提出的五行之变由于"耦""对"所存,"用"是衡量一切的标准,万物都是一气所役、阴阳所分等具有明确的革新精神的新思想,也逐渐反映到医药界,活跃了学术环境。

宋金元时期,医学临证经验也日渐丰富,专科理论日趋成熟,具有标志性的成就有针灸科的《铜人腧穴针灸图经》、骨伤科的《永类钤方》《世医得效方》、妇科的《妇人大全良方》、儿科的《小儿药证直诀》、诊断学的《敖氏伤寒金镜录》、法医学的《洗冤集录》等。

这一时期,中外医药的交流也日渐频繁。南宋海上交通的发展、指南针的使用等,大大改变了中外医药交流的环境和条件。医书、药物外传的同时,也输入了各国的药物和医疗经验。

## (一)国家医政管理的加强

政府对医政管理、医籍整理与研究的高度重视与加强,是宋代医学发展中的标志性举措,也是这一时期有别于其他历史时期的重要特点,成为推动宋代医学发展的重要基础和动力,最终形成全社会对医学的重视。国家参与医书的收集、校勘、出版,开设国家药局,发展医学教育,有文化、有社会地位的人士乐于研究医学,医生的社会地位得以提高。

由于北宋数位皇帝对医学的重视,宋代医政制度在沿袭唐制的基础上有所加强,除卫生行政、医学教育、宫廷医药外,更扩展到医书出版、药材交易、社会抚恤等其他历史时期政府较少干预的领域,对医学发展有较大推动。

1. 改进医事管理

宋代开国之初,承唐制,设有太医署及翰林医官。宋代初年设立的翰林医官院(1082年改称医官局)属于卫生行政管理机构,专司医药行政管理,包括对军旅、官衙、学校派出医官,管理医药等事务,从而把医药行政与医学教育分立开来。初期医官院无定员,1038年规定总额为102人,设有院使、副使、尚药奉御、医官、医学、抵候等职。当时医人授官主要参照武官官阶,到宋徽宗时,出于对医学的重视,以及配合当时医学教育改革的需要,遂于政和年间正式将医阶从武阶中分出,设立十四阶医阶。政和三年(1113年)又增添了八阶,共有二十二阶。官名中的"大夫""郎"等名,成为后世医生尊称大夫、郎中的来源。

对翰林医官的选拔,规定年龄必须在40岁以上,经过各科专业考试合格后才能任用。成绩最优秀者留翰林医官院,其他则分配为医学博士或外州医学教授。1188年后,又把医官的考试对象扩大到外州各地的民间医生。为保证医官的质量,政府曾制定按实际水平升迁罢黜的措施。相反,不称职的医官将被撤职。除京师外,地方各州郡也设有医官,并有相应的考试规则。医官职责有供奉皇家医药,诊视大臣及三学诸生,奉诏诊视兵民,从事医学教育和出使外国等。

除翰林医官院外,宋代还设有其他类型的医疗、慈善机构。如安济坊,设于1102年,主要收留"不幸而有病,家贫不能拯疗"者;保寿粹和馆,设于1114年,主要治疗宫廷人员疾病;养济院,创建于约1182年,供四方宾旅患者疗养之用;福田院,设于1057年前,用以收养老疾孤寡者;慈幼局,设于1249年,主要收养被遗弃幼婴;漏泽园,设于1104年,是官府安葬无名尸体和家贫无葬地者的公共墓地。尽管这些机构存在的时间长短不一,但从一个侧面反映了宋代医政设置情况。

宋代还曾以法律形式规定医生的职业道德、医疗事故的处理条例,以及有关保护婴童、饮食卫生和婚姻等方面的措施。如诸医诈疗疾病而取财物者,以匪盗论处;庸医误伤致人死命者,绳之以法;若弃秽恶之物在食饮中,予以处罚。凡此,在中国医学史上都具有一定的意义。

2. 开设国家药局

为了加强对药物的统一管理,北宋设立了官药局,这是世界医政史上的一个创举。

药局最早设置于京城开封,初名熟药所,又名卖药所,于熙宁九年(1076年)开业。当时国家控制了盐、茶、酒等贸易,并将药物也列入国家专卖。设立熟药所,主要负责制造成药和出售中药。最初熟药所只有1处,至崇宁二年(1103年)扩展到5处。并将制造成药的业务从熟药所分离出来,建立了2所"修合药所"。政和四年(1114年),北宋朝廷将2个修合药所改为医药和剂局,5处卖药所改为医药惠民局,

医药惠民局以卖药为主。官府采取贱价低息办法,药价比市价低1/3,以达"惠民"的目的。至南宋时,官办惠民局在淮东、淮西、襄阳、四川、陕西等许多重要地方都有增设。全国已达到70余局,形成了由国家控制遍布全国的医药网络。这些官药局的主要职责是按方配制中草药和出售成药。其成药来源主要依靠医药和剂局制造供应。惠民局章法严明,规定遇急病而不能及时卖药的要"杖一百",以及陈旧不适用的药品要及时毁弃

等。除卖药外,遇到贫困之家及大水大旱及疫病,免费施药,救助灾民。遇到疫病流行时,由官府统一调拨,并承担临时性免费医疗。都市发生疫病时,惠民局则派出大夫携带药品赴其家诊治,"给散汤药"。

医药和剂局主要职责是制药。由药局编撰的《和剂局方》是世界上最早的官定药局方,对中外医药学产生了重大的影响。当时药局生产成药有严格的官颁标准方书,供熟药所执行,依此制成各种丸、散、膏、丹及饮片。生产过程中各类工艺流程皆十分严密。药局下设药材所,专门负责药材收购和检验。为保证质量和用药安全,专设了辨验药材及负责制药的官员,"以革药材伪滥之弊"。

宋代"官药局"的设立,对我国中成药的发展起到了很大的推动作用。它所创制的许多著名中成药,诸如苏合香丸、紫雪丹、至宝丹等,沿用了700多年,迄今仍广泛应用于临床。

由于历史的局限,药局不可避免地存在许多弊端。尤其自南宋始,药局的官吏营私舞弊,逐渐把官药局变成贪官污吏逐利的场所。但宋代官药局在医学史上的作用和地位,应予以充分肯定。

元代设"广惠司"为药政机构,并在其下设"回回药物院"。

3. 发展医学教育

北宋早期承唐制设太医署,后改名为太医局,专掌医学教育,隶属太常寺。嘉祐五年(1060年)太常寺重新调整,准诏详定太医局学生人数,以120人为额。入学考试由原来的《难经》《素问》《诸病源候论》《太平圣惠方》问义十道考题中加入《神农本草经》大义三两道。还对原有入试标准做了调整。如原眼科、疮肿、口齿、针灸和书禁五科,课程比大、小方脉科少,因而规定以后这五科学生在所习十道题中必须做对七道以上才算合格。对学生评定注重理论与实践结合,令医学生轮流诊治三学(太学、律学、武学)学生和各营将士的疾病。每人发给印纸,令本学官及本营将校填写其所诊症状,病愈或死亡经本局官押,遇有诊为不可治的,即差他人前往治疗,候愈或死,各书其状,以为功过。年终考核分为三等,上报中书取旨,按等第收补,并有适当奖励。医疗过失太多的,依照情况严重与否,加以责罚,甚至黜退。宋神宗熙宁年间,王安石主政,再次进行教育改革,史称"熙宁兴学"。熙宁九年(1076年)三月,神宗下诏正式将太医局独立:脱离太常寺。是年五月,礼部修定太医局式,太医局设提举1人、判局2人,判局一职要由知医事者担任。

除中央医学教育机构太医局外,宋代还曾于崇宁二年(1103年)设立"医学"。"医学"与"太学"等同级并列,共同从属于国家最高学政机构国子监,从而大大提升了医学教育的地位。又在全国州县设立地方"医学",择优者升入中央"医学"。"医学"学生应试得中后,其资格与其他三学学生一样,可以出任各级官职。在一段时间内,"医学"取代太医局成为宋代主要的医学教育机构,但是"医学"的设置时间不长,宣和二年(1120年)"诏罢在京医算学"而终。此后医学教育仍由太医局职掌。在兴办"医学"的过程中,太医局一直存在,并未撤销,因为培养医学生的职能虽然划归"医学",但医学教授的管理并未归入国子监,在专业教育方面仍由太医局负责。

金代医学教育机构为太医院,设有10科,但学生较少,仅50人,3年考试一次,成绩优秀者可充当医官。元代对医学教育也相当重视,从1262年起在各地设立专门管理医学教育的医学提举司。凡各地医生的考核、选拔,医书的编审,药材的辨验,都属其职责范围。

## (二)医籍的整理研究

宋元时期,由于印刷技术的革新和政府对医学的重视,以及民间医家著述的日益增多,医学著作大量增加。这些医学著作,既有对古籍的整理,也有方书的编著,还有专科著作。国家成立政府机构进行古医籍整理工作,使古籍的传播达到空前规模,医学得到了极大的推广与提高。

1. 古医籍的整理与刊行

宋初,政府就曾颁布"访求医书诏",于各地求购医书,986 年命贾黄中等人编纂成《雍熙神医普救方》。1026 年又下令在全国征集医书、医方,并命医官晁宗悫、王举正等人整理修正医书中的错误和脱简,次年由国子监摹印颁刊。1057 年,宋政府据枢密使韩琦奏言于编修院设"校正医书局",集中了一批当时著名的学者和医家,如掌禹锡、林亿、高保衡、孙兆、秦宗古等,有计划地对历代重要医籍进行搜集、考证、校勘和整理,历时 10余年,约在 1061—1077 年陆续刊行了《嘉祐补注神农本草》《本草图经》《素问》《伤寒论》《金匮要略》《金匮玉函经》《脉经》《黄帝三部针灸甲乙经》《备急千金要方》《千金翼方》《外台秘要》共计 11 种。校勘整理工作十分严谨,如对《素问》的整理补注,就"正谬误者六千余字,增注义者两千余条"。林亿等校勘整理《素问》原文在当时起到了规范定型的作用。

此外,北宋政府除多次纂修颁布医方之外,于开宝、天圣、景祐、嘉祐至熙宁、政和百余年间大规模校修医书五次。宋政府编校、刊行的本草书籍和方书还有《开宝本草》《难经》《诸病源候论》《太平圣惠方》《太平惠民和剂局方》《圣济总录》《政和新修经史证类备用本草》等。

宋代,由于政府高度重视,加之皇帝的喜爱与关注,《内经》研究走向新阶段。国家校勘出版《重广补注黄帝内经素问》,并将《素问》作为太医局教材。此后学习研究者日众,其中或校勘注释,或取其部分内容做专题研究,或依据《内经》某一基本观点,结合实际进行发挥。如滑寿的《读素问钞》和《难经本义》两书,综合了历代医家对《内经》《难经》的注释,辨析比较精确,考证也较详细,有相当大的影响。

2.《伤寒论》的研究与补充

宋金元时期,对《伤寒论》的研究盛极一时,形成该书研究的第一次高潮。这与北宋政府对《伤寒论》的校订刊行引起医家对《伤寒论》的重视有关。当时研究《伤寒论》的著述多达数十种,取得多方面开拓性的成就。其中较重要的医家及著作大致如下。

(1)韩祗和《伤寒微旨论》2 卷(1086 年) 全书论述辨脉,汗、下、温中等治疗大法,用药和某些病证的证治,并附方论、治案。所用方剂不限于《伤寒论》方,多为自拟方。临证时重"从脉证分辨,以脉为先"。其书颇为后世所重。

(2)庞安时《伤寒总病论》6 卷(1100 年) 全书着重于病因、发病方面的阐发,倡寒毒、异气说。对异气引起的具有传染性的温病从五脏论治,创"春有青筋牵,夏有赤脉拂,秋有白气狸,冬有黑骨温,四季有黄肉随"温毒五大证,治疗各有法。

（3）朱肱《伤寒类证活人书》22 卷（1108 年） 全书以问答体例,论述经络、切脉、表里、阴阳,剖析伤寒的各种相类证候。认为"伤寒证多而药少""至于阴毒伤寒、时行瘟疫、温毒发斑之类,全无方书",所以从《千金方》《外台秘要》等唐代方书中选录了有关方剂百余首。书中秉承张仲景学术之旨,广纳后世各家方论,辨病倡导从经络循行部位释解六经证候,论治侧重表里阴阳辨证,并在病因、病机、诊断和治疗上有独到见地。

（4）许叔微《伤寒百证歌》5 卷、《伤寒发微论》2 卷、《伤寒九十论》1 卷（1132 年）《伤寒百证歌》把伤寒重要证候的病机病变及治疗方法编成七言歌诀,概括为"百证",便于学者掌握《伤寒论》的辨证论治原则和记忆其要点。《伤寒发微论》历述伤寒七十二证证治,阐解某些伤寒证候的用药法,并扼要地辨析了伤寒、中风、风温、温疟等病的脉证。《伤寒九十论》记载了许氏经治的病案 90 例,以《内经》《难经》《伤寒论》等医籍为基础,结合作者个人的见解加以剖析,论述精要。

（5）成无己《注解伤寒论》10 卷（1144）、《伤寒明理论》4 卷（1156 年） 《注解伤寒论》首次对《伤寒论》全书进行注解。书中对《伤寒论》条文中各种证候的病机变化及处方用药,根据《内经》《难经》的原文和相关著作中的重要内容,逐条全文注释,加以理论性的阐述,并注意引用《伤寒论》前后条文互证。该书的重要特点是《伤寒论》原文与注解互为呼应。书中对《伤寒论》的处方用药,也从理论上加以阐释,并和所治疾病联系起来。这种"以经释论""以论释经"的注释方法,大大提高了《伤寒论》的理论水平,对后世研究《伤寒论》原旨具有重要意义。《伤寒明理论》则对伤寒病的重要证候、证型和常见的并发症如发热、恶寒、表证、里证、结胸、痞证、蓄水、蓄血等做了系统、具体的理论阐述。

其他如钱闻礼的《伤寒百问歌》4 卷,根据《伤寒论》原文,以七言歌诀形式提出 93 个问题,内容包括六经证候、类证鉴别、症状、治法等问题的分析和讨论,并引前人有关《伤寒论》注文以阐析部分歌诀,便于对《伤寒论》主要论点的理解。郭雍的《伤寒补亡论》20 卷（1181 年）,取《千金方》《类证活人书》及庞安时等诸家学说对《伤寒论》进行辑佚补充,并阐发个人见解,其独到之处往往超于各家之上。杨士瀛的《伤寒类书活人总括》7 卷,总括张仲景《伤寒论》及朱肱《类证活人书》,并参附自己的学术观点而成,每条都冠以歌诀,便于后学记诵。王好古的《阴证略例》1 卷（1236 年）则是研究伤寒阴证的专著,引述俨尹、扁鹊、张仲景、朱肱、许叔微、韩祗和等伤寒大家关于伤寒三阴证的论述,突出温补思想并附有方药医案。

以上这些研究,使"伤寒学"进一步系统化、理论化,《伤寒论》辨证论治的精神得到了推广和普及,无疑也促进了整个中医理论的发展。由此,《伤寒论》愈来愈为医家熟悉和重视,人们对《伤寒论》日渐尊崇,进而将张仲景尊为"医圣"。

**（三）本草学与方剂学成就**

宋金元时期,整理了前代的本草文献,总结了当时全国药物调查成果和临证方药的新经验,在药物辨识、采集、栽培、炮制、应用及药政管理等方面都取得了卓越的成就,对后世本草学、方剂学的发展产生了深远影响。

1. 本草的编修

北宋是官修本草最发达、最兴盛的时期,药典性本草达到鼎盛阶段。《开宝本草》是宋代最早由政府主持校订的本草著作。开宝六年(973年),北宋政府诏令翰林医官刘翰和马志等9人,以《新修本草》和《蜀本草》为基础,同时参考唐代陈藏器的《本草拾遗》,编成《开宝新详定本草》20卷。书内新增药物134种,并做注解。次年又经翰林学士李防等人重新校勘,定名为《开宝重定本草》,简称《开宝本草》,共20卷。书中载药983种,较《新修本草》新增139种。这是第一次对国家药典进行修订,为适应雕版印刷,书中首次采用白、黑字体分别表示旧抄朱、墨分书的内容。《嘉祐本草》是宋朝政府主持编著的又一部本草著作。嘉祐二年(1057年),由校正医书局组织对本草学著作重新编修。掌禹锡、林亿、苏颂等人,在《开宝本草》的基础上,于嘉禧六年(1061年)校定并刊行了《嘉裙补注神农本草经》,简称《嘉祐本草》。全书21卷,载药1 082种,新增药物99种。其编写体例、文献出典标记都仿照《开宝本草》。由于该书采集较广,对保存医药资料有一定贡献。《本草图经》是我国医药学史上第一部由政府组织编绘而成的刻版药物图谱。嘉祐三年(1058年),北宋朝廷诏令进行了一次全国性的药物大普查,征集了150多个州郡所产药材标本及实物图谱,并令注明开花结实、采收季节和功用;凡进口药材,则查询收税机关和商人,辨清来源,选出样品,送交京都。这是继唐代第一次全国药物大普查之后又一次世界药学史上的壮举。这些资料后经苏颂于嘉祐六年主编成《本草图经》。全书共20卷,载药780种,其中增加民间草药103种。在635种药名下绘图933幅,成为中国乃至世界上第一部版刻药物图谱,对后世本草图谱的绘制很有影响。以上诸书今已亡佚,其内容散见于《证类本草》和以后的本草书中。

北宋个人编著的本草较多,其中唐慎微所撰的《经史证类备急本草》(简称《证类本草》),最能够代表宋代药物学的发展水平。唐慎微(约1056—1093年),字审元,蜀州晋原(今四川崇州)人,出生于世医之家,在成都行医。其治病不分贵贱贫富,不避风雨寒暑,有请必往,医不重酬,但重得方,所以求得广泛知识。他将《嘉祐本草》与《本草图经》合而为一,又广集民间和宋以前本草文献、经史书籍所载之药物,约于元丰五年(1082年)编撰成《证类本草》32卷,约60万字,载药1 558种,比《嘉祐本草》增药476种。其中灵砂、桑牛等药物皆为首次载入。每药均有附图,查阅方便。在药物主治等方面,详加阐述与考证。每药还附以制法,为后世提供了药物炮制资料。全书附载古今单方验方3 000余首,方论1 000余条,为后世保存了丰富的民间方药经验。另外,唐氏编著此书,引用的古文献达247种之多,对资料的摘录翔实而完整,保留了许多古籍的原貌,使得后人在古代文献大量散佚的情况下,仍可借以了解有关原文。

《证类本草》刊行后,受到各方面的重视,曾多次被政府修订后颁行全国。如大观二年(1108年),医官艾晟修订后称为《大观经史证类备急本草》(简称《大观本草》);政和六年(1116年)再次修订,称为《政和经史证类备急本草》(简称《政和本草》);绍兴二十九年(1159年)南宋又修订,称为《绍兴校定经史证类备急本草》(简称《绍兴本草》);淳祐九年(1249年)又由张存惠整理刊行,名为《重修政和经史证类备用本草》,共30卷,载药1 748种。此书流传近500年,一直为本草学的范本。至李时珍撰《本草纲目》时,仍以其为蓝本。李时珍评价该书说:"使诸家本草及各药单方,垂之千古,不致沦没者,皆其功也。"

**2. 药学理论的创新**

宋金元时期不仅是中药学理论的总结整理时期,也是创新时期。重调查、重实验、精炼药效、归纳药理,根据临床经验创新药物归经、引经学说,成为该时期药物学发展的又一重大成就。

《本草衍义》为北宋寇宗奭撰于政和六年(1116年)。全书共20卷,载药460种,对药物的性味、效验、真伪、鉴别等,都有相当多的论述和发明。作者认为,医家临证处方全凭了解药理,故对一般常用药物做了进一步阐述。对于辨认药物的优劣真伪,常用调查和实验的方法来证实旧说之是非。张元素、张从正、李杲、王好古、朱震亨等均多有阐发。

金元医家对于药物的性味功用等亦多有发明。如张元素的本草名著《珍珠囊》,虽只讨论了113种药物,但内容丰富,辨药性之气味、阴阳、厚薄、升降、浮沉、补泻、六气、十二经及随证用药之法,特别是对药物归经、引经学说和脏腑标本用药式的讨论,为后世所遵循。再如李杲撰《用药法象》,是在《珍珠囊》基础上,增以用药凡例、诸经纲要治法,对张元素学说做了进一步阐发。王好古撰《汤液本草》2卷,又是在《珍珠囊》与《用药法象》两书基础上,充实了张仲景、成无己等各家学说,对法象药理、各病主治药、用法、修制及238味常用药做了系统的论述。而张从正则对用药的"七方十剂"进行了独特的阐释发挥。朱震亨撰《本草衍义补遗》,循寇氏《本草衍义》之义而推广之,对近百种药物多有阐发。

**3. 炮制加工、食养食疗**

在药物炮制加工方面,《证类本草》收录了《雷公炮炙论》中300种药物的炮制方法,又收载了《本草经集注》中的"合药分剂料理法则",在保存药物炮制文献方面有重要贡献。《太平惠民和剂局方》载录了许多成药的制备方法,记叙了185种中药饮片的炮制标准,还详细地描述了多种炮制方法,发展了用酒、醋炮制药物以助活血、收敛之功效的炮制技术。宋代在丸药加工上也有新发展,增加了糊丸、水泛丸和化学丸剂等,发明了朱砂衣、青黛衣、矾红衣、麝香衣等多种丸衣。另外寇氏《本草衍义》尚有升华法精制砒霜、结晶法精制芒硝的记载。

在食养食疗方面,元代忽思慧的《饮膳正要》(1330年)是中国现存第一部完整的饮食卫生与食治疗法的专书,也是一部有价值的食谱。他总结了任饮膳太医十余年的宫廷御膳经验,并参考了诸家本草和方书中的营养卫生知识,以正常人的膳食标准立论,制定一般饮食卫生法则,还论述了各种点心菜肴的配制成分及烹调方法、食物中毒的防治法、孕妇与乳母的饮食宜忌等。宋代《太平圣惠方》《圣济总录》等方书中也载有食疗食养内容,如用鲤鱼粥或黑豆粥治疗水肿、用杏仁粥治疗咳嗽等。元代尚有《日用本草》等食养著作。

**4. 方书的编著与方论的兴起**

宋金元时期方剂学的突出成就主要反映在两个方面,一是大量方书的编著,二是方论的产生。前者成为医家总结记录临证经验的重要手段,而后者则大大丰富、完善了方剂学理论。

(1)方书的编著　宋代方书编著大致有三种形式:一是沿袭《备急千金要方》《外台秘要》之体例,收集古今名方,形成综合性方书,如《太平圣惠方》《圣济总录》等;另一种是实用性方书,如《太平惠民和剂局方》等;三是在著者医疗经验的基础上,选录古方和创制新方,编成具有个人特色的方书,如《普济本事方》《三因极一病证方论》《济生方》及金元诸家和临证各科的方书。

《太平圣惠方》(992年)是宋政府诏令翰林医官王怀隐等编著的大型方书。共100卷,分脉法、处方用药、五脏病证、内、外、骨伤等共1 670门,载方16 834首。它强调医生治病必须首先诊断出疾病的轻重程度、病位深浅,辨明虚实表里,再进行选方用药。每门均先引巢元方《诸病源候论》的理论为总论,然后汇集方药,是一部具有理、法、方、药完整体系的临证实用医书。庆历六年(1046年),何希彭选其精要辑为《圣惠选方》,作为教本应用了数百年,使其影响更大。

《太平惠民和剂局方》是我国第一部由国家颁行的成药专书和配方手册。最初它是宋代"卖药所"的配方蓝本,名《太医局方》。至北宋大观年间(1107—1110年),政府诏令医官陈承、裴宗元、陈师文等整理《太医局方》,编成《和剂局方》5卷,分21门,收297方,为该局制剂规范。宋室南渡后,药局改名为"太平惠民局"(1148年),《和剂局方》经多次增补,于1151年经许洪校订后定名为《太平惠民和剂局方》,颁行全国,成为世界上最早的国家药局法典。此时全书已达10卷,载方788首,每方之后除详列主治证和药物外,对药物炮制法和药剂修制法也有详细说明。该书既有法定配方手册之用,又有推广成药之效,以至"官府守之以为法,医门传之以为业,病者恃之以立命,世人习之以成俗",可见影响之大。该书所载至宝丹、紫雪丹、牛黄清心丸、苏合香丸、三拗汤、华盖散、凉膈散、藿香正气散,以及妇科常用的四物汤、逍遥散,儿科常用的五福化毒丹、肥儿丸等,至今仍为临床常用,药房常售。

《圣济总录》是北宋末年政府编著的又一部规模较大的方书,由曹宗孝等8位医官广泛搜集历代方书及民间方药,历时7年(1111—1117年)编著而成。全书共200卷,200余万字,分60余门,录医方近2万首,几乎囊括前代方书。每门又分若干病证,每证先论病因、病理,次列方药等治法,并有炮制、服法、禁忌等。全书所载病证,包括内、外、妇、儿、五官、针灸、正骨等13科,内容丰富。该书前数卷还论述了当时盛行的"五运六气"学说。书中所载之二参丸、十香丸、茵陈汤、草豆蔻汤等都长期应用于临床。

在当时"不为良相,当为良医"思想的影响下,士大夫阶层亦多留心方药。私人特别是名士编撰方书成为宋代方书的重要特色。这些方书不尚繁冗、精简质朴,促进了良方的流布、验证与规范。如许叔微的《普济本事方》(1132年),全书10卷,分23门,载300余方;其他如苏轼、沈括的《苏沈良方》(1075年),张锐的《鸡峰普济方》(1133年),董汲的《旅舍备要方》,王衮的《博济方》,还有史堪的《史载之方》,杨士瀛的《仁斋直指方论》及各科方书等。

(2)方论的兴起 方论的产生大致分为两个阶段:一是北宋庞安时《伤寒总病论》、朱肱《伤寒类证活人书》、寇宗奭《本草衍义》等书中方论的肇始,主要引《内经》的组方理论阐发方剂中各药功效主治及其相互关系;二是宋金许叔微《普济本事方》、成无己《伤寒明理论》等书中方论的丰富与完善,包括应用君臣佐使原则剖析方剂,更细致地阐明各药功效主治及其相互关系,并论考本草诸书,探讨方义、方制、药理、炮制,较为深入地探索方剂理论,从而使方书的发展进入一个新阶段。

庞安时《伤寒总病论》(1100 年)在半夏泻心汤方论中分析了半夏、甘草的功效主治和干姜、黄连的关系,在生姜泻心汤方论中说明了应用生姜、干姜的原理。朱肱《伤寒类证活人书》(1111 年)阐发了方剂组成之间的关系和作用,如在桂枝加桂汤和桂枝去芍药汤方论中分析了桂枝的功效和芍药的性味主治。寇宗奭《本草衍义》(1116 年)则将《内经》的理论融入本草,并结合临证实践对方剂中药物的功效主治进行理论分析,如比较补心汤和泻心汤中应用大黄的不同、论述桂枝在桂枝汤中的功效主治、论述枳实在承气汤中的功效主治等。

许叔微《普济本事方》(1132 年)方论更趋深入,如论述"真珠圆"时详细剖析了"真珠圆"中的君臣佐使及药物的功效主治。而成无己在《伤寒明理论》中分析了 20 首张仲景医方,用《内经》四气五味理论分析君臣佐使结构,阐明各味药的功效主治及其相互关系。如分析桂枝汤方:桂枝味辛热,专主发散风邪以为君;芍药味苦酸微寒,甘草味甘平以为臣佐;生姜味辛温,大枣味甘温以为使。

### (四)中医各科的全面发展

宋金元时期医学各科的成就,既有病因学、诊断学的重要发展,也有临证各科的突出成就,出现了一批著名的专科医家和专门著作。

1.病因病机学

宋金元时期,医家们在各抒己见、百家争鸣的气氛中,对于病因、病机多有独到见解,成为中医理论体系突破性进展的重要代表,并对后世产生了深远影响。

南宋陈言于淳熙元年(1174 年)撰《三因极一病证方论》15 卷,阐述了"三因致病说",标志着中医病因学理论的成熟。该书以"分别三因,归于一治"命名,认为"医事之要,无出三因"。他将病因划分为三类:一为外因,"六淫,天之常气,冒之则自经络流人,内合于脏腑,为外所因";二为内因,"七情,人之常性,动之则先自脏腑郁发,外形于肢体,为内所因";三为不内外因,诸如生活不节、虫兽所伤、金疮折跌、畏压缢溺等皆属于此。病证也以此分列,分 180 门,录方 1 500 首,每病之下用脉、证分析病因,再由病因确定治法,形成了脉证因治的诊疗体系。打破了数百年来病因学停滞不前的局面,使病因理论较之以往更加系统,成为后世医家进行病因分类的依据。

病机学说,自《内经》以降,代有发展。唐代王冰补入《内经》的七篇大论之一《至真要大论》中有专论病机的 19 条,论述了证候与六气、五脏病变的关系,丰富了病机理论,为后世所尊崇。宋金元时期医家各抒己见,成就斐然。如钱乙的《小儿药证直诀》阐发小儿"脏腑柔弱,易虚易实,易寒易热"的病机特点;刘完素《素问玄机原病式》创造性地提出"六气皆从火化""五志过极皆为热甚",阐发和充实了火热病机、情志病机,还总结了燥证病机等;张从正《儒门事亲》强调病由邪生,阐发邪犯人体上、中、下三部的病机;李杲《脾胃论》强调内伤脾胃、百病由生,提出"阴火"概念,认为"火与元气不两立",论述内伤与阴火病机,阐发气火失调、升降失常;朱震亨《格致余论》强调"阳常有余、阴常不足",阐发阴虚、相火病机,对"六郁"病机也有创见性阐释。

2.诊断学

宋金元时期,诊断学方面的成就主要是以四脉为纲的脉诊学术体系系统化,以及脉图、舌图的创新和指纹诊法的不断丰富。

南宋崔嘉彦著《崔氏脉诀》(1189 年)。其脉学思想是"四脉为纲",以浮、沉、迟、数统括洪实、微伏弱、缓涩濡、紧弦滑等十二脉,对《脉经》的二十四脉加以论述,精炼了脉学,体现了"由博返约"的发展特点。他还认为"大抵持脉之道……其枢要但以浮沉迟数为宗,风气冷热主病",将脉象与病气做了有机的联系。如论浮脉,"浮而有力者为风,浮而无力者为虚";论沉脉,"沉而有力者为积,沉而无力者为气(郁)"等。在脉位与内脏关系上,则以寸、关、尺与上焦、中焦、下焦相对应。因该书为四言歌诀,易于习诵,流传较广,为历代医家所重视。

崔氏弟子刘开撰《刘三点脉诀》(1241 年),叙述了四脉互见(浮数、浮迟、沉数、沉迟)时所主的疾病。他将浮、沉、迟、数四类,分别隶于寸、关、尺三部主病,予以概述,亦别具一格。其再传弟子张道中撰《西原脉诀》,明初被改名为《崔真人脉诀》,收入《东垣十书》后广为流传。

元代滑寿撰《诊家枢要》1 卷(1359 年),首论脉象大旨及辨脉法,颇多创见。继则简析 30 种脉象,比《脉经》所列脉象有所增加,亦遵《难经》之旨,以浮、沉、迟、数、滑、涩六脉为纲,并辨析了浮沉、迟数、虚实、洪微、弦紧、滑涩、长短、大小 8 对阴阳对立的脉象,便于学者掌握。

《察病指南》(1241 年)为南宋施发撰,以脉诊为主,兼及听声、察色、考味等法,为现存较早的诊断学专著。特别是书中根据自己手指觉察出来的脉搏跳动情况,绘制了 33 种脉象图,以图示脉,是人体脉搏描述上的一个创举。

在舌诊方面,元代敖氏著《金镜录》,内容主要讨论伤寒的舌诊,列舌象图 12 幅。后来杜本认为 12 幅图不能概括伤寒的所有舌象,又增补了 24 图,合为 36 种彩色图谱,取名《敖氏伤寒金镜录》(1341 年),其中 24 图专论舌苔,4 图论舌质,8 图兼论舌苔和舌质。图中所载舌色有淡、红、青三种,论舌面变化有红刺、红星、裂纹等,苔色有白、黄、灰、黑四种,苔质有干、滑、涩、刺、偏、全、隔瓣等描述。主要病理舌象基本都已涉及。每图配有文字说明,结合脉象阐述所主证候的病因病机、治法和预后等。为我国现存最早的图文并茂的舌诊专书。

宋代许多儿科著作都记载了指纹观察法。主要是观察 3 岁以下小儿食指掌面靠拇指一侧的浅表静脉,分为风、气、命三关,以判断疾病的性质与轻重。如刘昉于 1150 年撰写的《幼幼新书》中载有虎口三关指纹检查法,《小儿卫生总微论方》中记载有 10 种不同指纹的形状及其所主证候等,至今仍被儿科临床所沿用。

3. 解剖学

中国古代医家很早就进行过人体解剖,《内经》和《难经》已明确提出"解剖"二字,并有关于人体解剖的记录。《汉书·王莽传》记载,汉代王莽曾组织太医尚方解剖人体进行研究。唐代《千金方》也有大致相同的记载。至宋代,有关人体解剖的著述有很大发展,不但积累了更多的尸体解剖经验,而且开始据实物描绘成图。

宋代官府曾组织了两次较大规模的尸体解剖活动。一是宋仁宗庆历年间(1041—1048 年),由官府推官吴简主持编绘了《欧希范五脏图》,简称《五脏图》,是已知世界最早的人体解剖学图谱专书。它是根据欧诠(希范)、蒙干等 56 人被处决时现场解剖所见绘制,主要记述了人体内脏心、肺、肝、脾、胃、小肠、大肠、膀胱等的形状与位置。作者注意到右肾比左肾的位置略低,并指出脾在心之左。至于欧诠少得目疾、肝有白点,蒙干生前患咳嗽、肺胆俱黑等记述,均是试图证明疾病与内脏病理解剖关系的萌芽。其二是宋徽宗崇宁年间(1102—1106年),泗州处死犯人时,郡守李成"遣医并画工往,亲抉膜、摘膏肓,曲折图之,尽得纤悉",绘成图画,但不知此册名何。后来世医出身的太医杨介,对李成主持所绘之图加以校对,把《欧希范五脏图》及李成两图合并起来,并配上中医的十二经,以《存真环中图》名之,简称为《存真图》。图中记载了人体内脏和十二经脉图,原图著虽佚,但从宋代朱肱的《内外二景图》,明代高武的《针灸聚英》和杨继洲的《针灸大成》中,能见到其部分图谱,有《肺侧图》(胸部内脏右侧图)、《心气图》(右侧胸腹腔主要血管关系图)、《气海横膜图》(横膈膜及其上的血管、食管图)、《脾胃包系图》(消化系统图)、《分水阑门图》(泌尿系统图)、《命门、大小肠膀胱之系图》(生殖系统图)等。这些图谱和文字说明大体正确,并有探索人体生理系统之倾向,如在《心气图》中还绘出了心脏与肺、脾、肝、肾等脏器的血管联系。宋以后医籍中所描述的人体脏腑图形及文字说明基本上都取之于《存真图》,说明它对后世的影响较大。

4.内科学

(1)伤寒病　与晋唐时期停留在文字上区分伤寒、温病不同,至宋代,医学家力图从病因、病机、证候、治疗等各方面对热性疾病进行深入探讨,提出了冬温、寒疫、温疫等独立于伤寒之外的概念,同时也强调了它们的传染特性。此时医书所讲的温病仍然是伤寒伏气,而温疫或天行温病才是后世温病学家所指的温病,但伤寒所指范畴较前代已有明显缩小。虽然有关温疫的理论尚不成系统且无专著论述,但却是寒、温分家的重要时期,为后世温病学的创立、完善进一步创造了条件。

(2)内科杂症　至宋代内科杂症的致病机制有了一定发展,主要表现在对阴阳、升降、生克等机制的强调上。两宋时代盛行一时的"运气"学说也影响到杂病机制理论中,如《史载之方》叙述了"夫病之所起,其来有根源,其次有传受,其传有刑"的发病规律,指的就是脏腑间五行的生克乘侮的病理机转。著名儿科学家钱乙据《内经》五行学说及脏腑分证的理论,总结了一套以五脏虚实为纲领的辨证方法。他认为"心主惊,肝主风,脾主困,肺主喘,肾主虚",五脏各有所主之证,同时又有虚实之别,故拟六味地黄丸以补益肾脏。金元时期,随着"金元四家"为代表的争鸣局面的出现,在内科杂症的治疗上也出现了百花齐放的局面,各派医家紧密围绕自身理论特点,结合临床实际,创立了一系列的杂症治疗方法,如张从正指出"治病重在驱邪,邪去则正安,不可畏攻而养病";李杲在杂病治疗上强调补脾胃,主张"升阳益气""甘温除热"等,为丰富和发展内科杂症的治疗做出了贡献。

5.外科学

中医外科在历史上,实际是以研究与治疗各种化脓性感染、皮肤病、瘿瘤、痔漏、损伤为主要内容。唐以前称战伤为金创折疡,并无明确的外科、伤科之称。宋金元时期才有专门的疡肿科(唐代称"疮肿",附在"医科"中),以外科为专业的医家逐渐增多,宋代伍起予《外科新书》问世,"外科"一词的使用日趋广泛。陈自明著《外科精要》,标志着外科学的重要发展。

宋金元时期,外科的理论、辨证、施治技能上都有了一定进步,尤其是在疾病认知的能力和外科知识的融合上。宋代外科对于痈、疽、疮、疡的处理更加重视局部与整体的关系,使辨证施治进一步用于外科治疗,提出了"内消"和"托里"等原则。

宋元时期陆续出现了一些外科专著,如伍起予的《外科新书》、李迅的《集验背疽方》、齐德之的《外科精义》、陈自明的《外科精要》。《外科新书》是我国医学史上现存最早的以"外科"命名的书籍,成于1207年,比较重视外科疽、痈特别是背痈的早期治疗。《外科精要》中则较全面辨证论治痈、疽,强调外科病也要内治,反映了当时外科的新成就。元齐德之的《外科精义》对外科的病因病机、诊断治疗都有一定阐述,强调辨证论治原则在外科的应用,主张内治和外治相结合。

对肿瘤的病因及防治方面,积累了很多合乎科学的见解与经验。"癌"字最早见于宋代《卫济宝书》(1170年)中,南宋杨士瀛的《仁斋直指方论》(1264年)最早叙述了癌症的特征。

化脓性感染之脓未成与脓已成的鉴别诊断在宋代有了更多的认识,在治疗指导思想上进一步提高。《太平圣惠方》关于脓已成的切开引流思想较前代更为积极。《太平圣惠方》中论述关于肛门痔疮的治疗技术,并强调了汞砷剂的方法。《魏氏家藏方》记载了枯痔散法,较《太平圣惠方》的方法又有提高,减少了对肠黏膜的损害,提高了效果。

这一时期,麻醉理论和技术也有发展,表现在用药量同麻醉深度间关系的认识和运用,同时还强调了个体不同耐药及出血多少的差异。

6. 骨伤科学

宋代,骨伤科已正式与外科并列为医学的一门分科。金元以来,由于女真与蒙古族多骑兵,在战争和狩猎时,经常发生骨折与创伤,促进了骨伤科的发展。

这一时期,随着解剖学对人体骨骼系统生理认识水平的提高,骨伤科理论和临床诊疗均有较大发展。《洗冤集录》记载,宋时对创伤的检查诊断,已注意致伤外力的大小、方向及致伤的部位、局部组织的变化、血肿情况和肢体功能等,以辨别伤情轻重。由于麻醉术的进步,外科手术水平与器械已有针、线、刀、镊、剪、凿、钳、锥、锤等,在复杂骨折的切开复位技术上也有所发展。

元代骑兵征战造成外伤、骨折、脱臼者很多,急需治疗,客观上促进了骨伤科的发展。危亦林的《世医得效方》(1343年)是现存记述骨伤科最详细的著作。该书记述了四肢骨折及脱臼、脊椎骨折、跌打损伤、箭伤及整复法,介绍了多种治疗手法和器械,特别是对脊椎骨折第一次应用悬吊复位法,这是骨伤科史上的创举。该书对麻醉法的记述是我国较早的记录全身麻醉法的文献。日本外科医生华冈青州曾于1805年使用曼陀罗花作为手术麻醉药,较危氏晚了450年。

7. 妇产科学

宋太医局设立产科,专门培养妇产科学生,妇产科自宋代始发展成独立的专科。该时期已积累了较丰富的经验和理论,诊疗方法也趋于完善。同时出现了一批妇产科专著,代表性著作有杨子建的《十产论》(1098年)和陈自明的《妇人大全良方》。《十产论》详述了横产(肩产式)、倒产(足产式)、坐产(臀产式)、碍产(脐带绊肩)等各种难产形式和助产方法。书中记载的"转胎手法"是异常胎位转位术的最早记载。《妇人大全良方》

为我国第一部比较完善的综合性妇产科专著,共 24 卷 9 门。前 3 门为妇科,论述正常月经和月经病,一般妇科常见疾病和不孕症;后 6 门为产科,对胎儿形成、发育、孕期疾痛、分娩、难产、产后护理及治疗、妊娠用药禁忌等均有叙述。《妇人大全良方》对中医妇产科的发展起到了积极的推动作用。

金元时期,各家医学思想的争鸣也不同程度地影响了妇产科学的理论及临床治疗,各医家对妇产科疾病的辨证论治和诊疗方法均有发挥及创新。

8. 儿科学

我国医学的小儿科向以"颅囟""少小""小方脉"名之。宋代,太医局专门设立"小方脉"科,并承前制,儿科以独立专科形式出现于医学分科中。唐代著名医家孙思邈十分重视妇幼科,但也只是在《千金要方》和《千金翼方》中将其列入卷首,直到两宋时期,儿科著作才空前丰富,有钱乙的《小儿药证直诀》、阎孝忠的《阎氏小儿方论》、张涣的《小儿医方妙选》、陈文中的《小儿痘疹方论》及《小儿病源方论》、杨士瀛的《婴儿指要》等。尤以钱乙和陈文中的学术影响最大。小儿科专家钱乙的《小儿药证直诀》为我国第一部儿科专著,使我国儿科学发展到了一个新高度。

钱乙(1032—1113 年),字仲阳,今山东郓城县人。《小儿药证直诀》全书共 3 卷,是由钱乙的学生阎孝忠根据老师 40 年的临床经验,将他的理论、医案、验方加以整理总结而成。上卷言证,中卷为研治病例,下卷为方。书中强调小儿的生理和病理特点,总结出以五脏为纲的儿科辨证方法,创制了不少新方,如升麻葛根汤、导赤散、泻白散、异功散等,都是后世医家常用方剂。这一时期,对麻、痘、惊、疳等小儿病证有了较为深刻的认识,如《小儿药证直诀》一书中记载"五脏各有一证,肝藏水疱,肺藏脓疱,心藏斑,脾藏疹,归肾变黑",说明当时已注意到天花、麻疹、水痘和斑疹的鉴别。

金元时期,医家针对小儿的病理生理特点,提出了各种适宜小儿特点的证治法则。刘完素赞同前人关于小儿为纯阳之体的理论,认为小儿发病"热多寒少",主张用辛凉苦寒、泻热养阴法来治疗小儿热病。朱丹溪也提出"乳下小儿常多湿热、食积、痰热为病",故多用滋养阴液法治疗。

9. 针灸学

宋金元时期,针灸学得到了大力发展,尤其两宋时期是中国针灸学历史上的一个里程碑。"针灸腧穴铜人"和《铜人腧穴针灸图经》是这一时期的代表性成果。

北宋初期经络腧穴的部位十分混乱。宋仁宗天圣初年(1023 年)诏令翰林医学院医官、尚药奉御王惟一考次针灸法,铸造针灸铜人,作为针灸之准则。

王惟一(987—1067 年),又名王惟德,对古医书中针灸理论、技术颇有研究。他在奉宋仁宗诏书之后,进一步对人体解剖、腧穴位置、经络走行、针灸主治等进行研究,撰成《铜人腧穴针灸图经》3 卷。天圣五年(1027 年)他主持设计铸造针灸铜人模型两具,将经络腧穴刻画其上,名为"针灸腧穴铜人",以后学习针科的学生便以铜人作为实习模型。铜人是我国针灸教学最早而且最珍贵的教学模型,平时发挥着穴位规范化的作用,教学时又是学习的依据。据记载,铜人体表涂蜡,使穴位、经络被覆盖,诸孔穴也被黄蜡堵塞,体腔内先注满水银,令被试者针刺,若取穴有误,则针不能入;如果取穴正确,则针从孔穴刺入体腔内,拔针后水银即可以从孔穴处流出。设计如此精巧,世人罕见。铜人模型在历史上长期为国内外医学界所重视。后宋金发生战争,宋败,讲和时金要求索取铜人一具,可见铜人的重要性。

金代医学家窦汉卿在针刺补泻法方面有其独到之处,于1295年著《针经指南》。书中综合阐述了经络运行、补泻、手法、流注八穴、取穴禁忌、配穴处方等,并详细论述了动、摇、进、退、搓、盘、弹、捻、循、扪、摄、按、爪、切的具体操作,为后世医家所沿用,另在其《标幽赋》中描述了晕针的原因和防治方法,至今仍有现实意义。

10.法医学

在我国法医学的发展历史上,尤以宋元时期成就最为卓著。首先,宋元政府制定、发展、完善了一系列有关法医检验制度,如元代儒吏考试程式的颁发,展示了当时祖国法医学在活体和物证检验方面的成就。儒吏考试程式颁于1297年,全文共分24个字,每字代表一个部分,计118条,与法医学有关的共4个字,分别为尸、伤、病、物,计53条。考试程式中的"尸",相当于尸体检查,"伤、病"两部分相当于活体检查,"物"相当于物证检查。这是现代法医学的三大组成部分——尸体、活体、物证考试程式中第一次在世界上被提出。考试程式作为一种例行的检验报告格式,要求准确记载活体损伤的性质,记录其存在的部位、大小及程度,并推定凶器的性质。程式中记载了检验活体的损伤格式,乃迄今已知最早的格式,它标志着我国古代的活体损伤检验已奠定了较好的基础。其次,出现了一些有关法医学的著述,影响较大的有宋慈的《洗冤集录》(1247年)、王与的《无冤录》(1308年)等,其中《洗冤集录》既是我国也是世界上最早的较有系统的法医学专著,对国内外法医学产生深远的影响。

宋慈(1186—1249年),字惠父,福建人。曾做过数任高级刑法官。他根据历代法医知识和执法检验经验写成《洗冤集录》四卷,比较全面地记载了人体解剖、尸体检验、现场检验、某些机械性死伤原因的鉴定,列举了用以自杀或他杀的药物,以及急救、解毒等方法。《洗冤集录》因内容丰富、切合实际,自13世纪问世以来,沿用了六百多年,后世法医书籍大抵据此编写,并被译成朝、日、英、法、德、俄、荷兰等多国文字。

《洗冤集景》一书涉及生理、病理、解剖、药理、毒理、骨科、外科、检验多方面的知识,包括了现代法医检验所需的基础知识,不仅是当时法医学成就的总结,而且从侧面反映了我国古代的医学水平,对世界法医学的发展做出了重要贡献。

**(五)金元医家学术创新与争鸣**

1.运气学说

运气学说是以所谓"五运六气"预测疾病发展和轻重的一种学说,形成时间较早,在唐以前影响很小。唐代王冰将"运气七篇"注于《素问》中并加以注解阐发后,逐渐为人所知,并受到重视。后有《玄珠密语》和《天元玉册》对"运气七篇"中某些概念和原理进一步阐述和发挥。至宋中期,随着中央政府设立的"校正医书局"在全国范围内颁行注有"运气七篇"的《素问》,该学说的影响力大大提高,并在北宋末年进入鼎盛阶段。

运气学说的基本内容是将纪年所用的天干(甲、乙、丙、丁、戊、己、庚、辛、壬、癸)、地支(子、丑、寅、卯、辰、巳、午、未、申、酉、戌、亥)和五运(金、木、水、火、土)、六气(风、寒、暑、湿、燥、火)联系起来。根据纪年的干支推定(即岁气)一年的气候,更由岁气推定某年的某气胜,易得何种疾病,并且定以施治的原则与方法,例如甲子年多雨,人多肾病。如此每60年皆可按干支纪年类推。

运气学说对中医理论的影响并不在于上述学说本身,而是通过实践,从这种学说中抽取某些部分另加以发挥,从而促进了中医理论的发展。如运气学说中强调六气致病,后世扬弃它凭借干支推断某年某气胜的不合理成分,单从六气与疾病的关系发挥,发展为六淫致病学说。

2. 金元四家和张元素

宋金元时期,由于战乱所致,人口流动性大大增加,疾病繁多,同时随着医学家对于疾病认识的加深,临床经验积累的丰富,医学家中产生了"古方新病不相能"的观点,出现了医学历史上多家学术争鸣的难得局面。这一时期的医学家通过自身的临床实践体会,提出各自的理论主张,其中较有代表性的是"金元四家"和张元素。他们的出现开创了中国医学发展的新局面,标志着我国医学学术思想已发展到一个新阶段。

(1)刘完素与寒凉派 刘完素(1110—1200年),字守真,金代河间(河北河间县)人,是金元学派中较早、影响较大的人。他提出"火热论"的病因学说,认为火热可导致人体多种疾病。在六气之中,火热往往是产生风、湿、燥、寒的原因之一,而在疾病中,风、湿、燥、寒又往往化热生火。当时我国北方热性病流行,为此他提出"降心火,益肾水"的火热病治疗原则。他主张多用寒凉药物,突破了1日法,提高了疗效,对后世治疗热性病很有启发,后人称之为"寒凉派"。他注意辨证施治,注意鉴别疾病的本质与假象。他对运气学说很有研究,认为运气分主四时,但有常有变,反对机械搬用,并批判了运气学说的宿命论观点。

(2)张从正与攻下派 张从正(1156—1228年),字子和,金代考城(今河南兰考县)人。他主张疾病原因皆为"邪气"。关于病邪,他认为可自外而入,也可由内而生。他主张治疗原则以攻病除邪为首要,提出汗、吐、下攻病三法,凡上之邪,可以用汗法治疗;在中之邪,凡风痰宿食可用涌吐方法治疗;在下之邪,可用泻下方法治疗,并扩大了三法的含义与临床应用范围。因为善用攻法,后人称之为"攻下派"。他虽善于攻下,并非无补,而是先攻后补,寓补于攻。他反对唯人参、黄芪是补的论点,认为凡有助五脏的,均可谓之补,认为有平补、峻补、温补、寒补、筋力之补、房事之补六种补法,同时也重视食补,这对临床实践有一定的指导作用。

(3)李杲与补土派 李杲(1180—1251年),字明之,号东垣,金代真定(今河北正定县)人。他主张外感病与内伤病必须详细分辨,外感之邪为风寒之邪,可以伤及筋骨受病;内伤之病为饮食环节,劳役所伤,所伤在于脾胃之气。他认为疾病不只是外邪而致,饮食不节、起居不时、辛劳过度、精神刺激均能使人致内伤病,其所提出的"内伤学说"前无古人。他强调脾胃对人体生理活动的重要性,提出"内伤脾胃,百病由生"的主张。所以他治病多采用补益脾胃、升举中气的方法,因而后世称之为"补土派"。其学派在日本亦有影响。

(4)朱震亨与滋阴派 朱震亨(1281—1358年),字彦修,别号丹溪,元代义乌(今浙江义乌县)人。朱震亨善于将《周易》《礼记》等书中的哲学思想与《内经》相联系,其主要的医学理论观点为"阳有余阴不足论"和"相火论",对后世颇有影响,该学说是对刘完素火热学说的进一步发展。他根据天大地小、日圆月缺的自然规律及人体阴精迟至而早衰的生理现象,从生理、病理、摄生调养等方面把人体"气常有余血常不足,阳常有余阴常不足"的结论提高到重要位置。所谓"阴不足",首先是指肾精难成而易亏;所谓"阳有余",首先是指肝肾相火容易妄动。《内经》论证了人身的相火有常有变之理,认为相火之常属生理,所谓"人非此火木能有生",而相火之变为病理。他认为体内的相火最易因情欲过盛而妄动,相火妄动必然损耗人身之精血,因此主张避免相火妄动,节制情欲、色欲等,以保养"阴分"。他在临床上善用"滋阴降火"之法,创制了滋阴降火之剂,故被称为"滋阴派"。朱震亨的滋阴派在日本亦有影响。

金元四家的出现、发展乃至争鸣,是金元时期医学理论发展的一大特色,一方面是由于从客观上,当时动荡的社会环境、变迁的人口以及当政者对医学思想的宽松态度;另一方面,从主观上,当时的医学家在传承了前代医学经典思想的基础上,能因人、因地不同,结合自身经验,在医学理论、临床治疗上大胆创新。争鸣的出现对后代的中医学发展产生了重要影响。

(5)张元素  张元素(1151—1234年),字洁古,金代易州(今河北易县)人。张元素30岁时开始攻读医学,代表著作有《医学启源》《珍珠囊》《脏腑标本药式》。一般医学史上未把他列入金元四家,实际上他的贡献并不小于金元四家。

张元素与刘完素是同时代人,但其医名不如刘完素,后来因治愈刘完素的伤寒而名声大振,两人的交往也日渐亲密。张元素治病不用古方,自为家法,他提出"运气不齐,古今异轨,古方今病,不相能也"的见解,有力地抨击了当时中医界按证索方的风气,他本人也以善制新方和化裁古方而闻名。在诊断上,张元素重视脏腑辨证;在治疗上,他重视温补疗法。他制订了"脏腑标本虚实寒热用药式",对脏腑的辨证用药都按温凉补泻加以归纳。由于他的治疗方法重视调理脾胃而自成一派,人称"易水学派"。

在遣方用药上,张元素重视药物气味,制方以药物气味与病机相协调为准则。他还提出了"药物归经说"和"引经报使说",关于十二经诸种药物的论述在他的著作中随处可见。"归经"和"引经"相互联系又有区别,"归经"是指某药入某经,对治疗该经之病效果显著,"引经"也是指某药入某经,但主要作用是引其他药入该经,起向导的作用。恰当运用归经和引经的药物,做到药性有专司,制方有专主,就会提高疗效。从张元素开始,"药物归经"和"引经报使"之说成为中医学临床用药的原则之一。

## 三、明清时期(中医学的全面发展)

明清是中国封建社会的晚期。八股取士的科举制度把一些读书做官无望的知识分子推入了医学领域。明清的文字狱使大批读书人也随之进入医学领域,这对医学队伍的文化素质和研究水平的提高起到了有利的作用。1405—1433年,郑和率领庞大的船队七次下西洋,中外交流达到了空前的盛况,同时也促进了中国医药科技的发展。自1492年哥伦布登陆美洲,海洋的开通和欧洲大陆频繁的陆路交通,逐步将中国纳入世界经济秩序之内。明清两代的官方对于海上的基本心态是防御与封闭的。明代中期及清代康熙、乾隆、嘉庆时代社会相对安定,中国人口大幅度增长,再加上人群疾病谱的变化,以及自然灾害和瘟疫的流行,促使医药界面对不断涌现的新问题不得不做新的思考,并采用新的对策。明代中叶,发生了中国与西方两大文明之间一次大规模的思想文化交流。西方的自然科学随着传教士来华传入中国。当时传入中国的有天文、历法、地图和火炮等技艺,同时也有西方的医学知识,包括解剖、生理等知识,还有关于世界的形成和思想方法等。徐光启、李之藻、方以智和梅文鼎、焦循等人都以诚恳虚心的态度研究西方自然科学,并积极地从事翻译。西方科学的传入开阔了中国人的眼界。中医学的发展也不能不受到影响。由于当时中国资本主义经济处于软弱、迟缓的萌芽状态,西方自然科学传入中国后所能起的作用也就有一定的限度。

科学技术的进步、明清的学风、明末清初的思想解放、乾嘉朴学的考据训诂分别从不同的方面对中医学术的发展和理论建构产生了深刻的影响。明清时期医学发展的特点:①医学知识进一步普及,医药书籍的数量和质量呈现少有的盛况;②基础理论、中药、方剂和临床各科进入全面、系统的总结阶段;③医学理论和实践的创新主要体现在本草学、温病学以及解剖学的革新趋向;④中外医药的交流空前频繁。

**(一)药物学与方剂学的进步**

1. 药物学的创新

明清时期的本草学著述有两大特点:一是数量多,其中以个人编著者占绝大多数;二是内容丰富,侧重面多种多样。有的不仅收载药物多,而且对药物性能、功效与治疗经验的叙述也更为详细。

(1)《本草品汇精要》(1505 年)　共 42 卷,由明太医院院判刘文泰等奉命集体编撰。书中有 1 358 幅工笔彩绘的药图,十分精美。本书不仅有重要的药学价值,而且有很高的艺术价值。此书载药 1 815 种,这是由政府编修的国家药典。药物分为玉石、草、木、果等 10 部,每部分为上、中、下三品,此书以药物分项解说,打破了以《神农本草经》为中心层层加注的传统格局,每药以功能主治为核心,其他项目诸如名、苗、地、时、色、味、性、气、制、禁、忌等则以此为中心逐项展开,这是药物论述方面的一大进步。书成后因彩图无法雕版印刷,加之政治上的原因,只能长期被封藏宫内。清代康熙三十九年(1700 年),由太医院吏王道纯等人摹造一部,并根据《本草纲目》增补了约 480 条内容,但也仅限于皇室陈设和使用。后因宫内失火,原稿本、摹本、校注本流落社会和海外,国内存有残本,其文字部分于 1936 年由商务印书馆刊行。该书摹本于道光末年曾被德贝斯主教在北京琉璃厂搜获并携回罗马,2002 年终于从意大利以拍摄全本形式回归中国,并以彩色影印出版。

(2)《本草纲目》(1578 年)　作者李时珍(1518—1593 年),字东璧,号濒湖山人,蕲州(今湖北蕲春)人,出身于世医之家,年轻时科考三次落第,遂致力于医药。从嘉靖三十一年(1552 年)到万历六年(1578 年),历 27 年艰辛努力,三易其稿,共 52 卷。这部巨著集古代本草学之大成,有诸多超越前人的创见。《本草纲目》特点如下。

1)总结了 16 世纪以前我国的药物学　《本草纲目》载药 1 892 种,比宋代《证类本草》增加了 374 种,其中还包括了从亚、欧、非等国家和地区传入的一些药物。李时珍"书考八百余家",认真总结前人经验,系统地进行文献整理,同时躬身实践,走出书屋,足迹遍及湖北、湖南、广东、河北、河南、江西、安徽、江苏等省,虚心向药农、农夫、樵夫、猎人、渔民请教,跋山涉水,亲自采访和考察,补充了许多新的药物资料。书中附药图1 109幅,药方11 096首,对16世纪以前我国的药物学进行了全面总结,是我国药学史上重要的里程碑。

2)先进的药物分类　李时珍按"物以类从,目随纲举"的原则,以部为纲,以类为目,将药物依自然属性归纳,把药物分为"水、火、土、金石、草、谷、菜、果、木、服器(日常用品)、虫、鳞、介、禽、兽、人"共16部为纲,在各部之下又分若干类。其基本原则是"从微至巨""从贱至贵",从低等到高等,建立了古代先进的药物分类体系,书中以物种作为药物条目总纲,纲之下列目,纲目体系贯穿全书。这些创见对世界植物学乃至进化论都产生了积极影响。

3)科学地论述了药物知识　《本草纲目》对药物的记述包括名称、产地、品种、形态、修制、性味、功效、主治、发明、附录、附方等。修制一项,不仅记载了前人和当时的药物炮制经验,还提出了自己多方面的见解。书中所积累的丰富的宝贵经验,至今仍是重要的炮制学参考资料。尤其是"发明"一项,主要是李时珍本人对药物观察、研究,以及实际应用的新发现、新经验、新见解,着重探讨了药性的疗效及用药要求。李时珍治学严谨、实事求是,不迷信古人,敢于"发现前人未到之处"。每一种药物之下,几乎都列有"正误"一条,他不回避矛盾,不论是经典还是一般性著作,只要发现错误,必定予以指出。书中对药物品种的考订精详,纠正了前人的许多错误,对实为两药而混为一物或本为一物而误为两药的,都一一进行了校订和修正。他的创造性"正误"大大提高了中国药物学的研究水平。

4)批判了服石长生不死的荒唐思想　对以往记载服食水银、雄黄、金石可以成仙的说法,李时珍进行了严厉的批判:"血肉之躯,水谷为赖,何能堪此金石重坠之物,久在胃肠乎。求仙而丧生,可谓愚也矣。"对《神农本草经》以及包括葛洪在内的炼丹家所提倡的服石、追求长生不死的观念进行了有理有据的分析和批评。他依据医学、药物学原理,指出其荒谬性,力图拨开宗教神学、迷信方术的迷雾,发展医药科学。

5)丰富的自然科学资料　《本草纲目》辑录保存了16世纪以前大量的文献资料,许多古代佚书的资料幸由《本草纲目》得以记载而存留,甚为难能可贵。《本草纲目》不仅对药物学有巨大贡献,还反映了与人体生理、病理、疾病、卫生预防以及与药物形态、生态环境密切相关的大量自然科学知识。李时珍"脑为元神之府"的观点颇具创新意义,认识到了大脑在人的精神思维及中枢神经等方面的重要作用。《本草纲目》不仅是一部药物学著作,同时也是一部古代自然科学知识的百科全书式巨著,涉及植物学、动物学、矿物学、物理学、农艺学以及天文、气象等诸多领域。《本草纲目》从多个领域、多个方面大大丰富了世界科学宝库的内容。

《本草纲目》自1596年第1版刊行后,屡经再版,世代相传,对祖国医药学产生了深远的影响。由于本书卷帙浩繁,其后不少本草学著作以此书为蓝本,进行了补遗、节要、改编,使之方便使用。

《本草纲目》很早就流传到朝鲜、日本、越南、印度等国,先后被全译或节译成日、朝、拉丁、英、法、德等多种文字,在亚、欧、美等许多国家和地区产生了巨大影响。李时珍是国际公认的杰出科学家,他的著作和学术思想饮誉全世界。在东方,《本草纲目》被视为药物学宝典;在西方,《本草纲目》被看作植物学百科全书。达尔文曾多次引用《本草纲目》,并给予很高的评价。

在《本草纲目》之前,富有特色且影响较大的本草学著述有朱楠的《救荒本草》、兰茂的《滇南本草》、王纶的《本草集要》、陈嘉谟的《本草蒙筌》等。《救荒本草》(1406 年)共 4 卷,载药 414 种。这是一部以解决灾荒饥饿,为群众提供代食品为目的的著作,既有药物学性质,又有植物学价值。朱楠为朱元璋第五子,他组织人将全国各地的 400 多种可食植物移植于园圃,密切观察,召画工绘制成图。这一园圃是继唐代太医署设药园之后的第一个实验性植物园,美国科学史家萨顿谈到中世纪的植物园时指出"杰出的成就产生在中国",当是指这一植物园。《滇南本草》(1476 年)共 3 卷,载药 400 多种。本书将中医药与民族地区的医药知识融为一炉,既反映了云南地区和若干少数民族用药经验的地方本草特色,也为丰富中医药学宝库做出了出色的贡献。

(3)《本草纲目拾遗》(1765 年)　作者赵学敏(约 1719—1805 年),字恕轩,号依吉,钱塘(今杭州)人。《本草纲目拾遗》共计 10 卷,载药 921 种,其中《本草纲目》未收载的药物达 716 种,编写体例基本依循《本草纲目》,但删去"人部",将"金石部"分为"金部"和"石部",增加了"藤部"和"花部"。收载的新药有冬虫夏草、金钱草、雷公藤、鸦胆子等,还有一些外来药,如金鸡纳(金鸡纳皮)、日精草、香草等,还记载了一些西药如消强水等以及西方药露的制作工艺。该书明确提到生物因环境差异会出现物种的变异,较早地提出了生物进化的观点,同时还记录了"三生萝卜"、改造珠参代辽参等人工培育的新植物品种。该书对《本草纲目》的一些错误认识进行了订正,总结了 16 世纪后到 18 世纪前近 200 年的中国药物学的新成就、新经验,是继《本草纲目》之后又一部具有较高学术价值与重要影响的著作。

(4)《植物名实图考》(1848 年)　作者吴其濬(1789—1847 年),河南固始人,曾官至礼部尚书、巡抚、总督。该书收载药物 1 714 种,将药物分为 12 大类,对所载植物的名称、产地、品种、形态、性味、功用(侧重于药用价值)均作了详细的叙述,绘制的植物图谱较为精细逼真,对各种植物名称和实物进行了严谨的考证,使名实一致。书中较广泛地收集了民间医药经验和知识,并纠正了以往本草著作中的一些错误,收载的植物药比《本草纲目》增加了 500 多种。该书为古代本草向近代植物学的发展做出了不小的贡献。

2. 方剂学的成熟

明清时期的方剂学在理、法、方、药研究与论述方面都日趋成熟,有关方剂的专书明显增多。一方面,大型的方剂学著作收集的方剂门类齐全,数量空前浩大;另一方面,为了临床实用和普及,涌现了不少切合临床实际的简约选本。

(1)《普济方》(1406 年)　由朱楠与滕硕、长史刘醇等合作编撰。原书 168 卷,因流传中部分散佚的原因,至清乾隆年间编纂《四库全书》时将其收录,改编为 426 卷,分为 1 960 论 2 175 类 778 法,收方 61 739 首,原本尚有插图 239 幅。这部巨著集 15 世纪以前方书之大成,不仅对明以前的方剂进行了全面系统的收集整理和论证研究,还收录了大量传记杂说以及道藏、佛学等相关内容,保存了大量的古代医学文献,内容浩繁,字数近一千万,是我国古代最大的一部方书。本书辑佚搜遗,资料极为丰富,记载的各种病证也为研究明初及明以前的疾病史提供了可贵资料。20世纪后期,人民卫生出版社曾两次排印,颇受医学界重视。

(2)《医方考》(1584年)  作者吴崑(1552—1620年),安徽歙县人。该书计6卷,收载(除去重复及非方的)方剂563首,按病证分为72门,每证之后,先述病因及选方范围,次叙方名、组成、剂量、适应证,最后着重叙述方解,使医者既知方药组成,又晓方药配伍的机制,是一部全面进行方解的颇具特色的方论性专著。该书论述简明扼要、条理清楚、因证致用,有较高临床价值。《医方考》成书后,连续刊印近10次,流传颇广。清代诸多普及医方之著作多受此书启迪。该书也有局限,存在一些如"同方异名""异方同名"及没有注明引用方剂的来源等不足之处,需在阅读时加以注意。

(3)《医方集解》(1682年)  作者汪昂(1615—1694年)。初为3卷,收载正方380余首,附方488首。作者摒弃传统按照病证进行分类的模式,改按方剂功效进行门类划分,总计分为21门,末尾附急救良方。每门首先提要述其治法含义,然后每方依次述其适应证、药物组成、方义解释、附方加减等,并尽可能提供各医家对有关方剂的论述和实践经验。方解采录多家之言进行注解,作者自己的见解则采用"昂按"方式注明。该书切合实际、方论精当,刊行300余年间,有几十种版本广为流行,深受医者和患者欢迎。

其他方剂书诸如:明代施沛于1640年编撰的《祖剂》,详考方剂源流,并以一方源流为类进行注释和介绍,使医者很受启发;清代罗美的《古今名医方论》、赵学敏的《串雅》等也都是颇有特色、实用性较强的方剂学著作。

### (二)医学理论和实践的突破性成就

1. 温病学派的兴起

伤寒和温病是我国医学史上研究外感和传染病的两个重要学派,然而两者在病因认识、诊治思想和方法上有很大区别。《内经》和《伤寒论》虽然简要地论及一些有关温病的内容,但直至晋唐,温病在理论上仍隶属于伤寒。经宋金元的变革发展,温病逐渐从伤寒中分化,而系统的温病学说则是明清医家在医学发展史上谱写的最富创新意义的光辉一页。

明清时代,由于城市发展与人口密度的增加和集中,加之自然灾害和战争,引起疾病大规模的流行。严酷的社会现实迫使医学研究新问题,并及时做出回应。由此,温病学说应运而生。

宋金元数百年对温病的理论思考和临床实践,经过明清医家的创造性工作,凝结成新的理论成果。明末,温病学说以及温病学派创立的标志性作品——吴有性的《温疫论》问世。紧随其后,清代众多医家从基础理论、诊断和治疗方法等各个方面对温病学展开了广泛深入的研究,建立了温病学的辨证论治体系,温病学派日趋壮大。名医叶桂、薛雪、吴瑭、王士雄等人分别从不同角度,为温病学说的发展和成熟做出了突出贡献。

(1)吴有性(1580—1660年)  字又可,江苏吴县(今苏州)人。吴有性于晚明战乱大疫之年,通过亲身观察和诊病施药,结合自己大量的实践经验,在继承前人有关温病论述的基础上,提出了关于温病的新的系统见解,于1642年编著《温疫论》,是为创建温病学说的奠基石。《温疫论》对温病学的主要贡献有三。

1)病因学 创立戾气之说。首先,作者强调指出:"温疫之为病,非风、非寒、非暑、非湿,乃天地间别有一种异气所感。"戾气有杂气、疫气、异气、疠气等别称,含义虽略有差异,然均为自然界客观存在的一类特殊致病因素,与前人所谓六气、时气、伏气、瘴气等有质的区别。此说脱出了传统的"六气病因说"的窠臼。

2)发病学 阐述了疫病的发病特点、感染途径和传染规律,提出"戾气"通过口鼻侵犯人体,突破了前人"外邪伤人皆从皮毛而入"的观点。吴有性指出温疫有强烈的传染性,而戾气种类不同,引发的疾病也不同;指出人类的疫情和禽兽的瘟疫由不同戾气所引起,致病各有特异,"然牛病而羊不病,鸡病而鸭不病,人病而禽兽不病,究其所伤不同,因其气各异也""有是气则有是病",认识到病原致病的特异性问题。吴有性还敏锐地观察到很多外科疾患也是由戾气所致:"疔疮、发背、痈疽、丹毒、夫发斑、痘疹之类……实非火也,亦杂气之所为耳"。

3)治疗学 《温疫论》创立了一些独特的治疗温疫的原则,较为重要的有"客邪贵乎早逐",主张温疫早期应用下法,必要时可反复应用。温疫初起,不用解表,亦不用双解,而是"开达膜原",自创名方达原饮,为后世医家所重。他的"伤寒初起,以发表为主;时疫初起,以疏利为主"的观点,也别开生面。吴有性甚至设想,若能了解戾气的实质,从而发现反制此气的特殊物质,就有可能找到"一病一药"的特效方法。戾气是物质性的,其导致的疾病同样可用物质的药物治愈,可谓不同凡响的见识。

《温疫论》在细菌及其他致病微生物被人类发现之前约200年,对传染病的主要特点作了细致的分析和捕述,对邪气的性质、入侵的途径、侵犯的部位、传染力的强弱、传变的方式、具体的治法等都有明确的阐述。他对"温""瘟""热""疫"这四个字的考证给后世很大的启发。清代医学家王清任认为,自古以来,医家能不引古经一语,自建所信而著书立说者,只有张仲景和吴又可二人。清代温病学家吴瑭读《温疫论》后,深为叹服:"观其议论宏阔,实有发前人所未发,遂专心学步焉。"《四库全书总目提要》称此书著成后,"瘟疫一证,始有绳墨之可守,亦可谓有功于世矣"。

(2)叶桂(1667—1746 年) 字天士,号香岩,江苏吴县人,出身于世医之家。他不囿家学,在 10 年时间内,曾先后师从 17 位名医,博采众长,最终成为一代医学大家。顾景文、华岫云等名医均出自他的门下,吴瑭、王士雄、章楠等名家亦私淑于叶氏。叶氏终生忙于诊务,无暇著书,晚年由学生顾景文据其口授,整理成《温热论》,另有《钏缶证指南医案》和《叶天士医案》等,也是由他的学生、门徒整理编撰而成。叶天士治学严谨,对仲景学说主张"师古而不泥古",在六经辨证模型基础上,结合具体临床实践,认真分析研究温病的传染途径、发病部位及其特点,提出了独特的卫气营血辨证模型。

《温热论》是温病学发展史上的扛鼎之作,其主要成就如下。

1)阐明了温病的发生、发展规律及其与伤寒的区别 指出:"温邪上受,首先犯肺,逆传心包。肺主气属卫,心主血属营"。明确了温病的病因是温热之邪,而不是风寒之邪,对温病病因、感邪途径、发病部位和传变趋势作了简要概述,把温病与伤寒明确区分开来。

2)创立了卫气营血辨证论治纲领 提出"大凡看法,卫之后方言气,营之后方言血"的新理论,指出了温病的传变规律。根据病变浅深轻重划分为"卫、气、营、血"四个阶段,由此确立了温病辨证论治的总纲和治疗大法:"在卫汗之可也,到气才可清气,入营犹可透热轻气……人血就恐耗血动血,直须凉血散血。"在这一施治纲领的指导下,建立起相应的诊治要点和用药法则。

3)发展了温病的诊断和治疗方法　在察舌、验齿、辨斑、疹、白培等方面作了大量阐明,多有前人所未论及者。叶氏对温病不同阶段确立了不同类型的治疗原则,如邪在卫分,提出"在表初用辛凉轻剂";对于血分,强调凉血与散血并举;对于湿热,主张清热与祛湿兼顾,分消其势,则病势易解。他提出,"通阳不在温,而在利小便""救阴不在血,而在津与汗",亦属别开蹊径。叶天士的学术成就突出体现在温病的辨治规律探索方面。与此同时,他在内伤杂病方面也提出了一系列新的学术见解,诸如脾胃分治、滋养胃阴、阴亏阳亢风动等理论,并深化了奇经辨治、久病入络的认识,对内科学做出了卓越的贡献。

(3)薛雪(1681—1770年)　字生白,号一瓢,江苏吴县人。薛雪出舟于书香世家,自幼习诗文,工画兰,善拳勇,多才多艺,有多种诗文笔记传世。他精于医学,慧眼卓识,尤擅长湿热病的研究和治疗。代表作《湿热条辨》把湿热病的病因、病位、病机、病证、传变、证候分型及治法方药条分缕析,进行了全面的阐述,补充了叶天士未能论及的湿热病的辨治内容。书中分35条辨析湿热病的病因病机,提出湿热病的辨证论治要领,阐述了湿热病的各种临床表现、变化特点及诊治法则。他指出,湿热之邪从口鼻而入,多由阳明、太阴两经表里相传;湿热病的轻重与脾胃功能的盛衰密切相关。此书为湿热病专著,是温病学中对专门病证研究的先声。薛氏富有成效的探讨推动和深化了人们对湿热病的认识,对温病学的发展与成熟起到很大的促进作用。

(4)吴瑭(1758—1836年)　字鞠通,江苏淮阴人。19岁时,因父病家贫,遂弃举子业,边在京师做佣工,边发奋刻苦攻医,四年后由于其侄因温热病死于误治,始注重温病。1798年撰《温病条辨》。吴氏崇尚张仲景,近则师承叶天士,又学习刘完素、王履、吴有性、喻昌等诸家论述。他一生经历多次温热病的大流行,亲眼目睹大规模的死亡,有刻骨铭心之痛。他采辑历代名贤著述,取精用宏,结合自己的临床治验和心得体会,将温病分为9种:风温、温热、温疫、温毒、暑温、湿温、秋燥、冬温、温疟,确定了温病学说的研究范围。《温病条辨》以心肺、脾胃、肝肾划分上、中、下三焦,对温病传变规律进行了新的概括。吴氏认为使用三焦,一可体现温病由上而下相传的要点,二可对疾病由浅入深定位,便于把握和预测。他创建的三焦辨证体系把温病传变与脏腑病机联系起来,补充和完善了叶桂的卫气营血辨证。两者的辨证方法,一纵一横,相得益彰。吴氏对三焦治法别具慧心,提出"治上焦如羽,治中焦如衡,治下焦如权"的学术观点,并确定了温病的治疗原则:清络、清营、育阴等。他在温病不同阶段使用的治疗方剂颇具匠心:在卫用银翘散、桑菊饮,入气服白虎汤、承气汤,在营施清营汤、清官汤,入血则饮犀角地黄汤。为温病学说的理、法、方、药系统化做出了突出贡献。他创立的一系列方剂诸如桑菊饮、银翘散、羚翘解毒丸以及若干清热养阴名方等,至今仍是临床常用方剂。

(5)王士雄(1808—1867年)　字孟英,号半痴山人,浙江海宁人。他出生于医学世家,名医王学权是他的曾祖父。王氏少年时即潜心习医,手不释卷,其书斋名曰"潜斋"。他勤于实践,临证治病,屡起沉疴,很受欢迎。王氏著述颇丰,《霍乱论》和《湿热经纬》是其代表作。《霍乱论》对霍乱的病因、病机、辨证、防治等问题进行了系统论述,指出时疫霍乱多由饮水恶浊所致,故应采取疏通河道、广凿井泉等卫生预防措施,颇具科学眼光。《温热经纬》(1852年)一书集温病学说之大成,"以轩歧仲景之文为经,叶薛诸家之辨为纬",博采《内经》《伤寒论》、叶桂、薛雪、余霖、陈平伯等有关温病的论述,以按语方式表达自己的观点。

他对暑邪的认识颇有新意,在伏气温病的论述中,把温病分成新感和伏邪两类,强调两者的不同,见解独到。此书资料丰富,是一部有关温病学说论述的汇编,也是诊治温病的重要临床参考书。

温病学说是明清医家根据时代特点,实事求是、勇于创新的伟大成果,它与伤寒学说互为补充,使中医学对外感热病的理论、诊断与防治向着更为完善的方向发展。

2. 人痘接种术的发明

天花是一种烈性传染病,在历史上给人类造成巨大伤亡。公元3世纪,天花由战争而传入中国,葛洪《肘后方》称之为"虏疮"。学者考证为汉代马援征交趾(今越南境内)时从越南传入中国。明清时,我国的人痘接种法成为对其治疗最有效的措施。中国何时开始种痘,其说不一。朱纯嘏《痘疹定论》(1713年)提出宋真宗时峨眉山人为丞相王旦之子种痘成功,但较为可信的资料是1727年俞茂鲲的《痘科金镜赋集解》,说明代隆庆年间宁国府太平县有"种花者",并有1741年张琰《种痘新书》的旁证支持,因此,人痘接种法最迟在18世纪已经展开。

清代医家张璐《张氏医通》和吴谦《医宗金鉴》记载,明清时期的人痘接种法共有4种形式。

(1)痘衣法 将天花患儿内衣让未病者穿上,以冀传染接种,但成功率低。

(2)痘浆法 用棉花蘸染天花患者所出痘疮的浆液,然后将棉花塞入未出天花者的鼻腔内,使其获得免疫力,但传染后症状较重,后被淘汰。

(3)旱苗法 取处于痊愈期天花患者的痘痂研细,用银管吹入未患者的鼻腔内,此法难以掌握,故可靠性不高。

(4)水苗法 把上述研细痘痂用水调匀,用棉花蘸后塞入未患者鼻腔内,以红线系之,免被吸入或咽下,6个时辰(12小时)后取出。此法最为安全可靠,"为种痘之最优者"。

痘浆法、旱苗法和水苗法从应用途径来讲均为鼻苗法,而从对痘浆或痘痂的处理方法来讲又都为"生苗法",亦被称为"时苗法"。这种用"生苗"或"时苗"接种所出之痘,因症状较重,颇多危险。鉴于此,后来医者把患儿痘痂研粉为"种苗",递相传种,精加选炼,以此降低毒性,使种痘更加安全,谓之"熟苗"。即通过对菌种的选择、保存、培养,产生最可靠、最安全的苗种"丹苗",以保证人痘接种安全有效。据载,当时成功率可达95%以上。种痘术有效地预防了天花,清初,在康熙皇帝的支持下得到更大范围的推广。清代中期,种痘术变得更加成熟和完善。

人痘接种术很快引起世界其他国家的注意与仿效。1652年,人痘接种术由戴曼公传至日本。1688年,俄罗斯派人到中国学习痘医。1721年,人痘接种法传入英国,接着又传入欧洲大陆,而后又传到美洲。1790年,人痘接种术在朝鲜获得成功。

18世纪末,在中国人痘术的基础上,英国人贞纳发明了牛痘术,并在欧洲开始推广。

1805 年,东印度公司外科医生皮尔逊来到澳门行医,将牛痘带到中国,接种者不多,浆种失传。1810 年,洋商刺佛从菲律宾再次将牛痘种带到中国,得到了广东十三行洋商的支持,洋行会馆委托邱熺种痘。1817 年,邱熺著成《引痘略》一书刊行,于是牛痘由广东逐渐传遍全国。

人痘接种术是我国的伟大创造,它不仅是牛痘发明前预防天花的有效方法,更重要的它是人工免疫法的先驱。18 世纪,法国的大思想家伏尔泰在他的名著《哲学通信》中高度评价了人痘接种术,他热情洋溢地写道:"我听说一百年来中国人就有这种习惯,这是被认为全世界最聪明最讲礼貌的一个民族的伟大先例和榜样。"人痘接种术无疑是世界医学史上最辉煌的篇章之一。

3. 解剖生理学的探索

中医有关人体解剖学的知识,在《内经》中已有记载,但由于封建礼教的束缚及诸多历史原因,我国的人体解剖学长期没有多大进展,并且其中有些错误认识,以讹传讹,历代沿袭。

明清时期,这种状况引起了人们的重视。明代王肯堂的《证治准绳》提出正骨科医生需要了解人体骨骼的解剖结构知识。17 世纪末,法国人巴多明用满文叙述人体解剖学,因刊印时遭到满清宫廷保守派的反对,其译稿只好收存宫内,束之高阁。王学权 1808 年著《重庆堂随笔》,书中介绍了西医解剖、生理知识,其曾孙王士雄对西医解剖、生理学知识也在医著中多有论及。对解剖学做出切实成绩并推动解剖学进步的当属王清任。

王清任(1768—1831 年),字勋臣,河北玉田人。他在医疗活动中体察到人体解剖学的重要,认识到人体解剖要同中医学理论和临床实践结合起来。他发现前人医著中对人体脏器的描述多有错误,因而积四十余年之功,著成《医林改错》(1830 年)。该书刊行后,即"名噪京师,不胫而走"。王清任强调"业医疗病,当先明脏腑""著书不明脏腑,岂不是痴人说梦?治病不明脏腑,何异于盲子夜行?"当为中医学史上振聋发聩之言。他批评自古良医无一全人,在于医家著书立说弄错了人体脏腑。他以大无畏的胆识和胸襟,冲破封建礼教的严密禁锢,顶住种种非难和攻击,投身于人体解剖学的观察研究活动,纠正前人医著中的错误。他没有常规的解剖室,只能在义冢墓地以及刑场上解剖,所剖视的也只能是被犬食余下的童尸和刑杀之后的尸体,可见其艰难困苦的程度。他"不避污秽,每日清晨,赴其义冢,就群儿之露脏者细视之""十人之内,看全不过三人,连视十日,大约看全不下三十余人"。通过长期观察,王清任绘制了人体内脏图形并以文字叙述脏器的生理结构。他指出:"人胸下膈膜一片,其薄如纸,最为坚实。"在中医学史上第一次正确捕述了膈肌。他改正了前人"脾闻声则动""肺有二十四孔""尿从粪中渗出"的错误认识,并明确肯定了脑主宰思维记忆的功能,说:"灵机记性,不在心在脑。"他还描述了主动脉、颈总动脉、腹腔静脉、吸全身血管之动静脉区分、气管两个分支插入两肺、胆总管及其开口、视神经等。

《医林改错》集王氏一生实验研究和临床心得于一体,概括起来,其主要的学术成就如下。其一,提出脑髓说,把脑作为一个独立的功能单位,这是对"肾脑说"和"心主神明说"的突破性的发挥。其二,认识到大脑活动是生命的重要指征,王清任指出:"脑髓中一时无气,不但无灵机,必死一时;一刻无气,必死一刻。"表明了王氏对大脑作用的深层认识。其三,观察到运动神经交叉的现象,正确地指出:"凡病左半身不遂者,歪斜多半在右;病右半身不遂者,歪斜多半在左"。于是,他大胆地提出"人左半身经络上头面,从右行,右半身经络上头面,从左行,有左右交叉之义"的假说。《清史稿》指出:"清代医书多重考古,当道光中始译泰西医书,王清任未见西书,而其说与合。"其四,提出运用动物实验作比较的方法,开展比较解剖学研究,以弥补人体尸体解剖数量上的不足,进一步弄清一些人体结构上的悬念和模糊认识。此外,王氏对癫狂、癫痫病机的认识提出了脑气与脏腑之气不接的论断,对胎儿发育过程的认识和描述都与现代医学的认识基本一致,至今仍对中医临床有重要的指导意义。

由于王清任的人体解剖条件很差,他观察的尸体内脏多残缺不全,因而他在书中的记录和描述也存在一些错误。然而,王清任冲破种种束缚,以严谨的态度勇敢探索人体解剖的科学创新精神,给后人以极为深刻的启迪。王清任的杰出贡献在医学史上占有重要地位,英文版《简明大不列颠百科全书》仅收入两位中国医学家,王清任为其一,恐怕也并非偶然。

### (三)中医临床各科的充分发展

1. 内科

明清内科的主要特点:围绕医学理论与古代医家经典学说及医疗经验,出现不同学术流派的论争;不少医家对内科病证论治进行总结,医著空前增多。内科温补学派的主要代表为明代的薛己、张介宾、赵献可。他们反对刘完素、朱丹溪以寒凉药攻伐肾阳的主张,强调温补肾阳在治病与养生方面的重要性。而清代的医家则对温补学派的医学主张提出了强烈的反对意见,学术争鸣十分热烈。

薛己(1488—1558年),字新甫,号立斋,江苏吴县人。他的著述甚多,其《内科摘要》是我国医学史上第一本以内科命名的书籍,其学术思想注重脾胃虚损,重视肾中水火与脾胃的关系,主张脾肾并举,力主温补,以补中益气汤和肾气丸为治。薛己兼通内、外、妇、儿、眼、口齿等科,他的许多医著后被编辑为《薛氏医案》。

张介宾(1563—1640年),字景岳,号通一子,浙江山阴(今属绍兴)人。他针对朱震亨"阳常有余、阴常不足"的观点,提出了"阳非有余""真阴不足"以及"人体虚多实少"等论点,主张温补肾阳,慎用寒凉与攻伐方药,创制左归丸、右归丸,加强补肾之力,对后世产生较大影响。他编撰的《景岳全书》(1640年),共64卷,包括区论、论治、各家评议、治则方药、作者观点见解等。张景岳提出五行互藏、五行颠倒的观点,认为五行之中,每一行兼具其他行的属性;五行颠倒则不同于传统生克顺序的生克联系,旨在说明脏腑之间联系的多样性。他对卒中中风与外感中风的区分颇具临床价值。与他同时代的著名学者黄宗羲称张氏"作古方八阵,释古人立方之意。作新方八阵,析之某药,为某经之用,不相凌夺……介宾博学,于医之外,象数星纬,堪舆律吕,皆能究其底蕴"。张介宾可谓一代奇才。

力倡温补的又一位医家为赵献可。赵献可字养葵,浙江鄞县人。他十分推崇薛己的温补学说,尤其发挥命门学说,强调"命门之火"的重要。其代表作《医贯》(1617年)把保养"命门之火"的论点贯穿于养生与治疗等诸多问题之中。赵献可过分强调温补命门,不免失之偏颇。

清代徐大椿(1693—1711年)、陈修园(1753—1823年)对温补派的医学主张持反对观点,抨击温补派使用辛热峻补。徐大椿特撰《医贯砭》一书,对赵献可的温补命门说给予猛烈攻击。陈修园仿效徐大椿,撰写《景岳新方砭》,对张介宾的温补学说进行激烈的批评。两人的评述对纠正滥用温补的偏向有一定意义,但言辞难免意气用事,其观点也失于片面。

明清时期有关内科的主要的综合性著述如下。

(1)虞抟的《医学正传》(1515年) 论述病证近百种。作者推崇朱丹溪,论病每以朱丹溪观点及其方剂冠首,次则选刘完素、张从正、李杲和作者本人及其他医家之方。其书并不尽同于朱丹溪,每有作者独到见解。书中对肠痈的叙述与近代西医阑尾炎的描述基本相同。

(2)王纶的《明医杂著》(1549年) 王纶通过对内科学术思想的总结,主张外感法仲景、内伤法东垣、热病用完素、杂病用丹溪,对内科理、法、方、药的发展有一定指导意义。

(3)王肯堂的《证治准绳》(1608年) 作者以十年之功编撰而成,包括杂病、类方、伤寒、疡医、幼科、妇科共六科,又称为《六科证治准绳》。其中《杂病证治准绳》论述黄疸、咯血、便血、腹泻、眩晕、头痛、狂、癫、疠风、目痛、雀盲等各种内科杂病。对狂、癫、痫病证的鉴别有很高的临床价值。全书以证治为主,每证引《内经》《伤寒杂病论》及金元医家学说,结合己见论述,内容丰富,条理清楚,议论持中,选方精审,颇为临床医生所喜爱。

(4)龚廷贤的《寿世保元》(1615年) 共10卷。卷一介绍诊断、用药基本知识,其余各卷分述内、外、妇、儿各科病证的诊治,并对急救、杂治、灸疗以及一些疾病的预后都有论述。龚氏论内伤病多有新见,对中风的防治,其论述颇为精当。本书还记载了“延年良箴”等老年病学的内容。

(5)缪仲淳的《先醒斋医学广笔记》(1622年) 涉及内、外、妇、儿各科证治。书中对外感热病及内科杂病治疗的见解有不少独到之处,最著名者即所论吐血治疗三要法——“宜行血不宜止血;宜补肝不宜伐肝;宜降气不宜降火”,再如,认为“阴无骤补之法”“阳明以津液为本”,慎用苦寒降火及汗、下两法,擅长用石膏及白虎汤治疗阳明及暑病温病等,颇多发明,有其独到之处。

(6)明末秦景明的《症因脉治》(1641年) 全书编撰整理历时30年。此书评价前人证因误治及证因各别治法的不同,依次叙述各病。每个病证首分外感和内伤两大类,然后再分述其症、因、脉治,并有方药的加减运用。书中对中风、咳嗽、呃逆、胃脘痛、腹痛、便秘、泄泻、呕吐、黄疸等常见病记述颇详,有较好的实用价值。

(7)李用粹的《证治汇外》(1687年) 参考历代医家论述,结合自己经验,记述了80余种病证的辨证论治。其特点是对每个证候的定义和病因都从理论上进行分析综合,书中引文和方剂均有出处,作者本人之言则标为“汇补”。本书推重朱丹溪关于气、血、痰、郁的论述,并以此为基础加以发挥。

(8)明末李中梓的《医宗必读》(1637年) 也是内科学的一部名著,其书明白晓畅,较详细地论述了医学源流及医生应有的知识、脏腑经络的生理病理及35种内科杂病的诊治用药。

（9）清代尤怡的《金匮翼》（1768 年）　论内科杂病，简明清晰，切于实用。林佩琴的《类证治裁》（1839 年）主要结合作者自己的临床经验，讨论各种病证的诊治，酌以介绍其他医家的论述，其书也颇具特色。

明清时期内科学发展的另一特点，是在内科专病治疗上，于虚劳、痨瘵论治者为多，两者慢性迁延，多年不愈，属内科难治之证，故引起医家重视，出现一批反映不同医家经验的文献。龚居中的《红炉点雪》（约 1630 年）为诊治痨瘵专著。明绮石《理虚元鉴》（约成书于明末）是虚劳诸书中影响较大者。胡慎柔《慎柔五书》（约成书于 1636 年）亦是关于虚劳证治专著。书中将虚损和痨瘵区别，各立专篇论述，以脉验证，因证立法，由法定方，后世治虚劳者多宗之。

其他专论内科杂病较著名的书：卢之颐的《痎疟论疏》（1657 年）是总结前人有关疟疾经验的专书；熊笏的《中风论》介绍养阴清热治疗中风的经验；喻昌《医门法律》中关于腹腔积液症状及其病因论述颇为精到；王清任的《医林改错》（1830 年）甚有建树，他在内科疾病的治疗中，强调补气活血与活血逐瘀两个原则。他创立的补阳还五汤、血府逐瘀汤、膈下逐瘀汤、通窍活血汤对治疗各种瘀血症疗效显著，至今仍被广泛应用于中风后遗症和冠心病等病症的临床治疗。

### 2. 外科

明清外科主要成就有三：一是日益重视外科理论的探讨，形成不同的流派；二是发明了一些外科手术与伤科医疗用具；三是对外科诊疗经验进行了较为系统的总结，并出现了认识和防治麻风与梅毒的专著。明清外科学的多种学术流派主要围绕疮疡脓肿是否应切开引流，或仅用药物内治，或手术治疗等展开争论。一些医家反对刀针手术，主张保守治疗，强调疮疡外发皆本于内。主张外科内治的医家有汪机、陈士铎、王洪绪、高秉钧等，他们用温药内托以治寒疽等法提高了外科内治的水平，而陈实功、王肯堂、申拱辰、祁坤、顾世澄等医家主张内治与手术并重，并以他们的多种外科手术技能及外用丹药的经验和成就，为外科学的发展做出了重要贡献。

以明代陈实功《外科正宗》（1617 年）为代表，称为"正宗派"。陈实功（1555—1636年），字毓仁，号若虚，崇川（今江苏南通）人。陈氏对一百余种外科常见病症作了较为系统的论述。每一病症之下，先述病因病理，再述症状证候，次论诊断治法，接着分析成功或失败的病案病例，最后选列处方。在外科治法上，强调内外并重，"消、托、补"三法结合，内服药与外治法兼施。外治常用腐蚀药，或用刀针去腐、放脓、扩疮引流，使毒外出，并设计一些简单有效的器械以提高外科水平。陈氏在前人学术成就基础上颇具创造性。他的书中记述了多种外科手术疗法，如痈疽切开引流、鼻息肉摘除术、脓胸穿刺排脓术、骨结核死骨剔除术、咽部异物剔除术、气管及食管吻合术、气管缝合术、截趾术、下颌关节脱臼手术复位等，对痔漏采用枯痔、洗痔、熏痔、脱管、挂线等一整套行之有效的外治方法。该书最早对颈部恶性肿瘤的原发与转移进行了详细记载，对良性和恶性肿瘤的鉴别和认识颇有独到见解。陈氏治学严谨务实，与当时的空疏学风形成鲜明对照。《外科正宗》影响广泛而深远，在中医外科史上占有重要地位。

以王惟德《外科证治全生集》（1740 年）为代表，称为"全生派"。王惟德，字洪绪，江苏吴县人。他把外科病证分为阴阳两类，认为痈为阳、疽为阴，反对寒凉清火法治疗阴证,主张阴证当以"阳和通腠、温补气血"为法,并创制"阳和汤""犀黄丸"等名方以治阴证。他用于消肿散结的小金丹疗效确切,现今的小金片就是小金丹减味制成,但他反对用刀针和腐蚀药治疗痈疽等外科疾患,当属片面。

以高秉钧《疡科心得集》(1805年)为代表,称为"心得派"。高秉钧,字锦庭,锡山(江苏无锡)人。高氏强调"虽曰外科,实从内治",常从内科角度论述和治疗外科疾病,如疗毒走黄,采用紫雪丹、至宝丹及犀角地黄汤等。

这一时期人们对外科疾病的认识和手术治疗均有很大进步。王肯堂《疡医证治准绳》(1608年)记载了多种外科手术的方法,其中许多是中医外科史上的最早记载,如气管吻合术、耳廓外伤整形术、唇舌外伤整形术,以及头颅、肩胛、颈部、胸腹、腰、臀、脊柱等外伤的急救手术与药物。祁坤《外科大成》(1665年)对已溃脓肿的排脓法与近代西医纱布条引流术相似。申头垣《外科启玄》(1604年)描述的"羊须疗",就是近代西医所记载的面部"危险三角区"疖子所引起的败血症。顾世澄《疡医大全》(1760年)所记病症十分丰富,为后世保存了许多珍贵资料,特别是手术资料,如唇裂修补术、断指/趾再植术、断鼻再植术等。

较早的麻风专书是沈之问撰著的《解围元薮》(1550年),为经其祖孙三代相继努力而成。书中着重论及麻风的传染性与预防方法,记述了较丰富的防治方药,如介绍大枫子治疗麻风,纠正了以往认为多服大枫子将致失明的误解。薛己的《疠疡机要》(1529年)也是较早论述麻风的专书,书中论述麻风的本证、变证、兼证、类证的证治与方药,并有验案介绍。

较早的梅毒专书是陈司成的《霉疮秘录》(1632年)。梅毒大约于15世纪或稍前从国外经广东传入我国,最初称为"广疮"。因其外观似杨梅,又称"杨梅疮"。本书认识到此病主要由性传染,还可间接传染及遗传。书中述及梅毒的预防方法,记述了梅毒不同阶段的临床症状,提出了用丹砂、雄黄等含砷的药品进行治疗,这是世界医学史上最早应用砷剂治疗梅毒的记载。

3. 骨科

治疗骨关节外伤的学科,明代叫接骨科,清代改为正骨科或伤科。清代以前虽有不少正骨门派,但著述不多。门派之间互相保密,不轻易传人,也可能因正骨手法技艺性较强,难于诉诸文字。薛己的《正体类要》(1529年)是明代骨伤诊治的代表作之一,书中介绍了正体主治大法,以及跌扑损伤治验、坠伤金创与烫伤等治验及诸伤方药,用药以补气血肝肾、行气和血为主。他认为,治疗骨折不能单纯依靠手法,调理气血、脾胃、肝肾的"平补法"对治伤十分重要。

宋元时期涌现大量治伤接骨方剂,多为流落江湖行医之人或居山隐士所据有。明代异远真人《跌损妙方》记录了少林寺派的治伤经验和秘方。明末清初的《陈氏秘传》所载内容与此书类似。清代尚有无名氏的《少林寺秘传应验跌打损伤奇方真本》等书刊行。

由于战争的需要,清政府对骨伤科较为重视,《御纂医宗金鉴》以较大的篇幅编撰了《正骨心法要诀》(1742年),对传统正骨理论与技术进行了较为系统的总结。《正骨心法要诀》根据《内经》等医籍有关骨度、经络理论,结合骨伤科临床,先论正骨手法及经义,总结归纳出骨折整复摸、接、端、提、按、摩、推、拿八字手法,介绍内治杂证法,并附竹帘、夹板等器械图解,改进多种固定器具,并绘有多种治疗骨损伤的用具图。全书图文并茂,内容相当丰富。胡廷光《伤科汇纂》(1815年)收集整理清代以前有关伤科文献,详细地阐述了各种损伤的证治,记载了骨折、脱位、筋伤的检查、复位法,附录不少治验医案,并介绍了大量伤科处方及用药方法。钱秀昌的《伤科补要》(1808年)以《医宗金鉴·正骨心法要诀》为基础,结合平日所积经验,增阙拾遗,以图补而为特色。书中较详细地论述骨折、脱位的临床表现及诊治方法,并载有医疗器具固定图说、周身各部骨度解释、伤科脉诊及大量方剂。高文晋的《外科图说》(1834年)绘有外科手术图谱,为了解清代手术器具提供了重要资料。江考卿的《江氏伤科方书》(1840年)、赵廷海的《救伤秘旨》(1852年)分别以经络学说为依据,按穴治伤,按穴位加减用药,其治疗方法和方药也各具特色,《救伤秘旨》记载了少林派技击家的骨伤诊治技术和方药。

4. 妇产科

明清时期的妇产科积累了不少新经验,现存有100余种专篇、专著,较著名的有:薛己的《女科撮要》(1529年),载30论,收验案183则,学术上注重脾肾,长于温补;万全的《万氏妇人科》(1549年),论述了90余种妇产科常见病症,论理精当,所列方药多为家传秘方和作者多年临证经验方,并附有验案,简明实用;王肯堂的《女科证治准绳》(1607年),以宋代《妇人大全良方》为基础,广集历代50多位医家的有关论述及方药;武之望的《济阴纲目》(1620年),将妇产科病症分为13门,每证有论有方,加以注释,所用方剂既有经方、时方,又广集单方、秘方,便于临床应用;张景岳的《景岳全书·妇人规》(1640年),主张妇女以血为主,首重调经,强调补脾滋血养肾;萧埙的《女科经论》(1684年),列妇产科病证163种,引证各家论述,对妇产科知识的普及做出了贡献。

《傅青主女科》(1827年)是清代妇产科名著,系后人将傅青主有关女科病证的证治经验和其他医家论述辑录而成。傅山(1607—1684年),字青主,号朱衣道人,阳曲(山西太原)人。他博览经史百家,工于诗文书画,擅医,同时也是一位始终保持民族气节的坚强斗士,在中国文化史和思想史上都有很高的声誉。《傅青主女科》详论带下、血崩、种子、妊娠、正产、小产、难产等病证,全书162方,处方药味精练,理法严谨,用药简易平和。傅氏对妇科的见解颇具创意,如提出"带下俱是湿诬",对"肝郁"进行了辨证立论,提出平肝和胃理脾的治疗方法,用"生化汤"治疗产后诸疾的加减变化等。他所创制的完带汤、易黄汤、清经散、两地汤等均为妇科名方。此书成于康熙年间,道光七年(1827年)才首刊于世,先后刊行60余次,影响甚巨。

亟斋居士《达生篇》(1715年)专论产科,以简要而通俗的文字记述了产前事宜,产后要旨,毓胎避忌以及胎产、临产、产后等诸病的治疗方药和调养方法。特别提出临产时的"睡、忍痛、慢临盆"六字诀,可谓经典之论。本书广为流行,先后刊行版本达130余种。

5. 儿科

明清儿科名家多为世医,薛铠、薛己父子为医,万全数世家传,夏鼎两代行医"七十余年",这些家学深厚的儿科医家积累了十分丰富的治疗经验。

薛铠撰有《保婴撮要》(1566年),后由其子薛己整理增补刊行。《保婴撮要》重视乳母对婴儿身体与健康的影响,强调"保婴之法,未病则调治乳母,既病则审治婴儿,亦必兼治其母为善"。

《万密斋医书十种》,撰著者万全(1495—1580年)。万全,字事,又名全仁,号密斋,湖北罗田人。万全出身于世医之家,祖父、父亲都精于儿科。万全总结了祖辈及自己的医疗经验,所撰《万密斋医书十种》中的"育婴秘诀"以及《片玉心书》《幼科发挥》《痘疹心法》《处玉痘疹》等,专为儿科立论。万全认为小儿气血未定,易寒易热、肠胃软脆、易饥易饱,主张"调理但取其平,补泻无过其剂""当攻补兼用,不可偏补偏攻"。书中记述了急、慢惊风的病因各有3种,并观察到瘫痪、失语等惊风的后遗症,认为"疳证虽有五脏之不同,其实皆脾胃之病也"。万全以三代世医经验,总结了100多首验方,玉枢丹最早出于此书。此外,书中对婴幼儿的护理与疾病的预防也有不少正确的论述。

王肯堂的《幼科证治准绳》(1607年)以五脏为纲,论述儿科各种疾病,并突出了麻、痘、惊、疳四大证,内容非常丰富。书中还记载了婴儿先天性肛门闭锁的开通手术。同时,对儿科文献的整理也是本书特色之一。

夏鼎的《幼科铁镜》(1695年)所载多为夏氏家传儿科经验,以"望颜色、审苗窍"辨脏腑的寒热虚实为特色,反对指纹望诊。治疗除药物外,亦喜用推拿、灯火、艾灸等法,以"祛邪"为其特色。

陈复正的《幼幼集成》(1750年)是一部集大成的儿科名著,汇集、整理了清代以前的儿科理论与临床经验。该书对儿科病证的治疗主张"保元扶正,慎施攻伐",以"顾护元气,扶补脾胃"为要务。陈氏认为,小儿惊风主要为小儿伤寒所致之痉病,还有杂病致搐及竭绝脱证等三种,总称为"搐",并分论其证治,颇有见地。书中还创立了不少适合小儿的外治法,如按摩、热敷贴药、针挑、刮痧、磁锋疗法、吹药、密导等。在诊断方面,对指纹的诊断价值有较为中肯的评价。书中还记载了不少民间经验,颇为实用。

庄一夔《福幼编》(约1777年)是一部辨治小儿慢惊风专书,以温补见长。庄氏认为:急惊风与慢惊风相反,急惊风小儿壮实,多为实热,治宜清热;慢惊风则气血不足,虚极生风,多属虚寒,应治以温补。本书曾经多次刻印,现存刊本200余种。

6.五官科

(1)眼科　现存中医眼科专著主要成书于明、清两代。早期著名眼科专著如《眼科龙木论》《银海精微》约为宋元间人编集,刊行于明代。

倪维德的《原机启微》(1370年)是现存较早的眼科专著,书中将眼病按病因分为"风热不制之病"等18类,论眼病附方46首,所载方剂,如黄连羊肝丸、拨云退翳丸、羚羊角散等,一直为后代医家推崇。

王肯堂的《证治准绳·七窍门》(1602年)对肉眼结构如神膏(玻璃体)、神水(房水)、神光(视功能)的形态和功能均有论述,弥补了前人对肉眼认识上的不足,列眼病178证,尤以对黑睛、肉眼和眼外伤等病证的认识有较高水平。

《审视瑶函》(1644年)又名《眼科大全》,为傅仁宇、傅维藩父子编撰,此书是一本有较大影响的总结性眼科专著。书中对眼科理论、辨证方法和用药心得等均有阐发,对眼科针灸、针拨内障、割胬肉攀睛手术以及眼药的制备都有详细介绍。全书396方,部分为傅氏自制,如驱风散热饮子、坠血明目饮、正容汤等,均为眼科名方。

黄庭镜的《目经大成》(1741年),共3卷23万字。卷首载眼科理论。卷二为论证,证因脉治,纲目井然。卷三为类方,载眼科方剂229首,并收外治方19首,颇切实用。书中对金针拨障术记载甚详,很有临床价值。

《银海指南》成书于清代嘉庆年间,由名医顾锡生编著。此书着重从病因病机和脏腑认识眼病,详细叙述了六淫、七情的眼部表现,气、血、痰、食、郁和脏腑在眼病中的重要地位,遣方用药注重补益肝肾,治有章法,用药灵活。

(2)耳鼻咽喉科

《口齿类要》(1528年):薛己撰著,论述喉舌口齿诸病,附有验案,简明实用,是现有咽喉口齿专书中较早的著作。

《喉科秘书》(1667年):尤乘撰著,论述了喉证的基本要点和治疗原则,介绍了口、牙、舌、颈、面、腮等部位常见病的证治及有效方药,其治法、方药均切合临床实用。

乾隆年间,著名喉科专著《喉科指掌》《重楼玉钥》问世。此时喉痧、白喉流行,专论喉疫的《喉白阐微》《疫痧草》《白喉全生集》《白喉忌表抉微》《痧喉正义》《白喉条辨》等数十种著作先后刊行,其中以郑宏纲的《重楼玉钥》(1838年)成就和影响最大。

郑宏纲(1727—1787年),字纪元,号梅涧,安徽歙县人,其《重楼玉钥》简要介绍了咽喉部解剖生理,着重论述了白喉、烂喉痧等急性疫喉的证治与预后,同时详细分辨了喉证表里虚实的诊断鉴别,记载用压舌板检查咽喉,他的养阴清肺汤是治疗喉证的著名方剂。

7. 针灸

明清时期出现不少针灸总结汇编性著作,也有一些专论经络腧穴的著作,如徐春甫的《经穴发明》,李时珍的《奇经八脉考》等。综合性医书中也有一些重要的针灸等内容,如楼英的《医学纲目》、朱楠的《普济方》、张景岳的《类经图翼》,其学术价值有些方面甚至超过针灸专书。明代医家重视针刺手法的研究,形成了多种复式补泻手法。灸法在清代有较大发展,由艾柱烧灼法转向艾卷温热灸法,后又在艾卷中加进某些药物,辨证施灸。明清出现大量针灸歌赋和简便易行的灸法,是针灸普及的趋向。

明代徐凤的《针灸大全》以介绍历代针灸文献资料为重点,并编选了一些短小精悍、实用性强的针灸歌赋,有很高的文献价值。汪机的《针灸问对》(1530年)据证列法,法随证变,特色较为鲜明,而代表明代针灸学成就的著作当推高武的《针灸聚英》和杨济时的《针灸大成》。

高武(16世纪初),字梅孤,鄞县(今浙江宁波)人。高武学问渊博,曾考中武举。晚年精研针灸,曾设计铸造男、女和儿童铜人各一座,作为定穴标准。《针灸聚英》是一部针灸的汇编著作,引录文献十分丰富,并结合自己的经验详细论述了进针的方法和进针后的各种辅助手法,以及各种手法的具体应用、治疗作用,以及用这些手法组成的复合手法,如烧山火、透天凉。全书记载内、外、妇、儿各科疾病113种,此书是腧穴主治病证的一次全面总结。

杨济时(1552—1620年),字继洲,浙江三衢(今衢县)人。祖父曾任职太医院,他由儒入医,于嘉靖、隆庆、万历三朝任医官达46年。他在祖传《玄机秘要》基础上,结合自己的临证经验,于1601年编撰《针灸大成》。此书全面总结了明以前的针灸学经验,选穴简要,重视补泻手法,论述了经络、穴位、针灸手法与适应证,介绍了应用针灸与药物综合治疗的经验,且兼及导引、按摩和药物治疗。此书至今有各种版本50多种,并被译成德、法、英、日等文字,在国内外影响很大,受到世界上许多国家的重视。

清代中期,统治者以"针刺、火灸、究非奉君之所宜",于 1822 年下令"针灸一科,着永远停止",使针灸疗法受到很大冲击,但在民间仍广泛流传应用。

8. 推拿按摩科

明代前中期,太医院将按摩科设为医政十三科之一,按摩术得到长足发展。明代以按摩术与导引相结合,形成了一套较为系统的养生学体系。《腥仙活人心法》(朱权撰)、《医学入门》《医学正传》《本草纲目》等著作都收录了不少按摩手法。明隆庆年间(1571 年),太医院改组,取消了按摩科,按摩术不得不改变受术对象,而转向婴幼儿,此后涌现了大量儿科按摩文献。这一时期按摩有两个显著的特点:一是按摩逐渐演称为推拿,二是形成了小儿推拿的独特体系。1601 年,我国第一部小儿推拿专著《小儿按摩经》问世,作者署"四明陈氏"。此后龚云林的《小儿推拿方脉活婴秘旨全书》(1604 年)刊出,简称《小儿推拿秘旨》,"推拿"一词首见于此书。该书以民间"推筋""掐惊"等手法为基础,升华为较系统的小儿推拿按摩术。

书中记录了作者丰富的临床经验和见解,以歌诀形式写成,易懂易记,流传颇广。周于蕃的《小儿推拿秘诀》(1605 年)则详细介绍了"身中十二推拿法"的穴位和功效,绘有周身穴图。

这些著作从辨证、手法、穴位、治疗等方面,使按摩推拿逐步独立完善,自成体系。按摩推拿在养生方面的应用也相当突出,《遵生八笺》《保生秘要》《医门广牍》《医学入门》《古今医统》等大量医籍均述及按摩推拿。

清代医学分科数次变动,太医院未设置推拿专科,但无论在理论总结和临床实践上仍然得到了一定的发展。清代许多医家继承创新,著述迭出。张振望的《厘正按摩要术》介绍的"胸腹按诊法"为其他医书所少见。骆如龙的《幼科推拿秘书》、熊应雄的《小儿推拿广意》、钱怀邨的《小儿推拿直录》、夏云集的《保赤推拿法》以及推拿专书《推拿易知》《推拿指南》《推拿捷径》等不仅促进了小儿推拿按摩的发展,也推动了推拿按摩的整体进步。而《医宗金鉴·正骨心法要旨》则对正骨推拿手法进行了总结,提出了手法操作的要领,对骨伤、脱位的手法诊治,不仅有整复作用,同时有康复价值。吴尚先的《理瀹骈文》(1864 年)也将推拿列为外治方法,使膏摩、药摩得到较大发展。

9. 养生

中医气功与养生学起源很早,在长沙马王堆汉墓和江陵张家山汉墓出土的帛简医书中,就有《导引图》《引书》《却谷食气》《养生方》等气功养生文献。道教产生之后,以养生研究为目的的道士更加关注导引气功。明清时期,中医养生学体系进一步丰富和完善,气功养生学著作林林总总,择其要者简述如下。

(1)《修龄要旨》(1442 年)  作者冷谦,字启敬,武林(今浙江杭州)人,精音律,擅绘画。该书注意季节气候与健康长寿的关系,用按摩与导引结合方法防病治病。书中以歌诀形式通俗地介绍了四季养生、起居调摄、延年益寿等方法,书中记载的叩齿、运目、掩耳等八段锦、十六段锦导引法,以及"嘘、呬、呵、吹、呼、嘻"六字延年诀,至今在健身防病中还有一定影响。

(2)《遵生八笺》(1591 年)  撰者高濂(1573—1620 年),字深甫,钱塘(浙江杭州)人,工诗曲,通医理,擅养生。该书 19 卷,分为 8 目:清修妙论笺、四时调摄笺、起居安乐笺、延年却病笺、饮馔服食笺、燕间清赏笺、灵秘丹药笺、尘外遐举笺等。该书汇集了明以前的养生文献,以养生保健为主体内容,旁及山川游历、花鸟虫鱼、琴棋书画、笔墨纸砚及文房器玩鉴赏等知识修养。全书从身心调摄、卫生保健、气功修炼以及艺术游乐、性情陶冶等各个方面详细论述了养生延年、益寿却病的知识和方法,对研究古代的老年医学有一定参考价值。

(3)《寿世青编》(1667 年)　撰者尤乘,吴县(江苏苏州)人,先儒后医,师承李中梓。书中提出修养性情是"却病良方、延年好法",所载"十二段动功""小周天法"在民间流传颇广。作者重视食疗,认为"食疗不愈,然后用药",提出睡眠要"先睡心,后睡眼"。该书的养心、养肝、养脾、养肺、养肾学说,为五脏调养的完善做出了一定贡献。

(4)《老老恒言》(1773 年)　作者曹廷栋,嘉善(浙江嘉兴)人。全书五卷,书中在提出"养静为摄生首务"的同时,又十分重视动以养生的重要作用。本书讲了八段锦、华佗五禽戏、天竺按摩诀等多种导引法,并创"卧功、坐功、立功三项",以供老年锻炼之用,强调了动静结合的重要性。书中载有散步专论。作者针对老年人脾胃虚弱的特点,编制药粥配方百余首,可谓集食养保健粥之大成。

明清养生学强调静养心神。有关导引养生术的著作也很流行,特别是明末清初由陈玉廷创造,经杨露禅等发展的太极拳,成为后世民间经久不衰的健身方法。把养心、养形、食疗、药物结合进行全面综合调理的思想,也在这一时期形成。除上述养生学著述之外,较有影响的还有万全的《养生四要》(1549 年),该书从寡欲、慎动、法时、却疾四个方面论述养生之道和方法,提出养生需要屏嗜好、适寒温、顺荣张、调滋渗,故名"四要"。周履靖的《赤凤髓》(1578 年)以图文并举的方式,介绍了内功、动功、五禽戏、八段锦等。陈继儒编撰的《养生肤语》(1606 年),论述气功导引在养生和治病上的作用。陈修园的《平人延年要诀》(1803 年)以及石成金的《石成金生秘诀》、清宫内府所藏《卫生汇录》等书也有一定的影响。

### (四)医学文献整理、研究与医学书刊出版

1.医籍的整理和研究

明清时期,综合性医书与医学丛书、全书、类书大幅度增加。八股文和文字狱迫使大批知识分子钻故纸堆,考据训诂之风兴起,医学界也不例外,出现大批经典医籍注释的著述。

明清统治者对知识分子采取了恩威并施的办法,一方面对抗拒者实行文字狱开杀戒,另一方面加以怀柔,提倡文教学术,编撰群书,这样可以把大批知识分子置于中央政府直接控制之下,使其埋头于短简陈编注疏之中,无暇多问政事。这一时期,涌现了一大批规模远逾前代的综合性医书与医学丛书、全书、类书。这一时期丛书、类书的特征:一是穷搜博征各种医学著作,对医药学遗产的保存有重要意义;二是以较为精细的分类体例,使之构成一个有秩序的医药知识整体。

(1)综合医书、类书和丛书　明代官刻刊印有规模的医书有 30 余种,《普济方》已如上述。

现有规模最大、体例较为完善的类书是清政府诏修的《古今图书集成》,其中《医部全

录》520卷,约950万字。《医部全录》分类辑录了自《内经》至清初120余种医学文献,内容包括医学理论、各科病证、方剂药物、医史传记等,是迄今类书中收录医学最多者。

清太医院判吴谦奉诏"御纂"的《医宗金鉴》有90卷,分为伤寒、金匮、临床各科等15种。伤寒和临床各科"心法要诀"为全书精华所在。全书较系统地反映了中医学术体系,注重临床,立论平正,通俗简明,便于初学,是具有教材性质的普及性医学丛书,深受习医者的欢迎。

此期民间私刻本(或有官宦资助)医书十分活跃,不少医家穷数十年之功,成一家之言,反映了医学的社会需求和医家的不懈追求以及中医学术的总结发展新趋向。

明代楼英编纂的《医学纲目》(1565年)共40卷,采录《内经》以来历代医籍,结合己见,分为十部,论及阴阳脏腑、诊法治法、寒热虚实、刺灸、调摄、各科证治以及运气等。全书资料广泛,纲目清晰。

王肯堂编辑的《证治准绳》(1602—1608年),以临床治疗为主,分为杂病、类方、伤寒、女科、幼科、疡医六科,书中每一病证先述历代医家治验,然后阐明作者见解,"博而不杂,详而有要",切于实用,颇具影响。

嘉靖、万历年间徐春甫编辑的《古今医统大全》100卷是一部140万字的综合性医学巨著,全书采录了历代医书及经史子集约390余部中的有关资料,分门别类,参以己见,"合群书而不遗,折诸家而不紊,舍非取是,类聚条分。"此书对养生、老年医学的阐述有重要价值。

此外,戴思恭的《证治要诀》、龚廷贤的《万病回春》、缪希雍的《先醒斋医学广笔记》、张璐的《张氏医通》等属于综合性医著中较有影响者。薛己的《薛氏医案》16种,以及沈金鳌的《沈氏尊生书》、陈修园的《南雅堂医书全集》是比较著名的医学丛书。大批医家的各类医学著作纷纷涌现,反映了明清中医学术的繁荣兴旺。

(2)古典医籍的考证与注释  对医籍经典的分类研究、注释和发挥注意结合临床,是这一时期经典医籍考证注释的特色。

1)《内经》  马莳撰《素问注证发微》和《灵枢注证发微》(1586年),两书将《内经》重新分卷并加以全面注释,对原文篇名进行诠释,并按照内容类别分为若干节段加以注释。书中广泛引证张仲景、王叔和、杨上善、王冰、李东垣、张元素、朱丹溪、张子和等10余位医家之言,博采众长;采用互证和相互比照,兼顾相互关联;结合临床实际,彰显经文对临床实际的指导意义。其对《灵枢》的注释尤显功力,为现存最早的全注本。

吴崑撰《素问吴注》(1594年),书中对《素问》校勘二百多处,并在每篇篇首均有对该篇内容主旨的描述,起到了导读的作用。该书注释详略得当,用语清晰简练,医理诠释贴切实用,多有新见。该书补全元起、王冰、林亿诸家注释之未备,是诸多《素问》注本中的佼佼者。

张景岳的《类经》(1624年)是研究《素问》《灵枢》的一部大型著作。本书将《内经》原文全部拆散,重新归纳,分为摄生、阴阳、脏象、脉色、经络、标本、气味、论治、疾病、针刺、运气、会通共12大类,390篇,32卷。这种分类方法使内经的学术体系更为明确清晰,对后世产生较大影响,张景岳另有《类经图翼》和《类经附翼》(1624年),为《类经》续编,对言不能尽意者,另详以图,再加翼说。

李中梓由博返约,对《内经》摘要提玄,于1642年编成《内经知要》,此书简明精悍、条理清晰,非常有益于初习医者,推动了《内经》的普及,在医界有很大影响。

清代张志聪撰《黄帝内经素问集注》和《黄帝内经灵枢集注》(1672年)。两书乃张氏会同其16位同道、12位门人一起研读《内经》的成果总结之作,体现了集体的智慧。注本采诸家之长,因此谓之"集注"。注文用随文串解的方式以经释经,对经文中的许多疑难问题进行了阐明,贴近临床,切合实用。

《内经》的节注本有汪昂的《素问灵枢类纂约注》(1686年),其他尚有薛雪的《医经原旨》、沈又彭的《医经读》、陈念祖的《灵枢素问节要浅注》等。有关《内经》医论方面的代表作有明代盛寅的《医经秘旨》(1418年)、清代黄元御的《素灵微蕴》(1830年)以及清代江之兰的《医津一筏》(1833年)。其他还有清代罗美的《内经博议》阐述发挥等著作以及张琦的《素问释义》和胡澍的《内经校义》等。

2)《伤寒论》　明清时期,《伤寒论》的研究著作达到100余种。

方有执撰《伤寒论条辨》(1593年)。方氏将《伤寒论》原文重新编排,去除"伤寒例"篇,将太阳病篇以风伤卫、寒伤营、风寒两伤营卫进行分类,从而发展了孙思邈"三纲鼎立"之说。方有执力持《伤寒论》错简重订说。明末清初喻昌在方有执基础上著《尚论篇》(1648年),使"三纲鼎立"之论确立完善。其后,张璐、黄元御、吴仪洛、周扬俊、程应旄、郑重光等均遵此说,名之为三纲编次派,也称之为错简重订派。

明末清初张遂辰等反对方有执、喻昌"错简"之说,认为王叔和编次的宋本《伤寒论》皆张仲景原文,所谓"三纲编次"是举一而废百,认为《伤寒论》原书编次不可增减、不可移换。

张氏循成无己《注解伤寒论》之原本,结合诸家注释及己见编成《张卿子伤寒论》(1644年)一书。遵其说者有其弟子张志聪、张锡驹,陈修园主张分经审证,也与其说契合。

另有研究伤寒者,不讨论原文编次问题,而从方证角度研究运用《伤寒论》,使之更加切合临床。清初柯琴著《伤寒来苏集》(1674年),以方为纲、归纳脉证,有很高的学术价值。

尤怡的《伤寒贯珠集》(1729年),将《伤寒论》的治法分为正治法、权变法、斡旋法、救逆法、类病法、明辨法、杂治法等,颇为切合临床实际应用。

徐大椿的《伤寒论类方》(1759年)把《伤寒论》113方分为桂枝汤、麻黄汤、葛根汤、柴胡汤等12类方。在主方下列同类方,并附注文和方药加减。徐氏认为随证立方可据临床实际灵活变化。

研究《伤寒论》著作的还有王肯堂的《伤寒证治准绳》(1604年)、周扬俊的《伤寒论三注》(1677年)、张志聪的《伤寒论宗印》《伤寒论纲目》《伤寒论集注》(1683年)、钱璜的《伤寒溯源集》(1707年)、黄元御的《伤寒直解》(1756年)、陈念祖的《伤寒论浅注》(1803年)、《伤寒医诀串解》(1856年)、日本人丹波元简的《伤寒论辑义》(1801年)等。

3)《金匮要略》　清代徐彬撰《金匮要略论注》(1671年)。该书注重脉证辨析,通过引经释义,阐发己见,试图揭示病证的发病规律。此为《金匮要略》较早的注本之一。尤怡的《金匮要略心典》(1726年)在编集前贤观点的基础上,结合己见,阐发原文经义,改正原文之误,删略后人增加内容,审慎注释原文。作者忠实原著,治学严谨。该书是后世研究《金匮要略》的一个范本。

日本人丹波元简的《金匮玉函要略辑义》(1806 年)广辑赵以德、徐彬、沈明宗、魏荔彤、尤怡、吴谦等医家注释,运用乾嘉朴学研究方法,校勘训释原文,对后世研究和考证《金匮要略》有重要的参考价值。

其他尚有清代程林的《金匮要略直解》(1673 年)、浣明宗的《金匮要略编注》(1692年)、魏荔彤的《金匮要略方论本义》(1721 年)、吴谦的《订正仲景全书金匮要略注》(1742 年)等。

4)《神农本草经》 《神农本草经》自成书有过多种传本,南北朝之后,原书失传。南宋王炎辑录《本草正经》3 卷,也相继失传。明清考据学渐趋兴盛,产生了一批辑复注疏《神农本草经》的著作,卢复所撰《神农本经》是《神农本草经》的最早辑本。清嘉庆年经孙星衍辑录的《神农本草经》是现有最好的辑复本。

明末缪希雍撰《神农本草经疏》(1625 年),对药学经典进行理论阐释,其后,逐渐形成一个以《神农本草经》为药学研究基础的热潮,诸如张璐的《本经逢原》(1695 年)、姚球的《本草经解要》(1724 年)、徐大椿的《神农本草经百种录》(1736 年)、张志聪的《本草崇原》(1767 年)、黄元御的《长沙药解》(1832 年)、陈修园的《本草经读》(1803 年)、邹澍的《本经疏证》、顾观光的《神农本草经》(1844 年)4 卷、日本森立之的《神农本草经》(1854年)等,可谓层出不穷。

2. 诊断、医案、医学入门书的出版

明代的诊断学强调四诊全面应用的必要性,在望诊、问诊、脉诊上均有系统论述,八纲辨证的纲领在明代也发育成熟。

(1)望诊  16 世纪下半叶,申拱辰著《伤寒观舌心法》。申氏擅外科,临床经验丰富,注意舌的观察,亲自绘出 135 种舌图,运用分经、运气等理论,把舌和证联系起来。申氏对舌诊的总结充实了望诊内容,使之成为临床诊断学基础理论之一。名医张璐之子张登撰《伤寒舌鉴》(1668 年),描述了舌质与舌苔的深浅、润燥、兼杂、偏全以及不同的形态,绘制了 120 幅图谱,并附以文字说明。汪宏的《望诊遵经》(1875 年)特别强调望诊在诊断中的重要地位,全书论及望诊方方面面,堪称望诊之大全。

(2)问诊  李梃的《医学入门》(1575 年)列举了问诊事项 56 条。徐春甫强调四诊合参,重视问诊,认为"医者不可不问其由,病者不可不说其故"。李中梓谓:"凡至病家,未诊先问,最为要法"。张三锡将李梃的 56 问简化为 26 问。张介宾增加了妇科、儿科的内容,又简化为 10 问,编成"十问歌",要而不繁,简而切当,易记易行,为后世遵行。

(3)脉诊  明清脉学著作甚多,一些类书、全书、方书、本草、临床专著也常兼及脉学。现存脉学著作有:李中梓的《诊家正眼》(1624 年)、王执中的《东垣先生伤寒正脉》、吕复的《切脉枢要》、吴洪的《诊脉须知》和《诊脉要诀》、王道纯的《脉诀四言举要》、李延是的《脉诀汇辨》、张璐的《诊宗三昧》、黄宫绣的《脉理求真》、周学霆的《三指禅》等,林林总总有数十种,影响最大的当为李时珍的《濒湖脉学》(1564 年)。《濒湖脉学》摘取诸家精华,分详 27 种脉,对同类异脉鉴别,各种脉象主病,既能博考,又能精研,编成歌诀,便于诵习。

(4)八纲辨证  八纲辨证是中医临床的指导性原则,它的内容可追溯到《内经》和

《伤寒论》。明初楼英在《医学纲目》(1565年)中明确地提出八纲,指出诊病必先分气血、表里、上下、脏腑之分野,再查虚实寒热的辨证二步。1477年,王执中在《东垣先生伤寒正脉》指出:"虚实、阴阳、表里、寒热八字不分,杀人反掌。"1584年,方隅在《医林绳墨·伤寒》中说:"虽后世千万方论,终难违越矩度,然究其大要,无出乎表、里、虚、实、阴、阳、寒、热八者而已。"1587年,龚廷贤的《万病回春》把"表、里、虚、实、寒、热、邪、正"归为八要,作为纲领。1609年,张三锡的《伤寒六要》提出阴阳、表里、寒热、虚实辨证八法,"气血痰火,尽该于中"。1624年,张介宾在《景岳全书》中明确指出,诊病施治,必先审阴阳,阴阳是医道之纲领,又强调:"六变者,表里、寒热、虚实是也,是即医中之关键。明此六变,万病皆指诸掌矣。"

明代医案著作渐多,著名的有汪机的《石山医案》、孙一奎的《孙文垣医案》,以江瓘编辑的《名医类案》(1591年)影响最大,此书开选编古人医案于一书的先河。所选名医医案以内科病案力主,兼及各科,辨证精详,治疗效验,多为后世所推崇。清代医案著作更多,不下百余种,叶天士的《临证指南医案》最为著名,言简意赅,给人启迪。其他的有尤怡的《静香楼医案》、徐大椿的《洄溪医案》、薛雪的《扫叶庄医案》、程文圃的《程杏轩医案》等,还有魏之秀的《续名医类案》、俞震的《古今医案按》等,都是较有影响的医案著作。

明清时期的科举制度使大批读书人求仕之路受阻,进而由儒入医,深入浅出的医学入门书也随之大量刊行,促进了医学知识的普及。这时期的医学入门书代表作有李梴的《医学入门》(1575年)、陈嘉谟的《本草蒙筌》(1565年)、汪昂的《汤头歌诀》(1694年)和《本草备要》(1694年)、程国彭的《医学心悟》(1732年)、陈修园的《时方歌括》(1802年)《医学三字经》(1804年)和《医学实在易》(1844年)等。

3.医学团体与医学刊物

(1)最早的民间医学团体——"一体堂宅人医会" 宋元时期文人结社活动比较普遍,但未出现医生结社。明代隆庆二年(1568年)或稍前,徐春甫(1520—1596年,安徽祁门县人)受当时儒门"文会"之风的启发,以其在太医院为官的便利以及口碑,召集在北京行医的医家成立一个民间医学团体,取名为"一体堂宅人医会"。医会成员共计46人,多为当时医界名流。徐氏同乡者21位,其他人分别是来自江苏、河北、湖北、四川、福建等地的客京名医。《一体堂宅人医会录》就医会的办会宗旨、会规会款以及医学箴言等进行了明确的规定。医会以"宅心仁慈"为立会宗旨,以诚意、明理、格致、审证、规鉴、恒德、力学、讲学、辨脉、处方、存心、体仁、忘利、自重、法天、医学之大、戒贪鄙、恤贫、自得、知人、医箴、避晦疾22项为会规会款。医会的宗旨主要是提倡会员间探讨钻研医学知识,切磋提高医疗技能,崇尚医德修养,会员间形成真诚相待、患难共济的同事关系。

"一体堂宅人医会"是我国医学史上最早的民间医学学术团体,不仅对中医从业人员的医德医术的提高具有积极意义,作为一个有完整宣言和章程的科技学术团体,在科学技术史上也有着十分重要的意义。

(2)最早的中医杂志——《吴医汇讲》 18世纪末期,苏州医家唐大烈编辑出版《吴医汇讲》,从1792年刊出第一卷,至1801年共出11卷,每卷合订一本,先后将苏州、无锡、常熟、太仓等地共计41位医家的91篇文章收集编排,陆续在杂志上进行出版。内容广泛是其特点。登载文稿涉及医学多方面领域,不拘题材,要求"发前人所未发",立意要新,提倡学术民主,选编文章不以年龄、资历分先后,按来稿早晚定次序,每篇文章有作者简介。《吴医汇讲》及时推出不少很有学术价值的文章,促进和推动了当时的医学学术交流,如叶桂的《温证论治》、薛雪的《日讲杂记》等均是由此刊登出版的。《吴医汇讲》以定期或不定期的出版发行方式,不间断发表诸多作者的学术文章,在较大范围交流,具备了杂志的基本特征,当属我国最早具有杂志性质的医学刊物。

### (四)世界传统医学的演变

#### 1. 欧美国家的传统医学

古代西方各国都以传统医学疗法治病,自文艺复兴以来,特别是1543年意大利维萨里发表《人体的构造》之后,西方医学虽然摆脱了古代医学传统,开始了近代医学的历程,但在长达400余年中,仍然以自然治愈力和天然药物为主。19世纪下半叶到20世纪40年代,陆续发明了激素、维生素、抗生素三大类药物,使得化学合成药最终取代天然药物,成为除手术之外西医治病的主要手段。19世纪下半叶以来,西方医学出现了重大转折,传统医学在欧美大部分国家失去了法律保护,被认为是非正统医学,而近代医学则在欧美各国的卫生保健体系中取得了正统地位。尽管如此,西方固有的传统医学仍然在欧美一些国家流行,受到民间保护,成为当地群众自我保健和医疗的手段。

(1)草药的使用　西方具有使用草药的悠久历史。考古发现,欧洲从新石器时代就开始用草药治病,古罗马在公元前8世纪就已栽培八角茴、芫荽等药用植物。希波克拉底、盖伦、阿维森纳、基督教修道院医生都曾采用大量的天然药物治病。11世纪,欧洲大学兴起后,许多大学的医学院开设了药用植物学,建立了药用植物园。1640年,金鸡纳树皮从秘鲁传入西班牙,很快作为退烧的特效药传遍欧洲,1672年,吐根用于治疗痢疾,1535年,中国的土茯苓传入欧洲,被用于治疗梅毒,中国的大黄、当归更是闻名遐迩,大黄被收入1914年版的英国药典,当归则被德国怡默克药厂于1899年制成流浸膏,称作"优美露"(Eumenol),畅销世界各地。

时至今日,很多欧洲人和民间医生仍把草药治病视为医疗保健的一部分。在意大利山区,植物药知识作为世袭财富代代相传,佛罗伦萨一家有数百年历史的新圣玛丽亚药店经营"祖传秘方"配制的成药,得到了意大利文化部的保护,由于疗效确切而受到包括王室在内的社会各界的器重。米兰有数家草药店,照方配药,既有本国草药,又有进口的植物药。英国在20世纪40年代曾建立了一所草药医学学院,草药师受到国会法律的保护,但1968年颁布的《药品法》(Medicines Act, 1968年)对草药师及草药制品实行了控制。总之,在20世纪,大部分欧洲国家使用草药治病,规模很受局限,更没有进入主流医学取得合法地位。

(2)自然治愈力　19世纪以前,希波克拉底学派的自然治愈力的思想在治疗学中占统治地位。这种学说被后世的临床学家,如17世纪的西登哈姆、18世纪的布尔哈夫继承,因此医生的治疗原则是提高身体的自然治愈力。当然,与此相反的观点也大有存在,拉什和霍夫曼不承认自然治愈力,主张积极的治疗性干预是必要的,对慢性病患者尤当如此。维也纳医学家则信奉布尔哈夫的学说,把希波克拉底的原则作为治疗的基础;法国的医学家倾向斯塔尔的期待观点,遵循自然疗能法则;皮尼尔建议医生巧妙地利用自然治愈力的疗效,并且能够区分治疗有危险的疾病与治疗简单、收效快的疾病,德国和意大利的医学家也有这种倾向。美国的怀特(E. White,1827—1915 年)、克里格(J. H. Kellogg,1852—1943 年)认为可以通过自然治愈力,如新鲜空气、阳光、锻炼、纯净水、适当休息、良好膳食、健美身姿等恢复和保持健康。

(3)水疗法 18 世纪治疗学显示出重视自然治愈力的倾向,天然矿物水治疗得到响应,这些方法在中古时代曾被巴拉塞尔萨斯赏识。18 世纪由于化学的进步,可以对矿物水做进一步分析,阐明矿物水的适用范围,水疗法在 18 世纪又恢复了希波克拉底时代的地位。霍夫曼曾从事过这方面的工作。此外,希里罗(Cirillo)推荐冷水浴,使冷水浴成为英国的时髦疗法。佛洛尔(J. Floyer)写下《关于在英国适当使用热浴、冷浴和温浴的研究》。19 世纪,美国的休(J. Shew)、特尔(R. Trall)和尼古拉斯(M. G. Nichols)等人是水疗法的积极倡导者。在美国和英国,水疗法疗养院遍布各地。在德国,哈恩(J. S. Hahn,1664—1742 年)创立了一套冷水疗法,即依靠冷水浴和饮水治疗。一直到 20 世纪,法国国家卫生保险体系中都包括了温泉疗法等水疗法。

(4)顺势疗法 早在公元前 400 多年,医学之父希波克拉底曾提出:"通过相同者,疾病产生;通过相同者,疾病被治愈。"这段话的真谛无人知晓。1790 年,"相同者能治愈"的理论被德国医生哈尼曼挖掘出来,并发展成顺势疗法(homeopathy)的基本理论。

哈尼曼(F. Hahnemann,1755—1843 年)1755 年 4 月 10 日出生在德国迈森镇。哈尼曼家庭生活非常富有,父亲是一位画家。父亲希望儿子接受最好的教育,成为出色的哲学家。1775 年 5 月,哈尼曼进入德国著名的莱比锡大学医学院。哈尼曼不愿意接受家庭的援助,他通过给低年级医学和药学专业的学生讲法语课和英语课来保证自己学习和生活的经济来源。在这里他学习到了丰富的化学知识。1777 年哈尼曼转入维也纳大学,1779 年毕业后,开始了医生生涯。1790 年,他把库伦(Cullen)的著作《草药治疗》译成德文,书中描述了秘鲁的金鸡纳树皮可以治愈疟疾,认为金鸡纳树皮有收缩纤维和苦味道的特性,能够增强胃的功能,哈尼曼不同意这种见解。为了找到真正的答案,他开始在自身做试验。他每天服用两次金鸡纳树皮,持续多日,竟然出现了类似疟疾的症状:全身骨痛、忽冷忽热、心跳加快、极度疲乏。停止服药后,症状不再出现,他从试验中得出结论:金鸡纳之所以能治愈疟疾,是由于它所产生的人工疾病与疟疾患者的症状完全相同。1805 年哈尼曼在新作《出自经验的医学》一书中强调,首先,相似原则是顺势疗法的关键,相似治疗并不意味着火还要用火攻,那样会引起更大的火灾,本意是指在同一水平寻找相似的刺激物,用它刺激机体的抵抗力而发挥抗病的作用。其次就是药物剂量,一个受损器官只需要少量的相似药物就可治愈。依据他的观点,大剂量的药物需稀释后方可应用。哈尼曼发现用 1∶99 的比例稀释药物,再稀释 3 次后仍能产生与原药物相同的疗效,但若继续稀释,药效就会完全消失。而令人震惊的是,当他偶然将这些失效的稀释液用力震荡 100 次后,药效奇迹般地恢复了。更让人不解的是,稀释和震荡的次数越多,药效反而会变得越来越强。多次稀释的药液已无化学元素或物质的浓度非常低,这样的药物是否还能有效,曾经引起长期争论,哈尼曼实验了约 100 种药物,无一例外地验证了"无穷稀释和振荡后作用加强的规律"。

哈尼曼总结出顺势疗法关于疾病与健康的三个核心观点:第一,生命活力来源于精神动力;第二,情感是维持健康的重要因素;第三,身体反映的症状是疾病最表层、最低级的表现。因此,疾病的治愈过程应从心灵反映到身体,治疗过程要保持最佳的精神状态,治疗的目的是使患者自由地享受健康。

在美国,赫尔坎贝(W. Holcombe)、戴维斯(A. W. Davis)、赫林(C. Hering)等人使用和推广了顺势疗法。20世纪初,美国约有40所顺势疗法医学院,还有顺势疗法医院、诊所、学会、杂志和专业医生。但到了20年代,顺势疗法渐趋衰落。然而时至20世纪末,随着整体主义和选择医学的兴起,顺势疗法再度唤起人们的热情。然而,对于顺势疗法的理论与实践依旧充满着争议。

(5)按脊疗法  美国医生斯蒂尔(A. T. Still,1828—1917年)创立了整骨疗法。斯蒂尔认为运用机械杠杆原理操纵骨骼,可以释放施加在神经和血管上的压力。1892年,斯蒂尔开办了美国整骨疗法学校。1885年,美国医生佩尔默(D. Palmer,1845—1913年)偶尔用旋推棘突复位的方法治愈了一位聋哑患者和一位心脏病患者。经过多年的临床总结,他提出了系统的按脊理论。他认为脊柱是人体的控制器,一旦大脑和躯干之间的"精神冲动"出现传导障碍,则可能导致许多疾病,而通过旋转脊椎及手法复位,就可以治愈。这套与近现代医学大相径庭的理论刚刚发明,即遭到美国医学会的强烈抨击。1897年佩尔默创立了第一所按脊学院和诊所,1910年成立了美国按脊学会,1926年成立了国际按脊学会。美国医学会终于在1978年宣布:放弃按脊疗法是一种"迷信"的说法,美国政府也正式确认"按脊疗法将在所有国家的健康保险计划里占有不可忽视的地位"。按脊疗法取得很大成功,并逐渐发展为一个学派,只使用脊柱调整方法被称为"纯粹派",在使用脊柱调整方法的同时也采用按摩、营养性治疗、灌肠法、药物治疗的则称为"混合派"。目前,按脊疗法已扩展到100多个国家,据说对60多种疾病有确切的疗效。

此外,温泉、泥疗、盐浴、拔罐、放血、针刺等古代已有的传统疗法始终在西方国家的民间流传使用,只是难以取得合法地位,缺少正规的教育机构,无法大规模培养人才。

2. 亚非拉国家的传统医学

(1)日本、朝鲜  以古代中医学为基础的传统东方医学存在于韩国、日本、泰国、越南及蒙古等国家和地区,因各自的环境、人种、民族特点及历史的差异而发展也各不相同。尽管如此,朝鲜、日本及中国在临床应用及文献方面仍有许多相似之处。

1)日本  自隋唐时期始,日本派出大量留学生、留学僧来中国,经过学习和模仿的漫长阶段,至江户时期,逐渐形成了带有日本特色的汉方医学。明治时代汉方医学被废止,它只好在西医中有祖传、师承、研究的医药学家中流传。第二次世界大战结束后,日本汉方医又趋复兴,其中以古方派为代表的汉方医学得到了迅速发展,形成了目前以《伤寒论》处方制剂为主的汉方医学。进入20世纪80年代后,汉方医学发展迅速。据统计,目前日本从事汉方医学为主的人员有15 000人左右,从事针灸推拿的医务人员约有10万,从事汉方医药研究人员近3万。有汉方医学专业研究机构10多个,有44所公立或私立的药科大学或医科大学的药学部也都建立了专门的生药研究部门,还有20余所综合性大学设有汉方医学研究组织。在汉方医学教育方面,文部省正式下文成立世界上第一所正规的针灸大学,使汉方医学开始纳入国家教育行列。近年来由于汉方医学的迅速发展,临床使用汉方药日趋增加。据《日经》杂志问卷调查,目前日本有15万人取得了医师资格,其中69%的临床医师使用汉方制剂。长期以来,日本汉方药材大约有85%依赖进口(主要来源于中国)。目前在日本市场上可见的由我国直接生产、输入或经日方重新包装销售的产品有近100多种。

2)朝鲜　19世纪末,西方医学传入朝鲜,但由于朝鲜政府采取东、西医两种医学并存的政策,因此,东、西两种医学体系各自独立发展,形成了东医学、西医学两大系统并立之势。第二次世界大战后,朝鲜半岛分为南、北两个国家,南部为大韩民国(韩国),北部为朝鲜。韩国改东方医学为"韩医",朝鲜仍称其为"东医"。朝鲜是世界上正式将传统医学列为法定医疗体系的少数几个国家之一。目前,朝鲜从中央到各道(相当于省)的中央医院以及市、郡的治疗、预防机构都设立东医科。为了更好地开展东医学的研究工作,朝鲜建立了国家东医科学研究院及一些研究所,此外,还在各医学研究机关增设东医研究室。在全国范围内,广大的保健工作人员,包括东医、西医以及药剂师都参加了继承与发扬东医学遗产的研究工作。朝鲜以评定资格的方法,授予全国各地的东医以国家医师资格。随着朝鲜东医工作的不断发展,朝鲜东医学界与世界各国尤其是与中国开展了各种学术交流活动,如曾先后选派了一些东医干部到中国的广州、南京、北京等中医院校进修学习中医学。朝鲜使用的草药主要来源于野生和人工栽培,草药的栽培符合世界卫生组织的良好农业规范(Good Agriculture Practice,GAP)标准,栽培面积逐年增长,品种已达到500多种。但由于地域的限制,朝鲜有一部分常用草药依赖进口。

(2)印度　印度传统医学历史悠久,阿输吠陀(Ayurveda)医学代表了印度传统医学的主要特色。该学说强调三元素理论,认为气、胆、痰是构成生命的三种基本要素。气与神经系统和思维密切相关,胆与代谢和消化有关,痰与黏液相关。阿输吠陀医学善于用草药给人治病,使用的药物有600种之多,而且在很多药物的用法上与中药治病相似,如用苦瓜降血糖、用泺兼草治疗关节痛、用夹竹桃治疗心脏病。龙葵、荷叶、莲心、大蒜、洋葱、冬瓜、海葱都被用作治病的药物。在药物的剂型方面有汤剂、散剂、膏剂、片剂等。瑜伽术(Yoga)是阿输吠陀派的一种治疗方法,功能与中国的气功相似。瑜伽术的本质是一种养生健身术,形式上有静坐、瑜伽硬功和瑜伽体操等不同功法,瑜伽术与中国的气功一样,有"意守"的动作,要求意念意守眉间、鼻尖、胸间或下腹部,并且配合头颈、四肢、胸腰段等部位难度很大的动作。对瑜伽术的研究结果表明,瑜伽静坐可以使基础代谢率降低,儿茶酚胺分泌减少,缓解神经和肌肉疲劳,对高血压、慢性肾病和神经官能症作用较显著。

尤那尼(Unani)医学是从希腊传入的一种医疗方式,治疗上是以味甘的草药治病,认为这种性质的草药对于内分泌疾病很有效果。悉达(Siddha)医学的特点是用矿物药治病,其中又以汞剂为最常用的药物。因为是用矿物药治病,所以悉达(Siddha)医学拥有专门的炼丹炉。

印度传统医学中还有一些特殊的治疗方法,比如油疗法和蒸汽疗法。油疗法是用植物油涂抹全身皮肤,治疗时患者仰卧、裸身,将眼睛和下腹用布遮盖,治疗者在患者的前额、胸腹和四肢烧油,再配合全身按摩1~2小时,治疗结束后用温水冲洗全身,该方法对治疗头痛、腰痛、坐骨神经痛等疾病疗效显著。蒸汽疗法是患者躺在木板制作的治疗箱内,只有头部暴露在治疗箱外,治疗者向木板箱内通入热蒸汽,熏蒸若干时间。蒸汽疗法的适应证很广,呼吸系统疾病和代谢性疾病都可用这种方法治疗,采用这种方法的患者通常是现代医学无法治愈的患者。

传统印度医学的研究者对植物药的热情很高,他们认为植物药副作用小,有效而且安全,优点比现代医学的西药多。现代流行的西药虽然起效快,但是药物的不良反应也伤害了患者的身体,因此他们宁可使用见效慢而副作用少的传统植物药。著名的降血压药物利舍平是从印度草药蛇根草的根部研制成的,20世纪50年代利舍平的出现曾经轰动一时,使人们对从植物药中发掘新药充满了信心。

近年来,印度卫生行政部门对传统医学逐渐重视起来,传统医学在印度的政治地位也相应地得到提高,全国共有传统医学院校100多所。设立在印度北方邦首府勒克瑙的印度中央药物研究所是印度规模最大、设备最先进的研究机构,这个研究所在传统植物药的研究方面投入了大量的人力、物力和财力。该研究所建有一个规模庞大的动物室,其中新建的猴房可以容纳1 000多只猴子。因为猴子与人类比较接近,所以研究所倾向于用猴子进行各种医学实验研究。对于传统印度医学的研究,印度多采用现代科学的方法研究,并且在孟买建立了印西医学结合协会。

(3)非洲　非洲传统医学同样具有悠久的历史,是非洲文化宝库的一个重要组成部分,很多国家都有自己的传统医药。在多数非洲国家,医疗卫生事业较为落后。当前非洲大陆80%的人口仍使用传统医药,传统医药在保护人们身体健康方面发挥着重要的作用。多数非洲国家往往是传统草药医师、巫医与现代医疗手段并存,而以现代医学为主导。城市医院多靠聘用外籍医师负责治疗,而乡间、林牧区与矿区主要靠巫医从事诊治,当地传统草药医也较普遍,但无系统医学知识。多数国家推行公费医疗制度,患者就医往往不需要付款,但因医疗卫生网点和必要的设备均明显不足,实际医疗水平低下,使得缺医少药状况难以扭转。

非洲的传统医学将宗教的概念和民间医生所掌握的有关病因、分类、诊断治疗以及对人体解剖学和生理学知识融合在一起,对于一些药材也有一套炮制和使用技术。这些医疗手段虽然可能说不清道理,但都以非洲的社会文化和宗教的基本原则为基础,并通过口头相传而延续。非洲的传统医学医生的医疗活动常为宗教仪式或占卜,或与草药治疗混合使用。由于非洲传统医学医生与现代科学相距太远,因此非洲的医疗卫生机构只能默许他们为人治病。语言的力量在非洲传统医学中占有相当重要的地位,甚至可称为非洲传统医学的一个特色,如巫师的"咒语"和使人产生幻觉的鼓声。非洲许多国家在长时间的生活中积累了一些使用本地草药治疗疾病的经验。非洲草药可以用于人体的各个部位,包括口服剂、灌肠剂、吸入烟气、阴道制剂、经尿道给药的液体制剂、皮肤制剂,以及用于眼、耳、鼻的洗剂和滴剂。1955年埃及颁布草药法规,草药产品被列为处方药、非处方药、自我医治用药和饮食补充剂进行管理。《埃及药典》是埃及的国家药典,包含了草药的药材标准,具有法律效力。

1960年以来,中国援非医疗队活跃在许多国家,这在一定程度上改善了当地的医疗条件,也为他们培养了一批医疗卫生人员。不少非洲人了解了中医、中药与针灸,或者屡受其益,为中医药在非洲的发展打下了基础。非洲各国的中医教育尚未形成自己的体系。中医师多由中国和其他亚洲国家培养。自1960年起,来华学习中医者已逾千人,几乎遍布非洲的 55 个国家和地区。

（4）拉丁美洲　拉丁美洲传统医学有着悠久历史和独特优势,特别是民间草药。代表性国家有巴西、墨西哥、秘鲁、智利等。拉丁美洲种族众多,为热带地区,自然条件优越,气候潮湿,雨量充足,是植物资源丰富的地区。拉丁美洲有草药 5 000 种,仅墨西哥就有 2 500 种,大部分为南美热带植物。墨西哥是美洲大陆印第安人古老文明中心之一,闻名于世的玛雅文化、托尔特克文化和阿兹台克文化均为墨西哥古印第安人创造。占墨西哥总人口 10% 的印第安人仍然保持着世袭下来的传统医药,他们利用天然植物、动物和矿物给人防治疾病。尽管传统医药学在城市或富人阶层人群中不受到重视,但是在印第安人居住区以及社会经济水平不高的人群中使用传统医药的人还是比较普遍的。墨西哥国家卫生部卫生计划与发展司下设传统医学处,负责传统医学管理、政策制定、科研培训、传统医药运用等。目前墨西哥只有瓦哈卡及恰帕斯州卫生部门设有传统医学管理机构,因为这两个州的印第安人数量较多。墨西哥医疗市场除传统的印地安医药外,中医尤其是针灸在墨西哥也十分普遍。

（5）大洋洲　作为一个以欧洲移民后裔为主的发达资本主义国家,澳大利亚以现代医药为常规医疗保健手段,传统医药与顺势疗法、按脊疗法、自然治愈力等被列为补充与替代医学范畴。在澳大利亚的传统医药有中医药、印度印药和澳洲土著民间医药。中医药为澳大利亚传统医药的主流。中医药是 19 世纪中叶随淘金潮流入澳大利亚的。20 世纪 70 年代之后,中医尤其是针灸才开始被正规引入澳大利亚,但范围局限,直到近 10 年才得以迅速发展。澳大利亚原住民有较好的民间医学基础,有药用植物 1 500 种,大部分为温带和寒温带植物。

中医药(含针灸)和当地土著民间医药是新西兰的两种传统医药,其中对中医药的认同度又显著高于土著民间医药。印度医学、希腊–阿拉伯医学在这里没有十分明显的影响力。但传统医药在新西兰一直处于"不认不禁"的法律状态,传统医药的行为尚不受相关医事和药品法规管制。

巴布亚新几内亚及太平洋三大群岛(密克罗尼西亚群岛、美拉尼西亚群岛和波利尼西亚群岛)各国家和地区以太平洋土著人占人口的绝大多数(90% 以上)。现代医药是这些国家和地区的常规医疗保健手段,但土著民间医药仍在比较广泛地使用,特别是在农村和偏远山区。据统计,斐济接受民间医药的人达到 60% ~ 80%。这里的民间医药仍处在经验疗法和巫术混杂的时代,植物药和手法治疗是重要的民间治病方式。这些国家和地区有专职的民间医生。除了当地民间医药外,在人口较多的岛国还有少量中医针灸医生开业行医,如巴布亚新几内亚、斐济、萨摩亚等。

## 四、近代中医的发展

近代中医是在中国历史文化的大背景下成长起来的,虽历经风雨,但仍然在学术上有长足的发展。由于国内外交流的进一步频繁,疾病谱有了新的变化,传染病的发病率和死亡率大大增加,医家对这些疾病的重视前所未有,临床各科都产生了一批论治专病的著作。如张山雷的《中风斠诠》专论内科中风,《疡科纲要》专论外科疮疡,金倜生《伤科真传秘抄》专论中医伤科,张山雷的《沈氏女科辑要笺正》、严鸿志所辑的《女科精华》等专论中医妇科,恽铁樵的《保赤新书》、徐方士的《儿科浅解》等专论中医儿科,其他尚有丁甘仁《喉痧证治概要》等论五官,承淡安《子午流注针法》等专论针灸。这些著作有不少独特的见解,充分反映了近代中医临证的发展成就。与此同时,近代中医学教育在承袭古代家传师授传统的同时,更突出地表现为各地近代中医院校教育的兴起。中医杂志、中医药社团也在全国各地蓬勃发展。

### (一)大型丛书、工具书及医史著作的编写

近代中国出版事业的发展,也带来了医学书籍编辑出版的兴旺。一些大型的医学丛书陆续面世。其中较著名的如裘吉生的《三三医书》(1923 年)和《珍本医书集成》(1936 年),两者共收医书 189 种;曹炳章的《中国医学大成》(1936 年)收医书 128 种;商务印书馆的《丛书集成初编》收有医书 41 种。按医学全书性质编写的蔡陆仙《中国医药汇海》(1936 年)和类编性医案著作何廉臣的《全国名医验案类编》(1929 年)也都有较大影响。

医学工具书的编写也是近代的一大特色。1921 年谢观的《中国医学大辞典》是我国第一部综合性医学辞典,收录辞目 7 万多条,其收罗丰富、剖析详明、体例新颖,开我国中医药辞书之先河。1934 年陈存仁的《中国药学大辞典》近 300 万字,影响甚大,并有英文版本。

现代意义的医学史研究,始自陈邦贤的《中国医学史》(1920 年),这是我国第一部医学通史,他还倡建"医史研究会",为医史学科的建立做出重要贡献。近代我国另一部重要的医学史著作,是王吉民、伍连德合作撰写的 *History of Chinese Medicine*(英文版),二人是中华医史学会的创始人,他们有感于外国医史著作极少谈及中国医学,因此用英文编写中国医学史著作,于 1932 年出版,在国内外产生较大影响。此外,谢观的《中国医学源流论》(1935 年)独具特色,李涛的《医学史纲》(1940 年)则是我国第一部中外医史合编的专著。1938 年,中华医学会设立了中国医史博物馆,由王吉民任馆长,该馆是我国最早的医史专业博物馆。

### (二)中医临床各科的发展

1. 伤寒与温病学

伤寒学派和温病学派在近代既有论争也有融合,更有发展。伤寒名家陆九芝著《伤寒论阳明病释》,强调伤寒法亦可治温病,并且反对温病学家清淡用药、滥用滋阴之风。曹颖甫著《经方实验录》,其应用伤寒经方的确切疗效和独到思想为众多医家所推崇。温病方面,雷丰著《时病论》(1882 年),以四时为主线,阐述不同季节外感病的特点,并大力推崇伏气学说,书中概括了时病 62 种,详载各种治法及验案。柳宝诒的《温热逢源》(1900 年)也专论伏气学说,同时亦推重伤寒六经辨证,认为可以用于温病。

近代以来,中外交流频繁,世界性的传染病大流行亦影响到中国,如 1894 年广东、香港一带鼠疫大流行,患病死者甚多。中医界积极研究相应治法,如广东罗汝兰《鼠疫汇编》(1895 年),善用王清任解毒活血汤治疗鼠疫,曾取得相当效果,该书是现存最早的中医治疗鼠疫专著。另一种烈性传染病霍乱在近代中国也曾多次暴发流行,王孟英在《霍

乱论》(1838 年)中拟订的蚕矢汤等方剂有较好疗效,被众多医家沿用。

2. 内科

内科名著有王泰林(字旭高,1798—1862 年)的《西溪书屋夜话录》(1897 陆晋笙、周小农搜集刊刻),书中提出"治肝三十法"影响甚大。王泰林认为肝病最杂而治法最广,他以肝气、肝风、肝火为纲,概括了常见肝脏证候的治法和常用药物,临证颇为实用。江苏孟河医家费伯雄的《医醇賸义》(1863 年),则以"醇正""缓和"为学术特色。费氏认为:"疾病虽多,不越内外伤感。不足者补之,以复其正;有余者去之,以归于平,是即和法也,缓治也……天下无神奇之法,只有平淡之法,平淡之极,乃为神奇。"主张兼采众家之长而不从其偏,治病贵在药能切病,不喜炫奇。

唐容川的《血证论》专论血证,列"血上干"证治十四条,"血外渗"证治七条,"血下泄"证治六条,"血中瘀"证治五条,"失血兼见诸证"四十条,提出"止血""消瘀""宁血""补血"四法,为通治血证的大纲。张锡纯的《医学衷中参西录》结合中西医学理论和作者的医疗经验阐发医理,颇多独到见解,销量巨大,成为近代中医医家必读书之一。

3. 外科与骨伤科

外科著名的著作有马培之《外科传薪集》、余听鸿《外证医案汇编》等。马培之(字文植,1820—1898 年),江苏武进孟河人,精于内、外各科,尤以外科见长,曾因 1880 年进京为慈禧治病而扬名于世。他主张外证需内外同治,将自己的外科常用验方、外用药,以及膏药的配制法、有关外科器械的使用等,总结写成《外科传薪集》(1892 年);又撰《马培之外科医案》(1893 年),记载 42 种外科病证治法,介绍临证经验。余景和(字听鸿,1847—1907 年),主张"治外科必须通内科",当遇到内外兼证时,医生可以综合调治,其《外证医案汇编》(1891 年)汇集了个人及其他医生外证医案数百例。

骨伤科在近代发展迅速,一方面总结传统正骨理伤经验的著作大为增多,出现了骨伤科流派,另一方面西医解剖学的引入也对骨伤科有一定促进。著作以江考卿的《江氏伤科方书》(1840 年)和赵廷海的《救伤秘旨》(1852 年)较为有名。《救伤秘旨》内容丰富,书中叙述因拳脚所致损伤及骨折的辨证、整复手法和治疗验方,还有 34 个大穴伤损的治疗方药,治疗创伤骨折的验方 14 首。骨伤科流派如江南石氏伤科、河南平乐郭氏、北京双桥罗家等,都是有名的骨伤世家。西医解剖学中的肌肉、韧带和骨骼等知识开始为部分骨伤医家所重视,尤其进入 20 世纪,X 射线等物理诊断技术传入,有条件的中医骨伤医生都尽可能利用 X 光拍片辅助诊断疾病,大大提高了骨伤病诊断的准确性,也使中医传统的骨伤治疗手法定位更准,提高了疗效。

4. 妇科

妇科方面,近代医家顾鸣盛著《中西合纂妇科大全》(1918 年),分调经、杂证、胎前、产后 4 门,悉以中医学说为经,西医学说为纬,分列"中医学说"和"西医学说",汇集中西妇科要论。朱南山(1872—1938 年)亦精于妇科,制订有《妇科十问口诀》:"一问年月二问经,及笄详察婚与亲;三审寒热汗和便,四探胸腹要分明;头痛腰酸多带下,味嗅辨色更须清;五重孕育胎产门,崩漏注意肿瘤症;六淫七情括三因,八纲九候祖先问;本病杂症弄清楚,十全诊治方得准。"有较强实用性。张山雷的《沈氏女科辑要笺正》为浙江兰溪中医专门学校妇科读本,也曾多次印行,广为流传。

5. 针灸学

近代针灸学影响最大的著作为承淡安的《中国针灸治疗学》(1931年),主张衷中参西,强调临床实践。该书采用西医知识讲述穴位局部解剖,并将穴位编成号码,用照片指示定位,有利于初学者学习和运用。承淡安对经穴考证、针灸治疗均有具体探讨,对针刺手法独具见解,提倡简化针灸手法,仅取补泻,不取其他。此书出版后流传甚广,承氏亦不断予以修订,短短6年中,该书连出8版,更名为《增订中国针灸治疗学》。承淡安于1929年在江苏望亭发起成立我国第一个针灸研究机构——中国针灸学研究社,并以函授通讯研究的形式在全国范围发展社员。该社创办《针灸杂志》,设立针灸疗养院,推动了针灸学的传播。

此外,清末还出现了一部重要外治法专著,即吴尚先的《理瀹骈文》。吴尚先(1806—1886年),浙江钱塘人。其行医于江苏泰州,善用膏药治病,于1864年著成《理瀹骈文》。该书以内科理法方药理论为依据,将传统用于外伤科的膏药等外治法,发展到广泛用于内外诸证的治疗。提出"外治之理即内治之理,外治之药即内治之药""凡汤丸之有效者皆可熬膏";将药物制成膏药外治,便于应用,药力专一,并可避免口服容易出现的副作用。对于某些疾病,如应用得当,外治的效果甚至优于内治,"诚以服药须从胃入,再由胃分布,散而不聚,不若膏药之扼要也"。所列外治方法很多,吴尚先总结出敷、熨、罨、涂、熏、浸、洗、擦、搭、抹、搐、嚏、吹、吸、捏、呷、坐、塞、踏、卧、刷、摊、点、滴、烧、照、缚、扎、刮痧、火罐、按摩、推拿等数十种,丰富了中医的治疗手段。书中共收录方药1 500余首,涉及内、外、妇、儿、五官各科,被后人尊称为"外治之宗"。

### (三)中医学校、刊物和社团

随着时代的进步,近代中医的发展出现了多种利于学术研究的新形式,如兴办学校教育、创办学术交流刊物和成立中医社团组织。

受北洋政府教育系统漏列中医的影响,近代的中医学校多为民间私立。较早的有上海中医专门学校,由名医丁泽周等于1915年筹建,1917年正式开学,谢观任首任校长,名医陆渊雷、余听鸿、时逸人等执教,至1931年,该校改名"上海国医学院"。浙江中医专门学校由杭州中药行业发起筹建于1916年,1917年正式招收学生,近代著名中医学家傅懒园任首任校长兼医务主任。广东中医药专门学校早在1913年就由省港药材行暨广州中医知名人士共同倡议筹建,但迟迟未获政府批准,直到1924年9月才得以开学。首任校长卢乃潼在开学日演讲时指出,"中国天然之药产,岁值万万,民生国课,多给于斯,倘因中医衰落,中药随之,其关系至大。本校设立之宗旨,习中医以存中药,由中医以通西医,保存国粹,维护土货,以养成医学之人才",反映了该校的办学宗旨。

近代中医教育多由各地名医发起或主持,一方面继承重视经典著作、重视随师临证的中医传统教育;另一方面运用近代教育方式,如教材、教学大纲、课程、学时等方法,并安排西医学及自然科学课程的学习,使之更具社会化、规模化,在极其艰难困苦的条件下为中医学培养造就了一批承前启后的学术骨干。

近代刊物《绍兴医药学报》是医学史上较早的中医刊物,由绍兴医药学研究社创办于1908年,到1923年改组为《三三医报》。《中医杂志》由上海中医学会于1921年创办,

《医界春秋》由上海医界春秋社创刊于 1926 年,中央国医馆成立后也于 1932 年 10 月出版机关刊物《国医公报》。以上都是近代较有名的中医刊物,它们反映出中医药界传播发展动态,是维护中医学术和进行经验交流的阵地。但限于当时的社会环境,这些刊物处境艰难,难以长期维持,故在全国呈此起彼伏之势。

中医社团组织的建立始于 20 世纪。1902 年余伯陶、李平书、陈莲舫、蔡小香、黄春圃等发起组织"上海医会"。1906 年 6 月成立"上海医务总会",入会者达 200 余人,是我国近代影响较大的中医学术团体。1907 年周雪樵、蔡小香、丁福保、何廉臣等在上海创办"中国医学会"。1910 年北京成立了"医学研究会"。1912 年中华民国成立后,有关的学会团体发展更多,较有影响的如神州医药总会、武进中医学会、中医改进研究会、中西医学研究会、全国医药团体总联合会、中央国医馆医药改进会等。

### (四)中医学术发展和中医抗争运动

随着西医学的传播,中国出现了中西两种医学并存的局面。传统中医受到西方科学观念的冲击,于是尝试融通西医进行学术革新,开展"中西医汇通"和"中医科学化"等探索,成为近代中医发展的重要特征。但在民国时期,由于中医几度面临被政府取缔的威胁,不得不为争取生存权利而奋力抗争,导致事业发展受到阻碍,学术革新难以深入。

1. 中西医汇通学派

"中西汇通"之名始于徐寿《医学论》,意为汇聚、沟通中西医学。近代最早进行这种尝试的是广东医家陈定泰及其孙子陈珍阁。陈定泰生活于 19 世纪中期,他受王清任思想的影响,试图探究脏腑的真实面貌,在广州接触西医,学习解剖学,于 1844 年著成《医谈传真》,收录解剖图 16 幅,是第一本引用西医解剖图的中医著作。陈定泰受西医解剖学的影响,提出应修正传统中医脏腑理论,甚至否定经络的存在,但在治疗上仍以中医为主。陈定泰的孙子陈珍阁继承了他的思想,于 1886 年赴新加坡"英国王家大医院"实地学习西医 3 年,1890 年著成《医纲总枢》,对西医学介绍更为详尽,并进行了针对西医疾病以中医药分证论治的尝试。

倡导"中西医汇通"影响最大的医家是唐宗海(1846—1897 年),彭县(今四川彭州)人。他自幼习儒,因父患血证而攻医,以血证论闻名于世。其医学著作主要有《血证论》(1884 年)、《医经精义》(1892 年)、《本草问答》(1893 年)、《金匮要略浅注补正》(1893年)、《伤寒论浅注补正》(1894 年),后来合成《中西汇通区书五种》。唐宗海敏感地洞察到近代社会的变化,称之为"古今大变局",认为医道应当兼采中西,才能有益于世。

唐宗海较有影响的汇通观点有二。

其一,中西医原理一致。唐宗海认为中西医汇通的目标是"不存疆域异同之见,但求折衷归于一是",他主张吸收西医解剖生理知识,可以更好地印证《内经》的理论。《医经精义》比较了中西医脏腑理论,列举出不少医理一致的例子,如心主血、血管(脉)行血等。不过有些例子也存在争议,如他提出"三焦油膜说",认为三焦"即人身之膜膈""俗所谓网油,并周身之膜,皆是也",被认为比较牵强。

其二,中医长于气化,西医长于解剖。这是唐宗海对中西医方法差异的精辟总结,他指出:中医"气化"观念的优点是"能尽生人之妙""与天地同体",亦即注重活体观察与整体观念;而西医建立在尸体解剖的基础上,"止知其形,不知其气"。

从唐宗海的整体汇通思想来看,他是以中医思想为本位的,时人评论他"以西医之形迹,印证中医之气化",亦即有鲜明的"以西证中"倾向。

另一位广东近代汇通医家朱沛文,字少廉,广东南海人,生卒年不详,传世著作有《华洋脏象约纂》(1893年)。朱沛文通读中西医书,还曾亲往西医院观看解剖过程,对中西医学均有深入了解。《华洋脏象约纂》从脏象入手,提出了有见地的汇通主张——"通其可通,并存互异"。所谓"可通",指中西医学均以人体为研究目标,有许多共同的认识,例如五脏的基本功能,中西所论都有一致之处。而之所以要存"互异",是因为中西认识方法不同,他说:"大约中华儒者,精于穷理,而拙于格物;西洋智士,长于格物,而短于穷理。华医未悉脏腑之形状,而但测脏腑之营运,故信理太过,而或涉于虚……洋医但据剖验脏腑之形状,未尽达生人脏腑之运用,故逐物太过,而或流于固。"因此,朱沛文提出要以临床为标准以定取舍。他举例说,中医云"肾精成而脑髓生",西医无此观点,但中医临床通过治肾以疗脑病每每有效,故朱氏云:"谓内肾非脑之原,脊髓非脑之本,吾不信也。"总体上朱沛文对中西医的评价不偏不颇,注重理据,态度客观。

由于西医在近代中国影响最大的是解剖生理知识,所以早期的中西医汇通都以脏腑为焦点,但中西医方法有根本差异,故对脏腑的认识无法完全统一。后来有的医家试图在临床上中西并用,以求互通,其中影响最大的是张锡纯。

张锡纯(1860—1933年),字寿甫,河北盐山县人。著作有《医学衷中参西录》30卷,从1918—1934年先后刊出,颇为风行。该书主要内容为张锡纯的临床经验,但其中贯穿了他"衷中参西"的医学态度,认为既应保持中医理论特点,也要参考采用西医长处。他说:"夫医学以活人为宗旨,原不宜有中西之界限存于胸中。在中医不妨取西医之所长(如实验、器械、化学等),以补中医之所短;在西医尤当精研气化(如脏腑各有性情及手足六经分治主六气等),视中医深奥之理原为形上之道,而非空谈无实际也。"张锡纯作为一名中医,在临床上就吸收应用了西医生理、病理及药理等知识。如他创制著名方剂"百膏阿司匹林汤"作为"寒解法"治疗发热,先用蔗糖水送服阿司匹林,继服石膏汤,药后饮粳米汤。此法既利用了西药阿司匹林发汗解热,又根据中医辨证予以寒凉清热,应用蔗糖水及粳米汤则体现了中医注意顾护正气的优点。这些都是他"衷中参西"思想的生动体现。

汇通医家以沟通中西医学为目标,限于时代条件和科技水平等因素的制约,他们并未能真正完成这一任务,但他们在思想和方法上的探索至今仍有借鉴意义。

2."中医改良"与"中医科学化"

辛亥革命结束了中国的封建制度,"新文化运动"又批判了传统文化。在20世纪上半叶,中国社会从政治制度到科技文化等诸方面都在向西方学习,"德先生"(民主)和"赛先生"(科学)风行一时。此时,中医传统理论与近代西方科学观念的巨大差异日渐显著,因而成为一些学者抨击的对象。部分中医学者在维护中医的同时,也提出革新中医理论的主张,试图使之能与"科学"相容。较有代表性的人物有提倡"中医改良"的恽铁樵和提倡"中医科学化"的陆渊雷。

恽铁樵(1878—1935年),名树钰,江苏武进人。他本以文学著称,曾任《小说月报》

主编。中年以后转而业医,精于伤寒,还曾创办"铁樵中医函授学校"培养中医人才。恽铁樵提出改良中医的思想,主要体现在与余云岫等人的论战中。1916年,留日医学生余云岫受日本明治维新废止汉医的影响,著《灵素商兑》,以西医为据肆意抨击中医,还主张立法废止中医。恽铁樵以他深厚的学识和丰富的中医实践经验,奋起反驳余氏之论,提出"西方科学不是唯一之途径,东方医学自有立脚点"。他尊重中医理论的历史性和实践性,客观对待中西医差异,在1922年著成的《群经见智录》中,恽铁樵对《内经》理论进行合乎实际的解释,如说:"《内经》之五脏非血肉之五脏,乃四时之五脏。"指出中医五脏理论包含着古人对四时阴阳变化影响人体的综合认识,不能单从解剖角度来谈五脏。恽铁樵也认为中医不应故步自封,他说:"中医不改良,亦终无自存之希望。"改良的途径之一是吸收西医长处,他说:"中医有演进之价值,必须吸取西医之长,与之合化产生新中医,是今后中医必循之轨道。"但他强调改良不能偏离中医道路,"万不可舍本逐末,以科学化为时髦,而专求形似,忘其本来"。

20世纪30年代,为了促进近代西方科学在中国的普及,科学界人士发起了"中国科学化运动"。1935年中国科学化运动协会提出口号:"以科学的方法整理我国固有的文物,以科学的知识充实我国现在的社会,以科学的精神创造我国未来的生命。"在这样的社会氛围下,也有人提出了"中医科学化"的口号,陆渊雷是其代表。

陆渊雷(1894—1955年),名彭年,上海川沙人。他自幼颖悟勤学,中年专志医学,曾得国学大师章太炎、名医恽铁樵教益。陆渊雷认为:"国医有实效,而科学是实理。天下无不合理之实效,而国医之理论乃不合实理。"(《生理补证·绪言》)"今用科学以研求其实效,解释其已知者,进而发明其未知者,然后不信国医者可以信,不知国医者可以知。"(《改造中医之商榷》)他还说:"国医之胜于西医者,在于治疗,不在理论。《素》《灵》《八十一难》理论之书,多出于古人之悬揣,不合生理、解剖、病理。"他的主要思想是认为中医的疗效确实,但理论不合科学,故此要科学化,亦即要用近代西方科学的知识来解释中医疗效的原理,用科学实验来验证中药作用。

"中医科学化"的口号合乎当时潮流,所以响应者众,包括中央国医馆的学术规划也都受到一定程度的影响。但这一主张具有"废医存药"的倾向,对中医发展有不利的一面,实践中也未取得成果。

### 3. 中医抗争运动与医政发展

中西医比较和中医革新的学术论争尚无定论,但民国政府成立后,却多次制定了不利于中医的政策,激起了中医界的反抗浪潮。

民国元年(1912年),北洋政府颁布新学制,其中完全没有提及中医药学,摒中医于教育系统之外,这激起了全国中医界首次请愿抗议。政府表面上承认中医发展的权利,但仍以中医"不科学"为由拒绝将之纳入学制,导致此后成立的中医学校都得不到教育部承认。

国民政府定都南京后,废止中医论者得到当局的支持,并影响到卫生行政。1928年全国教育会议上,汪企张首次提出废止中医案,但未获通过。1929年2月,南京政府卫生部召开第一届中央卫生委员会议,会上余云岫提出《废止旧医以扫除医事卫生之障碍案》,将中医称为"旧医",提出了彻底消灭中医的六条具体措施。此案在会上得以通过,形成了《规定旧医登记案原则》，要求限期登记全国"旧医"、取缔中医学校、禁止传播中医等，拟由卫生部执行。这就是中医近代史上著名的"废止旧医案"。

消息一传出，全国医界为之震动。上海医界组成了上海医药团体联合会，于1929年3月17日在上海组织召开了全国医药团体代表大会。会场上悬挂着巨幅对联"提倡中医以防文化侵略""提倡中药以防经济侵略"。出席大会的有江苏、浙江、安徽、江西、福建、广东、广西、湖南、湖北、四川、河南、河北、山东、山西等各省中医药团体的代表200余人。上海中医、中药界分别停业半天以示对大会的支持。本次大会推选了谢利恒、随翰英、蒋文芳、陈存仁、张梅庵组成晋京请愿团，张赞臣、岑志良为随行秘书，于会后奔赴南京，分别向国民党第三次全国代表大会、国民政府、行政院、立法院、卫生部、教育部等单位请愿，要求撤销废止中医提案。在全国中医界的据理力争及同情中医的社会人士支持下，南京政府不得不搁置废止中医案。

1929年4月底，国民政府教育部又称社会上的中医学校"不以科学为基础"，不得使用学制中的"学校"名称，要求一律改称传习所。这种歧称政策再次激起全国中医界抗议，为了团结抗争，各地中医团体组成了全国医药团体总联合会，12月1日在上海举行了第一次临时代表大会，出席者有17省及中国香港、菲律宾等地区233个团体，457位代表，会议历时5天，会后组织请愿团于12月7日再次启程赴南京请愿。此次请愿争得蒋介石撤销教、卫两部政令的手谕，暂时缓解了废止中医的危机。

为了使中医药从根本上摆脱被废止的危机，中医界有识之士认识到，必须努力争取在政府的卫生行政机构中有一席之地。为此全国医药团体总联合会积极争取政府中同情中医人士的支持，具文呈请仿照中央国术馆之例，设立管理和研究中医的专门机构中央国医馆。经过多方努力，中央国医馆冲破重重阻力，终于1931年3月17日宣告成立，由著名医家、社会活动家焦易堂担任馆长。此后几年中，国医馆在各省成立了分馆，各县成立了支馆，在海外成立了13个分馆。

但与中医界期望不同的是，国民政府明确令中央国医馆仅为学术机关，不得参与卫生行政管理。因此中央国医馆实际主要工作是开展中医药学术整理。该馆拟定了一份详尽的学术整理计划——《中央国医馆整理医药学术标准大纲》，开展了统一中医病名、编审中医教材和著作等工作。这些工作虽未能完成，但也留下了一些有益的探索经验。

中央国医馆的另一成绩是推动了《中医条例》立法，确立中医的法律地位。国民政府在1930年公布了《西医条例》，但未为中医立法。中央国医馆成立后多次向行政院提出制订《国医条例》，1933年起草了《国医条例草案》并提交至国民党中央政治会议，但一直遭到反中医人士的阻挠。时任行政院长的汪精卫不但在行政院否决《国医条例草案》，在该条例得到立法院通过后，又去信要求立法院院长孙科不予公布。1935年，《医界春秋》将汪精卫阻挠《国医条例草案》的言论公开，再次掀起中医界抗争浪潮。在1935年11月的国民党第三次全国代表大会上，冯玉祥等55名代表一致提案要求给中西医以平等待遇。1936年1月，国民政府将条例更名为《中医条例》，终于正式公布。这是历史上第一部关于中医的国家专门法规，尽管其内容仍有不足之处，许多条文在当时也未能真正落实，但毕竟使中医有了法律保障，因而有着积极的意义。根据《中医条例》及其后的《医师法》,1946 年起开始实施全国中医考试,规范中医执业资格。

中医抗争运动使中医避免了如日本汉医被废止的命运,同时也推动着中医主动适应国家卫生行政和法制,纳入近现代式的医政管理,从而为中医事业的继续发展打下基础。

# 第三章　现代医学技术

## 第一节　诊断技术

### 一、物理诊断技术的发展

19世纪末20世纪初,物理学的发展开始逐渐影响到医疗,物理学的科学技术成果不断应用到医学领域,产生了许多物理诊断技术。

#### (一)X射线诊断与CT技术

自1895年伦琴(W. Rontgen)发现X射线后,X射线立即成为诊断疾病的新技术。X射线应用的最初20年间,人们主要致力于研制适用于人体透视和照相的仪器,如第一次世界大战时广泛应用于检查骨折和子弹在体内的位置。同时,为了解决体内各种器官被X射线穿透而不能显影的问题,19世纪末人们又发展了显影对比技术,从最初用铋餐做胃肠道造影到后来改用效果更好的钡餐造影。到20世纪初,人们又开始使用碘油在不同部位静脉注射,使X射线造影技术应用的范围逐渐扩大,从而可以对血管、胆囊、尿道、肾等许多器官进行X射线检查。20世纪30年代初,已经可以对大脑进行造影。此后,随着安全性提高和清晰度方面的改进,X射线诊断水平不断提高。20世纪70年代后,科马克(A. Cormack)和豪斯菲尔德(G. Hounsfield)发明了电子计算机辅助的X射线断层扫描技术,即CT,使X射线诊断技术的应用范围进一步扩大,诊断的精确性也有了极大的提高。

#### (二)心电图诊断技术

心电图诊断技术是在19世纪心电研究的基础上发展起来的一项检测技术。20世纪初,荷兰医学家爱因托芬(W. Einthoven)设计制造了第一台现代意义上的心电图仪,并于1924年荣获诺贝尔生理学或医学奖。在爱因托芬之后,心电图仪又经过近半个世纪的发展,其设计不断小型化,灵敏度也不断提高,到20世纪40年代,心电图仪已经可以由一个医生手提到患者家里使用。20世纪60年代以后,由于计算机技术在医学领域的不断应用,心电图检测技术进入了数字化及与其他检测技术融合发展的阶段。心电图诊断技术不仅成为现代临床诊断的重要技术,还形成了对心脏病患者进行自动监测的主要系统。

### （三）心脏导管插入术

对心脏各室压力进行插管检测的方法,在 20 世纪以前就有许多学者进行过动物实验。德国学者布莱希罗德(F. Bleichroder)于 1905 年为获取代谢研究的血样,曾把导管从患者的腿部静脉插入下腔静脉。1929 年,德国医生福斯曼(Werner Forssmann)在自己身上进行了导管插入实验,开创了心导管造影术。1930 年,福斯曼又首次在活的狗身上进行了心血管造影。然而,他的研究成果不但没有受到重视和支持,反而招来了指责和非难,有人认为他用人做实验是不道德的(尽管他是在自己身上做实验)。更有甚者,有人认为他的实验不过是马戏场上的一种杂技而已。10 年以后,美国的两位医生库尔南(A. Cournand)和理查兹(D. Richards)在福斯曼的基础上进行了一系列实验研究,确立了心脏导管术的临床应用价值,提高了心脏病诊断的精确性,使心脏导管插入术和造影术成为现代临床医学的重要诊断技术。

### （四）脑电图诊断技术

现代脑电图术的创立者是德国精神病学家伯杰(H. Berger)。1929 年,伯杰记录到脑的电活动。经过数年研究,他于 1934 年确认脑有自发电信号。此后,脑电图作为一种诊断脑部疾病的工具得到了公认,“脑电图”(electrocerebrogram)一词也是由伯杰用希腊语和拉丁语拼合创造而成。1946 年,法国神经生理学家费萨尔(A. Fessard)将脑电图技术引进到法国医学中,使脑电图技术在欧洲大陆有了进一步应用。20 世纪 60 年代,由于制造脑电图仪的制造工艺和元器件的不断革新,脑电图仪的性能有了更大的提高,脑电图诊断技术在临床诊断和科研工作中的应用也有了进一步的发展。

### （五）磁共振成像技术

磁共振成像技术(magnetic resonance imaging,MRI)是 20 世纪 80 年代初发展起来的一种新的成像技术。早在 1946 年,美国斯坦福大学物理学家布洛赫(F. Bloch)和哈佛大学物理学家柏塞尔(E. M. Purcell)通过实验分别发现了核磁共振(NMR)现象。1971 年,美国纽约州立大学的达马迪安(R. Damadian)首次提出用磁共振波谱仪检测人体正常组织和癌变组织,并在《科学》杂志发表了相应的研究论文,为核磁共振成像技术在医学诊断方面的应用开了先河。1973 年,纽约州立大学的劳特布尔(P. Lautenberg)提出了利用磁场和射频相结合的方法获得磁共振图像的技术开发设想,并用此法获得了最初的二维磁共振图像。1974 年,英国诺丁汉大学的曼斯菲尔德(P. Mansfield)先后提出了脉冲梯度法选择成像技术和选择激发序列成像法。1980 年,另一位学者迪恩(R. A. Haden)发明了一种更优越的方法——二维傅立叶变换成像法,使核磁共振成像技术真正走上应用开发之路。20 世纪 80 年代后,磁共振成像技术逐渐成为临床诊断的重要技术手段。劳特布尔和曼斯菲尔德也因在这一技术发展中做出的重大贡献而荣获 2003 年度诺贝尔生理学或医学奖。

## 二、免疫理论与技术的突破

现代免疫学在 19 世纪末 20 世纪初已经建立起自己的两大理论体系,即细胞免疫和体液免疫理论,尤其是 19 世纪末的最后 10 年里,大批学者将研究重点投入到寻找血清中的各类杀菌物质的工作中,对血清中的抗原-抗体反应进行了大量实验研究,因而又形成了免疫学的一个重要分支,即血清学。由此,免疫学在传染病预防、诊断和治疗方面发挥了重要作用。

### (一)抗体形成理论

在免疫学研究中,免疫功能的抗体形成机制始终是一个争论不休的重要问题,伴随着科学家们的研究,旧的学说不断地被新的学说所取代,抗体形成机制的理论也逐渐被阐明和完善。

1. 侧链学说( side chain theory)

体液免疫理论体系的奠基人之一是德国医学家埃利希(P. Ehrlich),他在建立一项定量测定抗体的技术时揭示了免疫反应就是机体接触抗原(某种感染因子)后抗体爆炸性剧增的过程。1897 年,他以"锁"和"钥"结构作比喻,提出了最早的抗体形成学说——侧链学说。该学说认为:能够产生抗体的细胞预先就具备合成与一切外来异物结合的抗体(当时称作"受体")的能力,这种抗体具有与抗原结合的侧链或结合簇。抗体的生成是受抗原刺激的结果,抗体一旦与抗原结合即失去正常功能,细胞就产生更多的抗体。然而,从 1906 年开始,奥地利免疫学家兰德斯坦纳经 30 年的努力,设计合成了 300 多种自然界不存在的人工抗原,并用这类抗原诱发机体产生了多种特异性极强的相应抗体,这使埃利希的侧链学说受到严重挑战,问题的提出呼唤着新理论的产生。

2. 直接模板学说(direct template theory)

1930 年,在布拉格工作的布赖诺(E. Breinl)和豪罗维茨(F. HauroWitz)首先提出抗体形成是由于抗原进入机体后,作为一种模板为抗体生成细胞合成抗体提供了模具,这就较合理地解释了人工抗原刺激机体产生特异抗体的机制。

1930 年,美国著名化学家、诺贝尔化学奖得主鲍林和德尔布鲁克(M. Delbruck)一起在《科学》上撰文阐述了直接模板学说。10 年后,鲍林进一步发展了该学说,认为抗体复杂的特异性是由于同一抗体蛋白不同的空间构型所致。鲍林虽然从化学的角度解释了抗体产生的机制,却忽视了机体的生物学因素。

3. 间接模板学说(indirect template theory)

1949 年,澳大利亚免疫学家伯内特(F. Burnet)和芬纳(F. Fenner)在他们的著作《抗体的生成》中阐述了对抗体生成的研究和认识,认为:机体的一切自身物质均有"我"的标志,机体对抗原的认识可以有两个不同阶段。在胚胎期机体有一个对自身组织进行自我识别的阶段,如果在这一阶段将特异抗原引入,机体就会将异物当成自身物质去识别,从而产生免疫耐受性,不产生抗体。当胎儿成熟出生后,再将特异抗原引入,机体经识别后,就会产生相应抗体,而有效抗原从体内消失后,抗体仍能继续产生。伯内特的这一理论显然考虑到了抗体产生的生物学因素,但该学说仍然没有超出模板学说的范畴。

4. 克隆选择学说(clonal selection theory)

20 世纪 50 年代以后,随着分子生物学的建立和分子免疫学的崛起,人们对间接模板学说也提出了疑义。第一位向模板学说提出挑战的是丹麦免疫学家耶内(N. Jerne)。1955 年,耶内在《抗体形成天然选择学说》中列举了研究中不能用模板学说解释的观察结果,并提出正常人血清中存在不具特异性的抗体蛋白,当某一抗原引入后,抗原和上述非特异性抗体形成复合物,刺激白细胞,从而使白细胞产生并释放大量相同的特异性抗体。1957 年,美国科罗拉多大学医学院的塔尔梅奇(D. Talmage)进一步提出,当某一细胞合成的抗体与入侵的抗原相匹配时,这类细胞将被特别选出来进行繁殖。这样就为克隆选择学说的建立奠定了基础。与此同时,间接模板学说的创建者伯内特也对他的学说在对抗体产生机制方面的解释感到不满。他综合了耶内、塔尔梅奇等人的观点,并在此基础上形成了自己的新思路。1957 年,他首次采用"克隆选择"(clonal selection)这一术语阐述他的新观点。1959 年,他正式发表了自己的专著《获得性免疫的克隆选择学说》,系统地论述了抗体形成的克隆选择学说。此后的 10 多年中,经历了大批学者的研究论证,到 70 年代,一系列的验证实验终于使这一学说得到公认。

## (二)免疫学成果与技术应用

1. 腔上囊和胸腺免疫功能的发现

腔上囊是禽类特有的淋巴器官,该器官具备免疫功能,是美籍华人科学家张先光(T. Chang)最早发现的。1954 年,张先光在美国俄亥俄大学用小鸡做实验,制备沙门菌的抗体。接种细菌后大多数小鸡都产生了高效价的抗体,但其中 11 只小鸡,7 只无抗体,4 只产生效价极低的抗体。调查发现,这 11 只小鸡均被人在上一次实验中摘去了腔上囊。张先光意识到腔上囊可能与抗体的产生有关。以后的实验发现,腔上囊在体液免疫中确有重要作用。

20 世纪 50 年代中期,对免疫缺陷病的研究使人们开始注意到人体的胸腺功能,如有人发现联合免疫缺陷病的患者几乎都伴有胸腺发育不良。对胸腺免疫功能的研究做出最重要贡献的是免疫学家米勒(J. Miller)。1958 年,他在伦敦的一个癌症研究所进行胸腺免疫功能的实验研究。1961 年,他在《柳叶刀》上发表论文,揭示出胸腺是体内产生免疫功能最主要的器官之一,具有终生促进全身细胞免疫的功能。

2. 组织相容性研究与器官移植

20 世纪初,人们在鼠身上进行肿瘤细胞移植时发现不同品系的小鼠不能成功地进行移植。20 世纪 30 年代,英国科学家格雷尔(P. Corer)用小鼠研究肿瘤移植问题时发现了与肿瘤移植排斥有关的血型抗原 H-2。1938 年,格雷尔提出与肿瘤移植相关的抗原因子受遗传控制的观点。格雷尔的发现无疑是组织相容性研究的重大突破。另一位研究组织相容性问题的重要人物是美国哈佛大学遗传学家斯内尔(G. Snell)。1935 年,他开始研究小鼠组织器官移植中的免疫和遗传问题。这期间他受到格雷尔研究的启示,开始培养纯系小鼠,希望能发现 H-2 在染色体上的特定位置。他在小鼠的染色体上,找到了 11 个位点与组织相容性相关,其中一个就是 H-2。对 H-2 的进一步研究发现,H-2 并不是一个单一位点,而是由三个密切相关的多形位点组成,是一个复合体。由此,斯内尔提出了一个重要概念,即"主要组织相容性复合体(MHC)"。1946 年,格雷尔来到美国与斯内尔合作研究小鼠组织相容性基因,将其定位于 17 号染色体上,编码 H-2 抗原。1948 年,他们联名发表论文公布了这一结果。斯内尔还预言人类也有类似小鼠的 H-2 基因复合体,此后的研究证明了这一点。

1945 年,英国免疫学家库姆斯(R. Coombs)建立了一项新的检测血型抗体的实验技术。该技术不仅为诊断人类溶血性综合征提供了新手段,而且也引起了人们探讨白细胞和血小板减少症的病因的兴趣。20 世纪 50 年代,法国医生杜塞(J. Dausset)开始就人类白细胞和血小板上可能也存在抗原进行研究。1958 年,经过大量实验研究,杜塞发现了人类第一个白细胞抗原(MAC)。1965 年,又发现了 10 种不同的白细胞抗原,杜塞认为这些抗原从遗传学角度看属于一种复合系统,他建议称 Hu-I 系统,后被称为人类白细胞抗原系统(HLA)。杜塞后来将这些成果与临床实践结合,进行了提高器官移植成功率及个体对感染、疾病、肿瘤敏感性的研究,创立了可简便、迅速地判断组织或器官相容性的HLA 组织分型的血液试验法。1980 年,杜塞和斯内尔共同荣获了诺贝尔生理学或医学奖。

3. 单克隆抗体杂交瘤技术的建立

在临床应用中,以血清方法制备的抗体都是混合抗体,应用中常出现交叉反应,抗体的纯化一直是一个难以解决的问题。理论上要制备单一的纯净抗体,应由单个 B 淋巴细胞克隆产生。细胞融合技术的发明为单克隆抗体的诞生奠定了基础。1958 年,日本学者冈田利用仙台病毒成功融合了小鼠的癌细胞。1965 年,哈里斯(A. W. Hams)又将小鼠的癌细胞与人的细胞杂交成功,证明不同种系的细胞也可融合。1964 年,里特菲尔德(Littlefield)发明了筛选杂种细胞生长的 HAT 选择培养基。1965 年,萨斯克斯(Sasks)在体外培养成可长期传代并大量分泌免疫球蛋白 G 的小鼠骨髓瘤细胞系,但因保存技术不过关而失败。1970 年,哈里斯等人解决了有关技术问题后,重建了这一细胞系,成为细胞融合技术史上的里程碑。1973 年,英国剑桥大学的米尔斯坦(C. Milstein)和他的同事在研究免疫球蛋白合成的遗传控制时,将两个不同种系的大鼠和小鼠的骨髓细胞进行了融合,结果杂交细胞竟合成了一种杂交免疫球蛋白,这说明杂交细胞合成抗体不存在相互排斥。这个实验使米尔斯坦相信,利用细胞杂交方法能使亲代细胞的某一特性永久化,如产生特异性抗体。

此后不久,德国免疫学家克勒(G. Koehler)在米尔斯坦工作的基础上,培养出新的骨髓杂交瘤细胞。这时,米尔斯坦建议克勒要设法查明杂交瘤细胞产生的抗体是针对哪一种抗原。经过两年多的努力,他们于 1975 年,用已知的抗原免疫脾细胞(即给小鼠注射绵羊红细胞作为已知抗原,使小鼠脾细胞获得免疫)和骨髓瘤细胞杂交,培养出生长良好,并可大量繁殖的杂交瘤细胞。同时,他们从这种细胞的培养液中成功地得到预想的抗绵羊红细胞抗体,这是按人的意愿定向生产的第一种单克隆抗体。单克隆抗体技术可用于激素、酶等生物活性物质的鉴定、纯化,早期癌症诊断和治疗,艾滋病的检查等许多领域,其应用和开发前景十分广阔。因此,人们称 1975 年为生物学和医学技术发生重大革命的一年。

## 三、计算机在医学上的应用

电子计算机是现代科学技术最显著的成果之一,电子计算机在医学上的应用范围自发明以来已渗透到了医疗、科研、教学、信息检索、行政管理等各个领域。

### (一)医疗管理

电子计算机最初在医学上的应用开始于 1953 年,美国密歇根州的医院首先把计算机用于医院的病历管理。1964 年,加利福尼亚州的旧金山和奥克兰首次建立大型自动化多项健康检查实验室。1966 年,美国波士顿医学中心儿童医院用 1 台计算机控制 16 个护理区的终端,这是最早将计算机网络用于监护病房的管理。20 世纪 60 年代开始,美国、英国、原西德、日本等国先后出现了一批早期应用计算机管理的医院。到 20 世纪末,计算机管理的医院系统不同程度地普及到世界其他国家,在病案记录、门诊挂号、诊疗缴费等方面,越来越多地实现了计算机化。

### (二)诊疗仪器计算机化

计算机在医学上应用的另一个方面,是诊疗仪器的计算机化。首先进行计算机化处理的诊断仪器是心电图检测仪。20 世纪 50 年代中期,美国首先开始计算机处理心电图的研究。1959 年华盛顿举行的一次关于心电图数据加工方法的会议上,曾鉴定了一个模拟转换器和心电图分析的计算机程序。1960 年,有人设计出第一个专用心电图波形自动识别计算机程序。1961 年,美国又试制成功一台叫作 Cellscan 的血细胞自动分析装置。1969 年,一种叫作 FIDAC 的胸部 X 线摄片自动识别仪问世。1964 年麦森(E. Mason)和巴格林(W. Bulgren)出版的《电子计算机在医学中的应用》一书几乎影响了计算机日后在医学领域的应用和发展。计算机辅助的 X 射线断层扫描(X-ray computed tomography,简称 CT)的发明更是诊断仪器计算机化的最好例证。CT 机由美国物理学家科马克(A. M. Cormack)和英国工程师豪斯菲尔德(G. N. Housfield,1919-2004)共同发明,二人共同获得 1972 年度的诺贝尔生理学或医学奖。自 CT 发明之后,在医用仪器方面的应用不断拓展,超声、同位素等的诊疗仪器以及临床检验等都开始了计算机化。

### (三)医学信息检索

在医学信息检索方面,美国国立医学图书馆从 1961 年开始研制 MEDLARS 系统(Medical Literature Analysis and Retrieval System),1964 年正式使用,1970 年开始联机检索服务。MEDLARS 系统是计算机化的医学文献分析与检索系统,到目前为止它是包括 MEDLINE、IOETH-ICSLINE、HISTLINE、AIDSLINE、SPACELINE 等 40 种数据库的医学文献分析与信息检索系统,其中 MEDLINE 是规模最大、最具权威性的生物医学文献数据库,也是目前国际医学界使用最广泛的数据库之一。MEDLINE 收录 1966 年以来世界 70 多个国家和地区出版的 3 400 余种生物医学期刊的文献。

计算机在医学领域的应用还随着计算机自身技术进步而使其在医学领域的推广不

断得到加强。虚拟现实技术、远程医学、数字人、智能化医院等的出现,使现代医学的面貌发生了翻天覆地的变化。

## 四、电子显微镜在医学上的应用

光学显微镜技术在 19 世纪末几乎达到了尽善尽美的程度,无论是放大倍数还是分辨率,都已经达到了极限。但是,人类想要看到更加细微观世界的尝试却一刻也没有停止过。20 世纪后,电子光学理论的发展使电子显微镜的诞生成为可能。

1932 年,德国科学家诺尔(H. Knoll)和卢斯卡(E. Ruska)研制出世界上第一台处于实验阶段的电子显微镜。当时,这台电子显微镜的放大只有 20 倍,远远赶不上光学显微镜的功能。然而,理论上的研究使科学家相信其有着巨大的放大潜力。于是,为了实际上获得更大的放大能力,他们开始研究制造短焦距电磁透镜。1934 年,卢斯卡和比利时学者马尔顿分别制成了新型的复式电磁式电子显微镜,放大倍数增加到 1 万倍。1936 年,马尔顿将自己的电子显微镜多次改进之后,对细菌进行了首次观察,并成功地拍摄下观察到的细菌的照片。尽管马尔顿使用的电子显微镜的分辨率刚刚勉强达到光学水平,但这是世界上最早使用电子显微镜对细菌进行观察和拍摄。1937 年,电子显微镜的性能全面超过了光学显微镜。1938 年,人们首次使用分辨率超过光学显微镜 10 倍、放大倍数达到 2 万倍的电子显微镜观察到了病毒。用电子显微镜对病毒进行研究开辟了病毒学研究的新领域。

除此之外,电子显微镜在医学研究上的广泛应用还得益于超薄切片技术的发明。由于电子穿透组织的能力低,所以供电子显微镜观察用的切片要求极薄,一般厚度为 40~50 nm。1948 年,现代切片机问世。1950 年,人们又发明了玻璃刀制作法。在切片机不断改进的同时,包埋切片标本的材料也有更新。1950 年,一种新的包埋材料——甲基丙烯酸酯代替了传统包埋材料石蜡与火棉胶。接着,人们开始制备适于在电子显微镜下观察的超薄切片材料,经过不断努力,终于在 1954 年,由瑞典学者肖斯特兰德制成了 10 nm 以下的超薄切片标本。电子显微镜和超薄切片技术的不断完善,使其医学应用领域不断扩大。

20 世纪 80 年代以来,电子显微镜的发展速度更快,发展了扫描电子显微镜及高分辨透射电子显微镜、彩色电子显微镜等。由于一些更先进的技术的引入和匹配,如电子计算机、电视、X 光微区分析及电子衍射仪等,电子显微镜功能向着更完备和多样化方向发展。

## 五、核技术在医学上的应用

核物理学的发展首先要追溯到伦琴于 1895 年发现 X 射线。此后,放射性现象不断被发现。随着放射性现象的发现,有关核素的理论逐渐形成,其在医学上的应用也随之不断发展。

**（一）放射性现象的发现及核素理论形成**

1896 年,法国物理学家贝克勒尔( H. Becquerel)研究铀盐时发现放射性现象。1898 年,居里夫妇( P. Curie;M. Curie)又发现了钋和镭等多种放射性元素,进一步证实了放射性和放射性元素的存在。1902 年,物理学家卢瑟福( E. Rutherfoud)提出放射性元素的嬗变理论:放射性原子是不稳定的,它们自发地放射出射线和能量,衰变成另一种放射性原子,直至成为一种稳定的原子为止。1910 年,英国化学家索迪( F. Soddy)提出"同位素"概念,具有相同质子数、不同中子数(或不同质量数)的同一元素的不同核素互为同位素。1919 年,英国物理学家阿斯顿( F. Aston)发明质谱仪,可利用电场和磁场的作用,把不同原子量的同位素分离开来,并分别测定它们的原子量及其丰度(相对含量)。原子核物理学这一系列成果的获得,为核技术和医学的结合创造了条件。

**（二）核素在医学上的应用**

1. 同位素

早期的应用是将同位素作为示踪剂。1919 年匈牙利化学家赫韦希( G. Hevesy)把同位素用于研究化学反应过程的标记元素,他用镭的同位素作为铅的示踪剂,研究植物的铅代谢,从而开辟了用同位素作示踪剂的研究方法。1926 年,美国哈佛医学院的布卢姆加特( H. L Blumgart)等首先应用放射性氡研究人体动、静脉血管床之间的循环时,在人体内第一次应用了示踪技术,从而确立了放射性同位素在医学研究上应用的基本原理,他也因此被称为临床核医学之父。

用同位素标记生命物质并追踪其在体内的变化,使人体物质代谢研究从此成为可能,同位素示踪技术对生物化学特别是对新陈代谢的研究影响巨大。第一位在这方面做出突出成绩的科学家是德国生化学家舍恩海默( R. Schoenheimer)。1933 年,舍恩海默在美国哥伦比亚大学利用该校的化学家尤里( H. Urey)发现的氘来标记脂肪酸,研究脂肪醛的代谢。他和尤里的合作十分有效,1937 年,尤里又发现了$^{15}N$,舍恩海默很快又用$^{15}N$来标记氨基酸中的氮,进行蛋白质代谢的研究,并在 1939—1941 年发表了一系列实验研究结果:发现动物组织中的蛋白质经常分解为氨基酸,与通过食物进入体内的氨基酸相混合,或重新组成组织蛋白,或变成废物排出体外而处于一种经常变动的状态。1942 年,舍恩海默的《身体成分的动态》出版,引入了"代谢池"和"有机物在体内流动"的概念。

同位素示踪剂的应用为研究时刻变化着的生命物质及其运动创造了条件,使生物化学研究有可能从离体实验(利用器官灌注、组织薄片或组织提取液等方法)进入活体实验,从对静止状态的研究发展到对变化状态的研究。20 世纪 50 年代以来,同位素示踪剂的广泛应用对各种糖类、脂肪酸、氨基酸及嘌呤、嘧啶等重要生命物质在生物体内的代谢研究发挥了极为重要的作用。

2. 核医学成像设备

1951 年,卡森( B. Cassen)等人设计出第一台同位素扫描仪。1956 年,安格( Anger)又利用同位素制成 γ 射线照相机即安格照相机,使得核医学显像由单纯静态步入动态阶段,并于 20 世纪 60 年代初应用于临床。1959 年,他还研制出双探头的扫描机进行断层扫描,并首次提出了发射式断层技术,从而为日后发射式计算机扫描机(ECT)的研制奠定了基础。1972年,库赫(D. E. Kuhl)应用三维显示法和$^{18}$F-脱氧葡萄糖($^{18}$F-FDG)测定了脑局部葡萄糖的利用率,打开了$^{18}$F-FDG检查的大门。这一发明为后来的正电子发射计算机断层显像(PET)和单光子发射计算机断层扫描(SPET)奠定了基础,库赫因此被称为"发射断层之父"。

### 3. 放射免疫测定技术

在核医学发展的历史上,放射免疫测定技术的发明也占有极其重要的地位。该技术是由美国物理学家雅洛(R. Yalow)和医学博士伯桑(S. A. Berson)发明。1959年,他们第一次用这种方法精确地测定了人体血浆的胰岛素浓度,证实了成年糖尿病患者血浆中并不缺少胰岛素,糖尿病的发生只是因为胰岛素与胰岛素抗体结合而使其丧失了降血糖的效能。由于放射免疫分析法灵敏度极高,可以对人体内极微量物质定量测量,该项技术很快就成为美国内分泌学实验室中的重要工具。1977年,雅洛由于此项技术的发明荣获诺贝尔生理学或医学奖,伯桑于1972年病逝,无法与她分享这一殊荣。目前,这种测试技术不仅普遍用于测定具有抗原性的蛋白质、酶和多肽激素,而且越来越广泛地用于测定许多本身无抗原性的药物。

### 4. 同位素治疗

伴随着放射性同位素在医学上应用范围的不断扩大,提供大量廉价的人工放射性同位素成为一个亟待解决的问题。1931年,美国的物理学家劳伦斯(E. Lawrence)设计建造了第一台回旋加速器,为医学提供了大量的人工放射性同位素,这就为同位素在疾病治疗等方面的应用创造了条件。如$^{131}$I、$^{24}$Na、$^{32}$P、$^{128}$I等先后用于疾病治疗。20世纪70年代后,放射性同位素成为外伤治疗和定量诊断方面不可缺少的手段。

## 六、超声技术在医学上的应用

早在19世纪,有关声音振荡频率和声调对声源运动速度的依赖关系的研究就已经取得了许多成果。1842年,奥地利物理学家约翰·多普勒(C. Doppler)在他的论文中首次描述了一种物理学效应。他在观察来自星球的光色变化时,发现当星球和地球迎向运动时,光波频率升高,并向光谱的紫色端移动;当星球与地球背向运动时,光波频率降低,产生了所谓光谱的红色端移动,即红移现象。这种因光波和接收器之间的相对运动而引起光波频率变化的效应,被称为多普勒效应。天文学中,多普勒效应已被广泛地用于追踪天体的运行。在多普勒的论文发表后不久,贝斯巴勒(Baysballo)又进行了声学研究,发现多普勒效应同样适用于声波。关于声音振荡的理论研究19世纪的物理学家已取得了明显的成果。1907年,阿利特别尔格在实验中获得了频率为340 000 Hz的超声振荡。此后,超声技术首先被用于军事上,作为一种探测物体的手段,特别是对水下物体的探测被海军所采纳。超声波技术的这些早期研究和应用为后来在医学上的应用打下了良好的基础。

超声技术在医学上的应用主要有两大方面。

## （一）治疗

早在 20 世纪 20 年代，即有超声生物学效应的论文发表，并开始了超声治病的试验。1928 年，有人报道了用超声波治疗耳聋。1939 年，德国物理学家波尔曼（R. Pohlman）首次报道用超声波治疗神经痛，并取得效果。此后，超声疗法在欧洲开展起来。1953 年，伊斯莱和费德希茨报道用超声波照射法治疗梅尼埃病（Meniere's disease）。20 世纪 50 年代以后，有关超声治疗的报道范围日益扩大。20 世纪 70 年代以后在应用剂量上进行了各种实验研究，并在大剂量即损伤性剂量的治疗方面取得了突破性进展。超声加热治疗癌症可达深层的特定部位，被认为是一种最佳的治疗癌症的方法。此外，经过聚焦，超声波还可以作为一种无感染、无血手术刀进行手术。20 世纪 80 年代以来，超声波作为一种体外碎石器在治疗肾结石、胆结石等结石症方面疗效显著。超声在治疗学上的应用范围正在日益扩大。

## （二）诊断

### 1. 超声示波诊断法

1942 年，奥地利学者杜西克（K. Dussik）首先使用连续式 A 型超声诊断仪诊断脑肿瘤。但当时由于技术不成熟，取得的进展不大，未能将其应用到临床。1945 年，费尔斯通公布了研制的脉冲式超声检测仪。1950 年，美国的怀尔德（J. Wild）等开始应用脉冲反射式 A 型超声诊断仪分析组织构造，探测脑标本并获得了脑肿瘤的反射波，这为脉冲反射法超声诊断的开端。1952 年，又有人报告用 A 型超声仪诊断脑肿瘤、脑出血成功。1956 年，瑞典人莱克塞尔（L. Leksell）报告用双探头从头颅两侧探出脑中线波，并明确了脑中线波的诊断价值，首次使用了"脑回声图"一词，为颅脑占位性病变的诊断提供了重要依据。此后，这种诊断仪的实用范围不断扩大，成为主要的超声诊断手段。

### 2. 超声显像诊断法

1952 年，美国人豪雷（D. Howry）等人开始研究超声显像法，所研制的仪器称为 B 型超声诊断仪。他们用这种仪器对肝标本进行了显像试验，其后又开展了颈部和四肢的复合扫描法。1952 年，怀尔德首次成功地获得乳腺超声声像图，称为二维回声显示。60 年代中期，开始研究机械或电子的快速成像法。1971 年，鲍姆（N. Bom）报告用 20 个晶片的电子线阵方形扫查法进行心脏、胎儿的实时成像。1973 年机械扇形扫查和电子相控阵扇形扫查均成功地被应用于临床。20 世纪 70 年代中期以来，随着应用灰阶以及帧频的增多，图像质量大为提高，其普及应用也加快。

### 3. 超声频移诊断

法籍日本人里村茂夫等提出从超声频移的信号中可以判断心脏瓣膜病之后，美国西雅图华盛顿大学的一位学者在 20 世纪 50 年代后期也建立了一个颇具实力的生物医学工程小组，从事超声多普勒的研究工作。他们设计成功通导时间血流计，推出了最早的连续式多普勒超声仪，并进行了动物实验。1961 年，他们介绍了用超声后散射的多普勒频移对血流进行检测的新方法。1967 年，报道了正常血流与异常血流在超声多普勒频谱图上波形的特征及其差异。在日本和美国科学家进行的开创性研究的基础上，又经过 70

年代各国学者的努力,多普勒超声显像系统的技术日益成熟起来,特别是1982年彩色多普勒血流成像研究获得巨大成功。自此,实时二维彩色多普勒血流成像技术受到临床医师的高度评价,并在临床得以广泛应用。

20世纪90年代后,由于彩色多普勒超声心动图技术以及各种超声诊断仪的进一步数字化,其功能更加强大,特别是第五代数字化诊断仪的推出,为各类疾病的诊断提供了更加丰富的诊断指标和强大的技术支持。新一代超声诊断仪中的嵌入式电子计算机的处理速度已经超过140亿次/秒。展望未来,伴随着方兴未艾的信息技术革命,21世纪将会有更加强大的计算机支持的超声诊断仪出现,对各类疾病的诊断将会提供更精确、更可靠的技术手段。

# 第二节　治疗手段

## 一、化学疗法和抗生素

20世纪初,出现了化学疗法,发明了抗生素,这是20世纪化学疗法和药物学上的重大突破。化学疗法的出现,一方面开辟了疾病治疗的化学疗法新领域,另一方面也为现代医药化学发展打下了基础。

### (一)化学疗法的创立

化学疗法的创立归功于德国医学家埃利希。埃利希最先使用了化学疗法这个名词,他是一所研究感染性疾病和血清研究所的所长。1904年,埃利希从化学杂志上看到有人用一种称作"阿托克希尔"(又名"锥虫红")的药治疗非洲昏睡病的报道。此药虽能治病,但毒副作用极大。埃利希由此开始对其化学结构进行研究,在5年中检测了数百种与此药化学结构类似的苯砷类化合物。后来,另一位德国科学家弗里茨·绍丁在1905年发现了引起梅毒(一种经性传播的疾病)的微生物。埃利希就用他的化合物来试验对这种新微生物的治疗作用。终于在第606号测试品中找到了一种疗效高、毒副作用小的化合物。在实验中,他发现此化合物不仅能治疗锥虫引起的昏睡病,而且对梅毒也有极好的疗效。1909年,埃利希将此药命名为"606",后又命名为"洒而沸散",并戏称它为"神奇的子弹";因为它对梅毒有特效,1911年它第一次运用于梅毒的治疗。

"606"的发现和应用是人类运用化学疗法治疗由病原微生物引起的疾病的第一个重大胜利。

### (二)抗生素的发现

很早以前,人们就发现某些微生物对另外一些微生物的生长繁殖有抑制作用,把这种现象称为抗生。随着科学的发展,人们终于揭示出抗生现象的本质,从某些微生物体内找到了具有抗生作用的物质,并把这种物质称为抗生素,如青霉菌产生的青霉素,灰色链丝菌产生的链霉素都有明显的抗菌作用。所以人们把由某些微生物在生活过程中产生的，对某些其他病原微生物具有抑制或杀灭作用的一类化学物质称为抗生素。1906年，随着第一次世界大战的爆发，传染病出现了大流行，细菌感染导致战场上许多士兵伤亡，英国细菌学家弗莱明（A. Fleming）看到这一切，就萌发了寻找像"606"那样的抗菌药物的设想，从1919年开始，对细菌进行了持续近10年的观察和研究。1928年，他终于发现了具有极强杀菌力的青霉菌分泌物。1929年英国细菌学家弗莱明在培养皿中培养细菌时，发现从空气中偶然落在培养基上的青霉菌长出的菌落周围没有细菌生长，他认为是青霉菌产生了某种化学物质，分泌到培养基里抑制了细菌的生长。他在《实验病理学》杂志发表了相关论文，并将这种稀释1 000倍后仍具杀菌力的物质命名为"青霉素"（penicillin）。青霉素的发现可谓20世纪最伟大的发现之一，也是抗生素发现历史上第一个被发现并广泛应用的抗生素。

由于分离技术的限制，青霉素被发现后并没有马上获得广泛应用。1935年，牛津大学的病理学家弗洛里（H. Florey）和钱恩（E. Chain）开始纯化青霉素的研究，经数年努力，终于在1941年研制出纯青霉素制品。因为在战争期间，防止战伤感染的药品是十分重要的战略物资，美国早已组织大批技术人员、投入巨资进行了批量生产青霉素工艺的研制工作。第二次世界大战后期，青霉素大量应用于前线的伤员救治，拯救了大量战伤人员的生命。据统计，仅1944年诺曼底战役中，就有95%的伤兵（约61 940人）靠注射青霉素治愈了创伤。1943年，这个消息传到中国，当时还在抗日后方从事科学研究工作的微生物学家朱既明，也从长霉的皮革上分离到了青霉菌，并且用这种青霉菌制造出了青霉素。

与青霉素同时代还先后发现了磺胺类药物和链霉素等，这些药物的研制和应用使一些多年来严重威胁人类健康的传染病和感染性疾病有了有效的治疗手段，人类的平均寿命也因此大大提高。20世纪以青霉素为代表的一系列抗菌药物的批量生产和广泛应用，宣告了抗生素时代的到来。

### （三）抗生素使用历史

1877年，Pasteur和Joubert首先认识到微生物产品有可能成为治疗药物，他们发表了实验观察，即普通的微生物能抑制尿中炭疽杆菌的生长。

1928年，弗莱明爵士发现了能杀死致命的细菌的青霉菌。青霉素治愈了梅毒和淋病，而且在当时没有任何明显的副作用。

1936年，磺胺的临床应用开创了现代抗微生物化疗的新纪元。

1944年，在新泽西大学分离出来第二种抗生素链霉素，它有效治愈了另一种可怕的传染病——结核。

1947年，出现氯霉素，它主要针对痢疾、炭疽病菌，治疗轻度感染。

1948年，四环素出现，这是最早的广谱抗生素。在当时看来，它能够在还未确诊的情况下有效地使用。今天四环素基本上只被用于家畜饲养。

1956年，礼来公司发现了万古霉素，它被称为抗生素的最后武器。因为它对革兰氏阳性细菌细胞壁、细胞膜和RNA有三重杀菌机制，不易诱导细菌对其产生耐药。

1980 年,喹诺酮类药物出现。和其他抗菌药不同,它们破坏细菌染色体,不受基因交换耐药性的影响。

1983 年,转基因工程菌成为抗生素的主要手段。提高了初级样品的纯度。

1992 年,这类药物中的一个变体因为造成肝肾功能紊乱被美国取缔,但在发展中国家仍有使用。

重复使用一种抗生素可能会使致病菌产生抗药性,这是提出禁止滥用抗生素的原因之一。科学地使用抗生素是有的放矢。通常建议做细菌培养并做药敏试验,根据药敏试验的结果选用极度敏感药物,这样就避免了盲目性,而且也能收到良好的治疗效果。

## 二、外科

早在古埃及出土的木乃伊,就可以发现头颅的手术痕迹。而早在 2 000 多年前的中国,也就已经从战争、生产和生活的实践中总结出一些外科的实践经验。现代外科学开创于 19 世纪末,起先经常由受过培训的理发师代理执行手术,即所谓的"医疗理发师"(barbersurgeon),因此在今天的许多英联邦国家外科医师被称呼为"先生"(mister)而不是"医生"(doctor)。在 20 世纪初,随着消毒、麻醉、止血、输血等技术的产生和进步,现代外科学得以逐渐深化及完善。现代外科奠基于 19 世纪 40 年代,先后解决了手术疼痛、伤口感染和止血、输血等问题。

手术疼痛曾是妨碍外科发展的重要因素之一。1846 年美国 Morton 首先采用了乙醚作为全身麻醉剂,并协助 Warren 用乙醚麻醉施行了很多大手术。自此,乙醚麻醉就被普遍地应用于外科。1892 年德国 Schleich 首先使用可卡因做局部浸润麻醉,但由于其毒性高,不久即由普鲁卡因所代替,至今普鲁卡因仍为安全有效的局部麻醉药。

伤口"化脓"是 100 余年前外科医生所面临的最大困难问题之一,其时,截肢后的死亡率竟高达 40%~50%。1846 年匈牙利 Semmelweis 首先提出在检查产妇前用漂白粉水将手洗净,遂使他所治疗的产妇死亡率自 10% 降至 1%,这是抗菌技术的开端。1867 年英国 Lister 采用石炭酸溶液冲洗手术器械,并用石炭酸溶液浸湿的纱布覆盖伤口,使他所实行的消毒止血截肢手术的死亡率自 40% 降至 15%,从而奠定了抗菌术的基本原则。1877 年德国 Bergmann 对 15 例膝关节穿透性损伤伤员,仅进行伤口周围的清洁和消毒后即加以包扎,有 12 例痊愈并保全了下肢,他认为,不能将所有的伤口都视为感染的,而不让伤口再被玷污更为重要。在这个基础上他采用了蒸汽灭菌,并研究了布单、敷料、手术器械等的灭菌措施,在现代外科学中建立了无菌术。1889 年德国 Furbringer 提出了手臂消毒法,1890 年美国 Halsted 倡议戴橡皮手套,这样就使无菌术臻于完善。

手术出血也曾是妨碍外科发展的另一重要因素。1872 年英国 Wells 介绍止血钳,1873 年德国 Esmarch 在截肢时使用止血带,他们是解决手术出血的创始者。1901 年美国 Landsteiner 发现血型,从此可用输血来补偿手术时的失血。初期采用直接输血法,但操作复杂,输血量不易控制。1915 年德国 Lewisohn 提出了混加枸橼酸钠溶液,使血不凝固的间接输血法,以后又有血库的建立,才使输血简便易行。

20 世纪后,外科技术在许多领域突破了以往的传统禁区,扩大了临床治疗的应用范围。其成就主要表现在以下几个方面。

### (一)麻醉技术的改进和更新

20 世纪以后,随着各种麻醉仪器、麻醉方法和麻醉剂的发明及应用,使得外科手术开始得心应手,麻醉技术的巨大进步成为支撑外科学发展的重要技术。

1. 麻醉技术相关设备的发展

在麻醉术的实施中,安全性是现代麻醉学首先要解决的问题。1900 年,美国外科医生库欣(H. Cushing)和克赖尔(G. Crile)首先使用了外科手术全程监测血压的方法,以保证麻醉患者的安全。20 世纪初,在德国的爱尔福特市立医院工作的绍尔布鲁赫(F. Sauebruch)开始对胸外科手术问题感兴趣,设计了用于胸外科手术的负压箱;1904 年同布劳尔(L. Brauer)设计制造了第一台用于开胸手术的正压麻醉仪,这两种方法设备复杂、笨重且十分昂贵,没有得到推广。1908 年,蒂格尔(M. Tiegel)改进了布劳尔的仪器,首先在开口处设计了一个面罩,使仪器体积大大缩小。1910 年,迈尔(W. Meyer)报告了1 例行食管部分切除而死亡的病例,发现死亡原因是血中二氧化碳的积聚。此后,人们逐渐意识到上述现象的出现,是由于麻醉时气压不同导致肺频繁萎陷而换气不足所致。1923 年,瓦特斯(R. Waters)设计了复式二氧化碳吸收装置,初步解决了二氧化碳的排出问题。1928 年,格德尔(A. Guedel)和瓦斯特发表论文介绍了气管插管行支气管内麻醉的方法。1934 年,佛伦克纳(P. Frenckner)又设计了一系列气管和支气管插管、气动式通气机以及呼吸压力测量仪等。1944 年,英国科学家平松(Pinson)设计了由活塞泵调节的自动呼吸机。这些麻醉装置、设备的发明与应用极大地提高了麻醉的安全性及麻醉的质量,使开胸一类的大手术得以发展。

20 世纪后半叶,心电监测仪、呼吸末二氧化碳监测仪、血气分析仪、脉搏血氧饱和度仪、呼吸机等仪器相继出现。随着麻醉方法的不断发展,还不断有新的仪器被发明和应用,如气管和支气管插管、气动式通气机、呼吸压力测量仪、喉镜、喉罩等配套仪器的发明和应用。

2. 麻醉方法与麻醉剂

麻醉剂的发明及应用是与各种不同麻醉方法的出现和发展相伴而生的,主要的麻醉方法有吸入麻醉、静脉内麻醉、局部麻醉及气管内麻醉等。20 世纪 30 年代,出现了静脉内全身麻醉法。1934 年,伦迪(Lundy)使用硫喷妥纳静脉麻醉首获成功,此后又发现了若干可用于静脉麻醉的药物,丰富了临床应用的选择。局部麻醉发明于 19 世纪,但当时使用的药物可卡因毒性过剧,注射应用很不安全。20 世纪后,陆续研制出一些毒性小、效果好的局麻药,1905 年艾因伯尔(Einbore)合成奴佛卡因,以后又有普鲁卡因、利多卡因等相继被合成,局麻药的不断丰富以及方法学上的进步扩大了其临床应用的范围。

20 世纪,在外科手术中,深麻醉会对人体的中枢神经产生不良影响,甚至引起死亡,可浅麻醉又会使人体的肌肉极度紧张,干扰外科手术的进行,这个问题一直困扰着麻醉学领域。有一种物质可以使肌肉松弛的药物,即美洲箭毒,但这种物质成分复杂,毒性很大,剂量难以掌握。一位意大利药理学家博维特(D. Bovet)于 20 世纪 40 年代在弄清箭毒的化学成分的基础上,人工合成了约 400 种可引起不同程度箭毒效应的化合物,最终筛选出一种类箭毒化合物即琥珀酰胆碱,这种理想的肌肉松弛剂可使浅麻醉下的手术患者肌肉松弛,且不良反应少,提高了手术的安全性,使过去难以进行的外科手术得以实现。

3.低温麻醉技术

低温麻醉是 20 世纪麻醉学领域的另一个重要发现。1940 年,史密斯(L. Smith)等人最早将低温麻醉应用于临床,他们用低温方法对恶性肿瘤患者行截肢手术获得成功,但该报告在当时没有引起人们的重视。1950 年,美国研究人员比奇洛(W. Bigelow)对数百例动物进行了低温生理变化的实验研究,提供了动物在低温麻醉下的一系列实验数据,为低温麻醉的发展打下了基础。1952 年,美国明尼苏达大学医学院以刘易斯(F. Lewis)为首的一个手术小组经过充分准备,在低温的情况下停止循环,为一个 5 岁儿童成功地施行了心内直视房间隔缺损修补术。低温麻醉的成功打开了心脏外科的发展大门,在更广泛的外科领域得到应用。

**(二)外科领域的几个重大突破**

20 世纪后,麻醉技术的迅速发展,为外科手术发展开辟了更大空间,除了传统的普通外科手术,在很多新的领域取得了重大突破,如心脏外科、器官移植和显微外科等。

1.心脏外科

心脏外科是一个较年轻的领域。因为心脏是人体既重要又非常脆弱的器官,传统上,人们一直认为在跳动的心脏上动手术是不可思议的。然而,"禁区"往往就是科学探索者的乐园。1896 年,德国法兰克福的一位外科学教授雷恩(L. Rehn)接诊了一位 22 岁的遇刺伤员,伤口深及心脏。为了挽救患者的生命,雷恩施行了心脏缝合手术,获得成功。此后,类似的手术越来越多,到 1920 年,已报道的成功手术有 700 余例。1913 年,雷恩又成功地为一位缩窄性心包炎患者做了心包剥离术。1938 年,美国外科医生格罗斯(R. Gross,1905—1988 年)成功地为 1 例动脉导管未闭的患者做了结扎手术,开创了手术治疗先天性心脏病的先河。1944 年,美国霍普金斯医学院外科学教授布莱洛克(A. Blalock,1899—1964 年)与小儿心脏病学家陶西格(H. Taussing,1898—1986 年)合作治疗法洛四联症,创造了著名的体-肺动脉吻合术。20 世纪 50 年代后,由于低温麻醉和体外循环技术的创立,以及心脏停搏液的研制和发展,使外科医生征服心脏"禁区"的梦想真正变为现实,现代心脏外科得到进一步快速发展。1961 年,美国俄勒冈州波特兰市的斯塔尔(A. Starr)和艾德华兹(M. Edwards)设计和制造了最初的人工心脏瓣膜,成功地为一名患有瓣膜病的患者做了二尖瓣置换术;斯塔尔等人后来又研制了一系列各种类型的人造瓣膜。法国科学家卡尔庞捷(A. Caipentier)等人几乎在同一时期创用戊二醛法来保存生物瓣膜,这些进展大大促进了人造心脏瓣膜在外科手术中的应用。

2.移植外科

现代器官移植的早期研究工作以法国生理学家兼外科医生卡雷尔(A. Carrel)的血管缝合术最为著名,血管吻合技术的研究初步解决了器官移植的血液循环重建问题。卡雷尔先后发表了《血管的缝合与移植》《静脉血管与器官移植》等论文,因此荣获 1912 年度诺贝尔生理学或医学奖。卡雷尔曾经应用自己的方法进行了狗与狗之间的心脏移植,可惜狗只活了2小时左右。此后人们又进行了许多实验,但器官移植的最大问题——异体排斥,始终没有解决,移植的器官无法在受体上长期存活。

20世纪50年代以后,由于免疫学和分子生物学的进展,外科学界在总结以往经验的基础上,酝酿着新的突破。1967年12月,南非开普敦大学医学院附属医院外科教授巴纳德(C. Barnard)主持进行了第一例人体同种心脏移植手术,心脏取自一位因车祸死亡的年轻女子,手术获得成功,患者很快恢复。为了预防排斥反应,术后患者开始接受免疫抑制治疗,但由于对免疫抑制的副作用——术后感染估计不足,患者只存活了18天就死于肺炎。然而,令人鼓舞的是直到患者临终,移植的心脏始终工作正常。一年以后,全世界接受心脏移植的患者就超过了100人;到1997年全球心脏移植已超过5万例。1978年,上海第二医科大学附属瑞金医院张世泽教授等成功完成了国内第一例原位心脏移植,患者存活109天。哈尔滨医科大学第二临床医学院于1992年完成的一例心脏移植患者已存活了近11年,是目前我国存活最长的一例心脏移植患者。

到目前为止,全世界已有40余万重症患者因器官移植而获新生,其中肾移植的5年存活率达75%,肝移植为70%;最长存活的肾移植患者已达31年,骨髓移植20年,肝移植24年,心脏移植23年,胰移植13年,单肺移植8年,双肺移植8年。器官移植作为挽救患者生命的一种有效治疗方法已得到广泛应用。但是,器官移植在其发展中也遇到了诸多问题,如免疫排斥、器官来源、伦理争议等,这些问题仍在影响该领域的发展。

3. 显微外科

由于光学放大系统的引入,外科手术在20世纪20年代开始进入微观世界,手术的精确性随着这一领域的发展而不断提高,外科手术的适用范围明显扩大,尤其在小血管的吻合方面几近完美。

显微外科手术首先开始于耳鼻喉科,瑞典耳鼻喉科医生尼伦(C. S. Nylen)被认为是显微外科之父。1921年,尼伦发明了第一台用于外科手术的显微镜,并首先用于对动物进行手术。同年,他首次使用单目手术显微镜为耳硬化症患者行内耳开窗手术。1922年,他的同事霍尔姆格伦(G. Holmgren)将单目显微镜改为双目显微镜。此后,这种显微镜在耳科得到推广。20世纪50年代,很多耳鼻喉医生用它进行内耳开窗术。

1921年,瑞典医生尼伦(Nylen)和霍尔姆格伦(Holmgren)在世界上首次使用双目手术显微镜为耳硬化症患者行内耳开窗手术。这次手术的意义远远超过了耳鼻喉科领域,因为在手术显微镜下,医生们发现正常组织和病变组织分辨清晰,手术中对正常组织的创伤大大减少,病变组织得以彻底切除,手术的精细、疗效的显著,充分显示了显微外科的优越性。1950年,佩里特(Peritt)在手术显微镜下进行了角膜缝合,使缝合操作达到微观水平,并促进了缝合材料向显微化发展。1960年,美国医生雅格布森(Jacobson)首先用动物做实验,缝合直径在2.6~3.2 mm的小血管,为了使在显微镜下的精细操作更得心应手,他亲自设计了各种细小的手术器械,利用这些设备和器械吻合小血管效果很好。1962年,蔡斯(Chase)在显微镜下吻合直径在1.2~1.7 mm的小血管又获成功。这些突破性进展为显微外科的蓬勃发展,进而形成独立的科学体系奠定了基础

手术显微镜在现代神经外科中应用非常广泛,它的应用也始自20世纪50年代,首先开始于土耳其医生豪斯(G. Yasargil)在瑞士的研究。到1967年,他的著作《微血管外科》

和《显微外科在神经外科的应用》为他赢得了国际声誉。他一生最重要的成就都收录在一部四卷本《显微外科学》教科书中。

微血管外科技术是开始于20世纪60年代早期的显微外科技术,除了豪斯的贡献之外,还有美国的雅各布森(J. Jacobson),1960年,他在手术显微镜帮助下完成了直径在1.4 mm的血管修复手术。1963年,还有美国医生报道了部分手部血管重建。

显微外科再造技术的发展主要是在20世纪60年代末和70年代初,促使显微外科真正迅速发展的则是断肢再植的成功。1963年,中国医学家陈中伟等人接活完全断离的右前臂,首创世界首例断手臂再植成功。1965年,日本学者增厚建二在显微镜下以精湛的缝合技术进行了首例拇指完全断离后的再植手术,并获成功。1966年,中国的杨东岳等人完成了人体第二足趾游离移植再造,这一成功开拓了显微外科的再造领域。进入70年代以后,显微外科又向植皮、植骨等新领域发展,1973年,美国的丹尼尔(R. K. Daniel)首次在显微镜下将髂腹部皮瓣游离,并移植于小腿后内侧创面获得成功。同年,中国的杨东岳等进行游离皮瓣移植也获成功。1975年,美国的泰勒(Taylor)应用手术显微镜,将长22 mm带血管蒂的腓骨进行了移植,治疗对侧胫骨巨大缺损的患者获得成功。这些显微外科领域的重大进展为创伤整复外科提供了重要手段。

显微外科领域的重大进展,为创伤整复外科提供了重要手段,也为器官移植技术的发展提供了巨大帮助。

## 三、介入治疗

介入治疗研究的奠基性工作来自德国学者福斯曼开创的心导管造影术。20世纪50年代后,随着超声多普勒、数字减影、同位素示踪、CT、磁共振成像等影像和跟踪技术的发展,使得介入治疗的发展有了技术保证。

1953年,美国放射学家塞尔丁格(S. Seldinger)首创经皮穿刺插管技术,后来的人工心脏起搏术和血管内球囊扩张术均采用了这一技术。1964年,另一位美国放射科医师多特(C. Dotter)研制了一种新型导管,进行经皮腔内血管成形术,治疗因动脉粥样硬化引起的心血管狭窄,开辟了介入治疗心血管疾病的新思路。由此,一门全新的领域——介入性放射学,应运而生。1974年,德国海德堡大学医学院医生格林齐希(A. Gruentzig)在瑞士苏黎世大学医院研制出了圆柱形可膨胀的双球囊导管,并将这种导管应用到扩张外周动脉狭窄、肾动脉狭窄等,都取得了满意效果;1977年他又将此法用于治疗冠状动脉狭窄并获得了成功。不幸的是,这位在介入治疗学领域取得卓越成绩的学者,在1985年10月27日的一次空难中早逝。后来经逐步改进,经皮冠状动脉内成形术目前已被广泛应用于临床,如今心内消融术发展迅速,激光、冷冻、化学、射频消融治疗心律失常已经比较普及。

## 四、人工心脏

另一个内科领域的重大发明就是人工心脏起搏器。1932年,美国胸科医生海曼(A.

Hyman)在纽约的一家医院自制了一台电脉冲发生器,用家兔进行了心脏复苏试验并获得成功,海曼将此项技术命名为"人工心脏起搏器"。1950年,加拿大医生使用体外起搏器联结电极导管,经狗的颈静脉刺激窦房结区,使实验狗恢复了心跳。这一系列的试验为人工心脏起搏器用于人体奠定了基础。1952年,美国哈佛大学医学院的祖尔(P. Zoll)医生采用体外经胸壁起搏的方法,用人工起搏器挽救了一位濒于死亡的房室传导阻滞患者,这一成功开创了人工心脏起搏器临床应用的先河。1958年,瑞典卡洛林斯卡医院成功为心脏病患者植入第一个心脏起搏器。20世纪80年代后,起搏器增加了微处理器,可监测患者的心脏,使起搏器在需要时才启动。此后,为了克服经常需要更换动力装置的缺点,1988年又出现了核动力起搏器,该装置使用了微量的钚,可持续工作20年之久。

人工心脏是在解剖学、生理学上代替人体因重症丧失功能不可修复的自然心脏的一种人工脏器,可分为辅助人工心脏和完全人工心脏。人工心脏基本上是由血泵、驱动装置、监控系统及能源4个部分构成。

人工心脏研究可以回溯到体外循环的动脉泵开始,即1953年Gibbons将体外循环应用于临床。心肺机利用滚筒泵挤压泵管将血泵出,犹如自然的搏血功能进行体外循环。而人工心脏这个血液泵恰是受此启发而开始研究的。1957年,第一个完整的人工心脏制成,并由美国克利夫兰医院的外科医生科尔夫(W. Kolff)等植入狗的身体里,但12小时后狗死亡。1958年日本及前联邦德国均设立了专门研究中心。1969年,第一个人工心脏由得克萨斯心脏研究所的外科医生库利(D. Cooley)和他的手术小组植入一个等待心脏移植的患者,该装置被当作一个临时小心脏使用。1982年,美国犹他州大学的外科医生德夫利斯(W. Devries)领导的手术小组将一个永久性人工心脏植入患者体内,该患者活了112天。此后,共有90余例人工心脏植入,但都不太成功,活的最长的也只有20个月。20世纪80年代后期该领域处于停滞状态,直到20世纪90年代其应用研究又有所恢复。

随着对人体生理的认识以及能源与材料技术的发展,全人工心脏(TAH)和长时间心室辅助循环(VADS)得到进一步发展,具体表现在外置气动泵向超压缩电动泵发展,辅助循环向可携带全人工心脏发展,以及由永久性全人工心脏代替同种心脏移植,2001年7月美国已经成功用于人体,但仅刚开始。

2012年10月19日,世界上第一个没有心脏、仅靠"人工心脏"生活的37岁捷克男子雅各布·哈力克(Jakub Halik)去世。他靠人工心脏活了6个月,最终因肝肾功能衰竭去世。

2013年5月14日,《人民日报》报道,天津泰达国际心血管病医院(简称泰心医院)试验羊"天久"安装了由中国运载火箭技术研究院第十八研究所和泰心医院合作成功研制的我国首个可植入第三代心室辅助装置——磁液双悬浮血泵。截至5月13日,"天久"已健康存活61天,创下了国内植入第三代心室辅助装置最长存活纪录,同时在国内首次实现携带电池与控制器自由活动,达到了血泵临床植入的模拟状态,标志我国第三代心室辅助装置研制获得了重大突破。

2013年12月20日,一位75岁的男子在巴黎蓬皮杜欧洲医院(HEGP)被成功移植入一颗永久性的人工心脏。参与手术的是一个由16名医护人员组成的团队。目前病人还不能够走路,但是医护人员将试着让他坐起来,然后很快地站立起来。之后,法国总统奥朗德向医疗团队发去了贺信,表示法国可以为这一有助于人类进步的不同寻常的行动感到骄傲。

## 五、辅助生殖技术

辅助生殖技术是人类辅助生殖技术(assisted reproductive technology,ART)的简称,此类技术可在一定程度上治疗不育夫妇以达到生育的目的,也是生育调节的主要组成部分。包括人工授精(artificial insemination,AI)、体外受精-胚胎移植(in vitro fertilization and embryo transfer,IVF-ET)、卵胞浆内单精子注射、胚胎植入前遗传学诊断、精液冷冻、胚胎冷冻等技术。试管婴儿就是使用该技术的体外受精-胚胎移植方法生育的婴儿。世界首例试管婴儿的诞生被誉为继心脏移植成功后20世纪医学界的又一奇迹,激发了全球许多国家研究这一高新技术的热潮。

早在1785年,意大利生物学家斯帕扎尼(Abbe Lazarro Spallanzani),就对动物进行过人工授精。1890年,美国人杜莱姆森(R. L Dulemson)首先将人工授精技术试用于临床,引起极大争议。20世纪30年代,人工授精技术的研究有了一定进展。20世纪50年代,美国阿肯色大学医学中心的谢尔曼(J. K. Sherman)等发表了《人工冷冻精子的生育功能》论文,报道了冷冻人类精子用于人工授精获得的成功,开辟了冷冻精子在人工授精方面广阔的应用前景。1969年,英国妇产科学家爱德华(R. Edwards)和斯特普托(P. Steptoe)首次将人类的精子和卵子在体外授精成功,后又经多年实验研究,1978年7月25日世界上第一例试管婴儿(test tube baby)成功降生。此后,体外授精技术进入临床应用阶段。1978年7月25日,世界上第一例试管婴儿——路易斯·布朗在英国诞生,至今全世界已完成试管婴儿30万例。

中国的人工生殖技术研究起源于20世纪80年代。1981年,湖南医科大学建立了中国第一个人类精子库。1982年,人工授精技术应用于临床获得成功。1985年,北京医科大学(2000年更名为北京大学医学部)第一次进行人卵体外授精成功。1986年,湖南医科大学用冷冻精子体外授精成功。1988年,中国首例试管婴儿在北京医科大学第三临床医院(今北京大学第三医院)诞生。同年,湖南医科大学生殖研究中心在先后诞生两例试管婴儿的基础上,建立起中国第一座人类胚胎库。

由母体采集卵子,在培养皿中与父体精子受精,待受精卵发育到一定程度再植入母体子宫发育至分娩,这标志着人类生育模式的重大变革。这无疑是医学科学的一大进展,其影响将是深刻而久远的,但由此而引起的一系列社会法律与道德问题,伦理问题应当受到重视。

1. 正确认定亲子关系

采用供精人工受精及供卵或供胚IVF-ET技术所生子女,都会有遗传父亲、遗传母亲、抚养父亲、抚养母亲,乃至孕育母亲等几种亲属同时并存,谁是孩子真正的父母? 如何正确认定亲子关系? 对此一定要冲破传统血缘亲属的思想束缚,遵循抚养为重的原则,确认抚养父母是孩子的真正父母。这是因为生殖只是个生物学的短暂过程,而抚养不仅需长期提供孩子的一切生活资料,还要花费心血实施教育,培养孩子的道德品质、心理素质、生活能力、文化知识。权利与义务是统一的,抚养父母既然尽到了抚养教育和保护孩子的义务,而这又是遗传父母未曾做到的,抚养父母自然应有做父母的权利。这种伦理观的确立是辅助生殖技术存在和发展的社会前提。在国家尚未对此立法之前,应以《继承法》中关于领养子女及赡养人权利义务的有关条文作为法律依据,保障抚养父母与供精、供卵、供胚所生子女之间的亲子关系的确定,以保障这种伦理观念的确立。

2. 严防背离计划生育要求的负面效应发生

辅助生殖技术的临床应用,对计划生育少生、优生的要求虽能发挥积极作用,但如果管理及技术不规范,也可能会有背离要求的负面效应发生。因此,一定要趋其利避其害,切实做到:对就诊患者坚持实行身份证、结婚证、准生证的对照检查,把治疗对象严格控制在准生人群范围内,防止计划外生育出现。对供精、供卵人的选择,必须严格按规定条件筛选,防止因选择不严造成性传播疾病、遗传病的扩散,影响国家人口素质的提高。对精子库的管理,必须坚持一个供精者的精子最多只准提供 5 个不同地区患者妊娠的规则。因为在保密互盲情况下,一个供精者的精子如果多次使用,会人为地增大非亲属间的近亲婚配概率,WHO 的资料统计,近亲婚配所生后代的先天性疾病,比正常对照组要高 150 倍。对此一定要警惕,务必防患于未然。

3. 尊重患者的隐私权和知情权

在 ART 的治疗过程中及以后,都要尊重患者的隐私权,对供者、患者及所生子女间要严格执行保密、互盲的纪律,以维护各方的权益,维护家庭和社会稳定。在确定治疗方案时,要尊重患者知情权,应向患者提供咨询、告知治疗过程、成功率、局限性、可能出现的医疗风险、医疗费用等,在患者完全知情的基础上签定有法律效应的书面协议,方可施治。

4. 认真贯彻卫生部的"两个办法"

2001 年 2 月,卫生部颁发了《人类辅助生殖技术管理办法》和《人类精子库管理办法》,对 ART 的各方面工作进行了规范,使 ART 的实施有法可依,有章可循,这就从政策法令的高度,保证了 ART 的健康发展。所有 ART 的从业人员,一定要以"两个办法"作为自己工作的准绳,把贯彻"两个办法"的工作落到实处。

## 六、预防免疫技术与疫苗的发展

### (一)有计划的预防接种行动制度

疫苗是近代医学史上的伟大发明,是科学家为人类战胜传染病做出的巨大贡献,接种疫苗对人类的健康产生了重要而深远的影响。公元 165 年天花瘟疫席卷了整个罗马帝国,十几年间夺去全国 1/3 人口的生命,整个欧洲也有 3 亿人丧生,不少幸存下来的也变成了残疾人,随着英国医生爱德华·琴纳牛痘疫苗的发现和应用,在欧洲遏制了天花的蔓延。人类社会虽然进步很快,科学技术也已很发达,但是没有任何一种治疗药品能像疫苗一样以极其低廉的代价把某一种疾病控制住或从地球上消灭。因此,预防接种是预防控制乃至消灭传染病最科学、有效、经济的措施,在控制传染病方面发挥了巨大作用,被认为是20世纪的十大公共卫生成就之一。

1. 国际扩大免疫规划的发展历程

20世纪70年代初期,WHO根据疫苗可预防疾病在发展中国家高疾病负担和低接种率的现状,提出了扩大免疫规划。坚持免疫方法与流行病学监测相结合,防治白喉、百日咳、破伤风、麻疹、脊髓灰质炎、结核病等传染病,并要求不断扩大免疫接种的覆盖面,使每个儿童在出生后都有获得免疫接种的机会,并不断扩大免疫接种疫苗种类。

在第29、30届(1976、1977年)世界卫生大会上,WHO重申了关于扩大免疫规划的发展方向,要求WHO把扩大免疫规划放在优先地位。1978年第31届世界卫生大会提出扩大免疫规划的近期和中期计划,即到1990年前,对世界范围内的所有儿童接种卡介苗、脊髓灰质炎疫苗、百白破混合制剂和麻疹疫苗,以降低相应疾病的发病率和死亡率。同年9月,在原苏联阿拉木图召开的国际卫生保健会议上,强调扩大免疫规划是妇幼卫生和初级卫生保健活动的内容之一,是"2000年使人人享有卫生保健"全球战略目标的重要组成部分,写入了阿拉木图宣言之中,并成为"1979年联合国大会一致赞同的一项决议"。截至2016年,在WHO的194个成员国中,有191个国家实施了国家免疫规划。

2. 我国预防接种的发展历程

新中国建立伊始,就开始实施以季节性接种为主的预防接种工作。1950年10月7日,政务院发出《关于发动秋季种痘运动的指示》,要求在全国施行免费接种牛痘疫苗,1949—1952年全国种痘5亿多人次,大部分地区的种痘率都在90%以上,天花发病人数大幅度下降,由1950年的43 286例下降到1954年的847例,并于1961年在全国消灭了天花。1979年12月9日,WHO全球委员会签署文件,证实天花已经消灭。我国消灭天花比全球提前18年。

1963年卫生部颁发了《预防接种实施办法》,一些地区开始从不定期接种逐步改变为有计划地预防接种。1978年,卫生部提出了适合我国国情的计划免疫的概念,即根据疫情监测和人群免疫状况分析,按照规定的免疫程序,有计划地利用疫苗进行预防接种,以提高人群的免疫水平,达到控制乃至消灭针对传染病的目的。从此我国的预防接种工作进入迅猛发展的儿童计划免疫时期。

1978年和1980年卫生部相继下发了《关于加强计划免疫工作的通知》和《预防接种工作实施办法》,接着于1982年10月召开了首次全国计划免疫工作会议,成立了卫生部医学科学委员会、计划免疫专题委员会和六个区域性协作委员会,颁发了《全国计划免疫工作条例》《1982—1990年全国计划免疫工作规划》和《计划免疫工作考核办法》,统一了全国的儿童免疫程序,明确了计划免疫工作的概套、内容、指标和方向。1985年我国在联合国有关文件上签字对普及儿童免疫目标做了承诺,提出在"七五"期间分两步实现目标。1986年经国务院批准,又成立了由卫生部、国家教育委员会、全国妇联、广播电影电视部、对外经济贸易部、国家民族事务委员会等部门负责人参加的全国计划免疫工作协调小组,并确定每年4月25日为全国"儿童预防接种宣传日"。

2001年12月,经国务院批准,原卫生部将乙肝疫苗纳入儿童计划免疫。2004年12月1日新修订的《传染病防治法》开始实施,其第十五条规定,"国家实行有计划的预防接种证制度""国家免疫规划项目的预防接种实行免费。医疗机构、疾病预防控制机构与儿童的监护人应当相互配合,保证儿童及时接受预防接种"。2005年3月24日国务院公布《疫苗流通和预防接种管理条例》,明确了所有国家免疫规划内的疫苗都是免费的。

2007年,国务院决定实施扩大国家免疫规划,在原有国家免疫规划基础上,将甲型肝炎(简称甲肝疫苗)、流行性脑脊髓膜炎(简称流脑疫苗)、乙脑疫苗、麻疹-流行性腮腺炎-风疹(简称麻腮风疫苗)联合疫苗纳入国家免疫规划,对儿童实行免费常规免疫;用无细胞百白破联合疫苗替代全细胞百白破联合疫苗。根据传染病流行趋势,在流行地区对特定人群进行肾综合征出血热、炭疽、钩端螺旋体疫苗免费接种。实施扩大国家免疫规划后,国家免疫规划疫苗增加到14种,预防15种传染病,免疫规划也从儿童扩展到成年人。这在我国免疫规划史上具有里程碑意义。

同时,作为落实深化医药卫生体制改革、实现公共卫生服务均等化的一项重点工作,2009—2011年,连续3年在全国范围由对1994—2001年出生的未免疫人群(即15岁以下人群)实施乙肝疫苗接种,为没来接种乙肝疫苗的儿童提供了第二次补种机会,进一步提高了人群的免疫屏障。2010年,我国还开展麻疹疫苗强化免疫活动,接种人数达1.04亿,有力保护了儿童的健康。

3. 我国预防接种取得的主要成就

1942年《国民健康之现状》记载,全国每年发生各种疾病14亿例,病死率达25%~30%,其中41%死于传染病。每年婴儿死亡约360万例,死亡率高达20%,全国人均寿命仅为35岁。脊髓灰质炎、白喉、麻疹、百日咳等严重流行。新中国成立后,我国通过季节性突击接种牛痘疫苗,于20世纪60年代消灭了天花。1978年实施有计划的预防接种以来,我国脊髓灰质炎、卡介苗、百白破、麻疹疫苗接种率不断上升,于1988、1990年先后实现了以省、县为单位儿童疫苗接种率达到85%的接种率目标。1996年3月经卫生部、联合国儿童基金会、WHO联合评审,我国已实现了以乡为单位的儿童免疫接种率达到85%的目标。据估算,1978—2007年,通过普及儿童预防接种,减少脊髓灰质炎、结核病、百日咳、白喉、破伤风、麻疹等疾病发病3亿多例,减少死亡400万例。2000年我国实现了无脊髓灰质炎目标。1992年实施乙肝疫苗接种后,全人群乙肝病毒表面抗原携带率从1992年的9.75%降至2006年的7.18%,5岁以下人群已降到1%以下。目前,麻疹、百日咳、甲肝等传染病发病率持续下降,乙脑、流脑等发病人数降至历史最低水平。2009年全国麻疹报告发病率下降到3.95/10万,2012年再次下降到0.46/10万,为历史最低水平。此外,我国在应对甲型Hl N1流感暴发疫情过程中,预防接种也发挥了重要作用。

4. 当前预防接种面临的挑战

预防接种在控制传染病方面发挥了巨大作用,美国CDC评估认为预防接种的成效是20世纪的十大公共卫生成就之一。但是,随着疫苗接种率的提高和疫苗可预防传染病发病率的下降,公众对疫苗安全性的关注度增高,进而对接种疫苗的信心下降。全球范围内曾发生多起因不接种疫苗发生相关传染病暴发疫情的教训。1998年,英国权威医学杂志《柳叶刀》发表一篇论文,称接种麻腮风联合减毒活疫苗可能引发自闭症。经媒体报道后,不少家长拒绝为孩子接种麻腮风疫苗。6年后,英国麻腮风疫苗接种率由最高时的92%降至81%。此事还波及欧洲其他国家和美国,引发了全球范围的"抵制疫苗"运动。

2008年,英国10年来麻疹发病首次大于1 000例,英国为此发出流行病警告。2012年3月至2013年2月,欧洲共报告8 499例麻疹,其中英国报告2 314例。在报告的8 499例麻疹中,6 655例(82%)未接种过疫苗,1 045例(13%)只接种了1剂疫苗(常规免疫应接种2剂),在1~4岁儿童中,77%的病例未接种疫苗。2012年,英国儿科医师协会经循证和集体讨论,对当年发表论文的医师吊销其行医资质并撤销其在《柳叶刀》上发表的论文。

就我国而言,实施预防接种工作的难度也不断增加。特别是2007年实施扩大国家免疫规划以来。首先,公众对预防接种的重要作用认识不足。我国自1978年开展有计划的预防接种以来,对控制相应传染病的发生和流行已起到了积极的作用。但随着疫苗可预防疾病发病率的下降,其重要性已被逐渐淡化。其次,社会流动性增加,大部分流动儿童无固定的住所,或家庭条件较差,无法得到预防接种的信息,艰难及时接种国家免疫规划的疫苗。第三,基本公共卫生服务经费直接拨付基层医疗卫生机构,而承担预防接种任务的医疗机构和业务管理的疾病预防控制机构缺乏相应的经费支持,培训、督导、管理工作不到位,整体上影响免疫规划工作的落实。第四,随着基本公共卫生服务项目的增加,基层工作量加大,任务重,接种人员的数量并没得到相应匹配,人员短缺问题更加突出,加上缺乏有效的激励机制鼓励预防保健人员实施预防接种的积极性,预防接种工作落不到实处。第五,由于受一些接种疫苗发生不良反应负面消息的影响,公众对接种疫苗后发生的疑似预防接种异常反应过度关注,进而产生恐慌,影响了接种疫苗的积极性。中国疾病预防控制中心调查发现,由于受2013年媒体炒作乙肝疫苗事件的影响,2013年12月第4周部分地区乙肝疫苗接种次数较事件发生前2周平均下降29%,其他疫苗下降15%。此外,随着我国《预防接种工作规范》的出台,预防接种服务质量得到提升,同时,群众对接种的规范性需求也更高,也加大了实施预防接种工作的难度和成本。这些因素不同程度地影响了国家预防接种工作的实施,导致部分易感者不能得到及时的免疫接种,为传染病暴发及流行埋下了隐患。中国疾病预防控制中心监测资料显示,2014年第1至4周全国报告麻疹病例1 818例,较2013年周期上升了62.6%。对部分麻疹高发地区调查分析发现,9个月龄至4岁麻疹疑似病例中,73%无麻疹疫苗免疫史。

5. 今后开展预防接种的展望

我国传染病控制取得的突出成就,为人类健康及期望寿命的提高发挥了重要作用,对世界卫生事业做出了重大贡献。在当今社会,传染病仍是发展中国家的主要威胁,疫苗可预防疾病仍是影响我国人群健康的主要因素。我国每年新生儿达1 600多万,每天都有免疫空白人群出生,预防接种将是我国公共卫生的长期策略,其作为我国基本公共卫生服务的基础地位不可动摇。

随着政府对公共卫生重视程度的提高,预防接种工作任务将更重,要求将更高,因此,需要在以下几个方面有所突破。

第一是完善基本公共卫生服务激励机制,以提高基本公共卫生服务项目质量为重点,动态调整公共卫生服内容,提高预防接种绩效考核权重和工作经费分配比例,根据"钱随事走"的原则,科学合理分配项目经费,调动基层人员积极性,确保预防接种工作落实到位。

第二是要深化、细化、常规化开展预防接种宣传教育。既要发挥传统媒体的作用,更要发挥新媒体的作用,根据不同目标人群,摸清不同需求,找准传播渠道,运用灵活方式,不断、广泛、深入宣传预防接种的重要性、必要性和可及性。

第三是要进一步加强预防接种的规范化管理,包括规范化的管理流程、步骤和质量控制要求,并做到科学化、规范化的管理。信息化将是规范化管理的支撑,一方面要推进现有预防接种信息系统建设,另一方面完善疫苗电子监管体系建设,实现对疫苗生产、储存、使用的全过程追溯。

第四是要建立将新疫苗引入国家免疫规划的机制。随着科学技术的发展,人类应对传染病的手段不断增加,新疫苗不断出现,应根据国情和传染病防控的需要,结合安全性、有效性、可支付性、可供性、成本效益等,及时将新疫苗引入国家免疫规划。

第五是完善预防接种有关的法律法规。将预防接种异常反应的医疗救治、一次性补偿和社会关怀救助进行有效衔接。从国际上看,发达国家均将异常反应相关疾病产生的医疗费用纳入医疗保险报销。要不断实现与现有的各项社会保障制度的衔接,并在现有法律法规框架下给予政策倾斜。随着我国社会保障制度的不断建立健全,以及越来越多的社会组织从事慈善救济救助活动,可以学习借鉴国际成功经验,引导社会组织投入到对预防接种异常反应病例甚至是疑似病例的关怀和救助上,帮助病例及其家庭解决实际困难。从长远的角度,应积极鼓励和推动通过建立保险或基金的方式,解决预防接种异常反应的补偿问题,减少补偿过程中的矛盾,提高及时性、公正性、公平性和透明性。

总之,有计划的预防接种是提高国民健康水平的重要保障,要落实"预防为主"的工作方针,首先需要确保预防接种在公共卫生领域的基础地位,增加经费投入、补充工作人员、加强预防接种管理,才能落实并发挥其控制传染病的作用。

### (二)牛痘接种与消灭天花

天花严重威胁着人类健康,因此,人类在很早就已经开始研究和摸索防治天花的方法。我国在治疗疾病中,首先发明人工免疫疗法——人痘接种术。这项发明具有重大的历史意义,因为它是治疗传染病过程中迈出的关键性的一步。我国发明的人痘接种法,不但有效地保障了儿童的健康,而且不久流传到国外,引起其他国家的注意与仿效。随后,欧洲各国和印度也试行接种人痘,18世纪初叶,非洲北部突尼斯也推行此法。

英国的牛痘接种法是人痘接种法的一次重大革新,它最终完全降服了曾经肆虐全球的天花。18世纪,欧洲天花横行,人们因天花难以遏制的传染而陷入惶恐。而当时从中国传去的人痘法并没有被广泛采用。同时,人痘接种还是具有一定的危险性,因为在古代人们对于病毒的特性还不太了解,对于减毒的效果也不能确定,有时候由于人痘没有完全被减毒,接种以后反而可能就感染天花了。1796年,英国的一位乡村医生爱德华·琴纳开始了对这个难题的艰难探索,在奶牛场发现几十个女工从来都没有得过天花,通过仔细观察发现,牛身上长出的牛痘水痘和天花病人身上的症状十分相似;于是开始尝试给人接种牛痘,半个月过去了,被接种天花的那个小男孩安然无恙。人类历史上第一次接种牛痘预防天花的试验终于成功了。这是人类数千年来向天花病毒发起的最大反击,被医学家们称为"死神的帮凶"的天花终于被人类征服了。试验成功后,琴纳为附近的村民们免费接种牛痘。1798年,英国、法国、俄国等地区又流行天花,这时经过琴纳接种牛痘的人已达到2 000多人。在这次天花流行期间,这2 000多人没有一个人被传染天花,琴纳牛痘接种法的成功再一次得到了印证。1805年,牛痘接种法传入中国,逐渐取代了人痘接种。

1801年,琴纳根据天花系人类疾病,无动物宿主;感染者若不死亡则获终身免疫以及拥有颇为成效的疫苗这3条基本原理曾提出根除天花的构思。1950年泛美卫生组织(PAHO)着手策划普及种痘,拟在全美消灭天花,8年内天花传播被制止。此项成就鼓舞前苏联卫生部副部长日丹诺夫,他根据天花法则向第11届世界卫生会议提出全球消灭天花的建议。此项提议于1959年被采纳。1967年,全球消灭天花的计划进一步加强,提出在10年之内完全根除天花的战略目标。Forge医生于同年提出加强报告制度,在发生天花的地区加强种痘,代替过去大面积广泛免疫的做法。这一措施证明,即使在种痘人数不超过50%的地区也显成效。最后一例天然发生的天花病例是在1977年10月索马里,表明一个国家已无天花,必须在该国最后一例天花消灭至少2年确实无天花病例发生。1978年10月26日世界卫生组织主任宣布全世界已消灭天花。"天花"这个疾病的名称永远记载在历史上。为了消灭天花,10年内耗资3亿1千3百万美元。由于种痘的并发症(脑炎、湿疹),其危险性远远超过感染天花的可能性,美国儿童常规种痘制度在1971年即已终止,1983年公民用的商品牛痘苗已予取消。1980年世界卫生组织建议除从事有关研究工作者外,全世界停止种痘,并提出2亿剂量的冻干牛痘苗及牛痘苗病毒株由世界卫生组织负责保管。

值得一提的是1966年开始"天花扑灭加强行动"时,中华人民共和国还没有恢复联合国的合法席位,与西方国家在防疫方面缺乏交流。我们解决传染病的秘诀是高效的政治动员。1950年1月至8月,中国境内天花患者仍然有44 211例,分布在全国广泛的地域,这一年,因天花而死亡的有7 765人。1950年10月,中央人民政府政务院发布了由周恩来总理签发的《关于发动秋季种痘运动的指示》,作出在全国各地推行普遍种痘的决定。到1952年,全国各地接种牛痘达5亿多人次。北京在1950年天花疫苗接种率就已经达到了80%,成了中国首先消灭天花的大城市。1961年我国最后一例天花病人痊愈,这比全世界消灭天花早了十几年。

### (三)卡介苗与结核病防治

结核病在20世纪初曾经是危害性最大的传染病之一。从巴斯德和科赫时代起,人们就在不断地寻找预防手段。特别是科赫曾做过著名的"豚鼠实验",最早观察到被接种了结核分枝杆菌纯培养物后所发生的一系列反应,他所发现的这种免疫反应被称为"科赫现象"(Kochphenomenon);1900年前后,法国里尔(Lille)巴斯德研究所的所长卡尔迈特(A. Calmette)和他的助手介兰(C. Guerin)开始研究培养减毒结核菌疫苗。他们最初使用了一种牛结核分枝杆菌进行培养。在实验中,由于在培养基中加入适量的牛胆汁,而使结核分枝杆菌的毒力减弱,他们用这种减毒的结核菌株对豚鼠、兔、猪等动物进行了一系列的接种实验。1913年,他们制造的牛结核减毒疫苗准备进行批量接种试验。尽管1914年第一次世界大战爆发,但德国人的占领并没有使他们的实验停止。到1919年战争结束后,他们用牛进行的实验取得了巨大的成功,所有进行预防接种后再行人工感染结核杆菌的牛都没有患病。直到 1921 年,两位科学家足足花了 13 年的时间,终于成功培育了第 231 代被驯服的结核杆菌,作为人工疫苗。他们确信减毒菌株对人体也是无害的,经过认真的准备,1922 年,首次在巴黎慈善医院为新生儿进行了接种,人体试验的成功使疫苗很快在法国和其他国家推广使用。1928 年,国际联盟宣布口服卡介苗安全。不幸的是,1929—1930 年,在德国的吕贝克,250 人口服试验室污染了的有毒的结核杆菌的卡介苗,导致 72 人因感染结核病死亡。尽管发生了这样的悲剧,卡介苗接种继续发展并相继引入了新的接种方法。1927 年开发了皮内注射的方法,1939 年足多穿刺法,1947 年是划痕法。

卡介苗的发明和应用,对人类健康意义重大,从 1921 年,卡介苗首次应用于人类,至今已有 90 年的历史。其有效性安全性不可置疑。今后,卡介苗将继续为人类预防结核病发挥作用。由于结核杆菌疫苗是法国这两位伟大的细菌学家发明研究成功,挽救了千万人的生命,人们就用两个科学家的名字,把结核杆菌疫苗叫作卡介苗。

### (四)巴斯德与狂犬疫苗

路易斯·巴斯德是法国的微生物学家,他出生于 1822 年。当时,欧洲狂犬病流行,尽管人们还不知道狂犬病是由什么引起的,但已经发现这种疾病与狗咬伤有关,于是勇敢地用木棍打疯狗,希望减少疾病的危害。直到现在英国伦敦的皇家医学院还珍藏着一幅由 Thomas Spackman 绘制的患狂犬病的病狗图。后来,人们又知道在狗咬伤后进行伤口处理可以减少发病。法国科学家路易斯·巴斯德很清楚地记得,他小时候在阿尔布瓦街上所听到被疯狗咬伤的病人,被烧红的烙铁烧烙伤口时发出凄惨的叫喊声。但是,一直没有很好的预防和治疗狂犬病的方法。

在大学时,巴斯德主修自然科学和化学。1847 年,巴斯德博士毕业以后,开始研究微生物学。1880 年,巴斯德成功地研制出鸡霍乱疫苗,并开始对狂犬病进行研究。

一天中午,特尔逊医院医生兰努隆的车夫火急火燎地赶到巴斯德研究所,请巴斯德赶到医院去。因为刚有一位 5 岁的男孩入院,经检查是狂犬病患者。当巴斯德带着助手赶到医院时,这个可怜的小男孩已出现痉挛,在一而再、再而三的连续发作中,小男孩渐渐地耗尽了体力。由于喝不上水,唾沫堵塞着喉咙,呼吸变得更加困难,最终窒息而死。面对又一个年轻的生命被病魔吞噬,巴斯德难受极了。在男孩死后 24 小时,巴斯德从尸体嘴里取出唾沫加水稀释,然后分别注射到 5 只兔子的体内观察。不久,这些兔子都得了狂犬病死去。巴斯德又从这些死兔的口中取出唾沫,加水稀释后再注射到其他兔子的体内,这些兔子也无一幸免。很明显,唾沫中存在着引发狂犬病的病原体,这就是现在说的狂犬病毒。

巴斯德和他的助手从医生的角度对狂犬病做了仔细的观察,发现无论是人还是动物,只要患上狂犬病就一定会发生痉挛,不能吃东西,症状几乎一样。因此,巴斯德和助手相信病原体可能在动物的神经系统中传播。于是他们就将疯狗的脑壳打开,抽取毒液直接注射到其他动物脑中,结果被注射的动物过了不久就发狂犬病而死。实验证明,那种眼睛看不见的狂犬病毒在狗的脑髓里,是病原体侵犯神经系统引起的疾病。

为了挽救数千万人的生命,巴斯德开始对这种看不见的狂犬病毒进行研究。巴斯德将狂犬病毒注射到家兔的体内,让病毒经过传代,再注射到健康狗的体内。他发现:经过多次传代后,病毒的毒性大大降低。将这种病毒注射进健康狗的体内时,狗不仅不会发病,且能对狂犬病毒产生免疫力。巴斯德就用这种减毒的兔脑脊髓液制成了最早的减毒狂犬疫苗。

1885 年的一天,人们把一个被疯狗咬伤的男孩送到巴斯德诊所,请求巴斯德医生治疗。尽管巴斯德医生已经用兔脑制成了减毒狂犬疫苗,并在动物身上试验成功,但还从来没有在人身上试验过。巴斯德犹豫着:能不能在狂犬病的潜伏期过去之前,使孩子产生对狂犬病的免疫力呢? 于是,他给这个孩子注射了他刚刚研制的减毒狂犬疫苗。结果巴斯德成功了,孩子得救了。1886 年,巴斯德又用同样的方法救活了另一位在抢救被疯狗袭击的同伴时被严重咬伤的 15 岁牧童朱皮叶,现在记述着少年的见义勇为和巴斯德丰功伟绩的雕塑就坐落的巴黎巴斯德研究所外。虽然现在科学技术不断发展,人类目前用得最多的是人用狂犬病纯化疫苗,巴斯德的疫苗早已不再使用,但是,巴斯德是第一个成功发明狂犬疫苗的人,并用他的疫苗拯救了很多狂犬病人。

1895 年 9 月 28 日,72 岁的巴斯德去世。2007 年,全球狂犬病控制联盟发起了第一届世界狂犬病日活动。为了纪念巴斯德对狂犬病预防所做的贡献,把世界狂犬病日定为巴斯德逝世的日期——每年的 9 月 28 日。

### (五)肝炎疫苗得开发

19 世纪末,德国科学家曾发现接种含有人血清的疫苗,可以引发肝炎的流行。第二次世界大战时,美军曾使用血清黄热病疫苗在部队进行大规模接种,结果引发了 28 000 余人的大规模病毒性肝炎流行。由于病毒性肝炎的传染性和流行性极强,如何预防成为二战后医学研究的一项前沿课题,为此 WHO 每年要在日内瓦召开数次专题研讨会。1963 年,美国费城癌症研究所的布卢姆伯格(S. Blumberg)在澳大利亚土著血友病患者的血清中发现了乙型肝炎病毒表面抗原,并将其命名为澳大利亚抗原(简称"澳抗"),这是病毒性肝炎研究的一项突破性进展,布卢姆伯格因此荣获 1976 年度诺贝尔生理学或医学奖。1970 年,英国病理学家戴恩(D. Dane)采用免疫电镜技术,对乙肝抗原阳性血清样品进行详细研究,发现了直径为 42 nm 的大颗粒。此后的研究很快证实"戴恩颗粒"(Dane particle)就是完整的乙肝病毒颗粒。

1968 年,美国默克治疗研究所(Merck Institute for Therapeutic Research)以希勒曼教授为首的科研小组开始研究从血浆中提取乙肝疫苗,解决疫苗研制中的两个关键问题,一是从人血浆中提纯抗原,二是检测血浆携带抗原的量,以确定是否可以制成有效疫苗。1971 年,美国威洛布鲁克州立学院的克鲁格曼(S. Krugman)医生等人进一步研究显示,经煮沸处理的乙肝抗原携带者的血浆具有预防感染的能力。1975 年,他们研制的疫苗开始进行临床试验,以检验其安全性和有效性。1981 年,由血浆提取法制备的乙肝疫苗获得美国政府发放的生产许可证。1982 年,大量乙肝疫苗被投入市场,并广泛应用于预防接种。

1989 年,美国科学家首先利用现代分子生物学技术,开发出新一代 rDNA 乙肝疫苗,这种疫苗很快在日本、英国、以色列等国的多家公司陆续投入生产。新一代疫苗克服了传统技术带来的生产数量少、价格昂贵，且安全性差的缺点，使乙肝疫苗的应用得到进一步推广。

在乙肝疫苗研究同时，默克公司自 1969 年开始对甲肝病毒和疫苗进行了研究。1973 年，甲肝病毒被阐明。1975 年，从被感染的猴的肝分离出甲肝病毒。1978 年，该公司研制出灭活病毒疫苗样品。1979 年，研究人员又通过细胞培养开发出人类的活疫苗，此后又制成减毒疫苗。1986 年，以细胞培养法制备甲肝灭活疫苗成功，并在猴子的接种试验中获得成功。1991 年，甲肝疫苗在人类的接种试验中获得成功。

### （六）脊髓灰质炎疫苗与消灭脊髓灰质炎计划

#### 1. 脊髓灰质炎疫苗

脊髓灰质炎和天花具有一些相似性：它们都是严重的传染病，它们都是由病毒引起的，它们可能同样非常古老。人们发现，3 000 多年以前的埃及法老可能就患过天花。在一块公元前 1500—公元前 1300 年的埃及浮雕，则可能提供了关于脊髓灰质炎的最早记录——浮雕上的那个年轻祭司的一条腿萎缩了，这一特征与脊髓灰质炎发病后的症状很相似。然而，直到 18 世纪，人们才意识到作为一种特定疾病存在的脊髓灰质炎。1789 年，英国的医生伍德胡德（Michael Underwood）做出了世界上第一例脊髓灰质炎的临床描述。1840 年，德国的医生海涅（Jacob Avon Heine）系统地研究了脊髓灰质炎，认为它很可能牵扯到脊髓。但是，由于当时条件的限制，海涅无法进一步了解这种传染病的本质是什么。1909 年，奥地利裔医生兰茨泰纳（Karl Landsteiner）和波普尔（Erwin Popper）分离并确认了脊髓灰质炎病毒是导致脊髓灰质炎的病原体。然而，针对脊髓灰质炎的疫苗却迟迟没有发明出来。

历史上最著名的一位脊髓灰质炎病人莫过于富兰克林·罗斯福。1921 年的夏天，他在一次游泳之后染上了脊髓灰质炎，最终造成了下肢瘫痪。1938 年，这位领导美国人与法西斯作战的总统发现了脊髓灰质炎在美国的流行趋势开始恶化，他于是建立了小儿麻痹症全国基金会，用于救治脊髓灰质炎患者，并促进疫苗的研制。此前，罗斯福一直致力于帮助和他有着相似痛苦的病人。为了给基金会募捐，罗斯福请求他的一位朋友，喜剧演员康托尔（Eddie Cantor）的帮助。康托尔通过广播电台向美国人发出募捐的请求——只要为小儿麻痹症全国基金会寄去几个硬币就可以。在小儿麻痹症全国基金会的支持下，索尔克医生（Dr. Jonas Salk）在实验室里成功地培育出了全部三种脊髓灰质炎毒株。索尔克把病毒杀死制成疫苗，并于 1952 年在患脊髓灰质炎康复的儿童身上进行了实验，结果被实验者血液中脊髓灰质炎抗体增加了。接着，索尔克在自己、妻子和孩子身上进行了接种实验，结果他们体内出现了相应的抗体，并且没有患上脊髓灰质炎。随后的很长的一段时间，这种疫苗成了对脊髓灰质炎标准的预防手段。1953 年，索尔克把他的研究成果公布出来。当有记者向他询问谁拥有脊髓灰质炎疫苗的专利的时候，索尔克回答说："没有什么专利。你能够为太阳申请专利吗？"即使在今天这个对科学研究成果的专利存在争议的时代，索尔克的观点仍然是比较激进的。

目前国际上使用的脊髓灰质炎疫苗有两种：减毒活疫苗和灭活疫苗，即所谓"活疫苗"和"死疫苗"。人类最初研制成功的脊髓灰质炎疫苗是"死疫苗"。

1954年,美国有200万儿童接受了索尔克的疫苗实验,结果表明这种疫苗保护儿童免受脊髓灰质炎侵害的有效率在80%到90%左右。随后,这种所谓的灭活脊髓灰质炎疫苗成了对脊髓灰质炎标准的预防手段。虽然索尔克的疫苗效果很好,但还不是足够好,它还不能有效阻断病毒的传播。1961年,在英国有707个急性病例,79例死亡。1962年,英国以及其他发达国家便转向Albert Sabin的口服脊髓灰质炎减毒活疫苗,到1982年,英国国内没有新增病例报告。

1950年,辛辛那提大学的萨宾(Albert Sabin)同样也在小儿麻痹症全国基金会的支持下进行疫苗的研究。与索尔克的疫苗不同,萨宾把脊髓灰质炎病毒在猴子的肾细胞中进行一代又一代的培养,直到筛选出不能致病的毒株,得到的疫苗称为口服脊髓灰质炎减毒活疫苗。1960年,萨宾的疫苗得到了许可证。这种疫苗采用口服滴剂的形式,比索尔克的疫苗的针剂注射方式简单,并且能够有效阻断病毒在人群中的传播。

由于发现"活疫苗"在抵御脊髓灰质炎野病毒流行中更具功效,世界上大多数国家都采用了减毒活疫苗,成了预防脊髓灰质炎的主要手段。但毕竟疫苗使用的是减毒的活病毒株,对于极个别免疫功能低下儿童可引发疫苗相关麻痹病例。同时,疫苗病毒随服用者粪便排出体外后,在自然界中可以感染未服用减毒活疫苗的个体,发生病毒基因突变的积累,从而形成VD-PV,构成一种新的致病威胁。

随着脊髓灰质炎野毒株病例的消除,很多国家从上世纪末开始使用注射型的脊髓灰质炎灭活疫苗,因为脊髓灰质炎灭活疫苗采用已失去活性的脊髓灰质炎毒株,接种后没有病毒变异、毒性回升的危险,从安全性角度出发,即使是免疫低下的儿童也能使用。近年来不少发达国家改用灭活疫苗预防脊髓灰质炎,目前世界已有41个国家和地区采用全程接种脊髓灰质炎灭活疫苗。此外,还有18个国家和地区采用脊髓灰质炎灭活疫苗和脊髓灰质炎减毒活疫苗的混合接种程序。

2. 消灭脊髓灰质炎计划

1979年,在经历了20年的消灭天花的战役之后,世界卫生组织(WHO)正式宣布天花从自然界绝迹。这是人类第一次完全消灭一种传染病。研究发现,人是脊髓灰质炎病毒的唯一自然宿主,只要消除了脊髓灰质炎病毒在人群中的传播,脊髓灰质炎完全可以像天花一样被彻底消灭。与此同时,脊髓灰质炎每年仍然会给世界带来50万名残疾儿童,有了完全消灭天花的成功经验,人们感到下一个目标应该是脊髓灰质炎了。

1988年,在166个会员国代表出席的第四十一届世界卫生大会上,通过了一项全世界消灭脊髓灰质炎决议。它标志着由世界卫生组织、国际扶轮社、美国疾病控制和预防中心以及联合国儿童基金会率先发起的全球消灭脊髓灰质炎行动正式启动。这是继1980年消灭天花之后,美洲在消灭脊髓灰质炎病毒方面取得进展,以及国际扶轮社承诺筹措资金以保护所有儿童免受该疾患之苦之后的又一行动。提出计划的当年,全世界一共有35万儿童新患上脊髓灰质炎。1994年,世界卫生组织美洲区域(36个国家)被认证为无脊髓灰质炎,随后,2000年世界卫生组织西太平洋区域(包括中国在内的37个国家和地区)以及2002年6月欧洲区域(51个国家)也获得认证。2010年,全世界只有4个国家仍有脊髓灰质炎流行。

（1）贫穷、冲突和不信任，影响消灭脊髓灰质炎进程　战争是影响消灭脊髓灰质炎计划的因素之一。1985年，萨尔瓦多内战的各派力量休战三天，为全国的儿童进行包括小儿麻痹症在内的6种儿童传染病疫苗接种。这是人类历史上首次因为公共卫生问题而进行的"休战日"。然而不是所有的情况都能如此理想。在索马里和阿富汗等地，由于战争的原因，很难让当地每一名适龄儿童接种疫苗。"战争和贫穷会削弱社会结构。结果我们不能为足够多的儿童进行接种。对于脊髓灰质炎这个特殊的问题，即使漏掉一个儿童，也可能导致这一疾病的重新流行"，联合国儿童基金会的新闻官海佳杰告诉笔者。以索马里为例，2002年该国新发病例只有3例，但是由于包括首都摩加迪沙在内的地区仍然是武装冲突的热点，脊髓灰质炎的免疫接种工作很难在那里有效开展，"那里仍然是（脊髓灰质炎）传播的高危地区"。

印度曾是脊髓灰质炎发病最多的国家。海佳杰承认，"印度是创造一个没有脊髓灰质炎世界的最大挑战。"为了在印度完全消灭脊髓灰质炎，疫苗接种人员需要找到每一个适龄儿童。然而，在过去的几十年中，印度开展的免疫运动并没有覆盖到所有的儿童，并且不能跟上新出生的人口。"这就留下了很大数量的儿童——大约5%到8%——没有得到疫苗的接种。"造成这种局面的因素之一是宗教的冲突。印度的脊髓灰质炎病例主要出现在北方邦等地。北方邦是印度人口密度最高的地区。在这个地区，穆斯林社区属于少数，而在北方邦执政的则是信奉印度教的印度人民党。宗教的对立导致了脊髓灰质炎免疫计划难以在这里有效地开展。在北方邦的穆斯林社区里流传着一些传闻，说政府开展的脊髓灰质炎免疫运动实际上是对他们进行绝育。他们不信任免疫计划，因为政府的医务工作者是印度教徒。"印度面临的一个问题就是人们对免疫计划的抵触，特别是在穆斯林社区里。这可能是由于多种原因，对外人的担心、对公共卫生服务规定的不满"，海佳杰介绍说。然而正是由于对免疫计划的抵触，有些社区的儿童真的患上了脊髓灰质炎，成了残疾人。"病毒不管宗教信仰，它能感染每一个没有接种疫苗的儿童。"

（2）疫苗相关病例——消灭脊髓灰质炎的新挑战　随着脊髓灰质炎野病毒的消失，脊髓灰质炎疫苗衍生病毒（简称为VD-PV）对未服用疫苗免疫的个体构成了一种新威胁。其中有些毒株神经毒力与脊髓灰质炎野病毒相似，感染后可以引起永久性的麻痹，并可以在人与人之间传播。

在加勒比伊斯帕尼奥拉岛的某地，一名儿童因用于制造疫苗的活脊髓灰质炎病毒感染而瘫痪。与疫苗有关的脊髓灰质炎瘫痪病例已经存在多年，但无论是从前还是现在都依然少见。而这个病例令人担忧的是，疫苗衍生病毒像野生病毒那样传播，并导致了一场疫情。

2000年以来，由疫苗衍生病毒引起的脊髓灰质炎暴发已在10多个国家和地区相继发生，在我国贵州省贞丰县也发现了两例病例。

这两种威胁都需要提高疫苗免疫覆盖率。尼日利亚和印度尼西亚等国家因某种原因停止减毒活疫苗常规免疫或强化免疫后，均再次发生了脊髓灰质炎大流行。在我国贵州省贞丰县疫苗衍生病例所在村庄与临近村寨的调查证实，儿童免疫接种率很低，脊髓灰质炎疫苗3剂次的服用率仅为10%～60%。

（3）输入性疫情时刻警惕　我国最后一例脊髓灰质炎本土野病毒病例发生于1994

年,1999年发现输入性病例。2000年10月,世界卫生组织西太平洋地区宣布成为无脊髓灰质炎区域,标志着我国已实现无脊髓灰质炎目标。但是,2011年8月,新疆和田、喀什、巴音郭楞蒙古自治州和阿克苏4个地区先后出现脊髓灰质炎病毒疫情,这是完成证实无脊髓灰质炎工作后我国首次发现脊髓灰质炎野病毒疫情。

经世界卫生组织证实,此次疫情为输入性脊髓灰质炎野病毒引起,世界卫生组织判断引起此次疫情的病毒源自巴基斯坦。

虽然全球多数国家地区已经实现了"无脊髓灰质炎"目标,但世界上还有3个国家(尼日利亚、巴基斯坦和阿富汗)从未停止过本土脊髓灰质炎野病毒的流行。而且,在一些已经实现无脊髓灰质炎的国家和地区近年又重新输入野病毒导致新的传播链,有些病例已经消失多年的国家再度发生了脊髓灰质炎野病毒输入,有的甚至还引发了脊髓灰质炎野病毒流行,使全球报告脊髓灰质炎野病毒病例国家迅速回升为20个。传染病无国界,国门挡不住。脊髓灰质炎病毒可以通过飞机、汽车、船只或徒步旅行的方式,远途传播,任何人都可能是携带者,只要有一名儿童仍然受到脊髓灰质炎病毒的感染,所有国家的儿童就都有感染该病的危险,并可在未接受免疫接种的人群中迅速蔓延。在任何一个国家如果存在免疫薄弱地区和免疫空白人群,就有存在脊髓灰质炎野病毒输入的风险。

(4)消灭脊髓灰质炎尾声战略　目前,消灭脊髓灰质炎的难题突然变得更加复杂。世界卫生组织正在制定一项新的计划,实施消灭脊髓灰质炎尾声战略,使世界不再有任何因脊髓灰质炎病毒,不论是野生病毒还是疫苗衍生病毒而瘫痪的病例。如果能取得成功,脊髓灰质炎将成为1970年消灭天花以后灭除的第二种传染病。

根据全球消灭脊髓灰质炎行动的数据,各政府及其伙伴在25年消灭脊髓灰质炎的努力中已投入了约90亿美元。但是根据2010年《疫苗》公布的一项研究,世界要想对这一投资实现回报,即到2035年时在低收入和中低收入国家至少能直接节约400～500亿美元,则必须在剩余三个流行国家——阿富汗、尼日利亚和巴基斯坦消除该疾病,同时在世界其余地区要始终保持无脊髓灰质炎病例。一方面这三个国家要展开最紧张的疫苗接种工作,另一方面所有国家都需要通过各自的脊髓灰质炎疫苗接种规划维持高度的免疫覆盖率,因为只要世界某地仍有病例发生,所有国家都面临再度感染的风险。

今年,世界卫生组织和全球消灭脊髓灰质炎行动的理事机构世界卫生大会批准了消灭脊髓灰质炎尾声计划,宣布完成消灭脊髓灰质炎的工作"对全球公共卫生是规划方面的一项紧急大事"并呼吁各国提供资金。世界卫生组织总干事陈冯富珍博士在大会上指出消灭脊髓灰质炎正"处于成功与失败的临界点",强调2013年底之前的资金缺口达9.45亿美元(这段时期的预算为21.9亿美元)。仅今年一年,由于现金短缺,减少了在24个高风险国家的大规模疫苗接种活动,使数百万儿童面临风险。

消灭脊髓灰质炎的好处不仅仅在于保护儿童不受疾病的威胁。如果目标得以实现,那么每年全世界就可以节省超过15亿美元用于防治脊髓灰质炎的经费。然而,正如联合国工作人员在接受参访中反复提到的,免疫计划必须覆盖每一个儿童,否则此前的努力就可能前功尽弃。

**（七）新型疫苗的发展**

1. 抗癌疫苗

癌症疫苗，是通过利用肿瘤细胞相关抗原，来唤醒人体针对癌症的免疫系统。目前，癌症问题日趋严峻，癌症的预防与控制面临巨大挑战。国际癌症研究中心认为，未来癌症发病人数年均将会以 3% ~ 5% 的速度递增，预计 2020 年全球将有 2 000 万癌症新发病例，死亡病例将达 1 200 万。从发病率来看，中低收入国家癌症发病率远高于发达国家。我国癌症发病率呈明显高发态势，目前，城市中癌症死亡人数已经占到死亡总数的 25%，农村为 21%。癌症患者年轻化趋势也比较明显。同时，治疗癌症的花销巨大，对于众多中低收入家庭来说，这是巨大的灾难。世界卫生组织估计每年超过 72% 的癌症患者都会因罹患癌症而落入贫困境地，再加上其家属，每年癌症都会使全球超过 1 亿人口陷入或重返贫困。我国每年用于癌症病人的医疗费用约 800 亿元，约占卫生总支出的 20%，远高于其他慢性病的医疗费用。

由于人们对于肿瘤的病因还不完全清楚，对肿瘤复杂的生物学行为仍缺乏足够的认识，虽然世界对癌症投入很大，但一直进展缓慢。为此，在继续加大研究力度的同时，许多国家开始把重点从治疗转向预防，从战略、政策和财政上都对癌症预防加以支持。除去目前常用的筛查手段外，癌症疫苗的出现为未来癌症的预防和控制提供了一条重要途径。

20 世纪 90 年代，比利时布鲁塞尔路德维格肿瘤研究所生物学家 Thierry Boon 首次发现了肿瘤抗原，掀起了癌症疫苗的研究高潮。此后，一系列癌症疫苗开始面世。目前，世界范围内已批准上市的癌症疫苗就有膀胱癌疫苗、宫颈癌疫苗、结肠癌疫苗和黑色素癌疫苗等多种，2008 年统计全球处于研发状态的癌症疫苗有 63 种。许多产品开始上市的争夺，如宫颈癌疫苗 Gardasil 于 2006 年 6 月获得 FDA 批准，脑癌疫苗 DCVax－Brain 于 2007 年 7 月通过瑞士批准，古巴于 2008 年 6 月宣布治疗肺癌的疫苗 CIMAvaxEGF 上市。

2. 基因疫苗

基因疫苗是在基因治疗（genetic therapy）技术的基础上发展而来的。基因治疗是从 20 世纪 80 年代发展起来用于预防和治疗疾病的最具革命性的生物医学医疗技术，其原理是将人或动物的正常基因或有治疗作用的基因通过一定方式导入人体靶细胞以纠正基因的缺陷或发挥治疗作用，从而达到治疗疾病目的。

1990 年 Wolff 等试图用注射方法促使小鼠的肌细胞吸收质粒 DNA 以产生新的蛋白质。对照组在注射 DNA 时未加任何化学佐剂，出人意料的是对照组动物的肌细胞吸收了这种裸露的质粒 DNA 后，能高水平地表达外源蛋白。

1992 年 D. C. Tang 等首次证明经基因免疫产生的外源性蛋白质——人生长激素可刺激小鼠免疫系统产生特异性抗体，而且加强免疫后抗体效价增加，从而宣告基因疫苗的诞生。

1993 年，Fynan 等研究证实，将流感病毒血凝素的基因插入质粒载体接种到小鼠和鸡体内，可诱生特异性免疫应答反应，实验组小鼠和鸡获得抵抗同型流感病毒攻击的能力。

自 1993 年以来,一些实验室相继构建和研究了多种病原体的核酸疫苗如乙型肝炎病毒表面抗原(HBsAg)核酸疫苗、HIV-9P 核酸疫苗、支原体核酸疫苗、狂犬病 DNA 疫苗、分枝杆菌 DNA 疫苗、尤氏疟原虫环子孢子蛋白核酸疫苗等等。目前,核酸疫苗的研究已进入临床前试验阶段。

1995 年,Zarozinski 等还研究核酸疫苗引起保护性依赖细胞毒性 T 淋巴细胞应答机理和免疫病理作用。同年 10 月份,Barry 等提出用表达文库免疫接种可使宿主持续表达特异的外源抗原,但不存在感染危险。

这一基因免疫接种技术的出现,为新型疫苗的研制开路了一条崭新途径。所接种的核酸(DNA 或 RNA)既是载体,又是抗原的来源,具有疫苗的功能,可称为基因疫苗或核酸疫苗。

与传统疫苗相比,基因疫苗具有以下显著的优越性:一是质粒 DNA 非常稳定,易于贮存和运输,使用方便。而且制备简单,容易大量生产,成本低。对于毒性大、危险的病毒,以及难以提取抗原的疫苗,基因疫苗的制备相对安全,容易得多。二是质粒 DNA 在宿主体内可较长时间存在,抗原基因在体内持续表达产生抗原蛋白,不断刺激机体免疫系统产生长程免疫,免疫效果可靠。三是基因疫苗不仅可以产生体液免疫应答,而且可以导致细胞毒性 T 淋巴细胞激活而诱导细胞免疫,而传统的疫苗只有活苗可诱导细胞免疫,但存在活疫苗的毒力回升的危险。四是用核心蛋白保守 DNA 序列制备的基因疫苗对病原体(细菌或病毒)的各变异亚型都可产生免疫应答,从而避免因病原体变异而造成的免疫逃避问题。五是一个质粒载体可克隆多个抗原基因组成多价苗,从而一种基因疫苗可预防多种疾病。六是质粒 DNA 无免疫原性,不会像重组疫苗那样诱发针对载体的自身免疫反应,至少目前没有检测到抗 DNA 抗体的报道。另外,基因疫苗还不会受机体已有抗体的影响。

但作为一类新型疫苗,基因疫苗还有不少需要进一步研究的问题。一是安全性问题。质粒 DNA 一般不会整合到宿主细胞的基因组上,目前(2012 年)也未发现插入突变的证据。但不能完全排除少数质粒 DNA 插入染色体上引起突变的可能性。一旦整合到基因组中,就可能使细胞癌基因激活或抑癌基因失活。二是保护效率问题。目前(2012年)为止,基因疫苗的免疫效率很难达到百分之百的免疫保护,且存在明显的种属个体差异,这可能与不同动物细胞需要不同启动子、抗原基因、给药方法途径、给药量有关。三是免疫耐受问题。基因疫苗体内持续表达产生抗原蛋白,可能打破机体本身的免疫平衡,引发免疫耐受。

# 第三节 当代中国医学

## 一、中国现代医疗卫生体系的建立与发展

### （一）卫生行政体系

卫生行政体系的建立和健全是医疗卫生事业发展的重要保证。中华人民共和国成立后，自上而下组建了各级卫生行政机构。1949年11月1日成立中央人民政府卫生部，1954年11月10日改为中华人民共和国卫生部，领导全国的卫生工作。各省、市、自治区、行署、县分别成立了相应的卫生行政机构。各级卫生行政管理系统的建立，在领导、组织、推动各项卫生工作上起了重要作用。为了有效地发动群众，组织有关部门和地区的力量开展卫生工作，1952年起在中共中央和国务院的直接领导下，成立了中央爱国卫生运动委员会。随后中共中央和国务院相继成立了其他卫生机关，包括国家计划生育委员会、中共中央地方病防治领导小组、中共中央血吸虫病防治领导小组（中央血吸虫病防治领导小组和地方病领导小组1985年起撤销，有关防治工作由卫生部直接领导）及国家医药管理局等。1986年12月经国务院批准成立国家中医管理局，1988年改称国家中医药管理局。

2018年3月，中共中央印发《深化党和国家机构改革方案》二十八条提出，"为推动实施健康中国战略，树立大卫生、大健康理念，把以治病为中心转变到以人民健康为中心，预防控制重大疾病，积极应对人口老龄化，加快老龄事业和产业发展，为人民群众提供全方位全周期健康服务，将国家卫生和计划生育委员会、国务院深化医药卫生体制改革领导小组办公室、全国老龄工作委员会办公室的职责，工业和信息化部的牵头《烟草控制框架公约》履约工作职责，国家安全生产监督管理总局的职业安全健康监督管理职责整合，组建国家卫生健康委员会，作为国务院组成部门。保留全国老龄工作委员会，日常工作由国家卫生健康委员会承担。民政部代管的中国老龄协会改由国家卫生健康委员会代管。国家中医药管理局由国家卫生健康委员会管理。"

### （二）医疗卫生机构

中华人民共和国成立不久，在国家机关中实行了公费医疗制度，1952年起逐步扩大到全体国家工作人员、革命残疾军人、高等学校学生、国家机关退休人员。1949—2018年，全国卫生机构总数从3 670个发展到99.8万个。2018年9月底统计，全国共有医院3.2万个，基层医疗卫生机构94.6万个，专业公共卫生机构2.0万个。

新中国成立初期，在2 100多个县里，只有1 300个县级卫生院，且设备简陋，技术落后。而县以下的广大农村，除了少数开业医生和百余个卫生所外，无任何医疗机构。为了改变农村缺医少药的状况，1950年起，国家着手建立和健全县（旗、自治县）级医疗卫

生机构。从 1953 年起,逐步将县卫生院分立为县医院、县卫生防疫站和县妇幼保健站(所),部分县逐步设立了中医院、卫生进修学校、药品检验所及专科防治所,并将县、区、乡的开业医生组织起来,成立联合诊所。在农村培训了卫生员和接生员。20 世纪 60 年代末至 70 年代初,形成了以县级卫生机构为中心的县、公社(乡)、大队(村)农村三级医疗保健网。

改革开放以来,我国农村三级保健网经历了整顿、建设、改革、发展、提高的过程。到 2018 年,全国 2 862 个县(县级市)共设县级医院 12 109 所、县级疾病预防控制中心 3 469 所、县级卫生监督所 3 144 所,全国 4.16 万个乡镇共设乡镇卫生院 7.1 万个。中国农村三级医疗保健网的建立和发展是中国卫生事业的一大创造,它在医疗、防疫、妇幼保健、地方病防治、计划免疫、卫生宣传等各项工作中发挥了巨大作用,为世界卫生组织在广大发展中国家推行初级保健计划提供了有益的经验。

### (三)医学教育和医学研究

民国时期我国的医学教育事业非常落后。1949 年全国仅有高等医药院校 38 所、中等医药学校 124 所,且主要集中在大城市。大多数学校设备简陋,专业甚少。中华人民共和国成立后,政府接管了所有医药院校,对原有院校的布局进行了调整。1953—1957 年第一个五年计划期间,全面、系统地进行了教学制度、内容、方法、组织等方面的改革,统一各级医学教育的培养目标、教学计划和教学大纲。1957 年,全国高等医药院校的专业设置发展到 6 种,中级卫生学校的专业发展到 11 种。1962 年,全国高等医药院校已发展到 50 所,中医学院 18 所,医学专科学校 15 所,中级卫生学校 229 所。各级学校结构渐趋完善,学制渐趋统一,教学质量日益提高。"文革"期间,医学的教育结构和学制被打乱,医学教育遭到严重破坏。"文革"结束之后,医学教育得到恢复并有了新的发展。1978 年医学院校恢复研究生制度,并向国外派出留学人员。1979 年起接受外国留学生。1981 年根据《中华人民共和国学位条例》,高等医药院校开始正式招收硕士和博士,并授予学位。至 1996 年,全国共有高等医药院校 123 所,中等医药学校 550 所。2000 年以来,国家多次进行高等教育布局的调整,一批医学院校并入综合性大学,为培养高素质医学人才创造了更好的条件。

中华人民共和国成立以后,医学科学研究工作发展迅速,从中央到地方新建了一批医学研究机构。全国最高学术机构为中国医学科学院(1950 年成立中央卫生研究院,1956 年改现名)、中国预防医学科学院(现名为中国疾病预防控制中心)及中国中医研究院(2005 年改名为中国中医科学院)等。医学学术团体现有中华医学会等 13 个,与医学有关的有 25 个。至 2018 年,中华医学会已有 83 个专科学会,学会出版 417 种医学专业期刊。此外,全国性的重要医药学术团体还有中国药学会、中华中医药学会、中国中西医结合学会、中国生理学会、中国解剖学会、中国防痨协会、中国生物医学工程学会等。这些学术团体为发展我国的卫生事业、提高医学科学水平、推动各学科的研究起到了积极作用,并与国际学术团体开展了广泛的学术交流。

### (四)基础医学的研究

中华人民共和国成立初期,医学研究的重点是防治危害人民健康最严重的各种疾

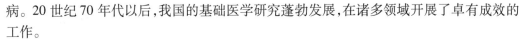

病。20世纪70年代以后,我国的基础医学研究蓬勃发展,在诸多领域开展了卓有成效的工作。

1. 神经科学

神经科学是20世纪70年代后期发展起来的一门跨学科的高度综合性的学科。它建立在神经解剖学、神经生物学、神经化学、神经药理学、心理学、行为科学及临床神经病学等学科发展的基础之上。

神经系统研究的发展不仅对医学本身,而且对现代先进技术如信息处理加工、计算机、机器人及自动控制系统等领域的理论和设计也有重要影响。我国1979年在上海成立大脑研究所,应用各种方法对中枢神经介质和内分泌素进行研究,近年来又研究了与针刺麻醉镇痛有关的神经生理。中国科学院上海生理研究所张香桐教授领导的实验室在针刺麻醉原理神经机制的研究方面取得重大突破,证明针刺镇痛是通过激发脑内与痛觉调节有关的神经结构进行的,同时发现针刺时还可引起脑内神经递质释放的改变。由于此项成就,张香桐教授获得茨列休尔德奖金。

2. 分子生物学

我国在分子生物学领域虽然起步较晚,但1965年在世界上首先人工合成了胰岛素,并在其晶体结构的研究上走在世界前列。1982年又在该领域取得重大进展,在世界上首次人工合成转移核糖核酸,它标志着我国在人工合成大分子方面居于世界先进行列。1980年至今,随着世界范围内医学分子生物学的迅速发展和我国的改革开放,全国各地科学工作者追踪国际科技发展新动向,利用分子生物学研究手段在遗传学、肿瘤学、病毒学、基因工程、基因诊断、基因治疗等方面做出了大量成绩,不少成果达到或超过国外研究水平,同时建立和创新了不少新的医学分子生物学实验方法。随着分子生物学的发展,其影响已渗透各个学科,促进学科的研究深入分子水平并相继建立新的学科分支,如分子生理学、分子病理学、分子免疫学、分子遗传学、分子药理学等。国家"863"计划在重大疾病相关基因分离克隆及结构功能研究,给予了很大支持,为疾病防治提供新的途径。中国科学家也积极参与国际重大科学研究合作,如人类基因组计划工程等。

3. 生物医学工程

我国人工器官的研究始于20世纪50年代。在60年代,我国就研制了硅橡胶球型瓣膜,植入人体时间最长的已达17年之久。1976年和1977年分别研制成牛心瓣膜和猪主动脉瓣的生物瓣膜,应用于临床取得了较好的效果。我国20世纪50年代开始了人工心肺机的研究,现已在进行第三代人工心肺机(即搏动血流与膜式氧合器)的研究,取得了较大成就,同时在临床医疗中发挥了重要作用。我国人工血管的研究始于20世纪50年代,以用尼龙和卡普龙制成的人工血管为多。1957年我国用蚕丝研究成独特的真丝人造血管,并应用于临床取得较好的效果。我国人工血液的研究始于1974年。1980年首次将氟碳代血液试用于临床获得成功,这是我国人工血液研究工作的良好开端。我国人工肾研究虽有40余年历史,但仍处于研究探索阶段,尚不能作为肾衰竭的常规治疗手段。总之,我国人工器官的研究从无到有,发展至今已有了一定基础,在临床治疗中已取得初步成效。

### 4. 免疫学

随着免疫学在医学各个领域的渗透,我国的免疫学已经发展成为包括细胞免疫学、分子免疫学、免疫病理学、免疫药理学、肿瘤免疫学、移植免疫学、中医免疫学等免疫学分支的一个门类齐全的、独立的学科体系。研究水平不断提高,单克隆抗体技术、分子克隆技术、酶联免疫、放射免疫、流式细胞术等先进技术得到了普遍的应用。如基因工程干扰素的研究,我国虽起步较晚,但进展迅速,其成果已达到世界先进水平。中国预防医学科学院病毒研究所以我国特有的痘苗病毒天坛株为材料,采用重组 DNA 技术构建了不同类型的痘苗病毒基因表达载体,并将其用于基因工程疫苗研究,成功地表达了甲肝、乙肝、EB 病毒等 30 多种病毒抗原和免疫活性蛋白,为应用重组痘苗病毒开发生物技术奠定了基础。

### 5. 预防医学

在预防为主的方针指导下,我国大规模开展了疾病防治工作,对传染病、地方病、流行病、多发病进行大量的调查研究与防治,施行计划免疫,使各种疾病的发病率有了大幅度的下降;还在环境卫生、劳动卫生、食品卫生、学校卫生、放射防护及卫生教育等方面做了大量工作。全国开展了食品卫生、营养卫生、劳动卫生和职业病、环境卫生、妇幼少儿卫生等方面的研究,并取得众多成果。1973—1975 年,对 29 个省、市、自治区的全部 1 800 多万死亡病例情况,包括各类死因、死亡率等 10 多万个数据进行了详尽分析,总结出我国人口死因构成及分布规律、人口寿命表的特征,对我国人口健康水平做出了科学的评价,为研究我国人口变动、居民健康发展趋势、卫生事业管理、疾病病因研究及重点疾病的防治提供了重要数据。近年来,预防医学各科工作得到了加强,一些新兴学科蓬勃发展,如社会医学、卫生经济学、医学管理学、医学社会学等方面都开展了研究工作,填补了许多空白,促进了我国医学的全面发展。

2003 年上半年,中国广东、香港、北京、山西等地暴发传染性非典型肺炎(SARS),4 月国务院防治非典型肺炎指挥部成立,统一指挥、协调全国 SARS 的防治工作。经过 3 个多月的努力,全面控制了 SARS 的流行,显示出我国在应付突发公共卫生事件上的能力,并为未来可能发生的类似事件积累了经验。

### (五)疾病诊疗主要成就

中华人民共和国成立以后,医疗卫生事业长足进步。严重危害人民生命和健康的传染病、寄生虫病、地方病得到了有效的控制,各种疾病的诊疗技术有了显著提高,医学研究取得了巨大的成绩,有些领域已步入世界先进行列。

### 1. 疾病防治

中华人民共和国成立以前,我国传染病、地方病危害十分严重,其中天花、霍乱、鼠疫、血吸虫病、疟疾、性病及结核病尤为猖獗。新中国成立初期,西方一些人士曾断言,疾病问题将是人民政府难以解决的严重困难之一。然而,在我国政府和广大医务人员的共同努力下,贯彻"预防为主"的方针,采取专业队伍与群众相结合、防治与科研相结合的原则,在短期内消灭或者基本消灭了天花、真性霍乱,控制了鼠疫、斑疹伤寒、性病及五大寄生虫病,有效地降低了各类儿童传染病、地方病的发病率及病死率。

血吸虫病在我国已有2 000多年流行史,中华人民共和国成立初期流行范围达200多万平方公里,波及12个省、区、市的348个县,患者达1 100万以上。1950年毛泽东主席发出"一定要消灭血吸虫病"的号召,中共中央成立血吸虫病防治领导小组,加强各级党委对血防的领导。以专业血防队伍为骨干,在广大群众积极参加和有关部门密切配合下,经过长期不懈的努力,取得了巨大成绩,并促进了其他寄生虫病的防治和研究工作。

疟疾在中华人民共和国成立初期每年发病患者数约有3 000万,流行县、市1 800多个,占全国当时县、市总数的80%以上。到2017年,我国首次实现了全年无本地疟疾感染病例报告,全国共报告境外输入性病例2 672例、输血感染病例3例。同时,有99.5%的区县、83.3%的地市通过了消除疟疾考核评估,上海市成为第一个通过省级消除疟疾评估的地方。

我国有各种地方病(指局限在某些地区发生的疾病)70余种,危害严重且影响较大的有克山病、大骨节病、地方性甲状腺肿、地方性克汀病和地方性氟中毒等。1950年以来,国家把地方病的防治研究列为卫生工作的重点,1960年党中央成立中共中央北方防治地方病领导小组(1981年改称防治地方病领导小组),流行区的省、市、自治区及州、县、旗均设立了相应机构。经过多年努力,地方性甲状腺肿已基本控制和消灭;克山病的流行范围和人群发病特点基本查明,发病率已明显降低;大骨节病、地方性氟病等的控制也取得了良好效果。

1949年以后,儿童传染病的防治取得了巨大成就。1960年起,我国先后研制成了脊髓灰质炎减毒活疫苗和麻疹减毒活疫苗。进入20世纪70年代,在全国推广使用,实施计划接种。1981年,我国加入世界卫生组织全球扩大免疫规划,所用制品包括麻疹疫苗、脊髓灰质炎疫苗、卡介苗、白百破混合制品(白喉类毒素、百日咳菌苗、破伤风类毒素)。2007年,国家免疫规划增至14种疫苗预防15种传染病。2016年又将灭活脊髓灰质炎疫苗纳入免疫规划,免费接种。通过实施扩大国家免疫规划,我国已成为世界上免疫规划覆盖病种最多的国家之一。并于1988年、1990年和1995年先后实现了以省、县、乡为单位儿童免疫接种率达到3个85%的目标,使儿童相应传染病的发病率明显下降。

20世纪50年代初期,由于急性传染病、结核病及寄生虫病等的发病率、死亡率较高,相对而言,心血管疾病及肿瘤处于次要地位。经过大规模的除病灭害工作,人民生活改善,急慢性传染病逐步得到控制,病死率降低,而心血管疾病和肿瘤的患病率及死亡率相对上升。全国人口的死因构成也发生了很大变化,过去以传染病、寄生虫病和新生儿、婴幼儿疾病为主要死因,现逐渐转变为以脑血管疾病、恶性肿瘤、心脏病为主。据2010年卫生部卫生统计信息中心的死因分析,城市居民的前三位死因是脑血管疾病、恶性肿瘤和心脏病,农村居民的死因顺位是呼吸系统疾病、脑血管疾病、恶性肿瘤。

20世纪70年代以后,我国已开始重视疾病谱和死亡率的变化及其对医疗卫生工作的影响。先后开展了对脑血管病、癌症、心血管病的调查。基本摸清了我国15种常见恶性肿瘤的发病情况,绘制出《中华人民共和国恶性肿瘤地图集》,反映了占世界人口1/4的中国恶性肿瘤的分布情况,得到国际重视。通过对心、脑血管疾病的普查,明确了各种心脏病的构成原因及其发生的明显变化;研究发现,风湿性心脏病的发病率已明显降低,而冠心病的发病率则显著增高。

2. 外科学的成就

我国临床外科的进展很快，特别是断指再植和大面积烧伤治疗方面处于世界领先地位。自 1958 年上海瑞金医院成功抢救烧伤面积达 89%、Ⅲ度烧伤面积达 23% 的患者后，突破了以往烧伤面积超过 80% 者不能存活的局限。其次在休克的防治、烧伤感染与免疫、创面处理与皮肤保存、营养与代谢等方面积累了宝贵的临床经验。1963 年上海第六人民医院陈中伟等成功接活 1 例完全断离的右前臂，首次报道了断肢再植的成功经验。断肢再植对显微外科的发展起到了推动作用，显微外科的发展又推动了临床各科的发展。现在显微外科已广泛地应用于整形外科、骨科、眼科、神经外科、心血管外科、泌尿外科、普外科、胸外科、妇产科和肿瘤外科，使许多在肉眼下不能进行的手术取得成功。现在我国已成功地进行了断指（趾）、肢体病段切除再植，游离皮瓣移植，游离肌肉移植，游离带血管、带骨移植，游离大网膜移植，骨髓移植，各种修复再造等。1984 年上海市第六人民医院骨科创造性地施行了桥式交叉游离腓骨和游离背阔肌组合一期修复左胫骨骨缺损和皮肤缺损成功，这种不同组织相结合的治疗新技术，为我国创伤外科大块复合组织缺损的治疗开辟了新途径，是我国显微外科从单个组织移植发展到组合移植的新阶段。

20 世纪 70 年代末，我国已开始器官移植工作，时间上虽晚于国际先进国家，但发展十分迅速。目前，国际上所有类型的器官移植我国都能施行。1992 年，哈尔滨医科大学成功施行心肺移植，患者已存活 10 年以上。20 世纪 90 年代以后，腹腔镜手术在各科相继开展起来。目前我国的腹腔镜手术已应用于腹外科、泌尿外科、妇产科等领域，胸腔镜手术、多功能电子内窥镜技术及介入治疗等也已广泛应用于临床。

3. 其他临床学科的成就

我国妇产科学增加了不少新的内容，如计划生育、优生学、围产医学、防癌普查及两病（子宫脱垂和尿瘘）防治等。普查使宫颈癌的患病率明显下降，两病基本得到控制。20 世纪 70 年代围产医学的建立是产科最大的进展，这是提高人口素质和做好优生工作的一项极为重要的措施。1977 年建立了产前或遗传咨询门诊，有效地减少了畸形儿的出生。妇科肿瘤和功能性疾病在诊断和中草药的应用方面也取得不少成绩。1984 年，上海第二医学院首次利用人工授精技术治疗不育症取得成功。此后，国内有 17 个省、市开展了此项技术，11 个省、市建立了精子库。1984 年，北京医科大学开展了体外授精技术的研究。1985 年我国第一例试管婴儿在北京医科大学第三临床医学院降生，显示我国生殖技术已步入世界先进行列。生育控制技术是国家重点发展项目之一。1972 年，上海研制成功 V 型宫内节育器，使用方便、避孕效果好。此外，输精管注射绝育法也为计划生育提供了新途径。

在儿童保健方面，由于广泛、有效地开展了儿童保健工作，新生儿和婴儿的死亡率迅速下降。在新生儿疾病防治方面，由于建立了新生儿的特殊监护，新生儿死亡率明显下降。产前诊断和新生儿遗传代谢病的筛查工作在 20 世纪 70 年代末业已开展，从而对智力低下儿的防治起了重要作用。20 世纪 80 年代以后，遗传咨询、医学影像、生化免疫、细胞遗传和分子遗传等产前诊断技术的不断完善和发展，使产前诊断水平有了很大提高。

中华人民共和国成立以来，中医药作为我国卫生保健事业的重要组成部分，受到党

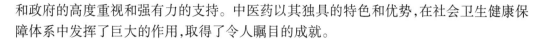

和政府的高度重视和强有力的支持。中医药以其独具的特色和优势,在社会卫生健康保障体系中发挥了巨大的作用,取得了令人瞩目的成就。

## 二、中国现代医疗保健制度

### (一)具有中国特色的卫生事业

中华人民共和国成立不久,在国家机关中实行了公费医疗制度,1952 年起逐步扩大到全体国家工作人员、革命残疾军人、高等学校学生、国家机关退休人员。从 1949 年到 1996 年,全国卫生机构总数从 3 670 个发展到 18.88 万个,全国 2 000 多个县(旗)普遍建立了医院,55 000 多个乡都有了卫生院,89% 的村建立了卫生室(站)。为了贯彻预防为主的方针,全面开展预防工作,从 1954 年起,全国从省、市到地、县,先后建立起卫生防疫站和妇幼保健系统。这样,一个遍布城乡的医疗预防、卫生防疫、妇幼保健的网络已基本建成。

新中国成立初期,在 2 100 多个县里,只有 1 300 个县级卫生院,且设备简陋、技术落后。而县以下的广大农村,除了少数开业医生和百余个卫生所外,无任何医疗机构。为了改变农村缺医少药的状况,1950 年起,首先着手建立和健全县(旗、自治县)级医疗卫生机构。从 1953 年起,逐步将县卫生院分立为县医院、县卫生防疫站和县妇幼保健站(所),部分县逐步设立了中医院、县卫生进修学校、药品检验所以及专科防治所,并将县、区、乡的开业医生组织起来,成立联合诊所。在农村培训了卫生员和接生员。在 20 世纪 60 年代末至 70 年代初,形成了以县级卫生机构为中心的县、公社(乡)、大队(村)农村三级医疗保健网。

改革开放以来,我国农村三级保健网经历了整顿、建设、改革、发展、提高的过程。中国农村三级医疗保健网的建立和发展是中国卫生事业的一大创造,它在医疗、防疫、妇幼保健、地方病防治、计划免疫、卫生宣传等各项工作中发挥了巨大作用,为世界卫生组织在广大发展中国家推行初级保健计划提供了有益的经验。然而,1980 年以来,我国农村卫生事业发展缓慢,不能满足广大农民的需要。2005 年国务院开始启动新一轮的医疗改革,在农村地区推行新型农村合作医疗,到 2017 年已经基本覆盖全国农村居民。

总体上看,新中国成立 60 多年以来,我国已从根本上改变了城乡卫生状况,提高了人民的健康水平。居民主要健康指标为:总死亡率从 25‰ 下降到 5.3‰,婴儿死亡率从 200‰ 降到 8.1‰,平均寿命从 35 岁上升到 76.34 岁,在发展中国家居于前列。

### (二)我国卫生工作方针

我国卫生工作方针是以党和国家的路线、方针、政策为依据,针对社会主义发展的不同历史阶段制定的。建国初期为迅速改变旧中国遗留下来的极端落后的卫生状况,制定了卫生工作四大原则,即"面向工农兵,预防为主,团结中西医,卫生工作与群众相结合"。这些原则形成了我国卫生工作四大方针。中华人民共和国成立以来,特别是改革开放以来,我国卫生事业有了更大的发展,在 1991 年第七届全国人民代表大会第九次会议审议通过了该时期的卫生工作方针，"贯彻预防为主，依靠科技进步，动员全社会参与，中西医并重，为人民健康服务"。在 1997 年又发布了《中共中央国务院关于卫生改革与发展的决定》。《中共中央国务院关于卫生改革与发展的决定》中指出了新时期卫生工作的方针是"以农村为重点，预防为主，中西医并重，依靠科技与教育，动员全社会参与，为人民健康服务，为社会主义现代化建设服务。"在这个方针的指引下，我们不仅显著提高了人民健康水平，而且开辟了一条符合我国国情的卫生与健康发展道路。党的十八届五中全会从维护全民健康和实现长远发展出发，提出"推进健康中国建设"新目标。为适应新形势新任务，在 2016 年 8 月 19 日至 20 日召开的全国卫生与健康大会上，习近平提出新时期我国卫生与健康工作新方针："要坚持正确的卫生与健康工作方针，以基层为重点，以改革创新为动力，预防为主，中西医并重，将健康融入所有政策，人民共建共享。"

### （三）我国医疗保健制度

1. 职工医疗保健制度

城镇职工基本医疗保险是通过用人单位和个人缴费，建立医疗保险基金，参保人员患病就诊发生医疗费用后，医疗保险经办机构给予一定的经济补偿，以避免或减轻劳动者因患病、治疗等所承受的经济风险。城镇基本医疗保险覆盖广泛，统账结合，是城镇职工居民的基本医疗保障体系。

城镇职工基本医疗保险制度是我国现行的基本医疗制度，它是 1998 年底，在改变了原计划经济体制下形成的公费和劳保医疗制度而建立起来的一种适应社会主义市场经济体制的新型医疗保障制度。国务院在 1998 年底颁布了《国有建立城镇职工基本医疗保险制度的决定》，明确了医疗保险制度的基本框架。《国有建立城镇职工基本医疗保险制度的决定》中明确指出，医疗保险制度改革的主要任务是建立城镇职工基本医疗保险制度，即适应社会主义市场经济体制，根据财政、企业和个人的承受能力，建立保障职工基本医疗需求的社会医疗保险制度。

城镇所有用人单位，包括企业（国有企业、集体企业、外商投资企业、私营企业等）、机关、事业单位、社会团体、民办非企业单位及其职工，都要参加基本医疗保险。乡镇企业及其职工、城镇个体经济组织业主及其从业人员是否参加基本医疗保险，由各省、自治区、直辖市人民政府决定。基本医疗保险费由用人单位和职工共同缴纳。用人单位缴费率应控制在职工工资总额的 6% 左右，职工缴费率一般为本人工资收入的 2%。随着经济发展，用人单位和职工缴费率可作相应调整。

2. 农村合作医疗制度

新型农村合作医疗是指由政府组织、引导、支持，农民自愿参加，个人、集体和政府多方筹资，以大病统筹为主的农民医疗互助共济制度，其采取个人缴费、集体扶持和政府资助的方式筹集资金。

早在抗日战争时期，解放区就出现过农民集资兴办的合作医疗。新中国成立后，一些地方在土地改革后的农业互助合作运动的启发下，由群众自发集资创办了具有公益性质的保健站和医疗站；1956 年，全国人大一届三次会议通过的《高级农业生产合作社示范章程》中亦规定，合作社对于因公负伤或因公致病的社员要负责医疗，并且要酌量给以劳动日作为补助,从而首次赋予集体介入农村社会成员疾病医疗的职责。随后,许多地方开始出现以集体经济为基础,以集体与个人相结合、互助互济的集体保健医疗站、合作医疗站或统筹医疗站。可以说,从中华人民共和国到50年代末,农村合作医疗处于各地自发举建的阶段。1959年11月,卫生部在山西省稷山县召开全国农村卫生工作会议,正式肯定了农村合作医疗制度。此后,这一制度遂在广大农村逐步扩大。1965年9月,中共中央批转卫生部党委《关于把卫生工作重点放到农村的报告》,强调加强农村基层卫生保健工作,极大地推动了农村合作医疗保障事业的发展。到1976年,全国已有90%的农民参加了合作医疗,从而基本解决了广大农村社会成员看病难的问题,为新中国农村医疗保障事业的发展写下了光辉的一页。

不过,在20世纪70年代末期以后,农村合作医疗遭到了破坏,并开始走向低潮。1979年12月,卫生部、农业部、财政部、国家医药管理总局、全国供销合作总社联合发布了《农村合作医疗章程(试行草案)》,各地又根据这个章程对农村基层卫生组织和合作医疗制度进行整顿,坚持农民群众自愿参加的原则,强调参加自愿,退出自由,同时改进了资金筹集办法。此后,虽然少数地区的农村合作医疗事业得到了恢复与发展。但随着80年代农村承包责任制的推行,乡村公共积累下降,管理不得力,各级卫生行政部门又未能及时加强引导,全国大多数农村地区原有的以集体经济为基础的合作医疗制度遭到解体或停办的厄运,绝大部分村卫生室(合作医疗站)成了乡村医生的私人诊所。进入80年代后期,农村社会成员的医疗问题又引起了有关政府部门的重视,一些地方在总结历史经验的基础上,根据农村的发展变化,亦对传统的合作医疗制度因地制宜作了改进,从而呈现出不同的模式。目前,农村合作医疗事业作为农村社会保障事业的一个方面,已被列入国家卫生部门的发展计划,正在逐步恢复和发展。

2002年10月,《中共中央、国务院关于进一步加强农村卫生工作的决定》明确指出,要"逐步建立以大病统筹为主的新型农村合作医疗制度","到2010年,新型农村合作医疗制度要基本覆盖农村居民","从2003年起,中央财政对中西部地区除市区以外的参加新型合作医疗的农民每年按人均10元安排合作医疗补助资金,地方财政对参加新型合作医疗的农民补助每年不低于人均10元","农民为参加合作医疗、抵御疾病风险而履行缴费义务不能视为增加农民负担"。2015年1月29日,国家卫计委、财政部印发《关于做好2015年新型农村合作医疗工作的通知》提出,各级财政对新农合的人均补助标准在2014年的基础上提高60元,达到380元。

2017年,各级财政对新农合的人均补助标准在2016年的基础上提高30元,达到450元,其中:中央财政对新增部分按照西部地区80%、中部地区60%的比例进行补助,对东部地区各省份分别按一定比例补助。农民个人缴费标准在2016年的基础上提高30元,原则上全国平均达到180元左右。探索建立与经济社会发展水平、各方承受能力相适应的稳定可持续筹资机制。

3. 医药卫生体制改革

改革开放以来,我们医药卫生事业进行了一系列改革,取得了一些突破性进展,逐步建立了新型农村合作医疗制度、城镇居民基本医疗保险制度和城乡医疗救助制度,初步形成我国医疗保障体系。但是,医药卫生体制深层次的一些问题依然没有根本解决,并出现一些新的问题,城乡卫生事业发展不平衡,"看病难"和"看病贵"等问题亟待解决。2009年,中共中央、国务院印发了《关于深化医药卫生体制改革的意见》(中发〔2009〕6号)。深化医药卫生体制改革是在深刻总结以往卫生改革的基础上,从国情出发,借鉴国际有益经验,以科学发展观为指导,认真研究解决好建立什么样的制度、实现什么样的发展、发展的目的是什么以及如何发展等重大问题,就是要明确目标,创新制度,解决深层次的、制约医药卫生事业科学发展的体制、机制和结构性问题,实现了人人享有基本医疗卫生服务的目标,完成"建立基本医疗卫生制度"和"病有所医"的重大历史任务。

医药卫生体制改革贯彻落实科学发展观,坚持以人为本,针对群众不断增长的医药卫生新需求和医药卫生发展的新趋势以及面临的新挑战,着力进行探索创新。总体看,有以下五个方面重大创新。

一是在改革的理念上,首次提出"把基本医疗卫生制度作为公共产品向全民提供"。改革的目的十分鲜明,就是要建立覆盖城乡居民的基本医疗卫生制度,解决群众反映较多的"看病难、看病贵"的问题。方案始终贯穿坚持公共医疗卫生公益性这条主线。这一理念的创新既符合医疗卫生自身发展规律,又符合中国基本国情,具有重要意义。

二是在改革的基本原则上,明确强调政府主导与发挥市场机制作用相结合,强调坚持公平与效率的统一。一方面从维护广大群众健康权益出发,提出强化政府在基本医疗卫生制度中的责任和在提供公共卫生和基本医疗服务中的主导地位。另一方面,强调注重发挥市场机制的作用,统筹利用全社会的医疗卫生资源,力争形成高效的药品供应保障体系、多层次医疗保障体系和多元化办医格局,促进有序竞争,提高服务质量和效率,满足群众多层次多样化需求。

三是在近期改革的重点上,突出基本、基础和基层,强调面向农村、惠及群众。从国情和初级阶段的特点出发,提出首先解决公平问题,保障基本需求,建立基本医疗卫生制度。第一次提出建立覆盖城乡居民的基本医疗保障体系,也就是全民医保;坚持预防为主的方针,把公共卫生服务体系与医疗服务、医疗保障、药品供应保障体系并列,作为构成基本医疗卫生制度的四大体系予以加强,首次提出基本公共卫生服务均等化的目标,缩小城乡居民基本公共卫生服务的差距;第一次提出初步建立国家基本药物制度,整顿治理药品生产供应保障体系,规范用药行为,降低药品价格和患者医药费用;着力加强基层医疗卫生服务体系建设,使广大城乡群众不出乡村、社区就能得到比较好的基本医疗卫生服务。同时,根据基本国情,强调了县级医院在农村防病治病中的龙头作用,提出了全面加强县级医院建设,提高医疗服务水平和质量,使农村大病不出县。

四是在改革的基本思路上,远近结合,把解决群众看病就医突出问题与建立完善基本制度体系结合起来。一方面着眼长远,突出顶层设计,第一次系统提出了建立有中国特色的基本医疗卫生制度的基本框架,明确了深化改革的总体方向和目标、主要任务及主要政策措施,即"一个目标、四大体系、八项支撑"。同时,立足当前,提出近期要着力抓好五项重点改革,即"四项基本和一项试点",增强改革的可操作性,五项改革相互联系,涉及医药卫生体制改革的关键环节和群众最为关切的问题。

五是在改革的方法步骤上,强调试点先行,稳步推进。由于医药卫生体制改革涉及面广,情况复杂,政策性强,地区差异大,方案中一些重大改革,由中央明确目标取向和基本原则,给地方留有操作空间,鼓励地方因地制宜试点探索,通过总结和积累经验,把改革不断推向深入。

此外,在具体政策措施上,也有不少亮点,如把建立医药卫生信息系统作为改革的重要抓手;鼓励社会资本举办非营利性医院,加快多元办医格局的形成;提出建立住院医师规范化培训、研究探索注册医师多点执业,提高医疗服务水平和质量;采取定向免费培养等多种方式为贫困地区农村培养实用卫生人才;开展医务社会工作,增进医患沟通等等。

4.国家基本公共卫生服务项目

国家基本公共卫生服务项目,是促进基本公共卫生服务逐步均等化的重要内容,是深化医药卫生体制改革的重要工作,是我国政府针对当前城乡居民存在的主要健康问题,以儿童、孕产妇、老年人、慢性病患者为重点人群,面向全体居民免费提供的最基本的公共卫生服务。

目前,国家基本公共卫生服务项目有 12 项内容,即城乡居民健康档案管理、健康教育、预防接种、0~6 岁儿童健康管理、孕产妇健康管理、老年人健康管理、慢性病患者健康管理(高血压、糖尿病)、重性精神病患者管理、结核病患者健康管理、传染病及突发公共卫生事件报告和处理服务、中医药健康管理、卫生计生监督协管服务。

基本公共卫生服务项目所规定的服务内容由国家为城乡居民免费提供,所需经费由政府承担,居民接受服务项目内的服务不需要再缴纳费用。2017 年,各级政府基本公共卫生服务经费补助标准为人均25 元,全国经费补助总额达到325 亿元。人均补助标准比2009 年的15 元提高了10 元,主要用于扩大服务覆盖人群以及增加服务项目和内容。今后,国家基本公共卫生服务项目的经费补助及其项目内容还会随着经济社会发展、公共卫生服务需要和财政承受能力等适时进行调整。地方政府可结合当地实际,在国家基本公共卫生服务项目的基础上,增加基本公共卫生服务内容和经费补助标准。2014 年人均基本公共卫生服务经费补助标准由 30 元提高至 35 元,2016 年,基本公共卫生服务经费财政补助已经提高到 45 元/人,而 2017 年公卫补助提高至 50 元/人的标准。

基本公共卫生服务项目覆盖我国 13 亿人口,与人民群众的生活和健康息息相关。实施项目可促进居民健康意识的提高和不良生活方式的改变,逐步树立起自我健康管理的理念;可以减少主要健康危险因素,预防和控制传染病及慢性病的发生和流行;可以提高公共卫生服务和突发公共卫生服务应急处置能力,建立起维护居民健康的第一道屏障,对于提高居民健康素质有重要促进作用。

## 三、中医药事业的发展成就

### (一)中医药政策的推动

早在 1949 年 9 月中华人民共和国成立前夕,毛泽东同志就指出:"必须很好地团结中医,提高技术,搞好中医工作,才能担负起几亿人口的艰巨的卫生工作任务。"1950 年,第一届全国卫生工作会议明确地把"团结中西医"作为卫生工作的重要方针。1954 年,毛泽东同志指出:"重视中医,学习中医,对中医加以研究整理,并发扬光大,这将是我们祖国对全人类贡献中的伟大事业之一。""中国对世界上的大贡献,中医是一项。"为了促进中医药发展,他还提出了西医学习中医,请中医到医院诊治患者,保护与发展中医,加强对中药产供销的管理,整理中医药古籍,以及成立中医研究机构,开展中医研究工作等措施。1955年中国中医研究院创办,周恩来总理题词:"发扬祖国医药学遗产,为社会主义建设服务。"此后,全国各地相继建立了中医药研究所。1956年,毛泽东同志提出:"要以西方近代科学来研究中国的传统医学的规律,发展中国的新医学。"这一年,北京、上海、广州、成都相继成立中医学院,中医教育被纳入国家高等教育的轨道。1958年,毛泽东同志在《关于组织西医离职学习中医班总结报告》上明确批示:"中国医药学是一个伟大的宝库,应当努力发掘,加以提高。"毛泽东同志的一系列指示,强调了研究中医药学遗产的意义和价值,为党和政府制定中医药政策提供了重要的思想理论基础。

"文革"期间,中医药事业受到冲击,发展缓慢。改革开放以来,中医药工作的各项政策和法规得到进一步的加强、贯彻和落实。1978年,邓小平同志在卫生部党组《关于认真贯彻党的中医政策,解决中医队伍后继乏人问题的报告》上批示:"特别要为中医创造良好的发展与提高的物质条件。"1980年卫生部制定了"中医、西医、中西医结合三支力量都要发展、长期并存"的方针。1982年,卫生部在湖南衡阳召开全国高等中医教育和中医医院工作会议,强调保持中医特色是中医医疗、教学、科研工作必须坚持的根本方向。同年12月,《中华人民共和国宪法》正式列入"发展现代医药和我国传统医药"。中医药事业逐步走向依法发展的轨道。1985年,中央在关于卫生工作的决定中指出:"要把中医和西医摆在同等重要的地位。"

1991年,全国人大通过《国民经济和社会发展的十年规划和第八个五年计划纲要》,提出"中西医并重"的方针。江泽民同志为国际传统医学大会题词:"弘扬民族优秀文化,振兴中医中药事业。"1997年,第七届全国人大四次会议上把"中西医并重"列为新时期卫生工作的五大方针之一。党中央、国务院在《关于卫生改革与发展的决定》中强调"中西医并重"的同时,提出"实现中医药现代化"。1999年,《中华人民共和国执业医师法》施行,中医师、中西医结合医师管理纳入法制化管理。2002年我国政府决定将中药产业作为重大战略产业加以发展,并强化对中药产业的政策扶持。《中药现代化发展纲要》的制定,推动中药现代化工作蓬勃展开。2003年,国务院颁布了《中华人民共和国中医药条例》,将中医药在整个社会中的地位和作用、中医药事业发展的目标、中医药工作的方针政策等用法规的形式固定下来,确定了中医医疗、教育、科研和对外交流与合作等方面的行为规范,为中医药事业的发展提供了法规依据。2006年,国务院发布了《国家中长期科学和技术发展规划纲要(2006—2020年)》,将中医药传承与创新发展列为优先主题。2007年,发展中医药的方针首次写入党的全国代表大会政治报告。与此同时,国务院成立了中医药工作部际协调小组,大部分省(市、自治区)也相应成立了省级中医药工作领导协调小组,在经济社会发展整体规划中给予重点扶持。2009年,《国务院关于扶持和促进中医药事业发展的若干意见》深刻总结了1949年以来中医药事业发展的经验,充分肯定了中医药的历史贡献、科学文化价值、现实地位和重要作用,进一步明确了发展中医药事业的指导思想、基本原则、主要任务和政府责任,提出了推进中医药医疗、保健、科研、教育、产业、文化全面发展的思路。这一纲领性文件,在中医药发展史上具有里程碑意义。2015年12月在中国中医科学院成立60周年之际,习近平总书记强调指出:"中医药学是中国古代科学的瑰宝,也是打开中华文明宝库的钥匙。当前,中医药振兴发展迎来天时、地利、人和的大好时机,希望广大中医药工作者增强民族自信,勇攀医学高峰,深入发掘中医药宝库中的精华,充分发挥中医药的独特优势,推进中医药现代化,推动中医药走向世界,切实把中医药这一祖先留给我们的宝贵财富继承好、发展好、利用好,在建设健康中国、实现中国梦的伟大征程中谱写新的篇章。"李克强总理在2014年、2015年连续两年的政府工作报告中一再强调:"扶持中医药和民族医药事业发展""积极发展中医药和民族医药事业"。2016年2月,国务院常务会议确定进一步促进中医药发展措施,发挥传统医学优势造福人民。同月,国务院印发《中医药发展战略规划纲要(2016—2030年)》(简称《纲要》)。《纲要》明确了未来我国中医药发展方向和工作重点,是新时期推进我国中医药事业发展的纲领性文件。《纲要》指出,要坚持中西医并重,落实中医药与西医药的平等地位,遵循中医药发展规律,以推进继承创新为主题,以提高中医药发展水平为中心,以完善符合中医药特点的管理体制和政策机制为重点,以增进和维护人民群众健康为目标,拓展中医药服务领域,促进中西医结合,统筹推进中医药事业振兴发展。《纲要》提出,到2020年,实现人人基本享有中医药服务,中医药产业成为国民经济重要支柱之一;到2030年,中医药服务领域实现全覆盖,中医药健康服务能力显著增强,对经济社会发展做出更大贡献。

"十一五"期间,中医药法制化、标准化建设取得新成效,国家先后发布27个中医药法律法规,国家标准从6个增加到33个,《中(传统)医药法》列入全国人大常委会立法规划,发布中医药地方性法规的省(市、自治区)达到26个,中医药监督工作得到加强,中医药标准体系框架初步建立。国家中医药管理局出台《关于加强中医药文化建设的指导意见》,由国家中医药管理局联合中宣部、卫生部等23个部委和单位,举办了为期三年的"中医中药中国行"大型科普宣传活动,走遍31个省、区、市,产生了广泛而深刻的社会影响。

中华人民共和国成立以来,党和政府的中医药政策可概括为以下几个基本要点:①坚持中西医并重,把中医和西医放在同等重要的地位;②努力发掘、整理、提高中医药学;③坚持中西医结合,组织西医学习和研究中医;④保持中医特色,发挥优势,积极利用先进科学技术,促进中医药发展,逐步实现中医中药现代化;⑤为发展中医中药提供良好的物质条件;⑥坚持中医中药结合,医药并重,促进中医中药同步发展与振兴;⑦努力实现人人基本享有中医药服务;⑧努力实现中医药服务领域全覆盖。

中医药管理体制日趋完善。1949年11月卫生部下设有中医科,1953年、1954年先后升格为中医处和中医司。1957年,卫生部药政管理局下设中药管理处,中医中药管理体制初步确立。1986年,国务院成立国家中医管理局,1988年改称国家中医药管理局,作为国务院直属机构,由卫生部代管,实行中医中药统一管理,使中医药事业走上相对独立发展的道路。

党和政府十分重视中医药教育事业的发展。早在1951年卫生部就发布了《关于组织中医进修学校及进修班的规定》。1956年,卫生部召开全国卫生工作会议,决定"采取带徒弟等方式培养新中医50万名"。同年,在北京、上海、成都、广州建立了四所中医学院,并将南京中医学校改为南京中医学院;同时在西医院校开设中医系或增设中医课程,将中医教育纳入国民高等教育体系。1960年,全国共有中医学院21所,设置本科六年制中医医疗专业和四年制中药专业。1978年,中医开始培养研究生。全国现有高等中医药类院校和民族医药院校30余所,其中有十多所中医药院校更名为中医药大学。经过60年的努力,中医药教育已由过去传统的师徒教育为主发展到以高等院校教育为主体的多种教育形式并存的格局。中医药教育现已有中专、大专、本科、硕士、博士、博士后等教育层次,并建立了高层次的师承制度,设立了中医师承专业学位,实现"名师出高徒"。2006年,中华中医药学会向邓铁涛、陈可冀、路志正、石学敏等136位著名老中医颁发了中医药传承特别贡献奖。2009年和2014年,由人力资源和社会保障部、卫生部、国家中医药管理局等在全国评选表彰了王玉川等两批共60名德高望重、医术精湛的"国医大师"。一批老中医药专家学术和临床经验的传承研究顺利开展。与此同时,中医药继续教育和成人教育也有了较大的发展。以高等教育、职业教育和成人教育为格局的中医药教育体系的构建和形成,为中医药事业的发展培养了大批专门人才。

中医药学术研究体系和中医药服务体系逐步成熟和完善。1950年北京中医学会成立。1955年3月,《中医杂志》创刊;6月,著名老中医萧龙友、叶橘泉、承淡安被推荐为中国科学院学部委员;12月,中医研究院成立,这是中华人民共和国成立后的第一所全国性中医科研机构(1985年更名为中国中医研究院,2005年更名为中国中医科学院)。1965年,国家科学委员会中医中药专业组成立,标志着中医药学术研究已进入国家科学技术研究系统。1979年,中华全国中医学会在北京成立(1988年更名为中华全国中医药学会),这是我国最大的全国性中医药学术团体。1981年中国中西医结合学会成立。1982年中国针灸学会成立。

经过60多年的建设,遍布中国广大城乡的中医中药诊疗保健服务网络基本形成,中医药医疗服务的覆盖面和可及性明显提高。中医医院(含中西医结合医院和民族医院)基础设施明显改善,综合性医院中医工作进一步加强,彰显了中医药的优势和特色,形成了中医药医疗、保健、科研、教育、产业、文化"六位一体"全面发展的新格局。

**(二)医药事业取得的成就**

1. 中医学的巨大成就

现代科学技术的进步,有力地推动了中医药事业的发展。中华人民共和国成立以来,中医药学从散在的、自发的、沿用传统方法的研究发展到设有众多研究机构、集中大批科研人员、运用现代研究方法和手段的科研体系。中医药继承与创新能力明显增强。目前已确定16个国家中医临床研究基地,建立了一批重点实验室和三级实验室。中医药重点学科和重点专科、重点研究室建设成效显著。从1978年至今,中医药行业共获部、局级以上中医药科技成果奖千项左右,其中国家级科技成果奖百余项。

(1)医史文献研究 1900年在甘肃敦煌莫高窟藏经洞,出土敦煌医学文献100余种,其内容包括医理、诊法、本草、医方、针灸等方面,有非常重要的学术价值与临床应用价值。1962年在内蒙古多伦道,考古人员发现第一枚治病的砭石,此后又在山东日照、江苏徐州高皇庙等地,先后发现6枚砭石,解开了砭石之谜。1968年在河北满城汉墓出土了九针实物,使《内经》记载的九针大白于世。1972 年长沙马王堆汉墓出土的《五十二病方》《阴阳十一脉灸经》《足臂十一脉灸经》等一批古医籍,为战国时期的著作,成书均早于《内经》。1993 年,四川绵阳出土了西汉时期木质刷漆高达 50 余厘米的经络人模型,比宋代针灸铜人模型早约 1 000 年。此模型有 11 条经脉,有经而无穴位,对研究经络学说起源很有价值。在文献方面,现有清代以前(1911 年)古典医籍 13 万余种,已经分批进行整理。

我国系统整理古典医籍可分为 4 个阶段。第一阶段是 1955—1965 年,重点是出版中医书籍和搜集编制中医图书目录。第二阶段是 20 世纪 80 年代中期,重点是校注古医籍,卫生部组织了两批古籍的校注工作。第三阶段是 20 世纪 90 年代,出版了一批古医籍。特别是 90 年代末,《中华本草》《中医方剂大辞典》等一系列集中医药研究大成著作的编纂工作全面完成,并相继问世。第四阶段是 2010 年,国家中医药管理局启动了中医药古籍保护与利用能力建设项目,重点是对 400 种古医籍进行系统整理。2012 年文化部、国家中医药管理局启动《中华医藏》编纂工作,出版了 105 部专著;600 余种中医药古籍得到了整理与保护,从海外影印回归了 200 多种善本中医古籍。同时藏医、蒙医、维吾尔医、傣医、朝鲜医、彝医等民族医药文献得到整理和汉译。

(2)基础理论研究 20 世纪中期,对《内经》的研究,多以注释和白话的形式出现。20 世纪 80 年代以来,在传统研究不断深入的同时,从多学科角度探讨《内经》理论内容的论著不断出现,进一步丰富了中医理论。中医基础理论的实验研究向纵深发展,通过动物实验研究"证",建立了肾虚证、脾虚证等众多动物模型,通过模型认识各证发生机制及病理、生物生化、免疫等方面的改变。从 20 世纪 60 年代开始,对通里攻下、活血化瘀、清热解毒、扶正固本等治疗方法的研究,已经取得了一批成果。进入 21 世纪,人类基因组计划的实施和深化,极大地促进了生命科学的发展,同时也为中医现代化研究提供了先进的技术平台。现代医学和生命科学的理论、技术与中医学交叉渗透,有力地促进了中医基础理论的现代研究。较为深入系统的中医基础研究,主要在三个方面展开:一是重大基础理论研究,包括证候分子生物学研究、方剂药效化学基础及作用原理研究、经络研究与针灸作用原理研究;二是方法学研究,包括现代中医"四诊"多维信息集成式诊断系统研究、功能性检测在中医诊断中的应用研究、中医临床疗效系统评价体系研究;三是现代中医信息的应用研究,包括基于虚拟专用网络技术的中医药研究新模式、中医智能化信息系统研究、中医药古代文献资源数字化研究等。

2005 年,国家重点基础研究发展计划("973 计划")首次设立中医基础理论研究专项,为中医药基础研究建立了良好的支持渠道。其后,"973 计划"每年都设立这一专项,显示了国家对中医药基础研究的高度重视。中医基础理论的现代研究着重探索中医概念的实质;在定性的基础上,着重加强定量研究;在宏观整体描述的基础上,着重加强微观、客观的阐述;在概括性理论的基础上,着重加强对其本质的精确性阐述;在保持传统特色的前提下,吸纳先进科技方法和手段;在各种争鸣过程中不断建立起相对标准,以促进中医基础理论研究的深入。

近年来,运用复杂性科学方法论探索生命现象与疾病本质已成为国际生命科学领域的前沿和热点。目前,人们正在展开中医药学的非线性、整体性、关系思维、动态思维与复杂性研究相融合的方法论及其理论和实践问题的研究。

在经络研究方面,肯定了经络现象的存在,总结出感传规律,针刺麻醉得到了有力的科学论证。针刺麻醉效果的术前预测符合率达90%。我国已进行了200多万例针刺麻醉等手术,手术种类达百余种,其中二三十种效果稳定,如甲状腺、前颅窝、后颅窝、颞顶枕区、颈椎前路、心内直视、肺叶切除、剖宫产、拔牙等针刺麻醉手术,已通过严格的鉴定。此外,针刺治疗癔病性瘫痪也获良效。目前,已阐明了针刺镇痛的神经生理学机制,提出内阿片肽及其他中枢神经递质在针刺镇痛中的作用。针灸是中医学走向世界的先导,自"七五"以来,由国家中医药管理局主持攻关计划和攀登计划项目,对针灸基础理论与作用机制展开系列研究,在经络古典文献整理、经脉-脏腑相关途径、循经感传现象的客观检测、针刺麻醉及针刺镇痛、针刺戒毒,以及针刺治疗心血管病、抑郁症、癫痫等方面进行了大量研究工作,取得可喜成果。

(3)临床研究　中医药在防治传染病、流行病等急性病方面独具特色。1954年,在石家庄地区运用温病理论和方法治疗流行性乙型脑炎取得显著疗效。随后,对麻疹、肺炎、白喉、细菌性痢疾、肠伤寒、钩端螺旋体病、流行性出血热等急性传染病和感染性疾病的治疗,也都获得了较好效果。2003年,"非典"在我国部分地区暴发流行,中医药界探索中医、中西医结合防治"非典"的方法,实践证明,采用中医药方法参与"非典"治疗,早期介入恢复快,后遗症较少,为取得抗击"非典"的重大胜利做出了贡献,得到了世界卫生组织的认可。2005年,中医药在防控人禽流感工作中继续发挥重要作用。根据国家提出的建立和完善突发公共卫生事件医疗救助体系的要求,中医药行业不断加强防治重大疾病的能力和应对突发公共卫生事件能力的建设,中医药治疗艾滋病等重大传染病取得一定的效果;在汶川大地震、北京奥运会、上海世博会等重大事件和手足口病、甲型H1N1流感等突发公共卫生事件中发挥出独特而重要的作用。与此同时,中医预防保健服务取得积极进展,中医"治未病"工程全面展开,中医适宜技术和服务领域得到进一步拓展。

中医药在防病治病领域不断取得新的进展和新的突破。以中药补肾为主治疗再生障碍性贫血,明显优于单纯用雄性激素的效果。用中药治疗恶性肿瘤尤其是晚期的患者,配合西医化疗、放疗,可减轻毒副作用,减轻痛苦和延长患者生命,提高患者生活质量。用中医活血化瘀法治疗全身性硬皮病、瘢痕增生等结缔组织增生性疾病也取得较好的疗效,打破了"结缔组织增生不可逆转"的传统观念。中医药在心血管病的诊治方面,探索出一些有价值的规律。心绞痛的中医辨证标准的正式拟定,心力衰竭实质及辨证治疗客观指标的研究,对急性心肌梗死气虚血瘀病因的探讨,使中医治疗冠心病的研究提升到一个新的水平。除汤剂外,全国各地先后研制了多种药物,如速效救心丸、丹参滴丸、清开灵注射液等多种剂型,以及一些传统疗法如穴位贴压、外敷、针灸、穴位注射等,都丰富和完善了中医防治心血管疾病的手段。中医对脾胃病的临床研究逐步规范。80年代制定了胃脘痛的诊断、辨证标准,总结了一些针对性较强的治疗胃脘痛的专方。中医对胃脘痛的治疗从单一的汤剂发展成冲剂、胶囊、口服液等多种剂型,疗法日趋多样化。近年来,对慢性萎缩性胃炎微观辨证的研究取得了新进展,为治则的确立和选方用药提供了更为客观的依据。中医对肝胆病的临床研究,尤其是在肝炎、肝硬化及肝硬化腹腔积液、胆石症的治疗等方面有突出的成绩,对治疗乙肝的单方单药如五味子、大黄、山豆根、丹参、三七等的研究较为深入。采取中西医结合,以"总攻"排石法治疗胆石症,取得显著疗效。中医对肾与膀胱病的研究在20世纪50~60年代开端良好,80年代以来特别是对肾小球肾炎、肾衰竭、尿路结石的临床研究取得进展。单味中药雷公藤等治疗慢性肾炎获得显著疗效,大黄对肾衰竭的治疗效果突出。近年来,丹参对肾衰竭的治疗作用,引起多方面的关注和研究。

中医药在治疗常见病、疑难病症方面也取得不小的成绩。如:运用通里攻下方法非手术治疗胆道蛔虫症、急性肠梗阻、胃十二指肠溃疡急性穿孔、异位妊娠等急腹症,从补脾入手的强肌腱治疗重症肌无力,鱼鳞汤治疗鱼鳞病,骨炎汤治疗慢性化脓性骨髓炎,运用手法复位、小夹板固定配合中药治疗闭合性骨折,用针拨套出、针拨吸出和针拨夹出治疗圆翳内障,中药消痔灵注射液治疗晚期内痔和静脉曲张混合痔等,都取得了很好的疗效。

21世纪以来,对重大疾病、疑难病症、情志疾病的中医药防治研究及保健康复理论和方法的研究深入开展。中医药在进一步提高防治常见病、多发病能力的基础上,重点加强对恶性肿瘤、心脑血管疾病、糖尿病、慢性呼吸系统疾病、肾病等重大疾病的防治,开展了艾滋病、病毒性肝炎等重大传染性疾病的防治,以及地方性氟中毒、大骨节病等地方病的防治与临床研究工作,同时,积极参与重大突发传染病的研究和防治工作,取得显著效果。

社会老龄化逐渐成为我国重要的社会问题,医学模式由单纯的疾病治疗转变为预防、保健、康复相结合。中医学"天人合一""治未病"的学术思想及其独特的保健康复药物和方法,如推拿、按摩、食疗、药膳和太极拳、气功、八段锦等有着悠久的历史和防病优势,得到了较好的发掘和开发,新兴的各种保健疗法和中医药保健品不断问世,为保健产业和康复医学事业做出了新贡献。

2. 中药事业的发展

中华人民共和国成立以来,医药工作者在遵循中医药基本理论和传统知识、经验的基础上运用现代科技方法研究中药,取得丰硕成果,促进了中药事业的蓬勃发展。

(1)中药文献的整理 中药文献包括以本草为核心的古代药学著作,现代中草药著作,方剂、单方、验方著作,药性、药理著作,单味药物研究著作,中药采集、鉴定与炮制著作,中药资源调查与栽培著作,药典、药物志及手册等。自20世纪50年代以来,特别是90年代以后,中药文献的整理出版充满了活力,主要有《中药大辞典》《全国中草药名鉴》《中华本草》《中医方剂大辞典》等。在对民族药资源深入调查基础上,还出版了《中国民族药志》《中国藏药》《维吾尔药志》等专著。尤其是完成于1997年的《中华本草》,载药12 807种,是集中反映当代本草研究成果的重要著作。

(2)中药材研究 自20世纪80年代开始进行的全国中药资源调查表明,我国现有的资源种类已达12 807种,其中药用植物11 146种,药用动物1 581种,药用矿物80种。此次调查基本摸清了我国中药资源的蕴藏量和分布情况,为保护和合理开发中药资源提供了科学依据。对近300种常用中药材品种进行了整理和质量标准研究,建立了中药材质量标准。通过本草考证、动植物分类学研究、粉末药材显微鉴定、透视和扫描电镜的应用、化学成分的各种层次、色谱分析及DNA技术、染色体遗传特性研究,基本上弄清了

800 余种常用中药的动植物基源,澄清了 900 余个混乱品种,积累了 500 多种药材的组织结构特征,30 余种中药的层析图谱,50 余种药材的核型分析,初步做到了正本清源,保证临床用药的准确性。

无性繁殖技术、遗传育种技术、植物生长调节技术等已广泛应用于中药材的引种栽培。人工合成麝香、人工虎骨粉、人工牛黄等一些动物药代用品成功研发,中药野生资源和生态环境得到保护。一批优质道地药材生产基地已经形成,广东、四川、贵州、吉林等14 个省建立了中药现代化产业基地,药材种植面积 1 424 亩,药材生产基地 600 多个。

(3)中药现代化产业  中药饮片及中成药生产技术的研究,带动了中药产业的发展,中药生产从整理、炮制、灭菌到提取,制剂、包装及一些传统制剂的生产等,基本上都使用机器,有的初步实现了机械化和半机械化生产,有些装备还实现了程序控制。超微细粉化技术、超声提取技术、超临界流体萃取技术、旋流提取技术、悬浮冷冻浓缩技术、大孔吸附树脂分离浓缩技术等在中药制剂领域广泛应用,工艺技术、装备水平及产品质量有了很大提高,中药产业现代化程度大大增强。

中药科技平台和国家中药研究工程中心在集成创新中发挥了积极作用,一批中药工业生产与质量控制关键性技术得到熟化,中药标准化规范化研究取得成效。随着中医药走向世界进程的加快,中药的出口近年来有了较大增长,发展势头良好。中医药全面参与医改,现有 987 个中成药和中药饮片被纳入国家基本医疗保险和生育保险目录,102 种中成药和中药饮片被纳入《国家基本药物目录(基层部分)》。

(4)炮制加工和制剂研究  中药材的炮制加工对保证药材纯净、提高饮片质量和减毒增效有重要意义。目前,全国已对 500 多种常用中药的不同炮制技术和炮制经验进行了全面系统整理,分别出版了《中药炮制经验集成》和《历代中药炮制资料辑要》等著作。为了探讨炮制原理,就 100 余种中药的炮制进行了研究,对其制毒和增强疗效的作用及一些传统的经验进行了科学的阐述和诠释。传统炮制工艺技术不断改进,使用"真空加温软化""冷压浸润""酶处理"等方法,缩短了炮制时间,减少了有效成分损失,提高了药品质量。

(5)中药制剂的研究  中药传统制剂汤、丸、散、膏、丹、酒、露、胶、曲等,至今依然发挥重要的临床作用。随着临床的需要和科学的进步,剂型改进和剂型研制有很大发展。除传统剂型外,又增加了片剂、胶囊、微型胶囊、滴丸、针剂、冲剂、合剂、糖浆、口服安瓿、袋泡剂、泡腾片、乳针剂、气雾剂、含化剂、膜剂、滴丸、栓剂、软膏、透皮剂、大输液剂、中药饮片颗粒等新剂型 40 余种。随着中成药工业的发展和中药新剂型的推广,提取、浓缩、干燥、灭菌、包衣等制剂新技术、新工艺及新辅料、新设备等生产工艺的研究也相继开展。如薄膜浓缩、离心薄膜浓缩和反渗透浓缩,逆流萃取、透析法和超滤技术,微粉化、固体分散技术,喷雾干燥、冷冻干燥、沸腾干燥、微波干燥、红外和远红外干燥,微波和辐射灭菌,沸腾薄膜包衣、混浆包衣和静电干粉包衣及环糊精等已应用于生产实践。

(6)中药化学研究  各种分析仪器的进步,推动了中药化学研究的迅速发展。我国学者研究的中药有青蒿、喜树、天麻、海南粗榧、唐古特山莨菪、丹参、葛根、天花粉、川芎、黄芪、当归、人参、五味子、甘草、冬虫夏草、青黛等 200 余种,取得了青蒿素及口服双氢青蒿素、莪术油、斑蝥素及去甲斑蝥素、猪苓多糖、靛玉红及异靛甲、川芎嗪、葛根素、山莨菪碱、天花粉蛋白等国际社会公认的中药化学研究成果。中药活性成分的研究,既说明了药效的物质基础,又发现了新的效能,也推动了新药的研制。目前,我国从中药的有效成分及其衍生物中研制新药 200 余种,占全国各类创制新药总数的 1/3。

(7)中药复方研究 中药复方研究在内容上,主要有药效学、作用原理及复方配伍规律。药效学的研究主要围绕常见病、多发病、难治性疾病等临床需要展开。作用原理的研究则广泛利用其他学科的新进展、新技术和新方法,如同位素、电镜、生物化学、免疫学、组织培养技术等。在配伍规律研究方面,通过差方分析、正交试验等,对复方中多种药味的作用进行析因分析,论证君臣佐使的组方原则和药味间的相须、相使、相杀、相恶或调动作用,以阐明方剂中各药物的作用和配伍的合理性。

(8)中药功效和药理研究 20 世纪 60 年代初,开展了中药补肾的药理研究,继而对补脾、益气、养血、滋阴、壮阳等补法也进行了大量探索,特别是内分泌系统、呼吸系统、血液系统及骨伤科疾病等的防治,对大量补益药物和方剂进行的药理学研究涉及临床各科的诸多方面,并取得重要成就。对于活血化瘀、清热解毒、理气开郁及攻里通下等治法,以药理学为主体的研究也相继展开,并取得显著成绩。

抗疟新药双氢青蒿素的研制和全国中药资源普查在国内外产生了深远影响,两者分别获 1992 年全国十大科技成就奖。青蒿素主要研发人之一屠呦呦于 2011 年获国际生物医学大奖"拉斯克奖"。2015 年 10 月 5 日,屠呦呦获得诺贝尔生理学或医学奖,这是中国科学家在本土上进行的科学研究首次获得诺贝尔科学奖,也是中国医学界和中医药成果迄今获得的最高奖项。"血瘀证与活血化瘀研究""低纬高原地区天然药物资源野外调查与研究开发""中药安全性关键技术研究与应用""中成药二次开发核心技术体系创研及其产业化"和"人工麝香研制及其产业化"获国家科技进步一等奖。

### (三)中西医结合医学的发展

中西医结合是中国医学的鲜明特色,它是我国卫生健康体系中的"三驾马车"之一,在医疗健康事业中发挥着巨大的不可替代的作用。中西医结合医学不仅是中国医药科学的一大优势,对 21 世纪医学发展也必将产生积极的影响。中西医结合工作者认真学习中医传统理论及其丰富的实践经验,充分利用现代科学技术手段,从多学科、多层次、多角度,发展和创新了传统医学的理论和方法,尤其是中医微观辨证研究,加以现代医学诊断技术的应用,形成了中西医结合医学的特点。自 20 世纪 50 年代以来,中西医结合无论在理论研究,还是临床各科方面,都取得了显著的成就,为世界医学所瞩目。

1. 中西医结合医学的发展阶段

(1)中西医结合研究开创时期 中西医结合研究是 1949 年后逐步建立和发展起来的。1950 年,毛泽东为第一届全国卫生工作会议题词:"团结新老中西各部分医药卫生工作人员,组成巩固的统一战线,为开展伟大的人民卫生工作而奋斗。"1952 年,"团结中西医"被定为我国卫生工作四大方针之一。1955 年,在北京、上海、天津三地举办了全国第一届西医离职学习中医研究班。1956 年提出"西医学习中医",并在全国开展了中西医结合临床实践的试验工作。毛泽东指出,"把中医中药知识与西医西药知识结合起来,创造我国统一的新医学新药学",最早提出了"中西医结合"的概念,并赋予其明确的内涵与目的。1958年,第一届西医离职学习中医研究班顺利毕业,毛泽东在卫生部呈送的总结报告中批示:"有条件的省市都应该办一个七八十人的西医离职学习中医的学习班,以两年为期,这样,大约在1960年冬或1961年春,全国大约就可以有2 000名左右中西医结合的高级医生,其中可能出几名高明的理论家。"并特别强调:"这是一件大事,不可等闲视之。"此后,全国各地相继举办了西学中班,当时大约有4 000名西医离职学习中医,形成了"西医学习中医"的热潮。西学中人员跟随老中医学习临床经验,以西医诊断为主,以西医指标为标准,观察中医药临床疗效。如老中医秦伯未用黄芪建中汤治疗胃溃疡、蒲辅周用苍术白虎汤治疗流行性乙型脑炎,以及西学中人员观察补中益气汤的临床应用、十枣汤治疗结核性胸膜炎的病例报告、中医药治疗尿毒症的报告等,良好的临床疗效增强了中西学人员的信心,促进了中西医的团结合作,传播了中医药学的学术思想和科学价值。1958年毕业的首届西学中研究班的人员和1960年左右毕业的西学中人员,成为日后我国中西医结合事业的中流砥柱和技术骨干,为中西医结合临床与实验研究奠定了技术队伍基础。

(2)中西医结合临床观察和开展实验研究阶段  1966年"文革"开始,一些中医和中西医结合专家受到迫害,中西医结合临床和实验研究基本停顿下来。当时,周恩来总理像保护文化界、科技界知名人士一样,保护受迫害的中医和中西医结合医务工作者。1970年底,周总理主持召开了全国中西医结合工作会议,对22项中西医结合研究成果进行了表彰。1971年,周总理指示卫生部制定中西医结合工作规划,要求"以五年为一期,通过几个五年的时间,使中西医互相结合,共同提高,逐步达到融会贯通";并指出:"中西医结合是一件大事,是我们的方向。"1975年,周总理再次指示:"要继续组织西医学习中医,要强调办中西医结合医院。"1978年,中央56号文件指示:"要培养一支精通中医理论和有丰富临床经验的高水平的中医队伍,造就一支热心于中西医结合工作的西医学习中医的骨干队伍。"

20世纪60年代中期至70年代,中西医结合工作者先后开展了中医藏象实质(肾本质、脾本质等)研究、藏象生理与脏腑相关研究、"四诊"客观化研究、经络实质与针刺麻醉原理研究、心血管病和慢性气管炎的中西医结合研究,急腹症、骨关节损伤、骨折、烧伤、结石、痔瘘、皮肤疮疡疾患、白内障、糖尿病、肿瘤防治,以及内科急症、儿科、妇科等各科常见病、地方病、职业病等临床实践的中西医结合防治研究,全面显示出中西医结合的优势。如外科中西医结合治疗肠梗阻、溃疡病穿孔、急性胰腺炎和异位妊娠等急腹症,使70%的急腹症患者免受手术之苦,提高了治愈率,减少了并发症。在这些研究过程中,除了对中医经典理论进行引申阐发和理论探讨外,不仅对中医理论概念、证候等进行客观化、定量化、微观化研究,同时针对中医临床诊疗方法的机制进行了实验和理论思维的探讨。研究学者努力探寻中西医结合的契合点,在针刺麻醉、经络现象、心血管疾病的研究中取得了较大的进展。

(3)中西医结合深入研究与学科发展阶段  随着"文革"结束后医药卫生工作的恢复、整顿与重建,在我国医学科学研究规划中,中西医结合工作得以重新定位和发展。1980年卫生部召开全国中医和中西医结合工作会议,明确提出我国"中医、西医、中西医结合三支力量都要大力发展,长期并存"的方针。"三支力量"的提出,标志着中西医结合已成为实现医学科学现代化进程的一支依靠力量，也预示着必将逐渐形成具有中国特色的中西医结合医学。1982年，卫生部在石家庄召开全国中西医结合和综合医院、专科医院中医科工作会议，制定了《关于加强中西医结合工作的意见》，提出中西医结合工作主要在综合医院和中西医结合基地开展。1984年，卫生部在中医司设中西医结合处。1985年，中共中央书记处关于卫生工作的决定中指出："要坚持中西医结合的方针。"1996年，八届全国人大第四次会议指出："继续振兴中医药事业，促进中西医结合。"1997年《中共中央、国务院关于卫生改革与发展的决定》指出："中西医要加强团结，互相学习，取长补短，共同提高，促进中西医结合。"2003年《中华人民共和国中医药条例》再次强调中西医并重的方针，鼓励中医、西医两种体系的有机结合。2009年，《国务院关于扶持和促进中医药事业发展的若干意见》着重指出："坚持中医与西医相互取长补短，发挥各自优势，促进中西医结合。"

在中西医结合教育方面，1982年，国务院学位委员会将"中西医结合"设置为一级学科，促进了中西医结合学科建设。1992年，国家标准《学科分类与代码》将"中西医结合医学"设置为一门新学科，促进了中西医结合研究把学科建设作为主要发展方向和历史任务。根据中西医结合医学的学科发展要求，我国自20世纪80年代起开始招收中西医结合研究生，90年代一些中医和西医高等院校相继创办了五年制中西医结合系，中西医结合教育体系逐渐形成。全国中医药高等院校和许多西医院校都陆续开设了博士、硕士研究生和本科层次的中西医结合专业或专业研究方向，同时还在有条件的地方设置了博士后流动站。国家已将中西医结合人才培养定位在"高层次高等教育"上。中西医结合专门人才的培养，使得中西医结合事业步入了持续稳定发展的道路。

21世纪的中西医结合专业得到了更为广泛、深入的发展，中西医结合医学的学科内涵建设更为充实，结合形式在交叉兼容、中西互补、结合创新的基础上更加丰富多彩。

2. 当代中西医结合主要成就概述

中西医结合事业在党和政府的关怀下，艰难起步，从最初的临床应用逐渐走向了理论化的探索，取得了一系列重大科研成果，为国内外医学界所瞩目。

中西医结合的科学研究以紧密联系临床实践作为其鲜明的特点。早在20世纪50年代，黄芪建中汤治疗胃溃疡、苍术白虎汤治疗流行性乙型脑炎、补中益气汤临床应用观察、十枣汤治疗结核性胸膜炎、中医药治疗尿毒症的报告等，都曾产生很大影响。60年代中期至70年代，以吴咸中为首的中西医结合治疗急腹症、尚天裕为首的中西医结合治疗骨折、唐由之为首的中西医结合针拨套出术治疗白内障、陈可冀为首的中西医结合治疗心脑血管疾病，还有中西医结合对慢性气管炎的分型诊治、中西医结合救治多器官衰竭，以及邝安堃和沈自尹为首的中医肾本质的中西医结合基础理论研究等成果，显示了中西医结合的临床优势，扩大了中西医结合的影响。

1972年，美国总统尼克松访华，参观考察了以辛育龄为首的中西医结合针刺麻醉手术，从而引起世界性的"针灸热"和"中医热"。以此为契机，各临床学科进一步开展了中西医结合疗法的系统研究。同时，中西医结合诊断学不仅形成了"病证结合诊断"模式，而且通过病证相关性研究、辨证规律、辨证标准、辨证客观指标研究等，促进了中医辨证规范化、标准化研究。在治疗学方面，对中医治则如活血化瘀、通里攻下，结合中药现代药理学的研究,初步形成了辨证论治与辨病论治相结合的治疗学思路,出现了一批以临床研究为主的中西医结合科研成果。肾阳虚动物模型、肾本质的现代研究,以及中医"八纲"辨证的病理生理探讨等,揭开了对中医"证"本质现代研究的序幕,推动了中西医结合临床实验研究的深化发展。研制开发的中药新药广泛有效地应用于临床,如从中药青黛研制出治疗慢性粒细胞白血病的靛玉红,从中药砒霜研制出治疗急性早幼粒细胞白血病的"癌灵Ⅰ号",从中药青蒿研制出抗疟新药青蒿素,从中药五味子研制出治疗病毒性肝炎新药联苯双酯,治疗冠心病心绞痛的"冠心Ⅱ号",以及川芎嗪注射液、丹参酮、丹参素、复方丹参注射液等制剂防治心脑血管疾病等。其中,"癌灵Ⅰ号"注射液借鉴中药"以毒攻毒"思想和西医静脉给药的方法,反复筛选砒霜(三氧化二砷),经化学提纯而成,疗效奇特。其在早幼粒细胞白血病发病过程中的诱导细胞凋亡的机制,已经被研究者从分子生物学与基因水平两个方面所揭示,并且得到了世界范围内的认可。

此外,运用现代科技方法及医药技术,如CT、电镜、内镜等技术及免疫学、内分泌学、微循环检测、血液流变学、药理学、生物遗传学、分子生物学方法,大量开展临床、实验和基础理论研究,一方面促进了中西医结合研究水平的提高,另一方面推动中医药学进入"现代实验中医药学"阶段。例如:在研究经络理论的过程中,从20世纪80年代开始运用的同位素示踪技术,到"九五"期间使用的红外辐射源检测技术。

近年来,临床中西医结合治疗方法的研究成果包括:陈可冀"血瘀证与活血化瘀研究";杨国栋"莨菪化疗法戒毒研究";北京朝阳医院和东直门医院等11家医院专家组成的课题组采用传统治疗"热病"的方法应对甲型H1N1流感,以现代科学方法进行中药汤剂有效性的前瞻性、非设盲、随机对照试验,其研究成果展示了中医药和中西医结合在应对新发呼吸道传染病和突发公共卫生事件的作用。其他如心脑血管疾病、糖尿病、甲状腺功能亢进、病毒性肝炎、泌尿系统疾病、血液系统疾病、呼吸系统疾病、消化系统疾病、神经系统疾病、感染性疾病、外科疾病、妇产科疾病、儿科疾病、皮肤病等领域的中西医结合治疗取得的一系列成果,以及中药的现代研究与开发取得的研究进展,均为国内外医药界所青睐。

以临床研究为基础的中西医结合概念和相关理论在不断累积,产生了一系列超越中、西医学原有知识的新认识和新观点,创造性地提出一些新的中西医结合理论概念。如"病证结合"诊断理论、辨病析态、微观辨证、显性证与潜隐证、生理性肾虚与病理性肾虚、急性血瘀证与陈旧性血瘀证、高原血瘀证、脑窍瘀阻、血瘀证临界状态等中西医结合基础理论概念;还有小儿感染后脾虚综合征、瘀滞期(蕴热期/毒热期)阑尾炎等中西医结合新病名。这些中西医结合新的理论概念的提出,反映出中西医结合研究的理论思维在不断拓展。随着中西医结合理论研究逐渐深化,一系列中西医结合专著陆续出版,表明中西医结合理论体系的构建提上日程。

随着中西医临床治疗学与理论的深入研究,在全国范围内创建了一大批中西医结合医疗与科研机构。新中国成立之初创立的中西医结合医院、诊所、门诊部等医疗机构已被国务院批准、卫生部颁行的《医疗机构管理条例》所认可,成为我国法定的新型医疗机构。针对中西医结合的热点、难点,各地先后成立了主攻急腹症、骨伤、皮肤病、急救等的中西医结合研究所;凡三级甲等中西医结合医院所在地都相应成立了省级或市级中西医结合研究院(所);一批高等医药院校,如北京大学医学部、复旦大学医学院、西安医科大学、中南大学湘雅医学院、中山大学医学院、华中科技大学同济医学院、南方医科大学和北京中医药大学等均成立了中西医结合研究所。这些中西医结合专门机构已成为中西医结合临床与科研的重要基地,为我国中西医结合研究与实践做出了贡献。

中西医结合学术交流生机勃发。1981 年 11 月,在原中国中西医结合研究会的基础上成立了中国中西医结合学会,下属急腹症、骨伤科、妇产科、儿科、眼科、耳鼻咽喉科、泌尿外科、神经科、急救医学、虚证与老年医学、养生学、康复医学、心身医学、血液学、医学影像学、皮肤性病、呼吸病、心血管病、周围血管病、消化系统疾病、肝病、肾病、精神病、风湿类疾病、糖尿病、大肠与肛门疾病、疮疡、烧伤、微循环、活血化瘀、四诊研究、基础理论研究、中药、外语、管理和教育等中西医结合专业委员会或工作委员会。各省、自治区、直辖市都相继成立了中西医结合学会和相应的专业委员会,形成了中西医结合学术交流的全国网络系统,不仅活跃了学术思想,而且有力地促进了中西医结合各专业学科的学术发展与学科建设。自 1981 年《中西医结合杂志》(1994 年改为《中国中西医结合杂志》)创办以来,陆续创办了中西医结合外科、急救、耳鼻咽喉科、眼科、骨伤、风湿病、脾胃、肝病、肿瘤、皮肤性病等中西医结合学术期刊,为我国中西医结合学术的繁荣发展创造了很好的平台。

中华人民共和国成立以来半个多世纪的中西医结合研究与实践,不仅向世界显现中医学与中西医结合医学的科学价值,而且架起了中医学和中西医结合医学走向世界的桥梁。1997 年、2002 年、2007 年、2012 年在中国召开的四届世界中西医结合大会,使中西医结合医学在全球的影响日益增强。中国的中西医结合医学对全世界开展结合医学研究提供了有益的借鉴。

### (四)中医药走向世界

随着我国的改革开放,中医药走向国际的势头日益强劲。中医药在国外的发展呈现如下特点:一是国际从业队伍不断扩大。近几年,国际中医药发展的大好形势造就了一支不断扩大的国际中医药从业队伍,目前国际上中医药从业人员有 30~50 万人。二是中医药教育在国外发展迅速。1999—2003 年我国大陆与国外的合作项目中,教育类合作项目占 38%~40%。三是科技合作出现良好苗头。中医药科技的国际合作项目日益增多。四是产品国际销量稳步增长。五是世界卫生组织关注支持。2001 年世界卫生组织西太地区办事处制定了一个由我国参与起草的地区性的传统医药发展战略。2003 年在日内瓦世界卫生组织总部召开的年会上,制定了传统医学战略。多年来世界卫生组织一直非常关注并积极推动着中医药的发展,非常重视中医药的标准化建设。六是各国政府开始重视。近几年随着中医药在很多国家得到发展并受到民众的欢迎,这些国家的政府也开始关注中医药,着手对中医药进行立法并严格管理,承认其合法地位,对当地的中医药发展起到了明显的推动作用。

1962 年,中国中医研究院岳美中随中国医疗组赴印度尼西亚为时任总统的苏加诺治疗左肾结石、肾衰竭,应用中医治疗"石淋"的方药取得了较好的效果。苏加诺称之为"社会主义中国中医学的奇迹",后来还为岳美中授勋。此外,叶心清、岳美中等应用传统的中医治疗方法为胡志明、崔庸键等外国领导人治病的良好效果,使中医在国际上再度受到瞩目。

**1. 中医药在亚洲的影响**

(1)日本 日本的"汉方认定医制度"规定,只有取得西医师资格者才有权开汉方制剂处方。随着汉方医学的不断发展,日本官方对汉方医学的应用和研究给予了支持和关注。首先在医疗政策方面,厚生省除规定大部分汉方制剂可以享受医疗保险外,还规定针灸费可部分地从医疗保险中支付;同时,准许在西医院内开设东洋医学科。在汉方医学教育方面,文部省正式下文成立世界第一所正规的针灸大学,使汉方医学开始纳入国家教育行列。1991 年,北京中医学院与日本中医振兴会合作,在日本开设了"北京中医学院继续教育日本分校"。近年来,日本在普及应用的基础上,非常重视中医理论研究,尤其是对"证"本质进行了深入的研究;同时,运用生化、药理、分子生物学和免疫学技术对中药及其复方的药理进行了研究,取得了一批成果。此外,日本在中药制剂的开发研究方面也颇有特色,在制剂的疗效、剂型的改革、新技术的应用、提高产品质量等方面都处于领先地位。

(2)韩国 在韩国,中医药与韩国医药相互结合,形成了当地的传统医药学,古称"东医"。1980 年韩国政府颁布法令,统称为"韩医"。韩国政府一直采取西方医学和韩医并存的政策,韩医具有合法权利和地位,与西医享受同等待遇。

(3)其他国家中医药 中医药在新加坡已具有悠久的历史和良好的群众基础,新加坡卫生部成立了"中医药管理局",设有"新加坡中医团体协调委员会",进一步加强了中医药管理。国会于 2000 年 11 月 14 日通过了《中医师法案》,开设中医学院,中医师注册工作也在进行之中。越南也是较早提出东医与西医相结合的国家,正式承认传统医学的地位,设立有东医学专科大学,备有传统医学培训系统。规模较大的中药店有近 200 家,中小药店更是遍布城乡,从我国出口到越南的中成药达 180 余种。此外,泰国政府也承认中医药的合法地位,对考试及格的中医师颁发临时执照。其他东南亚国家如菲律宾、印度尼西亚、缅甸、柬埔寨等国,由于受亚裔、华裔文化的影响,中医药有着深厚的民众基础,应用前景也很广泛。

**2. 中医药在非洲的影响**

在非洲,草药师被称作"桑高麻",当地人民使用草药已具有漫长的历史,因此对于中医药比较容易认同。加之中国传统文化中的气功、武术等早已深入非洲民众的生活,为中医药在非洲的普及和推广打下了良好的基础。自 1960 年以来,中国援非医疗队先后前往坦桑尼亚、赞比亚、莫桑比克、尼日尔、扎伊尔、马里、几内亚比绍等非洲国家,使不少非洲人了解了中医药与针灸。1987 年,中国与坦桑尼亚政府就联合在坦桑尼亚开展中医药研治艾滋病达成协议,中国中医研究院先后派出 10 多批专家前往开展中医药研治艾滋病的工作,积累了大量的治疗经验和科研资料。1994 年南非种族隔离结束后,政府管理部门对草药包括中草药采取了相对开放的政策,为随后中医药进入非洲市场提供了机遇。2001 年 2 月 12 日,南非政府正式颁布了《南非联合健康专业委员会管理条例》,将中医及针灸列为医学专业之一,从而确立了中医及针灸的法律地位。2002 年南非政府允许部分中草药制剂申报登记作为合法药剂,包括风油精、红花油、花露水、六神丸、复方丹参滴丸等逐渐在非洲建立了信誉。中医药以其良好的临床疗效对非洲发病率较高的心血管疾病、糖尿病等提供了医疗支持。同时，中药贸易在非洲快速发展，截至 2007 年我国中药出口南非、摩洛哥、贝宁和尼日利亚已超过 100 万美元。

2011 年中医医疗正式被纳入南非医疗体系。2012 年 3 月，世界中医药学会联合会（简称"世中联"）在南非开普敦与南非西开普大学、南非中医针灸学会合作举办了"首届中非中医药国际合作与发展论坛"（简称"中医药非洲论坛"），参会者主要来自 11 个国家和地区的近 300 名中医药专家学者和企业家，成为在非洲举行的规模最大的一次中医药论坛。随着中医药在非洲医疗地位的不断提升，目前非洲来华学习中医药的人数已逾千人，遍及非洲多数国家和地区，为中医药进入非洲开辟了发展途径。

3. 中医药在美洲的影响

（1）美国　早在 20 世纪初期，植物药就与化学合成药物一同被列入美国药典。美国国立卫生研究院（NIH）于 1992 年 7 月设立了非常规医学办公室（OAM），负责对各种传统医学（包括针灸、中药、推拿、气功）进行科学评估，从而逐步确立非常规医学在美国的合法地位。1998 年，美国国家卫生研究院正式成立了国家补充替代医学中心。2002 年，美国白宫发布了一份医学政策报告，充分肯定了补充替代医学的医疗价值，"中国传统医学"不再仅仅作为"一种疗法"，而被视为一种独立的医学体系，确立了中医在美国的合法地位。不少美国医药人员和民众开始认识并信服中医药的疗效，越来越多的美国人开始使用草药，导致美国已成为我国中药出口的主要市场之一。华盛顿中华医学研究所临床中心的统计数据显示：2007—2012 年，超过 500 名西医师曾向该中心推荐患者，使得该中心的患者数量达到千人。目前全美有上百所中医针灸学院提供 3~4 年的职业培训，并可授予学士或硕士学位。截至 2015 年，约有 3 万人具有中医师执照，有 46 个州核发中医执照。

（2）加拿大　中医针灸疗法在加拿大始于 20 世纪 70 年代，因著名医师、安大略大学医学院的斯鲍尔教授应周恩来总理的邀请前来中国进行考察，引发了加拿大医学界对针灸的关注。然而，时至 1983 年"加拿大中医药针灸学会"的正式成立，中医和针灸才具有真正的医疗地位。随后"全加针灸学会"主持召开的两次国际性中医药针灸学术会议，受到了国内外各界人士的瞩目。1987 年，加拿大中医与针灸学会（CMAAC）成为世界针联的会员。1989 年，CMAAC 主办并成立了中医与针灸研究所教育分部，在 7 个省分别成立了 7 个分支。与这些针灸学会相呼应的还包括 80 年代陆续成立的各省中医针灸学术组织，如魁北克针灸协会（AAQ）（1972 年）、国际中医协会（IATCM）（1980 年）、气功静坐强身社（1981 年）和安大略职业针灸师协会（PAAO）（1987 年）等。1985 年 4 月，蒙特利尔市召开了国际针灸学会第九届世界大会；1986 年 6 月，多伦多召开了首届国际中医药针灸学会会议；1986 年 8 月，蒙特利尔召开了世界中国医药学术大会；1988 年 9 月，多伦多召开了加拿大第二届国际针灸学术会议。这些事件对中医针灸医疗在加拿大的进一步开展起到了促进作用。进入 90 年代，各省陆续为中医针灸立法。如卑诗省于 1996 年 4 月成立了针灸管理局，成为加拿大第一个对中医针灸等医疗方法予以全面合法化的地区，并公布了针灸师管理细则。随后，魁北克省和亚伯达省也对针灸进行了立法管理。为了对境内的中医师进行管理，卑诗省在 2000 年 12 月通过了《中医执业和针灸法规》，允许中医执业人员获得"注册针灸师""注册中药师""注册中医师"和"高级中医师"4 种执业证书，成为北美洲唯一颁发除注册针灸师之外的其他合格中医执照的地区。中药由于长期无法取得注册而不能以药品名义进口及在加销售，直至 1999 年 3 月，加拿大卫生部决定将包括传统草药、中成药、维生素和矿物质等在内的产品列为"自然健康产品"，建立一套单独的管理法规，才使得中草药和中成药作为药品在加拿大销售。加拿大的中医药教育，主要由中国移民开设的私立中医药学校，如多伦多传统中医药学校等，以及各类协会的学术活动构成。近年来，随着加拿大注重与中国的中医药交流，通过中加中医药联合办学的方式，为加拿大培养了大量中医药人才。中医在加拿大正在沿着规范化、制度化的方向发展。

（3）巴西　自从 20 世纪 80 年代初，受到世界性"中医热"的影响，中医针灸疗法开始在巴西盛行。1989 年，里约热内卢州政府组织成立了里约热内卢卫生局民间传统医疗机构，专门负责将汉方、中草药、自然饮食、导引、中医针灸疗法等介绍至州内的国立、州立和市立医院。1992 年，圣保罗医学委员会设立了针灸部，指导国内西医医生从事针灸治疗。直至 1996 年 8 月，巴西联邦医学委员会才正式承认了中医针灸治疗的合法性，并且在减少疼痛和消除炎症方面广泛应用。1996 年 10 月，首届拉美针灸学会联合大会在巴西弗洛里亚诺波利斯举行，促进了传统中医药在拉美的发展。在政府的支持下，1994 年和 1996 年先后召开了巴西第一、第二届全国中医、针灸代表大会和拉美第一次代表大会，促进了中医针灸疗法的临床应用与交流。1996 年后，巴西在国内医学高等院校及综合性大学中的医学院陆续开设针灸课程，并成立巴西中西医学协会、圣保罗针灸协会等学术组织，开展针灸学术交流。至 2001 年，巴西已有约 1 万余名针灸师，圣保罗市卫生局也在该市开设了一所传统疗法医院，主要采取针灸、推拿、理疗等治疗疾病，并在全市众多小型医院内设立针灸科。进入 21 世纪，中草药逐渐被巴西民众认可，为了满足巴西国内对中医师需求量日益增大的发展趋势，巴西政府通过与世界中医药学会联合会的协作，组织本国医生来华进修中医。

4. 中医药在欧洲的影响

（1）英国　由针灸业作为先导，从 20 世纪 60 年代到 80 年代，英国的中医从业人员已近千人，先后成立了 5 个针灸师学会，政府设立专门考核、登记注册中医、针灸人员的部门。90 年代注册针灸师超过 2 600 人，5 个针灸师学会合并统一为"英国针灸师联合会"。在英国，目前专业的中医药教学院校共有 2 所，一所是在 MIDDLESEX 大学的五年制中医学院，另外一所是由英国针灸基金会与北京中医药大学联合建立的伦敦中医学院。除此之外，一些院校也开始在国立正规大学开设中医和针灸学士学位课程。虽然，时至今日中医药在英国还没有合法的法律地位，中药也只能以保健品和食品的名义进行销售，但相对于欧洲其他国家，中医药在英国的发展是较快的。随着英国政府和社会对中医药疗效的信赖，中医药已经逐步从民众需求和认同，向政府承认和立法过渡，从单一的民间交流走向政府间合作，对中医药在欧洲国家的发展产生了积极影响。

（2）丹麦　丹麦的中医药产业发展迅速，据不完全统计，包括丹麦人创办的中医诊所在内，目前丹麦共有 500 多家中医诊所，治疗项目包括针灸、推拿等。2002 年 9 月，丹麦中国针灸学会正式成立，加强了丹麦与中国中医药界的联系，至 2006 年 2 月先后组织了

10余次学术研讨会,对中医药学在丹麦的推广产生了积极的影响。据丹麦哥本哈根大学公布的最新研究报告,中医针灸治疗作为替代治疗方案的一种在丹麦已被广泛使用。目前约1/3的丹麦医院选用替代治疗方案,治疗范围包括疼痛、癌症、不育和精神病等疾病,而针灸治疗占所有替代治疗方案的97%。

(3)其他国家　1952年,法国医学科学院承认针灸疗法是一种医疗行为。1985年,法国卫生部成立"针刺治疗诸问题研究委员会",已决定将中医学教育纳入高等医学院校课程,规定只有正式医生才能操作针灸。其后,中医药被法国医学会确认为正统医学的一部分,并被纳入医疗保险范围。从1999年起,瑞士联邦政府决定中医药治疗费用可以从医疗保险费用中报销。德国的针灸医生大多数为高等医学院校毕业的医生,经过一定的西医实践后再学习中医,把针灸作为临床治疗的一种方法或手段。一份数据显示,在德国大约有5万名医生从事中医,并且每年有将近200万个患者接受中医的治疗。1991年北京中医学院与德国企业家合作在巴伐利亚州成立了魁茨汀中医院,这是全欧洲第一所中医院,为中医药在欧洲的推广起到了示范作用

# 第四章  医学发展的趋势

## 第一节  全民健康促进行动

### 一、"健康促进"的由来

"健康促进"是在 1986 年被提出来的。1986 年世界卫生组织在加拿大的渥太华召开了第一届全球健康促进大会,发布了《渥太华宣言》,在《渥太华宣言》中第一次正式提出了"健康促进"的概念,并且对"健康促进"的工作策略和优先的工作领域进行了详细介绍。"健康促进"具体是个什么的概念呢? 简单地讲就是通过行政或者组织手段,广泛动员和协调社会各成员、部门以及社区、家庭、个人,使其各自履行对健康的责任,共同维护和促进健康的一种社会行为和社会战略。"健康促进"已经成为当前各个国家应对健康问题的首选策略和核心策略。

### 二、中华人民共和国成立初期的"健康促进"及现在面临的形势

对我国来说"健康促进"这一概念比较新,但实际上,从新中国成立后,党和政府就高度重视人民群众的健康。我国发动的"爱国卫生运动"就是一个典型的"健康促进"工程。爱国卫生运动到现在已经有六十多年的历史。"健康促进"之所以被大家越来越多提及和关注,是因为影响健康的因素覆盖了方方面面。而目前来说,对我国公众健康威胁比较大的有两个方面:一是传统疾病风险,我国是全球结核病负担最重的国家之一,每年还有几百万新发结核病病人;二是以心脑血管疾病、糖尿病和肿瘤为代表的慢性病,这种慢性病的高发对于公众健康的危害非常大,而且给国家带来了重大的经济负担。据统计,有的国家仅肿瘤或糖尿病这些全年医疗费用支出,可能就占到这个国家总医疗费用的 15% ~ 20%。如果这样的疾病发生率越来越高,不仅对公众的健康造成威胁,而且会给国家的经济社会发展带来很大的威胁。

### 三、全民健康促进行动发起的背景

经济和社会的快速转型导致人们生活方式发生很大变化,特别是与生活方式密切相

关的慢性病及其危险因素水平呈快速上升趋势。

2004 年,第五十七届世界卫生大会通过了"饮食、身体活动与健康全球战略",随后,我国《卫生事业发展"十一五"规划纲要》明确提出将"加强全民健康教育,积极倡导健康生活方式"作为重点工作。为此,卫生部疾病预防控制局、全国爱卫会办公室和中国疾病预防控制中心在全国范围内发起全民健康生活方式行动,以提高全民健康水平。

## 四、国家层面为推动健康促进蓬勃发展而采取的一些措施

### (一)国家卫生计生委发布了《全民健康素养促进行动规划(2014—2020 年)》

为科学、规范、有效地开展健康促进工作,建立政府主导、部门合作、全社会参与的全民健康素养促进长效机制和工作体系,全面提高我国城乡居民健康素养水平,国家卫生计生委决定制定专门的指导性文件,以健康素养促进为抓手,统筹协调卫生计生系统健康促进工作。《全民健康素养促进行动规划(2014—2020 年)》于 2013 年 6 月开始起草,经过多次调研和专家论证,征求了中医药管理局、国家卫生计生委内相关司局及各省级卫生计生委行政部门意见,于 2014 年 4 月正式以国家卫生计生委文件形式印发,明确未来一个时期健康素养促进目标和任务,是健康促进与健康教育领域的纲领性文件。

### (二)中共中央、国务院印发了《"健康中国 2030"规划纲要》

2016 年 10 月 25 日,中共中央、国务院发布了《"健康中国 2030"规划纲要》(简称《纲要》),这是今后 15 年推进健康中国建设的行动纲领。《纲要》是建国以来首次在国家层面提出的健康领域中长期战略规划。

1.《纲要》的起草

党的十八届五中全会作出"推进健康中国建设"的战略决策。在国务院医改领导小组的领导下,2016 年 3 月成立了以卫生计生委、发展改革委、财政部、人力资源社会保障部、体育总局等部门为主,环境保护部、食品药品监督管理总局等 20 多个部门参加的起草工作组及专家组。编制工作坚持充分发扬民主,协调各方参与,组织有关部门、智库和专家开展了专题研究、平行研究和国际比较研究,借鉴国内其他领域和国际国民健康中长期发展规划经验,广泛听取地方、企事业单位和社会团体等多方面意见,并向社会公开征集意见。在 8 月 19—20 日召开的全国卫生与健康大会上征求了全体与会代表意见,反复修改。8 月 26 日,中共中央政治局会议审议并通过了《纲要》。

2.《纲要》的战略目标

到 2030 年具体实现以下目标。

(1)人民健康水平持续提升。人民身体素质明显增强,2030 年人均预期寿命达到 79.0 岁,人均健康预期寿命显著提高。

(2)主要健康危险因素得到有效控制。全民健康素养大幅提高,健康生活方式得到全面普及,有利于健康的生产生活环境基本形成,食品药品安全得到有效保障,消除一批重大疾病危害。

（3）健康服务能力大幅提升。优质高效的整合型医疗卫生服务体系和完善的全民健身公共服务体系全面建立,健康保障体系进一步完善,健康科技创新整体实力位居世界前列,健康服务质量和水平明显提高。

（4）健康产业规模显著扩大。建立起体系完整、结构优化的健康产业体系,形成一批具有较强创新能力和国际竞争力的大型企业,成为国民经济支柱性产业。

（5）促进健康的制度体系更加完善。有利于健康的政策法律法规体系进一步健全,健康领域治理体系和治理能力基本实现现代化。

# 第二节　家庭医生

家庭医生包含两层意思:一是家庭签约医生,二是全民普及医疗急救知识。

## 一、家庭签约医生

家庭医生,即私人医生,也叫全科医生,是对服务对象实行全面的、连续的、有效的、及时的和个性化医疗保健服务和照顾的新型医生。家庭医生以家庭医疗保健服务为主要任务,提供个性化的预防、保健、治疗、康复、健康教育服务和指导,使您足不出户就能解决日常健康问题和保健需求,得到家庭治疗和家庭康复护理等服务。

### （一）家庭签约医生的发展状况

1.国外　家庭医生制度在国外已经发展得很成熟。欧洲的全科/家庭医生相当普遍,提供的服务也比较周到。在德国,几乎每位病人都有对应的家庭医生。有家庭医生的好处是其对病人了解全面,方便后续治疗。家庭医生以及所有诊所都是可以自由选择的,也可以随时更换。在英国,家庭医生又叫作全科医生,承担着社会卫生服务内容包括初级医疗保健、健康促进、慢性病管理、免疫宫颈检查和麻醉等。家庭医生向其注册的病人提供从出生到死亡的全过程、全方位基本医疗卫生服务,包括疾病的诊断、治疗、保健、传染病的预防检测、病人转诊等项目。在美国,如(持有医疗保险的一部分)美国人看病先找自己的家庭医生。如果需要,由家庭医生安排病人住院或联系专科医生继续为病人服务。一般情况下,保险公司只负责经过家庭医生同意的继续治疗费用。医生、保险公司、医院之间为了保护自己的利益互相制约(另一种医疗保险不需要家庭医生的同意也可以看专科,但保险费用要高一些)。

2.国内　我国的家庭医生队伍发展缓慢,主要在上海等经济发达城市,出现了家庭医生队伍,主要的服务对象是中高收入家庭。发展缓慢的原因有四个方面:第一是周边的社区建立医疗服务中心。第二是国家医疗保险患者及社会医疗保险的患者不能享受在家里治疗的报销政策。第三是如果病人过多,没有过多的医生参与进来,不能使家庭医生的队伍壮大起来。第四是医院没有在家庭医生这方面过多地宣传,许多人对此还不了解。

2016年6月6日,国务院医改办等七部门印发了《关于推进家庭医生签约服务的指导意见》,要求2016年在200个公立医院综合改革试点城市开展家庭医生签约服务,优先覆盖老年人、孕产妇、儿童、残疾人等人群,以及高血压、糖尿病、结核病等慢性病和严重精神障碍患者等。到2017年,家庭医生签约服务覆盖率达到30%以上,重点人群签约服务覆盖率达到60%以上。到2020年,力争将签约服务扩大到全人群,形成长期稳定的契约服务关系,基本实现家庭医生签约服务制度的全覆盖。

### (二)家庭签约医生的有关情况

1. 谁来担任家庭医生

现阶段家庭医生主要包括基层医疗卫生机构注册全科医生(含助理全科医生和中医类别全科医生),以及具备能力的乡镇卫生院医师和乡村医生等。符合条件的公立医院医师和中级以上职称的退休临床医师,特别是内科、妇科、儿科、中医医师等,作为家庭医生在基层提供签约服务,基层医疗卫生机构可通过签订协议为其提供服务场所和辅助性服务。鼓励符合条件的非政府办医疗卫生机构(含个体诊所)提供签约服务,并享受同样的收付费政策。随着全科医生人才队伍的发展,逐步形成以全科医生为主体的签约服务队伍。

家庭医生签约服务原则上应当采取团队服务形式,主要由家庭医生、社区护士、公卫医师(含助理公卫医师)等组成,并有二级以上医院医师(含中医类别医师)提供技术支持和业务指导。为更好地满足群众的中医药服务需求,将逐步实现每个家庭医生团队都有能够提供中医药服务的医师或乡村医生。有条件的地区还可以吸收药师、健康管理师、心理咨询师、社(义)工等加入团队。其中,家庭医生将负责团队成员的任务分配和管理,其他专科医师和卫技人员也要与团队紧密配合,共同为签约居民提供优质的服务。

2. 居民如何自愿签约

居民或家庭自愿选择1个家庭医生团队签订服务协议,明确签约服务内容、方式、期限和双方的责任、权利、义务及其他有关事项。签约周期原则上为一年,期满后居民可续约或选择其他家庭医生团队签约。鼓励和引导居民就近签约,也可跨区域签约,建立有序竞争机制。

引导居民或家庭在与家庭医生团队签约的同时,自愿选择一所二级医院、一所三级医院,建立"1+1+1"的组合签约服务模式,在组合之内可根据需求自行选择就医机构,并逐步过渡到基层首诊;在组合之外就诊应当通过家庭医生转诊。

3. 签约居民有啥实惠

居民在签约后,将享受到家庭医生团队提供的基本医疗、公共卫生和约定的健康管理服务。基本医疗服务涵盖常见病、多发病的中西医诊治,合理用药,就医路径指导和转诊预约等。公共卫生服务涵盖国家基本公共卫生服务项目和规定的其他公共卫生服务。健康管理服务主要是针对居民健康状况和需求,制定不同类型的个性化签约服务内容,可包括健康评估、康复指导、家庭病床、家庭护理、中医药"治未病"服务、远程健康监测等。通过不断优化签约服务内涵来满足居民的多样化医疗卫生服务需求。

签约服务会在就医、转诊、用药、医保等方面对签约居民实行差异化的政策,增强签约服务的吸引力和居民对签约服务的有效利用。一是就医方面,家庭医生团队将主动完善服务模式,按照协议为签约居民提供全程服务、上门服务、错时服务、预约服务等多种形式的服务。二是转诊方面,家庭医生团队将拥有一定比例的医院专家号、预约挂号、预留床位等资源,方便签约居民优先就诊和住院。二级以上医院的全科医学科或指定科室会对接家庭医生转诊服务,为转诊患者建立绿色转诊通道。三是用药方面,对于签约的慢性病患者,家庭医生可以酌情延长单次配药量,减少病人往返开药的频次。对于下转病人,可根据病情和上级医疗机构医嘱按规定开具药物。四是医保方面,会对签约居民实行差异化的医保支付政策,例如符合规定的转诊住院患者可以连续计算起付线等,签约居民在基层就诊会得到更高比例的医保报销,从而增强居民利用签约服务的意愿。

4. 签约服务如何收费

家庭医生团队为居民提供约定的签约服务,根据签约服务人数按年收取签约服务费,由医保基金、基本公共卫生服务经费和签约居民付费等方式共同分担。具体标准和分担比例由各地卫生计生、人力资源社会保障、财政、价格等部门根据签约服务内容、签约居民结构以及基本医保基金和公共卫生经费承受能力等因素协商确定。

可以探索将签约居民的门诊基金按人头支付给基层医疗卫生机构或家庭医生团队,对经基层向医院转诊的患者,由基层或家庭医生团队支付一定的转诊费用,进一步增强家庭医生团队控费的动力。另外还可以探索对纵向合作的医疗联合体等分工协作模式实行医保总额付费,发挥家庭医生在医保付费控制中的作用,合理引导双向转诊。

家庭医生团队向签约居民提供约定的服务,除按规定收取签约服务费外,不得另行收取其他费用。提供非约定的医疗卫生服务或向非签约居民提供医疗卫生服务,按规定收取费用。

## 二、全民普及医疗急救知识

随着经济的发展、社会的进步,人们的健康意识明显提高。各种急危重症、意外伤害时有发生,威胁着人们的生命和健康,意外伤害已成为危害人类健康的全球性公共卫生问题。

绝大多数意外伤害事故发生在医院之外,现场急救是急救医疗服务体系最前沿的部分,分分秒秒都关系到患者的生命安危。一般而言,很多危重病人的黄金抢救时间在发病后的 3~5 分钟内,这就需要正确的抢救措施及早介入。例如:2010 年,深圳福田区 78 岁的深圳市委组织部老干部肖雨生在小区跌倒,保安和路人没有一人上前搀扶,致使老人窒息死亡;2014 年,IBM 深圳公司管理人员梁娅倒在深圳地铁水湾站 C 出口的台阶上,监控录像显示她曾做出求救的举动,但先后有 7 位市民从旁边经过,无人上前搭救,等到 120 到达,梁娅已经不治身亡。

上述两个事例中,抛开南京彭宇案、天津许云鹤案等既怕被讹、更怕受罚的恐惧心理因素之外,恐怕折射出另外一个重要的因素就是民众不具备应急急救知识,不知道该怎么去救。即使有人想救而公共场所又缺乏相关的急救设施。太多的悲剧告诉我们,送院前急救显得至关重要,因为事关生命安全。

有关资料提示,80%的心肌梗死患者在发病后死于送往医院的途中,40%的创伤患者因现场救治不规范或未能得到急救措施而为后续的院内急救带来困难。和发达国家相比,我国公众的急救知识和技能严重匮乏,极大地制约现场急救服务的有效开展。

急救知识普及率在一定程度上是衡量一个社会文明程度的重要标志。有关资料显示,世界上发达国家急救知识普及率达10%以上。新加坡每8个人中就有1个接受过急救知识的培训,在美国,每4个人中便有1个人具备基础急救知识,接受心肺复苏技术培训的人数超过7 000万,法国急救知识普及率为40%,德国普及率更高,约为80%。

在急救技术的普及方面,这些国家都是怎么做的呢?

1.德国　德国是世界上应急管理体系高度发达的国家之一,除了专业医疗系统拥有完善而高效的急救体系外,志愿者是应急救援的主力军,是专业救援队伍的庞大后盾。"急救从娃娃抓起"的教育理念深入人心。

2.美国　据有关报道,美国急救措施普及教育力度比较大,在美国的很多公共场合,特别是人流较大的地方都会配备自动体外除颤机(AED),确保突发的病人可以在第一时间内得到有效救援。美国很多高中和大学里都会有关于急救知识的必备课程。在很多美国的健康课上老师会手把手地教同学,在不同的情况下应该如何急救。测试通过的同学便可以拿到一张带有美国红十字会标识的小卡片,上面会有他们的名字。证明在遇到紧急情况时,学生可以对当事人进行抢救。在美国差不多有50%的人,都有接受过这样紧急抢救的培训。在面对突发情况时,往往旁边的路人就能够把握住最佳的抢救时机。

3.澳大利亚　在急救知识同样从娃娃抓起的澳大利亚,约有40%的人口具有基础的急救知识,25%的家庭有常备急救箱。另外澳大利亚法律强制规定一部分群体中至少要有一人具备急救知识。根据澳大利亚职业与安全法的规定,一般一个超过25人的公司必须至少一人以上进行过专业的急救培训和拥有急救证书。一些特殊的行业,比如教育行业、社工类或其他服务类行业,对于员工有硬性急救证、持证上岗的要求。急救证书通常需要进行正规的为期一至两天的培训才能获得,培训主要以实际操作的演练和考核为主,这种证书获得后并不是终身有效,更不是走过场,需要定期重新学习来更新自己的证书。按照规定,急救证书需要每三年更新一次,而心肺复苏证书需要每两年更新并且重新学习一次。

4.日本　急救通常要求专业的人员来操作。但是日本在公共场所安装AED急救设备的覆盖率达到80%,志愿者组织也在急救领域起到非常重要的作用。

5.中国　我国在急救技术的普及方面又是一个怎样的情况呢?由于我国急救起步较晚与人口基数大的现实国情,公共事业从事者(警察、司机、安保人员等)尚不能在上岗前完成急救教育和培训。我国急救知识普及率不足2%,甚至不能保证医院的非临床科室的工作人员,100%都会急救。目前我国配备应急除颤器等急救设备的公共场所还很少,普通市民也不是专业人员,多数时候可以做到的只是徒手的心肺复苏,为心脏及脑部提供少量但关键性的血液供应。有关部门统计,我国每年心脏性猝死的人数超过54万,相当于每分钟就有1人发生心脏性猝死,位居全球各国之首。

另外根据有关报道,我国仅仅在广州、西安、成都、贵阳等几个城市出台了地方性急救条例。正是由于立法滞后,导致救护培训工作至今仍未形成系统计划和制度,往往培训面不广,普及性不够。

因此,我国应大力加强急救知识普及教育,提高社会群众自救互救能力。碰到突发急症或意外伤害的患者,在专业急救人员到达之前,目击者可采取有效的现场急救,防止伤情继续恶化,避免或尽量减少伤残和后遗症,挽救患者的生命。

# 第三节　互联网+医疗的发展

随着现代科技的飞速发展,移动互联网已成为这个时代的主题。中国国家总理李克强在 2015 年的《政府工作报告》中,提出了以"互联网+"带动中国发展的指导思想,"互联网+"已提高至国家战略。用"互联网+"的思路构建新的服务模式,是创新医疗的必然手段。开放平台及服务生态的打造,将为优化医疗资源的利用效率,推动传统医疗在"互联网+"战略下的转型之路向前迈进。移动互联网与医疗健康的深度融合引发医学模式发生革命性的变化。

## 一、现阶段"互联网+医疗"的状况

2009 年 3 月 25 日,原国家卫生部通过了《互联网医疗保健信息服务管理办法》(2009年 7 月 1 日施行),标志着互联网进入中国医疗行业。随着移动"互联网+"相关技术的成熟,为互联网医疗的发展提供了有力保障。手机等智能硬件逐渐普及,使"互联网+医疗"可覆盖的用户量大幅上升。2017 年 1 月 22 日中国互联网络信息中心(CNNIC)在京发布第 39 次《中国互联网络发展状况统计报告》显示,中国网民规模达到 7.31 亿,手机网民达 6.95 亿;新增网民中使用手机上网的群体占比达到 80.7%。庞大数量的网民为"互联网+医疗"的兴起提供了广泛而坚实的群众基础。

### (一)互联网医生的兴起

由于我国是一个人口大国,我国的医疗需求和资源严重不匹配,再加上医疗体制的落后,医患关系日益紧张。在这种背景下,以互联网为载体的互联网医疗创新模式应运而生。

仿佛一夜春风来,令人眼花缭乱的互联网医疗平台就已经遍地开花了。阿里健康、平安好医生、春雨医生、我家医生、拇指医生等等在线网络医生平台不胜枚举。他们在线挂号、在线问诊、在线购药等多种功能的移动医疗正在颠覆传统的就医模式,这些网络平台的服务更加人性化、智能化、便捷化,更是将贴心服务做到极致,患者只要在手机上下载安装 APP,就可以随时用手机接通身边的全科医生,与医生直接交流病情,得到专业的就医指导。

### (二)互联网医院的出现

在当前传统行业正全面升级"互联网+"的大趋势下,医疗作为重要的民生服务行业,也已经逐步开始网络平台化,相继出现不少在线医疗平台——互联网医院。说起互联网医院我们不禁要问:互联网医院是在何时兴起的呢? 那么它的起点又是在哪里呢?

如果追溯互联网医院起点的话,那么 2015 年的乌镇是一个绕不开的点。2015 年 12 月 7 日,桐乡市政府、多名医学院士在乌镇参与启动了乌镇互联网医院。当天,乌镇互联网医院官网与乌镇医院 APP 宣布上线,成为全国首家互联网医院。

在乌镇互联网医院出现之前,互联网医疗只有咨询,没有诊疗服务。在乌镇互联网医院出现后,医疗最核心的一环——诊疗与互联网实现握手。围绕在线诊疗,延伸出了在线处方、药品配送等服务,将来更可能跟医保打通,形成医保在线支付,从而形成一个连接医药险的产业链。乌镇互联网医院开放之后,大批医院和医生入驻。患者登录这家医院,提交简单信息,不用出家门,便可以获得预约挂号、在线问诊、远程会诊、在线复诊、电子病历共享、电子处方、药品配送等系列服务。

一年之后,也就是 2016 年 12 月 7 日,正是乌镇互联网医院的开业一周年。根据最新数据,乌镇互联网医院已经和 2 400 多家医院实现 HIS 系统的连接,入驻的医生达 26 万名,7 200 多组国内顶尖专家团队在网上开通自己的诊室。由院士、医学泰斗、学科带头人在内的专家联合成立专病诊治中心已经达到 8 个;日均接诊量突破 3.1 万人次,这已经相当于一所大型三甲医院日服务量的两倍;累计服务 3.5 亿人次……这是乌镇互联网医院诞生近一年来交出的成绩单。

更重要的是,从乌镇为起点,微医的互联网医院步伐神速,不到一年时间,已经在广州、甘肃、四川、河南等 17 个省市落地。微医互联网医院数量,占据全国互联网医院数量的一半。

乌镇互联网医院的闪亮登场,让人们看到了互联网医疗服务的新路径,随后掀起了一股互联网医院的热浪,网上医院、云医院、智慧医院、空中医院等各种名义的互联网医院出现……因为乌镇互联网医院的示范效应,互联网医院市场热闹非凡,2016 年成为互联网医院的元年。《2016 中国互联网医院白皮书》报告称互联网医院在 2016 年呈现爆发之势,超出了行业的预期,成为名副其实的现象级模式。

互联网医院的兴起有效地缓解和解决了老百姓在就医方面几个问题。

1. "互联网+医疗"解决患者门诊就医的"心塞"难题

移动互联网作为最有效率的连接器,对解决就医体验不好、医院运行效率低、服务质量不高等问题的效果正在加速释放。目前,超过 7 000 个医疗政务微信公众号正在帮助众多医疗机构优化医疗流程、提高医疗效率,直击"三长一短"、医患关系紧张、三级甲等医院人满为患、看病贵、看病没"售后服务"等问题。

例如,通过预约挂号、分诊导诊、检查检验报告查询、支付结算等就医全流程的互联网化与再优化,能够有效节省排队候诊时间,进而缩短看病出行时间。同时还能有效分流医院挂号窗口和缴费窗口的压力。

2. "互联网+医疗"解决了患者重复检查的难题

"互联网+医疗"的信息共享,为多家医院的合作提供了便利。患者只要选择一家医院,就可以享受合作医院的各项待遇。比如,患者到医疗集团内各医院就诊,只要有首次就诊有效准确信息(就诊 ID 号、身份证号或医保证号等)和各种检查结果,之后到集团下属各医院诊疗,医院都可以通过共享平台获得与患者有关的医疗信息,从而提高了诊疗效率。

3."互联网+医疗"为医院向社会推介宣传搭建了平台

为了让社会群体更加了解医院的性质以及服务特色,医院通过互联网平台向社会进行积极推介和宣传,包括各科室特色诊疗项目及专家资历等。让社会了解医院,并通过网络平台针对所宣传的内容进行咨询。通过医院与社会群体不断沟通,使得越来越多的人从了解医院到信任医院,并愿意到医院就医。

4."互联网+医疗"实现了医院与患者之间的沟通和互动

手机微信平台的开通,医院可以定期地向微信用户发布养生保健知识以及不同气候条件下的高发病的预防措施。医院还可以在微信平台上开通医疗讲座、免费开展医疗服务活动。通过微信平台,医院还可以向患者提供精准化的医疗服务,解答患者的健康咨询,针对病况指导患者用药等等。同时还便于新患者对医院的治疗效果有所了解,针对就诊的经验进行交流。

比如,每到季节交替的时候,就会有大量的患者患伤风感冒。由于感冒的原因不同、感冒的症状不同,需要采取的治疗措施也会有所不同。患者就可以通过医院微信平台进行咨询,医院就可以通过患者的描述对患者的病情做出初步诊断,进行配药。同时,医院还会向患者详细介绍一些基本护理措施以及饮食上的调理。如果感冒症状非常严重需要到医院就医时,医院会指导患者首先及时采取自我急救措施。如果患者不方便到医院接受治疗,医生更可以到患者处对患者进行诊治,以遏制病情加重。

5."互联网+医疗"实现了远程医疗服务

中国即将步入老龄化社会,各种老年突发性疾病的发生率呈现明显上升趋势。按照传统的医疗服务形式,医院并无法为患者提供及时的治疗,也难以提供周到的服务。采用"互联网+医疗"实现了远程医疗服务,采用远程移动医疗方式,不仅可以为患者及时诊疗,还能够在线与其他的医院联合会诊。

比如,针对心血管疾病的患者,使用移动设备,诸如智能手机或者平板电脑等等,就可以对患者进行远程医疗并实施跟踪监护。患者只要随身携带无线医疗传感设备,医院就可以随时收集患者体征变化时所产生的数据。在无线通信技术的支持下,医院所收集到的数据会通过移动设备传输到数据库中。医生使用智能手机登录数据库之后,就可以将患者生命体征信息调出、分析,并做出诊断,基于此而对患者的病情发展做出预测及相对应的诊疗方案。在进行远程医疗的时候,针对心血管疾病的患者实施手术,还可以多医院的多个专家针对医疗方面的问题使用移动终端会诊,并共同提出指导方案。为了确保数据传输的安全,还要通过校验标识对数据信息进行验证,以保证信息传输正确。

针对一些对生命具有威胁性的疾病,需要将评估机制建立起来,使患者在疾病的早期阶段就可以参与治疗。患者的身上安装有检测设备,医院对患者实时监控,将患者的生命体征信息随时收集,并将电子病历系统建立起来。一旦患者有意外状况,就可以启动医疗系统,距离患者最近的医院就可以短时间内赶赴现场,途中就会获得有关患者的病情资料。医院的有关部门还可以共同对患者的病情进行分析并做出评估,基于此而将抢救方案制定出来并采取急救措施,使患者脱离生命危险。

## 二、"互联网+医疗"的发展趋势

5P 医学模式(预防性、预测性、个体化、参与性和精准医疗)将成为医学发展的趋势。借助"互联网+"的技术平台,传统的诊疗模式将发生变化,全过程的健康管理替代传统的疾病诊疗模式,一个"以病人为中心"的新型医疗模式已经到来。医疗健康的各个细分领域,将全面开启一个移动智能化时代。

### (一)专业的医疗网络系统

不久的将来将以网络为平台,借助智能手机或平板电脑的蓝牙功能连接各种诊疗设备,实现社区医疗服务管理、家庭健康管理、分级诊疗、远程诊疗会诊等功能。

1. 社区医疗服务管理

社区医院可以定期地向用户发布养生保健知识以及不同气候条件下的高发病的预防措施。还可以开通网上医疗讲座、免费开展医疗服务活动。通过网络平台,医院还可以向患者提供精准化的医疗服务,解答患者的健康咨询,针对病况指导患者用药等等。同时还便于新患者对医院的治疗效果有所了解,针对就诊的经验进行交流。例如,有人得了急性胃肠炎,患者就可以通过网络平台向医院进行咨询,医院就可以通过患者的描述对患者的病情做出初步诊断,进行配药。同时,医院还会向患者详细介绍一些基本护理措施以及饮食上的调理。如果症状非常严重需要到医院就医时,医院会指导患者首先及时采取自我急救措施。如果患者不方便到医院接受治疗,医生更可以到患者处对患者进行诊治,以遏制病情加重。

2. 家庭健康管理

(1)身体检查系统

身体检查系统可包括自我身体检查和社区健康服务上门检查两种形式,检查内容包括了血压、心率、心律、血糖、血氧、体温、体重等。

自我身体检查:使用者在家中通过设备进行自我身体检查,检查记录将自动记录在云端的电子健康档案中。医护人员对其健康档案将定期远程进行检查,根据趋势进行相应干预。

社区健康服务上门检查:社区健康服务人员仅需要携带检查设备以及手持终端(平板/手机),即可覆盖社区或病区,上门对区域内的老人或患者进行身体检查。效率高、数据准,尤其适应于身体活动不便的患者。

(2)呼救和监测系统

呼救和监测系统可包含呼救系统和睡眠监测。

呼救系统:跌倒呼救器是专门为老人、残疾人、卧床病人等人群设计的智能呼叫设备,具有跌倒监测、一键呼救、跌倒定位等功能。可大大地提高医疗救护能力。

睡眠监测:实时 4 项睡眠体征监测,可达到 24 小时对使用者的健康实时、有效的监管;对使用者离床、上床状态等进行检测,夜间长时间离床报警;对高危病患者进行实时监测,有效降低风险。

（3）健康档案管理系统

信息管理：对每一位使用者建立信息档案，包括健康病史、过敏史、护理级别等。同时允许上传每次的门诊病历、住院病历、体检报告等。为患者建立慢性病管理的健康档案。

健康档案管理与分析：白天，自我身体检查结果将自动存储到患者的健康档案中，并形成健康趋势图以及报表。夜晚，即使患者在睡觉的时候，对睡眠进行监测，并获取心率、呼吸、睡眠质量等数据，有效避免夜间危情遗漏。

远程诊疗关注：医生可以远程随时查看患者的健康数据，根据数据分析来对诊疗效果做判断，随时调整方案。

3. 分级诊疗

在"互联网+"政策的进一步推动下，网络医院的建设会越来越成熟，能直接向患者提供疾病科普、医疗咨询、会诊、转诊、疾病管理等服务。互联网医院可以让患者实现小病网上诊治，大病网上会诊，看病不再难。复诊的患者，可以通过互联网医院进行网上诊疗，使患者就医更加便捷。疑难重症患者，可以通过互联网医院进行远程会诊。如果需要进一步治疗或者做手术，互联网医院还将全国各地的专家预约落地到当地的合作医院，让患者在家门口就享受到全国优质专家的医疗服务，也就是"患者不动医生动"。还会利用其专业运营团队，为患者进行互联网分诊，实现患者与专家的精确匹配。

4. 远程诊疗会诊

按照传统的"坐堂问诊"医疗服务形式，医院无法为患者提供及时的诊疗服务。"互联网+医疗"实现了远程医疗服务，不仅可以为患者及时诊疗，还能够在线与其他的医院联合会诊。

比如，针对心血管疾病的患者，医生可以使用智能手机或者平板电脑等，对患者随身携带无线医疗传感设备发出的数据，进行远程医疗并实施跟踪监护。医生可以对患者生命体征信息进行分析，并做出诊断，从而制定出相对应的诊疗方案。在进行远程医疗的时候，针对心血管疾病的患者实施手术，还可以多医院的多个专家针对医疗方面的问题使用移动终端会诊，并共同提出指导方案。

针对一些危重疾病，建立评估机制，使患者在病症的早期阶段就可以参与治疗。根据患者的身上安装的传感设备，医院对患者实时监控，将病患的生命体征信息随时收集，一旦患者有意外状况，就可以启动医疗系统，距离患者最近的医院就可以短时间内赶赴现场，途中就会获得有关患者的病情资料。医院的有关部门还可以共同对患者的病情进行分析并做出评估，基于此而将抢救方案制定出来并采取急救措施，使患者脱离生命危险。

**（二）智能的可穿戴医疗设备**

随着社会的发展，老龄化成为一个全球性的问题，由此而带来的老年医疗健康问题，成为社会关注的重点，这些疾病随着人们生活方式的改变、环境的影响、专业医疗服务能力的相对薄弱而变愈加严重。这就势必要求未来的医疗从医院诊疗向健康监护预防转变。医疗模式从诊断治疗向日常监护转变的同时，将促使小型医疗监护设备的出现，这些监护设备具有日常家庭使用的特点,即可穿戴医疗监护设备或称为便携式医疗设备。可穿戴设备作为互联网下一阶段的智能载体,已经开始进入人们生活的方方面面,特别是在全面期待改革的医疗领域,将是可穿戴设备首先大展身手的地方。

穿戴式医疗监护设备是指将医疗监测系统集成在可穿戴设备系统上,即主要通过服装及其附件而依附在人体上,既能实现穿戴物品的日常使用功能,又能实现人体生理信号的监测,从而达到生理信息监护与人体日常穿戴衣物、附件的无缝整合。研究人员通过将人体生理信号采集传感器或者电极整合在可穿戴物件上,如衣服、腰带、手表、手环、项链等,以获取人体心电、呼吸、体温、血压、血氧、人体运动状态等重要生理参数。

1.可穿戴医疗设备的特征

(1)可移动性 可穿戴医疗设备具有高度的移动性,用户可在任何运动状态下随时使用,

(2)可穿戴性 用户可以穿戴在身上,以人体环境为其物理支撑环境,使可穿戴医疗设备具有更紧密、更和谐的人机关系和更自然的携带方式。

(3)可持续性 即可穿戴医疗设备始终保持备用状态,能够保证用户在需要时为其提供服务,这是反映"人机合一,以人为本"理念的重要特征。

(4)简单操作性 用户只需将其穿戴在身上,通过传感器便可随时随地自动采集人体的生理数据,并将数据通过无线传输至中央处理器,再从中央处理器发送至医疗中心,以便医生进行及时分析和治疗,无需任何操作。

(5)可交互性 可穿戴医疗设备不但可以随时随地监测血糖、血压、心率、血氧含量、体温、呼吸频率等人体健康指标,还可以通过显示仪器把捕捉到的数据以显示方式反馈出来

2.可穿戴医疗设备的功效

(1)实现动态监测,提供医疗诊断数据 可穿戴医疗设备可以实现医疗动态监测,如在早期心脏病监测中,仅一次心电图检查难以捕捉到有效的医疗诊断依据,而动态心电图(DCG)可连续24小时记录心电活动的全过程,包括休息、活动、进餐、工作、学习和睡眠等不同情况下的心电图,能够发现常规一次心电图(ECG)检查不易发现的心律失常和心肌缺血等病理现象,给医疗诊断分析提供安全可靠的数据依据。

(2)有利于寻找病因,实现疾病早期治疗 可穿戴医疗设备在早期的病理诊断过程中,可以实现疾病的早期治疗。移动医疗基于更丰富和全面的监测数据及后台的云技术分析,可以帮助患者在疾病初期寻找病因,及时治疗,实现疾病的早期治疗。如心血管疾病,在发病前都伴随高脂血症、肥胖、高血压、糖尿病等症状,如及时检测到高血糖、高血脂、高血压并改变不良生活习惯,就可以达到很好的控制心血管疾病的目的。

3.可穿戴医疗设备未来发展趋势

目前,可穿戴医疗设备正处于发展的初级阶段,放眼市面上的可穿戴设备,仍然停留在智能手表、手环等前端信息消费产品领域。随着可穿戴医疗设备的创新,医疗行业的各个领域都将全面开启智能化,基于医疗大数据平台的诊断与治疗技术将把个性化医疗推向一个前所未有的空间。

(1)具有监测、治疗作用的超级衣服将会出现。衣服作为与人体接触最为密切的媒

介,具有多个优势,譬如舒适、轻薄、移动性好,不具有视觉、接触以及心理的排斥感,而且是日常必备物件,具有低生理、心理负荷的特点,是实现人体信号采集的最佳平台。其大面积与人体接触的特点也为获取丰富的人体生理参数提供了可能。同时,其数据采集模式不会影响穿着者的日常活动,能够实现在线连续监测,所以,服装将成为可穿戴医疗设备的最佳载体之一。现在科研人员已经开发出可3D打印、柔性的电池组件,对于该种衣服的问世提供了可能。

届时这种带有整合传感器与纺织结构柔性电极等器件的、各式各样的衣服将会出现在药店里的服装超市区。①这种衣服可用于各种慢性病监测。通过传感器采集人体的生理数据(如血糖、血压、心率、血氧、体温、呼吸频率等),并将数据无线传输至中央处理器(如小型手持式无线装置等,可在发生异常时发出警告信号),中央处理器再将数据发送至医疗中心,以便医生进行全面、专业、及时的分析和治疗。该衣服对血糖、血压、血氧等的监测数据不仅可以与智能手机相连,还可借助云存储技术将监测数据通过云端进行存储和分析,并和医院的病历系统和监控中心相连,有异常及时提供预警以及相应诊治意见。②这种衣服可用于各种疾病的治疗。该衣服除用于生命体征的监测外,还可用于疾病治疗。例如无创治疗技术,包括电疗、磁疗、超声疗法、透皮给药等。

(2)具有临床检查功能的纹身贴的出现,让人们告别各种穿刺检查的痛苦。印有各种表格图案的、具有临床实验室检查作用的文身贴将会出现。该种设备质地柔软,可像文身一样贴在皮肤上,既可监测体温、血流量和皮肤水分,也可实现无感知的血液检测、骨髓检测等各种检测。不但可以直接显示检查指标,而且还可以发送检测数据给医生用于诊断。

# 第四节  大数据时代的医学

随着信息技术的快速发展,互联网、物联网、云计算等的快速兴起和普及,海量数据的产生推出了"大数据"的新名词。"大数据"时代悄然而至,已渗透到社会各个层面。大数据是指一种规模大到在获取、管理、分析方面大大超出了传统数据库软件工具能力范围的数据集合,具有海量的数据规模、快速的数据流转、多样的数据类型和价值密度低四大特征。美国政府将数据定义为"未来的新石油",2012年,美国总统奥巴马宣布了"大数据研究和发展计划",政府耗资2亿美元研发大数据技术,可见大数据的战略意义重大。

## 一、大数据在医学领域的应用

大数据在医学领域的应用,最早可追溯到2009年,美国谷歌公司在《自然》杂志上发表了关于流感预测的论文,成为大数据在医疗卫生应用的典范,在医学界引起巨大反响。谷歌公司把5 000万条美国人最频繁检索的词条和美国疾病预防控制中心在2003—2008年季节性流感传播时期的数据进行了比较,希望通过分析搜索记录来判断是否流感暴发。结果显示,谷歌公司的数据不仅可以预测流感的暴发情况,而且可以具体到特定地区和州。

医学研究正步入大数据时代,无论是疾病的流行病学调查、机制研究、新药物的研发,还是临床实效研究,都贯穿着对数据的获取、管理和分析,高效地利用研究数据将是决定研究成败的关键。目前研究认为,心血管疾病的发病机制中遗传和环境因素仅占60%,另外40%则与个人行为、饮食习惯、社交、心理生理以及其他未知因素有关,需要更多的个人资料,包括个人收入、教育情况、喜好、社交网络的活动等等。人类基因组计划产生海量基因组序列数据进一步丰富数据源,为个体化医疗奠定了基础。日常诊疗伴随产生大量与患者相关的数据,将临床数据与基因组学数据以及其他个人数据整合,将会改变目前的临床研究模式。

大数据可用于辅助临床决策。通过精准地分析患者的体征、治疗费用和疗效数据,可避免过度治疗、避免副作用较为明显的治疗。通过进一步比较各种治疗措施的效果,医师可更好地确定最具效价比的治疗措施,可提醒医师避免出错,如药品不良反应、过度使用抗生素等,帮助医师降低医疗风险。已有研究证实,临床决策支持可以有效改善患者的预后,提高医疗质量。

大数据能管理慢性病患者。基于大数据的疾病管理模式,可以更好对慢性病患者进行有效管理,提高管理质量。通过对数据的收集和分析,可实现临床指标的远程监测,对病情变化进行预判,及早处理。慢性心力衰竭患者通过提供体重变化和置入装置监测的肺动脉压变化,提醒医师及时采取治疗措施,防止病情恶化而住院,从而缩短住院时间、减少急诊量、降低医疗负担。

大数据能让患者参与医疗诊治。利用大数据提高患者决策参与度,让临床医疗更加透明。帮助患者真正理解不同检查和治疗措施的价值,如冠状动脉 CT 成像检查假阳性和假阴性的可能性、付出的代价,包括费用和假阳性结果所致不必要的进一步检查和治疗等。帮助患者理解选择不同措施的风险和获益,否则患者无法参与到治疗决策中来。例如,当前列腺增生患者了解到外科手术虽然可以缓解尿流不畅的症状、但是可能带来性功能的问题时,选择手术治疗的患者将减少40%。有调查显示,如果患者真正地参与到决策中,英国国民健康保险制度每年将节约 500 亿美元。和患者一起作出治疗决定、注重患者的想法、增加患者在决策中的参与度,可以提高患者的长期依从性和自我管理意愿,从而改善患者的预后。

大数据能为疾病防控提供预警。利用覆盖全国的电子病历数据及社区居民的医疗数据进行分析,可用于流行病、慢性病调查、趋势分析和预警,可以为进一步制定防治、干预计划提供有力的参考依据。通过提供准确、及时的公众健康咨询,提高公众健康风险意识、降低疾病风险。

## 二、大数据与精准医疗

精准医疗是一种将个人基因、环境与生活习惯差异考虑在内的疾病预防与处置的新兴方法。简单来说,精准医疗就是指根据每个病人的个人特征量体裁衣式地制定个性化治疗方案。它是由个性化医疗联合最新的遗传检测技术发展而来。因此精准医学的核心,就是把各种组学大数据应用到医学当中,通过用特定的理论方法和技术对大数据进行挖掘获得有关用于临床方面的知识,所以精准医学是各种组学大数据在临床当中的应用。其本质是通过基因组、蛋白质组等组学技术和医学前沿技术,对于大样本人群与特定疾病类型进行生物标记物的分析与鉴定、验证与应用,从而精确寻找到疾病的原因和治疗的靶点,并对一种疾病不同状态和过程进行精确分类,最终实现对于疾病和特定患者进行个性化精准治疗的目的,提高疾病诊治与预防的效益。

2015 年 1 月 20 日,美国总统奥巴马在国情咨文演讲中提出了"精准医学"计划,呼吁美国要增加医学研究经费,推动个体化基因组学研究,依据个人基因信息为癌症及其他疾病患者制定个体医疗方案。1 月 30 日奥巴马正式推出"精确医学计划",提议在 2016 财年向该计划投入 2.15 亿美元,以推动个性化医疗的发展。

2015 年 2 月,习近平总书记批示科技部和国家卫生计生委,要求国家成立中国精准医疗战略专家组,共 19 位专家组成了国家精准医疗战略专家委员会。2015 年 3 月 11日,科技部召开国家首次精准医学战略专家会议,并决定在 2030 年前政府将在精准医疗领域投入 600 亿元,其中中央财政支付 200 亿元,企业和地方财政配套 400 亿元。

为什么各国领导人都这么重视精准医疗呢? 精准医疗本身之所以受到很多国家领导人的重视,是由于精准医疗可以使医疗健康的概念发生本质的变化,从当年医疗健康体系以诊断治疗为主,转变到以健康保证为主。现在的医学是以病人为对象,以诊断治疗为目的,也就意味着由病人、医院和医生组成的一个概念化的医疗体系。而随着精准医学的发展,我们可以通过对大数据的分析,在用户没有病的时候,了解他的健康状况,预测他未来健康的发展,这种情况下我们医疗健康所面对的对象就不再是病人,而是全民,全体人。

因此未来医疗体系的概念也不仅仅是以治疗为目的,还包含了健康预测,健康评估和健康干预。从现在看病为主,到以后的预测保证为主。这样一个概念性的根本变化,必然会导致相应产业的发展,这是一个能够一定程度上影响 GDP 的值。因此这样一个精准医学的概念,已经成为引领国际发展潮流的战略制高点,所以才引起各国领导人的重视,所以精准医疗实际上是会带来一些,不论医疗概念还是产业上都会有一些本质上的变化,所以才会引起各国领导人的重视。

精准医学是个系统工程,通过全面认识疾病的状态,对整个医疗过程和临床实践进行最优化的诊治。它把各种现代科技手段集成运用于传统医疗,这里面包括组学的技术、数字影像、系统生物学、信息科学、大数据等,通过现代科学的手段和传统医学的融合创新,最后成为精准医疗的体系和范式。循证医学时代强调总体的临床证据,而个体的复杂性,特别是个体的遗传背景和环境因素的差异性,可能决定很多患者应该实施个体化治疗。随着基因测序成本的下降、各种生物标志物的出现、计算机计算能力的大幅提升,"个性化医疗"越来越成为可能。

以肿瘤防治为例,肿瘤是一种基因组疾病,它是正常细胞中基因突变的不断积累而导致的细胞恶性增殖。每种癌症都有自己的基因印记、肿瘤标记及不同的变异类型。但是癌细胞非常"狡猾",它们会在一定时期内"伪装"成正常细胞,逃避人体免疫系统的监视，并且癌细胞的突变过程具有多样性和高度异质性，这是癌症治疗中容易出现耐药性的关键因素。在精准诊断方面，医院会对病人临床信息资料、生物样本进行收集整理，并通过基因测序技术对病人分子层面信息进行整合，由此医生可以早期预测肿瘤的发生和可能的发展方向。因此，基因检测数据的解读是精准用药的基础。对于乳腺癌、肺癌、结直肠癌以及黑色素瘤和白血病患者而言，基因检测已成为诊疗、预后判断不可或缺的一部分。基因检测有助于医生选择合适的治疗方案，同时也有助于提示患者疾病风险，进而整体提高患者的生存率。

在心血管领域，通过检测相关代谢基因的多态性，可以精确预测个体对药物的反应，减少抗血小板或抗凝治疗带来的出血风险。在内分泌代谢领域，个体化达标的治疗策略，也呼声甚高。个体化治疗的思想逐步渗透到诸多临床领域。

精准医疗作为下一代诊疗技术，较传统诊疗方法有很大的技术优势。相比传统诊疗手段，精准医疗具有精准性和便捷性，一方面通过基因测序可以找出癌症的突变基因，从而迅速确定对症药物，省去患者尝试各种治疗方法的时间，提升治疗效果；另一方面，基因测序只需要患者的血液甚至唾液，无需传统的病理切片，可以减少诊断过程中对患者身体的损伤。可以预见，精准医疗技术的出现，将显著改善癌症患者的诊疗体验和诊疗效果，发展潜力大。

# 第五节　人工智能与生命科学

人工智能是由计算机科学、数学、神经生理学、心理学和哲学等多学科结合而发展起来的新兴交叉学科领域。

近两年的新闻莫过于李世石与人工智能"阿尔法狗"（AlphaGo）之间的人机大战。人类孕育的人工智能向主人发起挑战，简直是关乎族群先进性的荣誉之争和生存之争，也许这一答案的里程碑意义不输于引力波的发现。

五盘三胜的棋局，韩国李世石开局即遭遇三连败，第四局的起死回生也只具备为荣誉而战的意义。如此战果在全世界引发轩然大波，较之数年前超级计算机"深蓝"击败国际象棋冠军有过之而无不及。相比"深蓝"单纯靠运算能力取胜，谷歌养大的阿尔法狗具备自我学习能力，使得它距离成为人类的目标只有一步之遥：情感。

21世纪是计算机科技飞速发展的时代，一些新型人工智能技术已经走入我们的生活，大到国家安全、国际贸易、人口健康和疾病诊疗，小到个人日常工作和社交活动中均得到应用。当你打开智能手机浏览时政要闻、用电脑检索文献或使用电脑辅助翻译时，这些都是人工智能技术在背后默默地支撑着。

不远的将来，人工智能也将迈入主流医学领域，其中医疗的科技进步和医疗领域与人工智能结合发展既促进了生命科学领域的创新，也实现了人工智能的实际应用。

## 一、人工智能碰撞生命科学能给我们带来什么

### (一)基因测序

整个生命科学的第一步也是最大的困难之处就是在于基因测序,虽然说"人类基因组计划"已于2011年宣告结束,但是依然还有1%的基因无法被检测出结果,需要更为先进的技术作为支撑才能检测出来。而这里所在等待的先进技术,其实就是人工智能。

以癌症基因检测项目为例,其所做的就是要在大量的基因突变中,找到与某个具体癌密切相关的突变的位置,这其实和百度的搜索技术一致,百度能够通过百亿的用户关键词搜索的点击中找到用户最想要的高相关的一系列网页,将其进行先后排序,而从海量用户的海量突变基因中找到与食管癌的最大相关的基因,就能最大概率地找到食管癌发病是哪些关键基因导致。

并且百度寻找的不是单向相关性而是多项的,其要找到哪些基因突变叠加在一起就会增加患食管癌的概率,也就是要在无数的基因突变中寻找组合的相关性,这对计算的要求其实是指数级的。但这却正是人工智能的强项所在。

### (二)基因药物研发

目前学界有一个共识,当前的药物都是属于化合药物,但是在不久的将来,药物将不仅仅只是化合物,药物也可以是人工合成的蛋白质、细胞,甚至某些组织和器官等等。人工智能则可以利用大数据医疗帮助医生研发,将各个患者的用药情况统统联网,建立统一的药物治疗大数据网,通过使用到反馈的信息收集,让基因药物研发配比更为可靠,进而加速整个基因药物研发进程。

### (三)量化自我

所谓"量化自我",就是通过利用各种可穿戴设备,诸如智能手环、智能血压仪、智能体脂秤等设备,将自己一切身体数据诸如心率、血压、体重、体重指数等都记录在案。人工智能通过对这些大数据进行监控,并再辅以病人病历数据监控,可以为生命科学提供有利的学术研究支持,可以极为有效地加大对癌症基因判断的准确性。

### (四)医疗机器人的广泛应用

医疗领域一直都希望通过人工智能的发展来提高医疗技术,使得行业发展更上一层楼。因为现代医学治疗过程中对于手术、对于人体内部系统治疗需要全方位的感知和精密性更高的治疗手段来治愈以往无法或者难度很高的疾病,随着生命科学探索的深入和人工智能在医疗领域的发展,人工智能运用越来越多。据统计,目前在新药研发、辅助疾病诊断、辅助治疗、健康管理、医学影像、临床决策支持、医院管理、便携设备、康复医疗和生物医学研究十大领域,都有人工智能的实操案例。例如,生机电一体化是近年来快速发展的前沿科学技术,将该技术应用于机器人上,通过对神经信息的测量、处理与人机信

息通道的建立,将神经生物信号传递给机器人,从而使机器人能够执行人的命令。正因为这种原理,假肢也能够"听懂"人的指示从而成为身体的一部分,这也可以让更多失去肢体的患者或者是无法正常行动的老人获得动力支持。

### (五)液态金属柔性机器出现

2015 年 3 月,中国科学院理化技术研究所和清华大学医学院联合研究小组在世界上率先发现,液态金属可在"吞食"少量物质后可以变形成机器形态长时间高速运动,实现无需外部电力的自主运动,从而为研制实用化智能马达、血管机器人、流体泵送系统、柔性执行器乃至更为复杂的液态金属机器人奠定了理论和技术基础。对液态金属的研究将会促进柔性机器人的研发,这个项目如果达成,对于一些特殊领域、医疗领域、国家安全领域等多个方面产生积极影响。其中最有利于市场的是医疗领域,据了解,清华大学的研究者曾于 2014 年 4 月在美国洛斯阿拉莫斯国家实验室( Los Alamos National )的电子预印本文献库( arXiv )上发表了一项研究,他们采用一种在体温时呈液态的镓铟锡( GaInSn )合金(67% 的镓、20.5% 的铟和12.5% 的硒)连接牛蛙离断的坐骨神经。研究者测量了神经被离断前以及用液态金属连接后的电信号,结果显示,液态金属所发挥的电连接作用"接近于未离断的神经"。这有可能成为治疗各种类似状况的一种新方法。

### (六)微纳操作机器人及其生物医学应用

纳米生物机器人是机器人学、动力学、纳米科学、生物学和医学等多学科的交叉产物,纳米生物机器人与生物医学的结合可以解决传统医学无法解决的问题。将微纳米生物机器人作为药物载体用于药物靶向递送技术,对于治疗癌症、心血管疾病等具有特别的临床意义。未来微纳机器人发展应用成熟后,可以使用分子机器人进行全身健康检查,疏通脑血管中的血栓,清除心脏动脉脂肪沉积物,吞噬病菌,杀死癌细胞,监视体内病变等。这必然给现代医学的诊断和治疗带来一场深刻革命。

### (七)基因编辑技术在肿瘤研究与治疗中的应用

每个人身上都有肿瘤基因,人体细胞内有原癌基因和抑癌基因,当这两种基因因为一些条件变异后,会产生癌症。肿瘤是癌症的表现形式之一。从本质上来讲,癌症是一种基因病,其发生、发展与复发均与基因的变异、缺失、畸形相关。致癌基因细胞的生长调控机制紊乱是肿瘤发生的主要原因,即在致癌因素的作用下原癌基因发生突变,导致细胞生长和增殖信号通路异常活化,引起分化不成熟的细胞异常增生,抑制细胞凋亡和成熟,导致肿瘤的发生。基因编辑技术能够让人类对目标基因进行"编辑",实现对特定DNA 片段的敲除、加入等。

### (八)记忆的存储与提取

国产科幻电影《记忆大师》讲述了近未来世界一场由于错误的记忆存取手术而引发的追凶谜局的故事。随着人工智能和生命科学的高度发展和融合,记忆被提取、删除、重载和篡改的情况在现实生活中将成为可能。由于人的记忆的储存方式是根据人类自身脑细胞的活动组成,其原理就像电脑中的 CPU,在人类思想互相交流的情况下可以复制和移植,就像 1+1＝2 这个道理全部移植在每个人的大脑里。在精神病治疗的范畴内,那些令人恐惧、悲伤、不堪回首的记忆,医生会像使用电脑写文章的那样,把这些记忆剪辑掉或提取出来另存,有利于疾病治疗。

### (九)智能医院的诞生

智能医院将会有很发达的网络分配体系,建立不同的机构解决专业化的问题,让就医变得更有效率,医疗分支不再是内科、外科等,而是根据心脏病、肿瘤、心脑血管等专门的疾病成立专门的医疗部门。精准医疗更像是"量体裁衣",依靠基因组学、多组学、医疗影像、高性能计算、云计算、人工智能等新兴技术进行精准医疗,可以实现定制医疗服务。

现在最前沿的科学研究集中在"生命科学"和"人工智能",如果科技成果可以成功转化为物质成果,现代医学的发展将迈上一个新台阶,人类的寿命、机体的免疫力和人类的健康程度都将有一定的提升,人类对全方位医疗、高效的疾病治愈率和更高品质医疗服务的梦想,也将有望实现。

## 二、未来将要出现的五大超级人群

### (一)"冷冻人"已成现实

"人体冷冻"是《超级战警》等科幻电影的常见题材。《超级战警》描绘了这样的场景:2032 年的美国南加州一片安详和谐,直到一天冷冻囚禁 35 年的罪犯蒙·菲尼克斯被人突然释放出来,这下子天下大乱。女警官从电脑档案中发现 90 年代的罪犯只有 90 年代的警察才能对付,于是也把警察斯巴顿解冻……现实生活中,科学家们已经开始了冷冻人体的尝试。澳大利亚生物学家菲利普·罗兹已获得当局批准,建立澳洲第一个人体冷冻中心。他计划建一个地下冷冻库,在-150°的液态氮中冷冻人的尸体。

这将是世界上第三个类似的中心。但到目前为止,还没有一个"冷冻人"起死回生,也没有被解冻过。因为依据现行法律,只有在"客户"被确认医学死亡后,才能够进入冷冻。

### (二)"电子人"横空出世

美国科幻影片《X 档案》中有这样一段剧情:女主角史卡利被外星人绑架,当她被释放之后,身体外观看不出丝毫异样,但她却无法通过联邦调查局的金属探测安检。原来,外星人在她后颈植入了微型电脑芯片。

多年来,英国雷丁大学教授沃维克一直醉心于人与计算机直接交流的研究。在他的要求下,医生于 2002 年为他进行了一次"具有革命意义的"外科手术——在左手腕的切口中植入了一个 3 平方毫米的芯片。芯片上 100 个像头发那样细的电极与他的中枢神经连接起来。这些连接线与一个发射/接收装置连接,该装置能够把神经信息用无线电信号从雷丁大学的实验室发送到计算机上。沃维克成了世界上第一个"电子人"。

2005年,美国应用数据公司研制了一种比硬币还小的芯片。它能植入人体,监控携带者的身体状况,并可通过卫星定位系统准确定位携带者所处的位置。当患者心脏病突发时,芯片会触发一个微小的全球定位收发器,它将患者所处的位置及身体状况信息发送到地面接收站。

## (三)"半机器人"融入生活

假如有一天您在大街上和一位老朋友相遇,您握着他的手感觉到还挺温暖。这时请您不要相信这位老朋友还是原先的那个生物体的老朋友,因为他可能是个半机器人。也就是说,他是一种一半是人、一半是机器的生物,是一种人类和智能机械结合在一起的"电子控制的有机体"。不管我们是否愿意,半机械人时代已经悄然来临。也许,我们很快就会成为其中的一员。哈佛大学的生物工程学家们近日打破了生物和机械之间的隔阂,制造出了全球首块半机械版人体组织。这些组织可以是神经元、心肌细胞、肌肉组织或血管组织,而制造它们的原材料竟然是纳米线和晶体管。随着科技的不断进步,越来越多的半机械人将出现在人们的生活中,也许在不久的将来,通过极其复杂高端的技术手段,人体将与任何一台机器一样可以被拆分、移植甚至重新设计。大部分自然人类将由于传统的生理解剖结构继续承受死亡和疾病的威胁,而那些能够花得起钱使用机械假肢或器官的半机械人将主导人类社会。西班牙国立远程教育大学一项学术研究报告认为,基于目前技术进步的发展速率,预计到2025年,人类的生物器官将可以和人造器官完美融合,人体内开始部分使用机器人机制,成为人造机械和有机体结合的半机械人。

无独有偶,《时代》周刊的封面故事也为我们描绘了2045年,人类将会通过与计算机结合化身半机械人的未来。这篇封面文章指出,计算机的发展速度越来越快,其计算速度也越来越快。随着这一趋势的延续,最终,计算机可能从思想缓慢的人类手中"接管自己的发展"。当人类需要与计算机分享地球时,若想和平共处,就需要与计算机一样聪明。为此,未来人类可能需要与计算机融合,以变身超级聪明的半机械人,利用计算机扩展人类智能。届时,人类也将不再是人类,而是"与机器融合成为另一种物种"。

## (四)"克隆人"迎面走来

好莱坞很早就将英国作家玛丽·雪莱的科幻小说《弗兰肯斯坦》搬上了银幕。影片描写了一个叫弗兰肯斯坦的年轻人对克隆人产生了兴趣,最终不顾一切地开始克隆人的实验。有关克隆人的影片还有不少,在《星球大战前传2:克隆人的进攻》《天赐灵婴》《人工智能》《第六日》等影片中,都幻想了克隆人出现的场景。

从技术角度看,由于克隆羊和其他动物的克隆成功,克隆人的可行性向现实性迈进了一步。1998年,意大利医生塞维里诺·安蒂诺里率先宣布开始克隆人的实验,随后美国的生殖学家帕诺斯·扎沃斯也加入克隆人的行列,种种举动着实让各国政府捏了一把汗,纷纷出台政策禁止克隆人实验。

专家们认为,正像每一个人出生别无选择一样,第一个克隆人的诞生也是没法控制和选择的。科学家对于利益的追求和诱惑以及对未知世界探求的欲望,种种有形或无形的动力,以及技术本身的发展内在需要,已使克隆人成为必然。

### (五)"基因人"按需设计

"基因人"是人工智能和生物科技进步的最突出的标志之一,人们对之寄予无限希望,又对其有着无法把握的恐惧。这一切都在电影中表现得淋漓尽致。《千钧一发》这部电影 1997 年上映。影片描述未来世界中人可以决定遗传基因,所有妊娠、出生,都在严格的基因控制之中。

现代科学证实,大约有 45 种不同的遗传性异常可在胚胎被植入子宫前被检查出来,对其进行针对性淘汰就可达到"设计"最健康婴儿的目的。2001 年,美国芝加哥生育遗传研究所的科学家宣布,他们帮助来自纽约的一对夫妇怀孕,并生育一个没有"利弗劳梅尼综合征"的健康男婴。芝加哥大学遗传学顾问怀特说,目前的研究集中在为那些受伤害危险较大的胎儿提供基因检查,而不是要创造完美无缺或"超常"的孩子。

## 三、人工智能挑战人类寿命极限

近日,世界科学家达成一个共识,将一起利用人工智能向人类寿命极限进行挑战。随着世界的发展,生命科学和生物技术也在日趋创新与突破,因此人工智能挑战人类寿命极限是非常有意义的,而且很有希望获得成功。未来人活到 500 岁不是梦!

日前"政新"世界前沿科学论坛暨"全球杰出科学家之家——政新公馆科学家小镇"新闻发布会在深圳举行。发布会上,中美两国科学家在前沿生命科学领域达成共识,联合规划研发可以延长人类寿命和提高健康水平的前沿生命科学医疗技术,向挑战"人类 500 岁寿命"的目标进发。

随着生命科学和生物技术的持续创新与重大突破,世界正在酝酿着新的产业革命。近年来,生物产业以势不可挡的势头迅猛发展。有分析人士认为,未来六大领域最有可能成为下一个阿里巴巴,其中之一就是大健康产业。

和生命科学研究一样,人工智能也成为市场的新宠。随着谷歌人工智能围棋程序"AlphaGo"战胜世界围棋冠军李世石,全球人工智能热潮迅速兴起。人工智能技术近年来得到快速发展,特别在感知智能上更是有诸多突破。

发布会上,全球杰出的科学家纷纷发表了他们在生命科学领域的最新研究成果和对于未来前沿科技发展的认识。其中医疗的科技进步和医疗领域与人工智能结合发展既促进了生命科学领域的创新,也实现了人工智能的实际应用。

1998 年,美国加利福尼亚的一家研究机构的一名科学家发现一组神奇的基因,它可以让果蝇的生命延长 30%。这组基因后来被命名为"玛士撒拉基因"。玛士撒拉是基督教圣经中的人物,据说活了 969 岁。而如今,英国剑桥大学一名半路出家的人类基因学家坚信,人类可以活到 1 000 岁。

这位科学家就是"基因狂人"奥布里·格雷,他曾大胆预言:衰老也是一种可以治愈的疾病,随着医学的发展,很多现代人也许能够活到 1 000 岁。他甚至还相信,2100 年以后出生的"未来人类"有望活到 5 000 岁。格雷宣称,他已经破解了"人类老化"的公式,分析出导致人类老化的七大因子,如果利用分子生物学、基因学和纳米技术对这七个因子成功进行干预,就可以停止老化过程,从而令人类的寿命延长到不敢想象的地步。

这听起来有点像科幻小说中的情节,但是越来越多的人开始认真假想这种可能性,并将其付诸实践。牛津大学的神经科学家安德斯·桑德柏格及其同事正计划通过利用人工智能等技术来绕过死亡,最终实现人类永生。在芝加哥举办的第九届世界超人协会年会上,桑德柏格公布了自己的计划:先将整个大脑的"内存",包括所有记忆和情感,都下载到一台电脑中,然后利用基因改良、纳米技术等高科技,加速人类进化,最终让人类与机器结合,并实现"永生"。目前他正在对大脑进行超薄扫描,先把大脑包埋在塑料中,然后用内置激光的相机和钻石刀片在切片的同时获取大脑组织图像,这样做可以更好地了解人类大脑结构。桑德柏格表示,他的设想可能在几十年后,就会在技术层面完全实现。

# 参考文献

1. 皮克斯通.认识方式：一种新的科学、技术和医学史［M］.陈朝勇，译.上海：上海科技教育出版社，2008.

2. 阿尔图罗·卡斯蒂缪尼.医学史［M］.程之范，主译.桂林：广西师范大学出版社，2003.

3. 洛伊斯·N·玛格纳.生命科学史［M］.李难，崔极谦，王水平，译.上海：上海人民出版社，2012.

4. 罗伊·波特.剑桥插图医学史［M］.张大庆，译.济南：山东画报出版社，2007.

5. 保罗·萨加德.病因何在——科学家如何解释疾病［M］.刘学礼，译.上海：上海科技教育出版社，2001.

6. 亨利·欧内斯特·西格里斯特.疾病的文化史［M］.秦传安，译.北京：中国编译出版社，2009.

7. 温少峰，袁庭栋.殷墟卜辞研究——科学技术篇［M］.成都：四川社会科学院出版社，1983.

8. 程之范.中外医学史［M］.2 版.北京：北京医科大学出版社，2000.

9. 陈邦贤.中国医学史［M］.北京：商务图书馆，1998.

10. 杜菲.从体液论到医学科学［M］.张大庆，译.青岛：青岛出版社，2000.

11. 邓铁涛，程之范.中国医学通史·近代卷［M］.北京：人民卫生出版社，1999.

12. 冯显成.医学科学技术哲学［M］.北京：人民卫生出版社，2002.

13. 龚幼龙.社会医学［M］.北京：人民卫生出版社，2000.

14. 何裕民.中医学导论［M］.上海：上海中医学院出版社，1987.

15. 姒元翼，龚纯.医学史［M］.武汉：湖北科学技术出版社，1988.

16. 李经纬，林昭庚.中国医学通史·古代卷［M］.北京：人民卫生出版社，2000.

17. 李志平等.中西医学史［M］.北京：人民卫生出版社，1999.

18. 张大庆.医学史十五讲［M］.北京：北京大学出版社，2007.

19. 张大庆.中国近代疾病社会史（1912—1937）［M］.济南：山东教育出版社，2006.

20. 中国科学院自然科学史研究所.二十世纪科学技术简史［M］.2 版.北京：科学出版社，2000.

21. 李经纬，程之范.中国医学百科全书·医学史［M］.上海：上海科学技术出版社，1987.

22. 马伯英.中国医学文化史［M］.上海：上海人民出版社，2010.

23. 姒元翼.中国医史学［M］.武汉：湖北科学技术出版社，1988.

24. 文历阳. 医学导论[M]. 北京：人民卫生出版社,2005.

25. 约翰·伯纳姆. 什么是医学史[M]. 颜宜葳,译. 北京：北京大学出版社,2010.

26. 贾得道. 中国医学史略[M]. 太原：山西科学技术出版社,1993.

27. 程之范. 中外医学史[M]. 北京：北京医科大学出版社,1997.

28. 甄志亚. 中国医学史[M]. 2版. 上海：上海科技出版社,1997.

29. 廖育群. 中国科学技术史,医学卷[M]. 北京：科学出版社,1998.

30. 李佩珊,许良英. 20世纪科学技术简史[M]. 北京：科学出版社,1999.

31. 罗伊·波特. 剑桥医学史[M]. 张大庆,主译. 长春：吉林人民出版社,2000.

32. 米歇尔·莫朗热. 二十世纪生物学的分子革命——分子生物学所走过的路[M]. 北京：科学出版社,2002.

33. 严季澜,顾植山. 中国文献学[M]. 北京：国中医药出版社,2002.

34. 张大庆. 医学史[M]. 北京：北京大学医学出版社,2003.

35. 常存库. 中国医学史[M]. 北京：中国中医药出版社,2003.

36. 王振国. 中国古代医学教育与考试制度研究[M]. 济南：齐鲁书社,2006.

37. 和中浚. 图说中医学史[M]. 南宁：广西科学技术出版社,2010.

38. 马伯英. 中国医学文化史[M]. 上海：上海人民出版社,2010.

39. 于赓哲. 唐代疾病、医疗史初探[M]. 北京：中国社会科学出版社,2010.

40. 廖育群. 重构秦汉医学图像[M]. 上海：上海交通大学出版社,2012.

41. 廖育群. 繁露下的岐黄春秋[M]. 上海：上海交通大学出版社,2012.

42. 李经纬. 中医史[M]. 海口：海南出版社,2015.

43. 饶毅,张大庆,黎润红. 呦呦有蒿——屠呦呦与青蒿素[M]. 北京：中国科学技术出版社,2015.

44. 腾讯研究院,动脉网,蛋壳研究院. 2016中国互联网医院白皮书[OL]. 腾讯研究院,2016.

45. Magner L N. A history of medicine[M]. New York：Marcel Ddkerlne,1992.

46. Harding As. Milestones in health and medicine[M]. Arizona：Oryx Press,2000.

47. R. Coolter, J. Pickstone. Companion to medicine in the twentieth Century[M]. London：Routledge,2000.

48. Canrad L I. The western medical tradition[M]. London：Cambridge University Press,1995.

49. Yang G, Wang Y, Zeng Y, et al. Rapid health transition in China, 1990—2010：findings from the Global Burden of Disease Study 2010[J]. Lancet, 2013, 381(9882)：1987—2015.

50. Garrison F H. An introduction to history of medicine[M]. 4th ed. Philadelphia：W. B. Saunders.

51. Porter R. The Cambridge illustrated history of medicine[M]. Cambridge：Cambridge University Press,1996.

52. Hellman H. Great Feuds in medicine[M]. New York：John Wiley & Sons,2001.

53. Magner L N. A history of medicine[M]. New York:Marcel Dekker,Inc,1992.

54. Rothman D J. Medicine and western civilization[M]. New Jersey:Rutgers University Press,1995.